Ethik der Biogerontologie

Hans-Jörg Ehni

Ethik der Biogerontologie

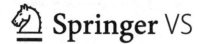 Springer VS

Dr. phil. Hans-Jörg Ehni
Universität Tübingen, Deutschland

ISBN 978-3-658-03377-4 ISBN 978-3-658-03378-1 (eBook)
DOI 10.1007/978-3-658-03378-1

Die Deutsche Nationalbibliothek verzeichnet diese Publikation in der Deutschen Nationalbibliografie; detaillierte bibliografische Daten sind im Internet über http://dnb.d-nb.de abrufbar.

Springer VS

Lektorat: Frank Schindler, Stefanie Loyal

Gedruckt auf säurefreiem und chlorfrei gebleichtem Papier

Springer VS ist eine Marke von Springer DE. Springer DE ist Teil der Fachverlagsgruppe Springer Science+Business Media.
www.springer-vs.de

Inhalt

I. Einleitung

I.1   Was ist Biogerontologie?

Anfänge der gegenwärtigen Gerontologie (gr. „géron", „Greis") als interdisziplinärer theoretischer Erforschung der Grundlagen des Alterns sind auf die Zeit um 1900 zurückzuführen.[1] Diese Wissenschaft umfasst der Vielschichtigkeit ihres Gegenstands entsprechend zahlreiche soziologische, psychologische und biologische Theorieansätze, die von feministischen, neuropsychologischen bis zu entwicklungsgenetischen Theorien reichen.[2] Der Begriff „Biogerontologie" fasst die biologischen Theorieansätze zusammen.[3] Für die zukünftige Anwendung biogerontologischer Erkenntnisse wurde kürzlich der Begriff „Biogerontechnology" vorgeschlagen[4], der sich jedoch noch nicht durchgesetzt hat (keine Einträge in PubMed, keine Treffer bei einer elektronischen Suche im Zeitschriftenarchiv von *Biogerontology*). Teilweise wird auch die Anwendung der Biogerontologie unter den Begriff „Anti-Aging"-Medizin subsumiert, auch in der medizinethischen Literatur.[5] Vor allem aus einem Grund sollte man jedoch Biogerontologie und Anti-Aging voneinander unterscheiden: Zahlreiche Biogerontologen haben sich selbst gegen die Behauptung gestellt, es gebe bereits eine wirksame und sichere „Anti-Aging-Medizin".[6] Dieser Begriff ist damit durch zahlreiche fragwürdige Nahrungsergänzungsmittel und Therapien vorbelastet und entsprechende Methoden basieren gerade nicht auf naturwissenschaftlichen, biogerontologischen Erkenntnissen und der Überprüfung von entsprechenden Hypothesen in klinischen Studien.[7] Ferner geht es bei der möglichen Anwendung biogerontologischer Erkenntnisse nicht primär darum, die äußeren Erscheinungsformen des Alterns zu verändern, was für zahlreiche kosmetische Interventionen zutrifft, die wie Botox-Spritzen in der Regel ebenfalls unter dem Begriff „Anti-

---

1   Beauchamp 2001.

2   Bengtson Putney et al. 2005.

3   Für eine ausführliche Darstellung vgl: Kap. 2.

4   Der Begriff wird genannt in einem Bericht der SRI Consulting Business Intelligence (mittlerweile SBI – Strategic-Business-Insights), einem privaten Unternehmen zur Technikfolgenabschätzung, für den National Intelligence Council in den USA über sogenannte „disruptive" Technologien (http://www.dni.gov/files/documents/2008%20Conference%20Report_Disruptive%20Civil%20Technologies.pdf, aufgerufen am 3.07.2013). Auf diesen Bericht verweist das Fraunhofer-Institut in einem Foresight-Bericht an das Bundesministerium für Bildung und Forschung, BMBF). Außerdem wird dort als Quelle ein Aufsatz des Bioethikers Eric Juengst genannt, in dem sich der Begriff „Biogerontechnology" jedoch nicht nachweisen lässt. Vgl. Cuhls Ganz et al. 2009, S.41 (http://www.bmbf.de/pubRD/02_Das_Altern_entschluesseln_Auszug.pdf aufgerufen am 3.07.2013) und Juengst 2003a.

5   Z. B. bei Juengst 2003b oder Maio 2011a.

6   Olshansky Hayflick et al. 2002a.

7   Vgl. z. B. United States. 2001.

Aging" zusammengefasst werden. Im Gegensatz dazu stellt die Biogerontologie in Aussicht, dass biologische Alternsprozesse selbst beeinflusst werden könnten. Für neue medizinische Interventionen, die auf der möglichen Anwendung von biogerontologischen Erkenntnissen beruhen, wird daher in der Folge den Begriff „Eingriffe in Altern(-sprozesse)" verwendet. Gerade der Erkenntniszuwachs, den die Biogerontologie in den letzten Jahrzehnten verzeichnen konnte, und ein allgemein akzeptierter theoretischer Rahmen für dieses neu gewonnene Wissen über Alternsprozesse bilden die naturwissenschaftliche Grundlage für eine mögliche Anwendung. Dadurch unterscheidet sich die Biogerontologie von allen anderen bisher in der Menschheitsgeschichte in Aussicht gestellten Methoden, körperliches Altern neu zu gestalten. Welches die realistischen Möglichkeiten einer solchen Anwendung sind, wie die konkreten Konzeptionen und Theorien lauten, auf denen sie beruht und welche ethischen Probleme auf dieser Grundlage zu erwarten sind (und welche nicht), wurde bisher noch kaum untersucht. Ein Grund dafür ist gerade die falsche Identifikation von Biogerontologie mit „Anti-Aging".

Als theoretische Grundlage der Biogerontologie hat sich mittlerweile ein evolutionstheoretischer Erklärungsrahmen, die „Disposable-Soma-Theorie" (engl. „disposable", „Wegwerf-" bzw. „entbehrlich" und gr. „soma", „Körper") weitgehend durchgesetzt.[8] Diese Theorie umfasst mehrere Voraussagen zu genetischen Effekten der Selektion in Bezug auf das Altern, für die sich zahlreiche empirische Belege gefunden haben.[9] Die Disposable-Soma-Theorie kann ferner auch die einzelnen Erklärungsansätze für physiologische Veränderungen auf molekularer und zellulärer Ebene integrieren. Daher ist man zur folgenden Schlussfolgerung gelangt: „Biologisches Altern ist nicht länger ein ungelöstes Problem." Zwei prominente Biogerontologen benennen so ihren Bericht über zwei Konferenzen, bei denen ungefähr ein Fünftel ihrer *scientific community* zusammengekommen ist.[10] Damit wollen sie nicht nur einen vorgeblichen Konsens unter ihren Kollegen ausdrücken, sondern spielen auf ein klassisches Werk von 1952 an.[11] Peter Medawar, ein englischer Biologe und Nobelpreisträger, stellte darin fest, dass Altern zu den großen und ungelösten Problemen in der Biologie gehöre und forderte entsprechende Anstrengungen in der Forschung. Im selben Jahr, in dem Medawar seinen mittlerweile klassischen Aufsatz veröffentlichte, beginnt die Biogerontologie die Gestalt einer wissenschaftlichen Disziplin mit einer entsprechenden *scientific community*, Forschungsinstitutionen und Curricula der wissenschaftlichen Ausbildung anzunehmen. Eine eigene Zeitschrift – die Sektion „Biological Sciences" innerhalb des *Journal of Gerontology* der GSA – wird ebenfalls zu dieser Zeit gegründet. Eine einflussreiche Zeitschrift mit dem Titel *Biogerontology* wurde sogar erst 2000 gegründet. Die Biogerontologie kann mittlerweile auf sechs erfolgreiche und fruchtbare Jahrzehnte des Wissenszuwachses zurückblicken. Ein häufig zitierter Klassifikationsversuch des Biologen Zhores A. Medvedev ergab

---

8   Kirkwood 2005a.
9   Vgl. Martin 2007.
10   Holliday 2006, Hayflick 2007a.
11   Medawar 1952.

1990 ungefähr 300 unterschiedliche theoretische Erklärungsansätze für biologisches Altern.[12] Zahlreiche dieser Ansätze, die sich nicht notwendigerweise widersprechen, werden nun in den evolutionstheoretischen Erklärungsrahmen der Disposable-Soma-Theorie gebracht.[13]

Tom Kirkwood und Robin Holliday gehören zu den prominentesten Vertretern dieses Ansatzes.[14] Man kann diesen Ausdruck mit „entbehrliche Körper" oder „Einwegkörper" übersetzen. Der Grundgedanke besteht darin, dass Altern ein Nebenprodukt der natürlichen Evolution sei, da die Körper der meisten Organismen nicht an ein fortdauerndes Überleben angepasst sind. Die Erklärung beruht darauf, dass die Erde eine Umgebung sei, in der die meisten Organismen durch äußere Einflüsse wie Kälte, mangelnde Nahrung oder Fressfeinde getötet werden. Fortpflanzung ist eine Lösung für dieses Problem. Die Disposable-Soma-Theorie geht nun davon aus, dass einem Organismus nur begrenzte Ressourcen zur Verfügung stehen, die entweder in Fortpflanzung oder in andere Lebensprozesse investiert werden. Dazu gehören auch körpereigene Reparaturmechanismen für zelluläre und molekulare Schäden. Eine Investition in diese Mechanismen lohne sich jedoch nur bis zu einem bestimmten Punkt, da irgendwann die meisten Organismen den genannten äußeren Faktoren zum Opfer fallen.

Fortgeschrittenes Alter ist ein Phänomen, das nur in einer geschützten Umgebung zu beobachten ist. Im Laufe der Evolution entstünde so eine artspezifische Balance zwischen Fortpflanzung und Reparatur. Genetisch bedingte Erkrankungen oder auch Nachteile, die jenseits der arttypischen Lebensspanne auftauchen, unterliegen außerdem nicht mehr der natürlichen Selektion, da die meisten Individuen einer Art zu diesem Zeitpunkt bereits verstorben sind. Der Körper eines bestimmten Organismus hat also eine artspezifische „Haltbarkeit" bzw. Lebensspanne, die von genetischen Faktoren sowie von individuellen Lebensumständen und zufälligen Ereignissen auf molekularer und zellulärer Ebene beeinflusst wird. Das evolutionäre Konzept des „disposable soma" wird so mit einer ebenfalls paradigmatischen mechanistischen Erklärung verknüpft. Dieser mechanistischen Erklärung zufolge ist biologisches Altern eine Anhäufung von zellulären und molekularen Schäden, die durch die evolutionäre Limitierung von körpereigenen Reparatur- und Instandhaltungsmechanismen bedingt ist. Dieser evolutionstheoretische Rahmen und zahlreiche daraus abgeleitete Hypothesen sind durch eine Fülle empirischer Beobachtungsdaten und Experimente bestätigt.[15]

Diese grundsätzlichen Annahmen reichen über die Biogerontologie hinaus und haben das Potential das Verständnis des Alterns in der Gesellschaft in der näheren Zukunft entscheidend mitzuprägen. Der wichtigste Grund für diesen Einfluss besteht darin, dass es sich nicht nur um theoretische Konzepte handelt, sondern dass diese Konzeptionen auch die Grundlage für die Manipulation des Alterns darstellen. Es ist Konsens in der Biogerontologie, dass speziesübergreifende Mechanismen Eingriffsmöglichkeiten bieten, die bei sehr unterschiedlichen Organismen gleich sind.

---

12   Medvedev 1990.

13   Austad Kirkwood 2007, Kirkwood 2008, Rose Burke et al. 2008.

14   Zur „disposable soma"-Theorie vgl. Kirkwood Holliday 1979, Kirkwood 2008 und Holliday 2007, sowie Kap. 2.10.

15   Vgl. z. B. Arking 2006.

Damit ist auch eine mögliche Basis für das Verständnis und die Manipulation des körperlichen Alterns beim Menschen gelegt. Altern kann auch beim Menschen beeinflusst werden. Dies ist eine der Grundbotschaften der Biogerontologie. Dadurch werden biogerontologische Konzeptionen in der Medizin Eingang finden. Biogerontologen geben als Ziel ihrer Disziplin ein besseres Verständnis und eine bessere Behandlung von altersassoziierten Erkrankungen an. Die Ausrichtung auf die Medizin ist also bereits hier deutlich. Die Erforschung und Anwendung von biogerontologischen Interventionen beim Menschen erfordert medizinisches Wissen, weil sie in grundlegende körperliche Prozesse einzelner Menschen mit Methoden wie Pharmaka, Stammzellen oder Lebensstilempfehlungen eingreifen. Solche Interventionen sind Gegenstand der medizinischen Forschung und ihre spätere Anwendung wird ebenfalls von Medizinern durchgeführt werden. Durch diese Entwicklung werden biogerontologische Konzeptionen des Alterns und des Alters nicht nur in der Medizin einflussreicher, sondern werden das allgemeine Verständnis beider Phänomene mehr prägen als bisher.

Bei zahlreichen Labororganismen wie Hefen, Nematoden, Fruchtfliegen, Mäusen, Ratten und Affen ist es Biogerontologen auch tatsächlich gelungen, den biologischen Alterungsprozess durch unterschiedliche Vorgehensweisen wie Kalorienrestriktion, Manipulation einzelner Gene und gezielte Selektion zu modifizieren.[16] Es konnte gezeigt werden, dass zahlreiche der manipulierten Mechanismen und Signalpfade über Speziesgrenzen hinweg und auch beim Menschen evolutionär konserviert sind. In dieser Hinsicht lautet eine wichtige biogerontologische Hypothese, dass menschliche Alternsprozesse flexibel, individuell und prinzipiell manipulierbar sind.[17] Zudem wird häufig die These vertreten, dass solche Interventionen auf biogerontologischer Grundlage den aussichtsreichsten Weg darstellen, altersassoziierten Erkrankungen vorzubeugen oder mindestens ihren Eintritt zu verzögern und ihre Schwere abzumildern, wie z. B. der Direktor der Division Biology am *National Institute on Aging* der USA gemeinsam mit anderen Leitern des Instituts feststellt.[18] Ebenso empfehlen auch andere Autoren eine enge Kooperation der Medizin, insbesondere der Geriatrie, mit der biologischen Alternsforschung.[19]

Der Zeitpunkt für eine ethische Reflexion und Bewertung ist aufgrund dieses Stands von Wissen und Anwendung günstig. Denn einerseits ist die Technologie, die ethisch reflektiert und bewertet werden soll, nicht so utopisch, dass ein solches Unterfangen als rein spekulativ erscheinen muss. Andererseits ist der Entwicklungsstand in einem Stadium, in dem sich der weitere Fortschritt noch durch Forschungspolitik steuern lassen könnte. Auf diese Weise ließen sich unerwünschte Entwicklungen möglicherweise vermeiden. Ebenso wäre Fehl- und Vorurteilen gegenüber der biogerontologischen Forschung rechtzeitig zu begegnen. Diese könnten unter anderem eine mangelhafte gesellschaftliche Unterstützung zur Folge haben und verhindern, dass das Nutzenpotential dieser wissenschaftlichen Disziplin

---

16   Sell Lorenzini et al. 2009, Sierra Hadley et al. 2009.
17   Kenyon 2005.
18   Sierra Hadley et al. 2009.
19   Hamerman 2010.

voll ausgeschöpft werden kann. Die Hoffnung auf dieses Nutzenpotential spiegelt sich auch im Anstieg der Forschungsförderung dieses Bereichs und ihrer Institutionalisierung wider, die ebenfalls wichtige Gründe liefert, sich mit der Ethik der Biogerontologie zum jetzigen Zeitpunkt auseinanderzusetzen.

I.2   Die Institutionalisierung der biogerontologischen Forschung

In einigen europäischen Ländern, zu denen auch Deutschland gehört, befinden sich die institutionellen Strukturen der Biogerontologie immer noch in der Entstehungsphase. Aufschlussreich in dieser Hinsicht ist die Entstehungsgeschichte der *Gerontological Society of America* (GSA) sowie des *National Institute of Aging* (NIA) und seiner Vorläufer in den USA nach dem Zweiten Weltkrieg. Europaweit gibt es nach wie vor für eine vergleichbar umfangreiche und systematische Forschungsförderung zum Thema „Altern" keine Entsprechung.[20] Obwohl es einige entsprechende europäische Netzwerke und Verbünde, z. B. ERA-AGE[21] oder FUTURAGE[22] gibt, bleibt ein *„European Institute of Aging"* noch ein Desiderat, wie es beispielsweise der Soziologe Alan Walker, der Koordinator von ERA-AGE, als Priorität der Forschungsförderung fordert.[23]

Anders die Situation in den USA. Dort wurde die *Gerontological Society of America* zur Erforschung der Grundlagen des Alterns aus interdisziplinärer Perspektive 1946 gegründet und im selben Jahr erschien auch der erste Band des von ihr herausgegebenen *Journal of Gerontology* mit einem programmatischen Artikel über Zielsetzung und Charakteristik der Society und ihrer wissenschaftlichen Disziplin der Gerontologie. Interessanterweise beginnt der „Current Comment" der Herausgeber zu Themen der Zeit, der vom Fund eines Papyrus berichtet, der Methoden der Verjüngung beschreibt, und ihn mit Poncé de Léons berühmter Suche nach dem Jungbrunnen im Süden der USA vergleicht. Die Gerontologie soll von solchen Unternehmungen abgegrenzt werden: Man solle sich die Frage stellen, welchen Jungbrunnen man suche – einen der auf wunderbare Weise Falten beseitige oder einen, der die späten Lebensjahre zu einer gesunden und intellektuell aktiven Periode mache. Der Kommentar gibt die Antwort selbst mit dem langjährigen, vielzitierten Motto der Society: „Add life to years, not years to life" (Leben zu den Jahren hinzufügen, nicht Jahre zum Leben). Dies sei auch die Zielsetzung, zu der das *Journal of Gerontology* beitragen möchte.[24] Offensichtlich eine Position, die sich von der fragwürdigen Vorgeschichte mythischer Jungbrunnen und alchemistischer Verjüngungskuren abgrenzen will. Diese Anfänge der Society waren im Hinblick auf ihre Mitgliederzahl eher bescheiden: Sie hatte zu

---

20   Die folgende Übersicht geht vor allem auf einen informativen Übersichtsartikel von Robert Binstock zurück, ein ehemaliger Präsident der Gerontological Society of America: : Binstock 2004. Dazu auch Achenbaum 1995, Part II: Gerontology takes shape in the era of Big Science, v. a. 125-218.

21   http://era-age.group.shef.ac.uk/ (aufgerufen am 3.07.2013).

22   http://futurage.group.shef.ac.uk/ (aufgerufen am 3.07.2013).

23   Vgl. http://ec.europa.eu/information_society/activities/einclusion/docs/ageing/aal_feb10_walker.pdf (aufgerufen am 3.07.2013).

24   Anonymous 1946.

Beginn 80 Mitglieder und ihre Zahl wuchs nur sehr langsam.[25] Dabei war die Ausrichtung bereits bei der Gründung multi- und interdisziplinär. Erst 1955 wurden bei gleichzeitigen Bedenken, die Interdisziplinarität der Fachdisziplin zu untergraben, Sektionen für das Journal eingeführt, wobei Sektion A *Biological Science and Clinical Medicine* umfasste. 1956 waren die Mehrheit der Mitglieder der Society Mediziner mit 37 %, 18 % gaben ihre Tätigkeit mit Sozialarbeit und Verwaltung an, Biologen folgten mit 16 % und Sozialwissenschaftler und Psychologen mit 15 %.[26]

Die Anfänge des *National Institute on Aging*, das weltweit zu den bedeutendsten und größten Forschungsförderern für die Biologie des Alterns gehört, reichen in den gleichen Zeitraum zurück wie die Anfänge der *Gerontological Society*. 1940 richtete das *National Institute of Health* (NIH) ein Gerontologie-Forschungsprogramm in zwei Krankenhäusern ein: im Baltimore City Hospital und im Almshouse. Allerdings wurde 1949, nur drei Jahre nach ihrer Einführung, eine Sektion für gerontologische Studien am NIH wieder abgeschafft. Man befürchtete, dass die Bewertung von Forschungsvorhaben nicht objektiv sein würde, da wie oben erwähnt die Scientific Community der Gerontologen sehr klein war. Während den 1950er und 1960er Jahren war Altern lediglich Bestandteil eines allgemeinen Programms über Wachstum und Entwicklung, das sich auch mit der Kindheit beschäftigte.

Die GSA versuchte diese Situation zu ändern und schlug 1968 vor, ein *National Institute on Aging* zu schaffen. Der damalige Präsident Richard Nixon lehnte dies zunächst ab, wobei er scheinbar den Zweifeln eines Beraters folgte, der glaubte, dass ein *National Institute on Aging* falsche Erwartungen wecken würde, dass der Altersprozess durch biomedizinische Forschung und ihre Resultate kontrolliert und verändert werden könnte. Erneut taucht also die Problematik falscher Versprechungen in der Geschichte der Institutionalisierung der biologischen Alternsforschung auf. Ironischerweise – im Hinblick auf die Abgrenzungsbemühungen der seriösen Wissenschaft von ihren zweifelhaften Vorläufern und Zeitgenossen – gelang die Gründung des NIA nur etwas später mit Hilfe der Washingtoner Lobbyistin – Florence Mahoney -, die solche Berührungsängste offensichtlich nicht kannte: Sie pflegte unter anderem intensiven Kontakt zu rumänischen Anti-Aging-Medizinern mit eher fragwürdigem Ruf.[27]

Das anfängliche Budget von 20 Millionen US-$ wuchs schließlich auf 1.129.987.000 US-$ im gegenwärtigen Budget-Request für 2012 an. In diesem fallen 166.231.000 US-$ der extramuralen Forschungsförderung auf die Erforschung der Biologie des Alterns, ca. die dreifache Summe ist den Neurowissenschaften gewidmet. In der Rechtfertigung dieses Budgets wird auf den demographischen Wandel verwiesen und auf die Herausforderung durch altersassoziierte Erkrankungen. Hervorgehoben werden dabei *Genome Wide Association Studies* (GWAS), in denen Risikofaktoren für altersassoziierte Erkrankungen ermittelt werden könnten. Genannt wird auch die Suche nach Langlebigkeitsgenen, die zur Forschung der grundlegenden Mechanismen und Prozesse des Alterns gehören. Diese Forschung könne

---

25   Achenbaum 1995, 134.
26   Achenbaum 1995, 133.
27   Binstock 2004, 525-526.

zur Entwicklung von medizinischen Interventionen beitragen, durch welche die menschliche Lebensspanne bei einer besseren Lebensqualität verlängert werden könnte. Das ist offensichtlich ein etwas anderes Motto als „add life to years not years to life", trotz aller Vorsicht der Biogerontologen sich von Scharlatanen und Alchemisten abzugrenzen und den Krankheitsbezug der eigenen Forschung hervorzuheben.[28] Das neue Motto könnte man mit „add life to years AND years to life" wiedergeben. Außerdem werden Mausexperimente mit Rapamycin erwähnt, die zur Verlängerung der Lebensspanne der Labortiere geführt haben und die *Comprehensive Assessment of Long-Term Effects of Reducing Intake of Energy (CALERIE)-Studie*, in der die Wirkungen der Kalorienrestriktion in einem großangelegten klinischen Versuch analysiert werden. Deutlich wird hier der Übergang von der Grundlagenforschung zur klinischen Forschung empfohlen und vollzogen, wobei auch einige aussichtsreiche Interventionen einzeln genannt werden.[29]

In Europa ist die Forschungslandschaft in Großbritannien am weitesten entwickelt, wo die Universitäten in Newcastle (*Institute for Ageing and Health*) und London (*Institute for Healthy Ageing*) „Centers of Excellence" darstellen. In den letzten beiden Jahren haben die *Royal Society*[30] und die *Academy of Medical Sciences*[31] der biogerontologischen Forschung ausführliche Konferenzen und Berichterstattungen gewidmet. Diese Publikationen verweisen auf das große Potential der einschlägigen Forschung, fassen ihren Stand und ihre kurzfristigen Zukunftsaussichten zusammen und halten fest, dass selbst Großbritannien im Vergleich zu den USA noch Nachholbedarf besitzen würde. Die Situation der Biogerontologie in Deutschland wurde in den letzten Jahren als „vergleichsweise unterentwickelt"[32] bezeichnet, und die Alternsforschung insgesamt sei gegenüber dem angloamerikanischen Raum mit deutlich weniger Forschungsmitteln ausgestattet.[33] Während die DFG bisher keinen systematischen Forschungsschwerpunkt in der Altersforschung besitzt, allerdings einige einzelne Projekte fördert[34], hat das BMBF einen entsprechenden Fokus mit dem Programm „Gesundheit im Alter" eingerichtet, das mit 32 Millionen Euro ausgestattet ist[35]. Experten des Fraunhofer-Instituts haben die deutsche Situation in einem kürzlich erschienen *Foresight-Prozess-Report* für das Bundesministerium für Bildung und Forschung beschrieben. Ihrer Ansicht nach befinden sich die Institutionalisierung und die Forschungslandschaft der biologischen

---

28   Vgl. http://www.nia.nih.gov/health/publication/biology-aging (aufgerufen am 3.07.2013).

29   Vgl. http://calerie.dcri.duke.edu/ (aufgerufen am 3.07.2013).

30   Vgl. http://royalsociety.org/May-2010-The-new-science-of-ageing/ (aufgerufen am 3.07.2013). Der Bericht zu diesem Treffen wurde in den Philosophical Transactions of the Royal Society veröffentlicht, B Biological Sciences, Jan 12th 2011, 366 (1561).

31   Academy of Medical Sciences 2009.

32   Ahlert 1999.

33   Kondratowitz 2003.

34   Vgl. z. B. den Jahresbericht der Deutschen Forschungsgemeinschaft für 2010: http://jahresbericht.dfg.de/2010/OCTOPUS;jsessionid=2547F95F855E4AE0D65272563828D2AF (aufgerufen am 3.07.2013).

35   Vgl. http://www.bmbf.de/de/10849.php (aufgerufen am 3.07.2013).

Alternsforschung hierzulande noch im Aufbau.[36] Genannt werden das Max-Planck-Institut für die Biologie des Alterns in Köln, dessen Gründung 2007 beschlossen wurde, und das Leibniz-Institut für Altersforschung/Fritz-Lipmann-Institut e. V., das 2005 gegründet worden ist und ein Graduiertenkolleg Biogerontologie organisiert.

Ein thematisches Heft der Zeitschrift *Biogerontology* (Vol 12, 2011, 1), deren erster Band im Jahr 2000 erschienen ist, widmet sich der sehr unterschiedlichen Forschungslandschaft in elf weiteren europäischen Ländern: Österreich, Tschechien, Finnland, Georgien, Israel, Italien, Russland, Serbien, Spanien, Türkei und Ukraine. Über zentrale Institutionen verfügen darunter Italien, Österreich und Russland, das außerdem mit auf die längste Tradition biologischer Alternsforschung zurückblicken kann. Aus allen Ländern berichten jedoch die einzelnen Experten über eine lebendige und wachsende Aktivität in der einschlägigen Forschung. Über die wachsende Bedeutung und das große Nutzenpotential der Biogerontologie und ihrer Anwendung sind sich auch alle anderen genannten Berichte einig. Man erwartet sich einige Fortschritte in näherer Zukunft. Aus den USA stammt ein Bericht, auf den der *Foresight-Report* für das BMBF Bezug nimmt, der von einer privaten Consulting-Firma für das National Intelligence Council angefertigt worden ist. Demnach ist die Anwendung der Biogerontologie, die dieser Bericht als „Biogerontechnology" bezeichnet, eine von sechs „disruptive technologies". So werden Technologien bezeichnet, die das Potential haben, die staatliche Macht der USA entscheidend zu schwächen oder zu stärken. Der entscheidende Vorteil der „Biogerontechnology" sei es, möglicherweise chronische Erkrankungen in eine spätere Lebensphase zu verschieben und so eine „longevity dividend" in Form von ökonomischem, gesellschaftlichem und medizinischem Nutzen zu generieren.[37] Es gibt also diesen Berichten zufolge einen klar erkennbaren Trend, der erwarten lässt, dass die Investitionen in die biogerontologische Forschung vor dem Hintergrund des demographischen Wandels und dem dadurch erwarteten Anstieg altersassoziierter Erkrankungen weiter verstärkt werden. Nach schwierigen Anfängen als vernachlässigtes Gebiet in der Biologie und als marginalisiertes Thema der Forschungsförderung kann sich also die Biologie des Alterns als Biogerontologie etablieren. Es zeichnet sich ein Trend ab, dass ihre Agenda an Einfluss und Wichtigkeit weiter gewinnen wird und mehr Forschungsmittel für sie bereitgestellt werden.

I.3 Sind Biogerontologen Transhumanisten oder Anti-Aging-Anhänger? Die irreführende ethische Debatte über Eingriffe in den Alterungsprozess

Seit einigen Jahren propagieren Transhumanisten eine radikale Veränderung der *conditio humana* mit neuen oder sich in der Entwicklung befindenden Technologien. Dazu gehören Technologien, die Eingriffe auf einer elementaren physikalischen oder biologischen Ebene erlauben sollen, wie die Nanotechnologie oder Genmanipulation, ebenso wie solche, die bisher kaum vorstellbare Fortschritte ermöglichen sollen, wie etwa die Herstellung ei-

---

36   Vgl. http://www.bmbf.de/pubRD/Foresight-Prozess_BMBF_Zukunftsfelder_neuen_Zuschnitts.pdf (aufgerufen am 3.07.2013).

37   http://www.fas.org/irp/nic/disruptive.pdf, S.iii (aufgerufen am 3.07.2013).

ner singulären, übermenschlichen künstlichen Intelligenz durch Computertechnologie. Die *World Transhumanist Association* wurde 1998 von Nick Bostrom und David Pearce gegründet. Nach Bostrom stammt der Ausdruck „transhumanism" vom Biologen Julian Huxley.[38] Bei den Transhumanisten spielt die Abschaffung des Alterns und die substantielle Verlängerung der Lebensspanne eine zentrale Rolle. Bostrom selbst fordert die Bekämpfung des Alterns mit dem Ziel seiner Abschaffung in einer vieldiskutierten, märchenähnlichen Allegorie, in der er Altern mit einem Drachen vergleicht, der ein Königreich heimsucht und seine Untertanen als Tribut verschlingt.[39]

Die Diskussion um die Veränderung und Verbesserung der menschlichen Natur setzt sich in der Debatte um das sogenannte „Enhancement" fort, in der es um die Steigerung menschlicher Fähigkeiten mit Hilfe neuer biomedizinischer Eingriffsmöglichkeiten geht. Der Bioethiker John Harris hat die zentrale Rolle einer radikalen Lebensverlängerung im Kontext des „Enhancements" am deutlichsten zusammengefasst: „Immortality is the Holy Grail of human enhancement"[40]. Zu nennen ist außerdem der charismatische, medienwirksame ehemalige Computerwissenschaftler Aubrey de Grey, dessen optimistische Prognosen zum Ende des Alterns und die offensive Verteidigung derselben zwar große Aufmerksamkeit in der Öffentlichkeit auf sich ziehen, die vom biogerontologischen Mainstream jedoch sehr skeptisch beurteilt werden. De Grey propagiert eine „Strategy for Engineered Neglible Senescence", die darin besteht, die durch das biologische Altern verursachten Veränderungen einzeln zu bekämpfen und rückgängig zu machen. Hierfür seien die notwendigen biomedizinischen Technologien bereits vorhanden oder mindestens kurz vor der klinischen Erprobung. Man müsse sie nur konsequent auf das biologische Altern anwenden.[41]

Gegner des Enhancements haben im Rahmen ihrer Kritik auch die Idee der radikalen Lebensverlängerung angegriffen und klassische Argumente dagegen weiterentwickelt, wie z. B. die Sinnhaftigkeit des Alterns als Lebensphase[42] oder der jetzigen Lebensspanne von 80 Jahren[43]. Am bekanntesten geworden ist unter dem Titel *Beyond Therapy* die entsprechende Stellungnahme des President's Council on Bioethics, der von George W. Bush eingesetzt worden ist. Auch andere Auseinandersetzungen mit dem Thema, wie diejenige von Francis Fukuyama in *Our Posthuman Future* oder der von Stephen Post und Robert Binstock herausgegebene Band *The Fountain of Youth*, setzen sich mit der biologischen Alternsforschung im Zusammenhang mit den Zielen der Unsterblichkeit und der Verjüngung bzw. ewigen Jugend auseinander. Bereits der 1979 von Robert Veatch herausgegebene Band *Life Span*, der den Ertrag eines entsprechenden Forschungsprojekts am Hastings Center zusammenfasst, widmet einen beträchtlichen Teil seiner Beiträge der ethischen Bewertung und Kritik einer radikalen Verlängerung der Lebensspanne.[44]

---

38   Bostrom 2005a, 7.
39   Bostrom 2005b.
40   Harris 2007.
41   de Grey Rae 2007, de Grey Ames et al. 2002, zur Kritik: Warner Anderson et al. 2005.
42   Kass 2003.
43   Callahan 1988.
44   Veatch 1979.

Während die biogerontologische Forschung also seit der Gründung der *Gerontological Society of America* an Mitgliedern, Fördermitteln und Bedeutung gewachsen ist, hat sich die „Anti-Aging-Medizin" parallel vergleichbar entwickelt. Die Soziologin Courtney E. Mykytyn, die dieses Phänomen der Anti-Aging-Medizin jahrelang ethnographisch untersucht hat, beschreibt es als eine gesellschaftliche Bewegung, die eines oder mehrere gemeinsame Ziele verfolgt, vor allem die unterstellten negativen Aspekte des Alternsprozesses zu bekämpfen, und die sich dabei vom Mainstream der Wissenschaft und Medizin abgrenzen will. Obwohl sich die Ziele von Anti-Aging und Biogerontologie scheinbar überschneiden und Anti-Aging-Vertreter häufig zumindest vorgeben, sich auf wissenschaftliche Erkenntnisse zu stützen, gibt es auch von ihnen Abgrenzungsbemühungen zur Wissenschaft und insbesondere zur Gerontologie. Ein Grund dafür scheint darin zu bestehen, dass man unter den Anti-Aging-Anhängern glaubt, dass der wissenschaftliche Mainstream Altern nicht entschieden genug bekämpfen will. Eine Besonderheit ist dabei, dass ihre Mitglieder aus der Mitte der Medizin stammen und nicht aus anderen Bereichen, wie es nach Mykytyn sonst bei vergleichbaren gesellschaftlichen Bewegungen, die medizinische Ziele propagieren, häufig der Fall sei.[45] Am deutlichsten sichtbar ist diese Bewegung in der *American Academy for Anti-Aging Medicine (A4M)* geworden, die diese Abgrenzungsstrategie und die Verbreitung ihrer Ziele zumindest für eine gewisse Zeit lautstark verfolgt hat. Die A4M wurde 1992 gegründet und beansprucht auf ihrer Webseite 24.000 Ärztinnen und Ärzte aus 110 Ländern zu vertreten. Sie stützt sich dabei nach eigener Aussage auf wissenschaftliche Forschung und Publikationen zur Anti-Aging-Medizin und organisiert mit kommerziellem Erfolg Fellowships, Konferenzen und Fortbildungen. Außerdem behauptet sie, einen progressiven Zweig der Verbindung von Biotechnologie mit präventiver klinischer und regenerativer Medizin zu vertreten.[46] Gleichzeitig greift sie das „gerontologische Establishment" als antiquiert an.[47]

Im Zuge dieser Entwicklung haben biogerontologische Konzeptionen des Alternsprozesses und daraus abgeleitete, mögliche Interventionen wie Antioxidantien oder Hormonsubstitutionstherapien bereits Eingang in die existierende und praktizierte „Anti-Aging-Medizin" gefunden. Allerdings ohne dass die Wirksamkeit und Sicherheit beim Menschen ausreichend belegt wären. Unter anderem deswegen bemühen sich auch Biogerontologen ihrerseits immer wieder vehement um eine Abgrenzung von „Anti-Aging-Medizinern" und ihren Gesellschaften.[48] Wenn ein prominenter Vertreter seiner Fachrichtung wie Leonard Hayflick die „Anti-Aging-Medizin" als „zweiältestes Gewerbe" der Welt und ihre jetzigen Vertreter als „snake-oil-seller" bezeichnet[49], wird deutlich, wie polemisch und scharf sich die Kontrahenten bekämpfen. Robert Binstock, ein ehemaliger Präsident der GSA und einer der prominentesten Vertreter seiner Disziplin, hat in mehreren Publikationen mit unterschiedlichen Co-Autoren diese Entwicklung und die Abgrenzungsbemühungen der Bioge-

---

45   Mykytyn 2006.
46   Vgl. http://www.a4m.com/ (aufgerufen am 3.07.2013) und Fishman Binstock et al. 2008, 298 ff.
47   Fishman Binstock et al. 2008, 299
48   Vgl. http://www.a4m.com/ (aufgerufen am 3.07.2013).
49   Vgl. http://www.a4m.com/ (aufgerufen am 3.07.2013).

rontologen von der Anti-Aging-Medizin untersucht.[50] Als theoretische Grundlage für diese Untersuchung benennt der jüngste dieser Aufsätze den wissenschaftssoziologischen Begriff „boundary work" von Thomas F. Gieryn[51]. Demnach gehen zahlreiche Wissenschaftsdispute mit einer solchen „Abgrenzungsarbeit" einher, deren Ziel darin bestehe, die Legitimität und Macht als Wissenschaftler innerhalb und außerhalb der eigenen Disziplin mit rhetorischen Mitteln zu sichern.

Allerdings ist es zu einfach, hier nur einen Kampf um Deutungsvorherrschaft und Fördermittel zu sehen. Es geht nicht zuletzt darum, Schaden von Personen abzuwenden, die sich auf fragwürdige Versprechungen einlassen. Auch die GSA hat eine entsprechende Abgrenzung im ersten Heft ihres Journals betont, wie oben erwähnt. Die Schwierigkeiten bei der Einrichtung des *National Institute of Aging* lassen ferner den Schluss zu, dass man das Erreichte auf keinen Fall dadurch gefährden möchte, dass man mit zweifelhaften Bestrebungen in Verbindung gebracht wird. Vor der existierenden Anti-Aging-Medizin hat beispielsweise ein großangelegter Bericht des *General Accounting Office* der USA im Jahr 2001 eindringlich gewarnt. Dieser legt dar, dass Senioren in den USA horrende Beträge für den Konsum von unterschiedlichen Anti-Aging-Produkten ausgeben, die wirkungslos sind. Diese Produkte haben außerdem bestenfalls kaum Nebenwirkungen, schaden jedoch in vielen Fällen wahrscheinlich.[52] Ein Jahr später organisierten die Forscher Jay Olshansky, Leonard Hayflick und Bruce Carnes die Abgrenzungsbemühung, die mit am bekanntesten geworden ist: Eine Proklamation mit dem Titel „No truth to the fountain of youth", die im Scientific American[53] und im Journal of Gerontology[54] erschien und die von 51 prominenten Biogerontologen mit unterzeichnet wurde. Darin wurde unter anderem die A4M angegriffen, die ebenfalls unter der Beteiligung von Olshansky bei einer satirischen Preisverleihung den „Silver Fleece Award" für „Anti-Aging-Quackery" erhielt.[55]

Biogerontologen sind also weder Transhumanisten noch Anti-Aging-Anhänger. Die Prognosen, die wissenschaftlich begründet sind, stellen keine radikale Lebensverlängerung in Aussicht, sondern ein gesünderes hohes Alter. Es wird aller Voraussicht nach weder in Kürze Menschen geben, die eine 1000-jährige Lebensspanne vor sich haben, noch gibt es bereits jetzt wirksame und sichere Eingriffe in Alternsprozesse. Es geht in der Biogerontologie auch nicht primär darum, wie bei der Anwendung von Botox und Schönheitsoperationen ein jugendliches Erscheinungsbild zu wahren, sondern altersassoziierte Erkrankungen zu bekämpfen. Die aus wissenschaftlicher Sicht realistischen Ziele der Biogerontologie zu verkennen, führt zwangsläufig zu irreführenden ethischen Themen und Urteilen. Diese zu korrigieren und zu vermeiden ist eines der beiden zentralen Ziele dieser Arbeit. Das andere Ziel besteht darin, ausgehend von konkreten Begriffen, Methoden und Theorien der Bioge-

---

50   Binstock 2003, Binstock 2004, Binstock Fishman et al. 2006, Fishman Binstock et al. 2008.
51   Fishman Binstock et al. 2008.
52   United States. 2001.
53   Olshansky Hayflick et al. 2002a.
54   Olshansky Hayflick et al. 2002b.
55   Vgl. Binstock 2003, 10.

rontologie eine Ethik zu entwerfen, die sich genau mit diesen auseinandersetzt. Dabei wird vor allem auch der gegenwärtige gesellschaftliche Kontext berücksichtigt.

I.4   Warum eine Ethik der Biogerontologie?

Das Interesse an der Lebensphase Alter ist im Zuge des demographischen Wandels ebenfalls in der Ethik gewachsen. Zahlreiche Publikationen setzen sich mit der Ethik des Alterns, des Anti-Aging oder dem transhumanistischen Streben nach Unsterblichkeit auseinander. Die entsprechenden Fragestellungen übersehen dabei die Biogerontologie, ihre theoretischen Ansätze, Begriffe und Methoden. Die Öffentlichkeit, die Medien und auch die angewandte Ethik ignorieren dieses Fachgebiet ebenfalls weitgehend. Man wirft es in allen genannten Bereichen in der Regel mit dubiosen Praktiken, umstrittenen Experten und utopischen Zielsetzungen in einen Topf. So erhält Aubrey de Grey mit seinem SENS-Ansatz, der für „Strategy for Neglible Senescence" steht, deutlich mehr Aufmerksamkeit in den Medien als die Fachwissenschaft, auf die er seine utopischen Prognosen stützt.[56] In der Biogerontologie selbst regt sich dagegen ein heftiger Widerspruch, der von zahlreichen prominenten Vertretern des Fachs unterstützt wird.[57] Es ist daher bedauerlich und irreführend, dass in der Bioethik der Strategie de Greys und der Frage, ob ewige Jugend und körperliche Unsterblichkeit erstrebenswert seien, ebenfalls große Aufmerksamkeit geschenkt werden.[58]

Irreführend ist diese Aufmerksamkeit vor allem deswegen, weil sie von den eigentlichen ethischen Problemen ablenkt, die durch die Anwendung der Biogerontologie entstehen können. Dasselbe gilt vom Fokus auf die Anti-Aging-Medizin, wie sie im Moment angeboten wird. Bei möglichen Interventionen auf biogerontologischer Basis ist das Ziel, bessere Möglichkeiten zur Prävention und Therapie altersassoziierter Erkrankungen zu erhalten, indem man die elementaren Prozesse manipuliert, die entscheidend zur ihrer Entstehung beitragen. Es geht weder primär um die Verlängerung der menschlichen Lebensspanne noch um den Erhalt von jugendlichem Aussehen. Vor allem geht es darum, die Gesundheit im Alter deutlich zu verbessern und dadurch die gesunde, aktive Lebensspanne zu verlängern.

Die Anwendung der Biogerontologie wirft auch mit dieser Zielsetzung zahlreiche ethische Probleme auf. So stellt sich die Frage nach dem Verhältnis von Altern zu Krankheit, das nach Ansicht mancher Biogerontologen neu definiert werden muss, mit den entsprechenden ethischen Implikationen der Forschungsfinanzierung und der medizinisch indizierten, öffentlich finanzierten Behandlung. Dagegen bestreiten manche Medizinethiker, dass Eingriffe in Alternsprozesse generell mit den ethischen Zielen der Medizin übereinstimmen können. Von sozialgerontologischer Seite wird befürchtet, dass durch solche Eingriffe auf biogerontologischer Basis eine Biomedikalisierung und Pathologisierung des Alters herbeigeführt

---

56   de Grey Rae 2007.

57   Warner Anderson et al. 2005.

58   De Grey war einer der Hauptsprecher auf der Konferenz der International Association of Bioethics, die 2012 in Rotterdam stattgefunden hat. Mit seinen Visionen oder zumindest ähnlichen Fragestellungen setzen sich unter anderem Harris 2004 und der President's Council on Bioethics auseinander Kass 2004.

wird, die einen angemessenen Umgang mit der Lebensphase Alter verhindert. Gleichzeitig gibt es einen Streit um die Deutung des Alterns und des Alters[59] zwischen den biologischen und den soziologischen Disziplinen der Gerontologie. Die Sozialgerontologie greift dabei ein einseitig negatives Altersbild der Biogerontologie an, das in der Gesellschaft zu einer Verstärkung von negativen Altersstereotypen und von Diskriminierung führen soll. Bei diesem Streit geht es auch um die angemessene Bewertung negativer Aspekte des Alterns und wie mit ihnen aus der individuellen Perspektive des guten Lebens umgegangen werden soll. Die zentrale individualethische Frage lautet, ob körperliches Altern zurecht negativ, also als Übel, eingestuft wird und was daraus für den Umgang mit Altern folgt. Auf gesellschaftlicher Ebene schließt sich daran die Bewertung aus der Perspektive der Gerechtigkeit an.

Mit diesen Fragestellungen setzt sich die vorliegende Arbeit auseinander. Dafür sind zunächst die konkreten Begriffe, theoretischen Konzeptionen und Vorgehensweisen der Biogerontologie zu analysieren und im Hinblick auf ihren möglichen normativen Gehalt zu reflektieren. Insbesondere sollen die realistischen Aussichten von medizinischen Eingriffen auf biogerontologischer Grundlage und die Umrisse einer entsprechenden neuen Altersmedizin beschrieben werden. Diese Analyse bietet den Ausgangspunkt für weitere Fragestellungen, die eine Anwendung der Biogerontologie in konkreten Kontexten verortet. Es geht beispielsweise darum, ethisch zu bewerten, wie sich die Konzeptionen und Strategien der Biogerontologie in den gesellschaftlichen Kontext negativer Altersstereotype einfügen und wie sie sich auf gesundheitliche Ungleichheit im Alter auswirken können. Anders als bei der Kritik an Anti-Aging oder am Transhumanismus geht es dabei nicht darum, ob ein gesellschaftlicher Jugendwahn fehlgeleitete Wünsche erzeugt oder Alterslosigkeit ein im vollen Sinn menschliches Leben unmöglich macht. Von vorrangiger Bedeutung sind die ethischen Probleme, die mögliche Eingriffe in Alternsprozesse in konkreten gesellschaftlichen Kontexten bewirken können. Wichtig hierfür ist auch die grundlegende Bewertung des Alterns und des Alters.

Im Kontext des demographischen Wandels darf man das bedeutende individuelle und gesellschaftliche Nutzenpotential der Biogerontologie nicht übergehen, indem man sie gemeinsam mit Konzeptionen und Zielsetzungen bewertet, die mit ihr wenig gemeinsam haben, außer dass sie sich ebenfalls auf Alter beziehen. Die folgende Darstellung von biogerontologischen Begriffen, Theorien und Anwendungsmöglichkeiten soll daher die Grundlage dieser Arbeit bilden, an die sich die ethische Bewertung anschließen soll. Es geht nicht darum, aktuelle Versprechen oder zukünftige Utopien ewiger Jugend in Gedankenexperimenten zu konstruieren und zu hinterfragen. Die Biogerontologie wird in den nächsten Jahren das Verständnis des körperlichen Alterns weiter verändern und dadurch auch den Umgang mit Altern und der Lebensphase Alter. Es erschließen sich neue Möglichkeiten, das Alter zu gestalten. Die zentrale Frage ist, wie man diese Möglichkeiten aus ethischer Sicht nutzen soll.

---

59   Um umständliche Formulierungen zu vermeiden, wird dieser Unterschied zwischen Alternsprozessen, die früh im Leben einsetzen und der Lebensphase Alter, die Soziologen in der Regel mit 65 beginnen lassen, nicht immer hervorgehoben.

II. Entbehrliche Körper. Die Biogerontologie als neue theoretische Grundlage für das Verständnis des körperlichen Alter(n)s

II.1 Die ältere Phänomenologie des körperlichen Alter(n)s

Jede Epoche entwickelt eigene Phänomenologien des körperlichen Alterns, die seine typischen Erscheinungsformen in deskriptiver Absicht wiedergeben. Allerdings ist das Textgenre, in dem solche Lehren der Erscheinungen des Alters entworfen werden, häufig wertend. Rein beschreibende Darstellungen von typischen Phänomenen des Alterns vermischen sich mit Wertungen und Klagen über Alterserscheinungen. Der Altersforscher Gerd Göckenjan hält in seiner ausführlichen Studie zu Altersbildern fest, dass der „Körper des Alters" ein moralisches Konzept sei. Er versteht Darstellungen des Körpers von Greisen als das wichtigste und notwendige Symbolsystem des Alterns und des Alters.[60] Was die Lebensphase Alter für den Einzelnen bedeuten kann, soll sich aus der typischen körperlichen Erscheinung alter Menschen ableiten lassen. Als Beispiel nennt Göckenjan den gebeugten Gang, der die Nähe zum Tod versinnbildliche.

Schichten deskriptiver, symbolischer und wertender Bedeutung lassen sich aufgrund dieser jahrhundertealten Verbindung in kulturellen Konzeptionen nicht vollständig trennen. In diesem Sinn ist Göckenjans These der alternden Körper als moralischer Konzepte überzeugend. Ein Symbol, das die Nähe zum Tod veranschaulicht, lässt sich für die ethische Reflexion leicht erschließen. Denn es wirft die Fragen auf, wie man mit der Todesnähe aus ethischer Sicht umgehen soll und ob der Tod grundsätzlich ein Übel sei. In Altersklagen lassen sich deskriptiv die Phänomene des Alterns herausarbeiten, die in der jeweiligen Epoche bekannt waren. Von ihrer symbolischen Bedeutung, die den Bezug zu kulturellen Traditionen und wertenden Diskursen herstellt, lassen sich solche Phänomene jedoch nicht vollständig ablösen. Das gilt insbesondere für alltagssprachliche Wendungen, mit denen teilweise die Biogerontologie neu erschlossene Phänomene des körperlichen Alterns beschreibt. Aus ethischer Sicht ist daher besonders interessant, wie diese neuen Phänomene mit den bereits bekannten verknüpft sind.

Die Phänomene auf körperlicher Ebene sind dieselben geblieben. Phänomene auf molekularer, zellulärer, histologischer und organischer Ebene werden nun erschlossen, die den bekannten symbolischen Erscheinungsformen des körperlichen Alterns zugrunde liegen sollen. Dadurch wird der Bezug zwischen älteren und möglichen neueren Phänomenologien hergestellt. Ebenso schließen sich auf diese Weise die Interpretationen und Bewertungen an die bereits bestehenden an. Es ist unmöglich, das menschliche Altern zu erklären und zu verstehen, ohne dass die Wertungen von Alterslob und Altersklagen einbezogen werden.

---

60 Göckenjan 2000, 20.

Bereits das Wort „alt" lässt die kulturellen und normativen Bedeutungsschichten anklingen, auch wenn man es nur in deskriptiver Absicht verwendet. So entsteht eine neue Systematik der körperlichen Erscheinungsformen mit Altersbildern, die zu hinterfragen sind. Der Sozialgerontologie John Vincent wirft beispielsweise der Biogerontologie vor, unreflektiert traditionelle negative Altersbilder zu übernehmen. Auf dieser unbegründeten Haltung verfolge man eine eigene ethisch-praktische Agenda für den Umgang mit der Lebensphase Alter, zu der es bessere Alternativen gebe. Dieser Vorwurf verknüpft die biogerontologische Konzeption des Alters mit individualethischen Fragen des guten Lebens. Wie sich zeigen wird, besitzen sowohl bio- als auch sozialgerontologische Untersuchungen wertende Interpretationen des körperlichen Alterns. Die praktische Ausrichtung beider Wissenschaftsdisziplinen befindet sich daher in einem Konflikt der Interpretationen des Alters und in einem Streit um den richtigen Umgang mit Alternsprozessen. Diese praktischen Ausrichtungen beziehen sich auf Vorstellungen des guten Lebens im Alter und begeben sich damit auf das Gebiet der Moralphilosophie, insbesondere der Ethik des guten Lebens. Die Auseinandersetzung der Bio- und Sozialgerontologie und ihr normativer Gehalt sind deswegen einer moralphilosophischen Reflexion zu unterziehen.[61] Die biogerontologische Konzeption des körperlichen Alterns zu kennen, ist die unverzichtbare Grundlage für eine solche Auseinandersetzung. Wichtig ist auch ein knapper Überblick derjenigen Phänomene, an die sie sich anschließt.

Bevor die neue Biologie des Alters entstanden ist, halten bereits zahlreiche Autoren aller Epochen in naturwissenschaftlichen, philosophischen, literarischen oder religiösen Texten akribisch die unterschiedlichen Erscheinungsformen des körperlichen Alterns und des hohen Alters fest. Gebrechlichkeit und Funktionsverluste spielen darin seit den ältesten bekannten Texten eine herausragende Rolle, woran sich über Epochen- und Kulturgrenzen hinweg wenig ändert. Simon de Beauvoir beginnt eine historische Übersicht entsprechender Aufzählungen mit einem etwa 4300 Jahre alten ägyptischen Text des Dichters Ptahhotep. Darin finden sich als Erscheinungsformen des hohen körperlichen Alters körperliche Schwäche, nachlassende Sinnesempfindungen (Sehen, Hören, Riechen, Schmecken), schwindende kognitive Fähigkeiten, insbesondere ein schwächeres Gedächtnis und chronische Schmerzen.[62] Eine weitere eindrucksvolle phänomenologische Beschreibung, die bereits in eine medizinische Diagnostik übergeht, enthält ein Zitat des Predigers Salomo (der Auslegung des Exegeten Maurice Jastrow zufolge): Nachlassen der Sehkraft, Taubheit, körperliche Schwäche, Verdauungsbeschwerden, Leber- und Niereninsuffizienz, Kurzatmigkeit, nachlassende Potenz, weiße Haare, Krümmung der Wirbelsäule und nachlassende geistige Fähigkeiten.[63] Die historische Permanenz dieses Themas sei nach de Beauvoir besonders hervorzuheben. Das Alter sei zweifellos organisch ein Abstieg und als solcher von den meisten Menschen gefürchtet worden[64], was die rein deskriptive Phänomenologie der Alterserscheinungen mit einer elementaren Wertung verknüpft. Der Verlust durch das Altern und die Klage bzw. der

---

61 Z. B. Vincent 2006, vgl. Kap. 6.6-6.11.
62 Beauvoir 2008, 116.
63 Beauvoir 2008, 120.
64 Beauvoir 2008, 117.

Zorn darüber gehören, wie man ergänzen kann, zu den Grundthemen der Poesie seit ihren erhaltenen Anfängen, etwa bei Sappho[65] bis zu ihrer Gegenwart bei Dylan Thomas[66], um nur zwei der berühmteren Beispiele zu nennen. Eine vollständige Aufzählung würde einen großen Teil der Dichtung umfassen.

Ihre eigene Phänomenologie des hohen Alters entwickelt de Beauvoir gemäß dem Wissensstand der Geriatrie der 1970er Jahre.[67] Sie beschreibt die Depigmentierung des Haars, die nachlassende Elastizität der Haut, durch Knorpelwachstum vergrößerte Ohren und Nase, die Veränderung des Skeletts durch Osteoporose, Arterienverkalkung, Bluthochdruck, Rückbildung der inneren Organe, verringertes Tast-, Geschmacks-, Geruchs-, Hör- und Sehvermögen sowie Rückbildung der Geschlechtsorgane und der endokrinen Drüsen. Aufgrund dieser Merkmale lasse sich das Alter eines Menschen recht genau bestimmen. Bis auf einige physiologische Details, die auf neueren anatomischen Kenntnissen beruhen, unterscheidet sich die phänomenologische Liste de Beauvoirs zunächst nicht grundlegend von derjenigen des Predigers Salomo. Zu Beginn ihrer Aufzählung zeichnet sich jedoch ab, dass gerade eine neue Form von Wissen über körperliche Alterserscheinungen entsteht, das die Resultate von Prozessen auf molekularer, zellulärer und histologischer Ebene beschreibt. Dazu gehören die Zunahme von bestimmten chemischen Verbindungen, eine gestörte Proteinsynthese, die abnehmende Fähigkeit zur Zellerneuerung und eine entsprechende Abnahme von funktionalem Gewebe. Diese Phänomene reflektieren für de Beauvoir den letzten und neuesten Wissensstand ihrer Zeit. Sie hält fest, dass diese Erkenntnisse jedoch noch nicht sehr weit gediehen seien.[68]

II.2   Gebrechlichkeit als Verbindungsstück zwischen alter und neuer Phänomenologie des Alters

Dies hat sich in den vier Jahrzehnten seit der Erstauflage von de Beauvoirs Klassiker über das Alter grundlegend geändert. In dieser Zeit ist es der Forschung gelungen, eine umfassende Übersicht über elementare biologische Alterungsprozesse zu liefern. Die Beschreibung der molekularen Erscheinungsformen erinnert dabei teilweise an sehr alte Vorstellungen wie die Anhäufung von Abfallstoffen.[69] „Accumulation of molecular damage" gehört zu den elementaren, in der Literatur omnipräsenten Grunddefinitionen des biologischen Alterns.[70] Die neu entstandene gegenwärtige Phänomenologie des Alters umfasst veränderte Moleküle, das Erscheinungsbild der „seneszenten" Zelle und die Merkmale alternden Gewebes, das beispielsweise weniger Stammzellen aufweist. Alle diese Phänomene bedingen einander: Molekulare Schäden führen zur Teilungsunfähigkeit oder zum programmierten Zelltod bzw.

---

65   Schrott 1997, 138.
66   Vgl. z. B. "Do not go gentle into that good night" in: Thomas 1952.
67   Beauvoir 2008, 31ff.
68   Beauvoir 2008, 31.
69   Vgl. z. B. Schäfer 2004a, 47ff.
70   Z. B. Kirkwood 2008.

Apoptose einer einzelnen Zelle. Wenn Zellen sich nicht mehr teilen oder absterben, führt dies zu Kennzeichen alternden Gewebes.

Eine besonders interessante Erscheinungsform, wie alte und neue Phänomenologie des Alters miteinander verbunden werden können, ist die Gebrechlichkeit. Geriater wie Linda P. Fried, oder Kenneth Rockwood[71] haben vorgeschlagen, „Gebrechlichkeit" oder „frailty" als klar abgrenzbares klinisches Syndrom mit einer biologischen Basis zu definieren. Die Fachzeitschrift *Biogerontology* hat 2010 den biologischen Grundlagen der „frailty" ein Sonderheft gewidmet.[72] In der Geriatrie gibt es trotz der genannten Bemühungen eine Kontroverse um eine genaue Definition. Ein Konsens besteht jedoch darin, dass „frailty" allgemein als ein Zustand von physiologischer Schwäche und Funktionsverlust verstanden wird, der zwar von Krankheiten verursacht werden kann, aber nicht mit einer genau abgrenzbaren, einzelnen Erkrankung gleichzusetzen ist. Während in diesem Kontext also eine biomedizinische Neudefinition vorgenommen wird, kann man mit Göckenjan die Gebrechlichkeit zum Symbolsystem des alten Körpers zählen, mit dem zahlreiche kulturelle, evaluative und existentielle Bedeutungen verknüpft sind. Solche Bedeutungselemente finden sich auch in der neu vorgeschlagenen Perspektive.

Die Herausgeber des erwähnten *Biogerontology*-Sonderhefts um den Geriater Tamas Fulop, eine interdisziplinäre Gruppe von Geriatern, Immunologen und Epidemiologen, wollen „frailty" als Übergangszustand zwischen dem sogenannten „erfolgreichen" und dem „pathologischen" Altern definieren.[73] Prinzipiell könne man davon ausgehen, dass dieser Zustand sich ändern lasse, da nicht alle alten Menschen gleichermaßen entsprechende Symptome zeigen würden. „Frailty" oder „Gebrechlichkeit" als klinisches Syndrom zeichnet sich nach den Übersichtsarbeiten von Fried et al. und von Fulop et al. durch nachlassende Muskelkraft, Erschöpfung, schwache Griffstärke und langsamen Gang aus, die von Fried zu den für die Diagnose relevanten Merkmalen des Phänotyps gezählt werden.[74] „Gebrechliche" Ältere haben außerdem ein erhöhtes Risiko, einen beschleunigten körperlichen und geistigen Niedergang zu erleiden. Gesteigert sind außerdem die Risiken für Behinderung und Tod.

Dies sind Beobachtungen, die bereits antiken Autoren möglich gewesen wären. Solche Beschreibungen des Phänotyps der Gebrechlichkeit auf der Ebene des Organismus werden durch die neue biogerontologische Forschung auf der molekularen Ebene ergänzt. Unklar sind noch die genauen pathophysiologischen Mechanismen und die einzelnen Signalpfade, die zur „frailty" führen. Es handelt sich nach Fulop et al. um ein komplexes System unterschiedlicher Faktoren, einschließlich von Lebensumständen und -stilen. Sie stellen außerdem zahlreiche Wechselwirkungen fest. Einig sind sich diese Forscher darüber, dass „frailty" molekular unter anderem mit chronischen Entzündungsprozessen assoziiert ist.[75] Zur Phänomenologie der Gebrechlichkeit gehören demnach neben äußerlich erkennbaren Erschei-

---

71   Fried Tangen et al. 2001, Rockwood Fox et al. 1994.
72   Vgl. Fulop Larbi et al. 2010.
73   Fulop Larbi et al. 2010, 549.
74   Fried Tangen et al. 2001, M148.
75   Fulop Larbi et al. 2010, 553.

nungsformen wie einer abnehmenden Muskelmasse auch molekulare Befunde, wie ein bestimmter Pegel von proinflammatorischen Cytokinen und andere molekulare Indikatoren eines chronisch-inflammatorischen Zustands.[76]

Am Beispiel der Gebrechlichkeit wird deutlich, wie Schäden und Dysfunktion auf molekularer Ebene mit einem Zustand allgemeiner körperlicher Schwäche und eingeschränktem Funktionsvermögen verknüpft werden können. Außerdem markiert dieser Zustand kulturell und existentiell den Übergang in eine Phase des Alters, in der man von der Pflege und Unterstützung anderer abhängig ist. Von den Geriatern Fried und Rockwood wird dieser Zustand als medizinisch behandlungsbedürftig eingestuft, ebenso von Fulop et al. Allerdings sind sich die letztgenannten Autoren unsicher, in welche Relation sie das Syndrom der Gebrechlichkeit zum statistisch durchschnittlichen Alternsprozess setzen sollen. Einerseits bezeichnen sie es ebenfalls als geriatrisches Syndrom. Die Gebrechlichkeit sei ein Zwischenstadium, das sich vom Paradigma des „erfolgreichen" Alterns unterscheide. Sie signalisiere den Beginn von altersassoziierten Erkrankungen. Andererseits bezweifeln sie, ob es sich um eine distinkte klinische Entität handle und nennen es „semipathologisch".

Dieser Begriff bleibt unklar und drückt das Unbehagen aus, Prozesse, die zum statistisch gewöhnlichen Altern gehören als „pathologisch" zu bezeichnen. Dennoch werden nach dieser Definition auch die molekularen Merkmale der Gebrechlichkeit zu den äußeren Erkennungsmerkmalen des Alterns, das nicht „erfolgreich" verläuft. Damit stellt sich die Frage, ob Gebrechlichkeit überhaupt vermieden werden könnte. Obwohl die genannten Autoren aus der Geriatrie mehrere mögliche Interventionen vorschlagen, seien deren Erfolgsaussichten noch bescheiden. Das legt die Frage nahe, ob körperliches Altern, insofern es zur Gebrechlichkeit führt, zwangsläufig als „Scheitern" betrachtet werden müsste.

Die letztere Schlussfolgerung erklärt, weshalb Fulop et al. Gebrechlichkeit lediglich als „semipathologisch" einstufen. Denn „pathologisch" ist ihrer Konzeption zufolge die Alternative zu „erfolgreich". Hinter dieser begrifflichen Unsicherheit verbirgt sich also eine ethische Ambivalenz. Obwohl es zunächst naheliegend zu sein scheint, Gebrechlichkeit als klinisches Syndrom einzustufen und medizinisch zu behandeln, sind damit problematische ethische Urteile verknüpft. Es ist wenig sinnvoll, Gebrechlichkeit als eine Art von mangelndem Erfolg beim Altern zu sehen, wenn sie sich weder medizinisch noch mit anderen Mitteln verhindern lässt. Wenn nicht klar ist, ob sie als pathologisch zu betrachten ist, deutet das auf die Alternative hin, Gebrechlichkeit schlicht zu akzeptieren, anstatt medizinisch zu behandeln. Diese Akzeptanz könnte darauf beruhen, dass man sich aus Klugheit in das Unvermeidliche fügt oder darauf, dass man im körperlichen Altern einen Sinn erkennt, der sich biomedizinisch nicht erschließen lässt.

Dabei zeigt gerade die molekulare Signatur von Gebrechlichkeit deutliche Überschneidungen mit derjenigen von biologischen Alternsprozessen im Allgemeinen. Es handelt sich neben den erwähnten immunologischen Merkmalen um dysfunktionale Moleküle wie geschädigte Mitochondrien-DNA.[77] „Dysfunktional" in einem biologischen Sinn, der angibt,

---

76   Vgl. z. B. Arking 2006, 471.
77   Fulop Larbi et al. 2010, 550.

dass ein Molekül seine angenommene Funktion in einer Zelle nicht mehr erfüllt, darf nicht mit „schlecht für" gleichgesetzt werden. Das wäre ein offensichtlicher Sein-Sollen-Fehlschluss von deskriptiven Prämissen auf eine normative Konklusion. Allerdings wird anhand der Gebrechlichkeit deutlich, wie leicht in diesem Kontext die Grenze von einem biologischen Ist-Zustand („Dieser Zustand ist durch mangelnde Funktionalität von Molekülen charakterisiert") zu einem moralischen Soll-Zustand („Dieser Zustand soll verhindert werden.") überschritten werden kann. Denn nicht unbedingt jede beschädigte Mitochondrien-DNA ist schlecht für eine Person. Aber die Gebrechlichkeit wird als Zustand eingestuft, der zu vermeiden sei, weil er zu Einschränkungen führt und Leiden verursacht. Dysfunktionale Moleküle sind insofern tatsächlich schlecht für jemanden, als sie zu den kausalen Faktoren gehören, die Zustände wie Gebrechlichkeit hervorbringen. Das gilt ebenso für andere Bestandteile der neuen Phänomenologie von biologischen Alternsprozessen. Aber auch hier ist daran zu erinnern, dass ethische Alternativen wie die Akzeptanz zu prüfen sind, bevor der praktische Schluss von „dysfunktional" zu „schlecht für" und „zu verhindern" vollzogen wird. Die Ambivalenz, die in diesem Kontext im Begriff „semipathologisch" zum Ausdruck kommt, führt zur elementaren Schwierigkeit der Ethik von Eingriffen in Alternsprozesse, wo man die Grenze zwischen entschiedener Intervention und Akzeptanz ziehen sollte. Weder die Biogerontologie noch die Sozialgerontologie können eine solche Grenze ziehen, ohne ihre eigenen fundamentalen normativen Grundlagen und deren Voraussetzungen besser zu reflektieren, als das bisher geschehen ist. Der Ausgangspunkt dieser Debatte sind jedoch die Veränderungen auf molekularer und zellulärer Ebene, die die Biogerontologie entdeckt hat: die neue biogerontologische Phänomenologie des Alterns.

II.3   Molekulare und zelluläre Phänomene des Alterns

Der gesamte Beitrag der Biogerontologie zu den körperlichen Erscheinungsformen des Alterns auf molekularer, zellulärer und histologischer Ebene ist kaum noch überschaubar. Sämtliche molekularen Hauptbestandteile der Zelle zeigen charakteristische Veränderungen. Besonders relevant erscheinen dabei vor allem diejenigen der DNA und von Proteinen, die wiederum zu zellulären Veränderungen (seneszente Zellen, Zelltod) und zu Veränderungen im Gewebe führen (z. B. nachlassende Elastizität der Arterien oder der Haut, geringerer Anteil an funktionalen Stammzellen bzw. höherer Anteil an Stammzellen, die seneszent sind oder durch Apoptose zerstört werden).[78]

Zahlreiche Theorien existieren ebenfalls zu den Prozessen, die zu solchen Veränderungen führen. Nach der Art und dem Hauptmerkmal bzw. dem Resultat solcher Veränderungen lassen sich unterschiedliche biologische Theorien des Alterns kategorisieren, was in einer neueren Untersuchung zu 300 unterschiedlichen „Theorien" geführt hat[79]. Einige Konzepte dieser Theorien haben mittlerweile Eingang in alltägliche Vorstellungen gefunden, wie z. B. die Theorie der Schäden durch freie Radikale. Andere Theorien verstehen biologisches Al-

---

78   Kirkwood 2005b.
79   Medvedev 1990

tern vor allem als Resultat von veränderten, fehlgefalteten und dysfunktionalen Proteinen und verkürzten Telomer-Enden.[80]

Im Fokus stehen dabei Schäden an der DNA des Zellkerns und der Mitochondrien. Freie Sauerstoff- und andere Radikale schädigen sowohl die DNA des Kerns und in einem noch größeren Ausmaß auch diejenige der Mitochondrien, was in der Theorie des oxidativen Stresses als Altersursache zusammengefasst wird, als deren Begründer der prominente Biogerontologe Denham Harman gilt.[81] Zusätzlich häufen sich Mutationen in der Zellkern-DNA und der Mitochondrien-DNA an, während gleichzeitig ebenfalls altersassoziiert die Effizienz der einschlägigen Reparaturmechanismen nachlässt. Diese Prozesse führen zu einer dysfunktionalen Zelle, die „seneszent" wird oder von den körpereigenen Kontrollmechanismen als beschädigt erkannt wird, worauf eine Apoptose eingeleitet wird.

Die Telomer-Enden der DNA verkürzen sich nach jeder Zellteilung, weshalb eine Zelle sich nicht beliebig oft teilen kann (Hayflick-Limit). Kürzere Telomer-Enden gehören zum phänomenologischen Erscheinungsbild der alternden Zelle: der replikativen Seneszenz.[82] Verkürzte Telomer-Enden werden von Kontrollmechanismen wie dem p53-Mechanismus als DNA-Schaden erkannt, wodurch der programmierte Zelltod eingeleitet wird. Dies lässt auf einen Zusammenhang zwischen Altern und Krebs schließen sowie auf verkürzte Telomer-Enden als Schutzmechanismus gegen die Entstehung von Tumoren. Für ihre langjährige Forschung hierzu haben Elizabeth Blackburn, Carol Greider und Jack W. Szostak 2009 den Nobelpreis in Medizin und Physiologie erhalten.[83]

Neben Schäden an der DNA und der Mitochondrien-DNA (mtDNA) gehören dysfunktionale (fehlgefaltete oder durch Oxidation beschädigte und sich aggregierende) Proteine zu den wichtigsten Erscheinungsformen des biologischen Alterns, bei denen vermutet wird, dass sie ebenfalls zur Entstehung von altersassoziierten neurodegenerativen Erkrankungen beitragen.[84] Fehlgefaltete Proteine häufen sich durch unterschiedliche Prozesse in und außerhalb der Zelle an. Es bilden sich beispielsweise fibrillare Amyloide, die mit zahlreichen altersassoziierten Erkrankungen (vor allem neurodegenerativen Erkrankungen wie Alzheimer) in Verbindung gebracht werden, sowie sogenannte „amorphe Aggregate", deren Korrelation mit dem Alternsprozess und altersassoziierten Erkrankungen jedoch noch wenig erforscht ist.[85] Gleichzeitig lässt auch hier das körpereigene Reparatursystem zur Sicherung der Qualität, zur Reparatur und zum Abbau solcher fehlgefalteter Proteine nach. Als Phänomen des körperlichen Alterns lässt sich entsprechend eine nachlassende Aktivität von Chaperonen nachweisen, die den korrekten Aufbau von Proteinen stützen. Ebenso ist das Ubiquitin-Proteosom-System weniger aktiv, das fehlgebildete Proteine abbaut.[86]

---

80   Für eine Übersicht unterschiedlicher Aspekte und des Grades, in dem sie belegt sind vgl. Arking 2006, 361.

81   Vgl. Muller Lustgarten et al. 2007, Harman 2009, Khrapko Vijg 2009

82   Vgl. z. B. Brassington 2009, Behl Hartl 2007.

83   House of Lords Science and Technology Committee 2010, Cholbi 2010.

84   Dillin Cohen 2011.

85   Für eine Übersicht vgl. Lindner Demarez 2009, 984.

86   Lindner Demarez 2009, 984ff.

Eine weitere Erscheinungsform des Alterns auf molekularer Ebene ist die Anhäufung sogenannter „Advanced Glycation Endproducts" (AGEs). Dies sind Lipide oder Proteine, die mit einem Zuckermolekül ohne die Beteiligung eines Enzyms verbunden worden sind. Sie können sowohl exogener als auch endogener Herkunft sein und entstehen durch den erhöhten Glukosestoffwechsel bei Diabetes vermehrt. Ihre Akkumulation wird zudem mit Erscheinungsformen des alternden Gewebes, z. B. in Muskeln, verknüpft.[87]

Die elementaren molekularen Veränderungen stellen nicht nur einen wesentlichen Bestandteil des biogerontologischen Wissensstands dar, sondern auch einen wichtigen Ausgangspunkt für Erklärungen von Ursachen des biologischen Alterns. Bereits aus dieser kurzen Übersicht kann man erkennen, dass es sich um eine große Anzahl unterschiedlicher Prozesse handelt, die stochastisch bzw. durch Zufallsereignisse bedingt sind. Molekulare Veränderungen, die man Alternsprozessen zuordnet, werden außerdem als kausale Faktoren für altersassoziierte Erkrankungen eingestuft, die in einer komplexen Wechselwirkung untereinander und mit anderen, äußeren Faktoren stehen, einschließlich der Lebensumstände und des Verhaltens. Neue Interventionen der Diagnostik, der Prävention und der Therapie altersassoziierter Erkrankungen, die auf Eingriffen in das biologische Altern beruhen, zeichnen sich ab. Aber gleichzeitig wird die Schwierigkeit deutlich, in ein komplexes System sich wechselseitig beeinflussender, stochastischer Faktoren einzugreifen. Auch für die ethische Reflexion der Implikationen der Biogerontologie und ihrer möglichen Anwendung in der Medizin ist die molekulare Ebene von grundlegender Bedeutung. Denn bereits auf dieser Ebene wird biologisches Altern per Definition allgemein mit „Dysfunktion" oder „beschädigt" bzw. „schadhaft" gleichgesetzt. „Dysfunktion" wiederum wird mit „behandlungsbedürftig", „schädlich" und „schlecht für" identifiziert. Das Beispiel der Gebrechlichkeit verdeutlicht, dass die Identifikation von „dysfunktional", „schädlich" und „schlecht für" problematisch ist. Praktische Schlüsse aus der molekularen Dysfunktionalität bedürfen einer eigenen ethischen Reflexion. Neben der Dysfunktionalität der molekularen Signatur des biologischen Alters ist seine Definition und Messung ein weiterer wichtiger Ansatzpunkt für eine solche Reflexion. Aus Sicht der Biogerontologie zeigt sich die Feinstruktur des biologischen Alterns an der Dysfunktion von Molekülen. Der Grad seines Fortschritts wird so definiert, dass er durch die Todesnähe messbar wird.

II.4   Das biologische Alter: die tickende Uhr der Moleküle

Die neue Phänomenologie des biologischen Alterns umfasst zahlreiche molekulare, zelluläre und histologische Phänotypen, die mit einem Gesamtzustand wie demjenigen der „Gebrechlichkeit" verbunden werden können. So entsteht ein Bild des biologischen Alterns, das die unterschiedlichen Ebenen des Körpers umfasst. Ein nächster Schritt wäre, mit der Hilfe solcher Phänotypen den Alterungszustand eines Individuums objektiv messbar zu machen. Dieses biologische Alter ist nur indirekt mit dem Vergehen der Zeit korreliert. Denn der biologische Alterungszustand ist zwar von Ereignissen in der Zeit bestimmt, die z. B.

---

87   Semba Nicklett et al. 2010.

bestimmte Moleküle beschädigen. Gleichzeitig müssen jedoch auch die Regenerationsme-chanismen nachlassen und überfordert sein. Die kausalen Faktoren, die in den unterschied-lichen Alterungsprozessen eine Rolle spielen, sind nicht auf einfache und direkte Weise mit einem zeitlichen Ablauf verbunden, wie es von der Metaphorik der Jahreszeiten, die für die Lebensalter stehen, bisher nahegelegt wird. Deshalb muss man prinzipiell das chronologi-sche vom biologischen Alter unterscheiden.[88]

Biogerontologen definieren das biologische Altern als Anhäufung von molekularen Schäden, welche die Kapazität der körpereigenen Reparatur- und Abbaumechanismen über-steigt. Das Resultat sind nachlassende körperliche Funktionen und eine erhöhte Anfällig-keit für Krankheiten und ein gesteigertes Mortalitätsrisiko. Dementsprechend weist eine alternde Population ein erhöhtes Sterberisiko in Form einer ansteigenden Kurve auf. Der Mathematiker Benjamin Gompertz stellte erstmals 1825 eine mathematische Formel eines derartigen Anstiegs auf. Gompertz-Kurven sind immer noch ein wesentlicher Bestandteil der Populationsforschung.[89]

Da sich also während Alternsprozessen molekulare Schäden anhäufen, ist naheliegend, dass das biologische Alter sich prinzipiell daran messen lassen muss. Dazu müsste man in der Lage sein, die Anzahl beschädigter Molekülen quantitativ zu bestimmen und in Relati-on zu einem alterungsbezogenen Verlauf solcher Messwerte bringen. Die gemessenen Grö-ßen, d. h. die molekularen Schäden und Stoffwechselprodukte, werden zu sogenannten Bio-markern des Alterns („biomarkers of aging"). Solche Biomarker können jedoch nicht nur auf molekularer Ebene angesiedelt sein. Wäre die entsprechende Forschung erfolgreich, dann könnte man das biologische Alter eines Individuums anhand bestimmter Werte auf Ge-webs-, Organ-, oder Funktionsebene messen, wie z. B. der Menge bestimmter Moleküle in bestimmten Geweben, der Elastizität der Arterienwände, der maximalen Herzfrequenz oder der Griffstärke. Solche Messgrößen in Form von Biomarkern würden nicht nur ein biolo-gisches Konzept des Alterns veranschaulichen und operationalisierbar machen. Der obigen Definition des biologischen Alters entsprechend, der zufolge biologisches Altern ein erhöh-tes Krankheits- und Sterberisiko erzeugt, müssten sich durch Biomarker des Alterns auch Voraussagen in Bezug auf altersassoziierte Krankheiten und verbleibende Lebenszeit ma-chen lassen. Außerdem ermöglichen solche Biomarker es, den Erfolg einer Intervention in den Altersprozess zu messen. Manipuliert man biologische Alternsprozesse wie gewünscht, dann müssen sich die Werte bestimmter Biomarker entsprechend ändern.[90]

Die Schwierigkeit, mit Hilfe solcher Biomarker das biologische Alter zu bestimmen, ist offensichtlich. Denn analog zum Takt der Zeitmessung in Sekunden müsste das biolo-gische Altern in einem objektiv messbaren und vergleichbaren molekularen oder anderen Takt voranschreiten. Die molekulare Uhr des biologischen Alterns müsste ticken und dieses „Ticken" müsste „hörbar" zu vernehmen sein. Ein solches einfaches Ticken gibt es jedoch nicht. Verschiedene Autoren haben die Herausforderungen, die eine solche Messung dar-

---

88   Vgl. z. B. Arking 2006, 10ff.
89   Vgl. z. B. Kirkwood 2005b, Arking 2008.
90   Vgl. Arking 2006, 3.3 Individual Rates of Aging and the Use of Biomarkers, 73-90.

stellt, festgehalten. Sie sind teils theoretischer, teils praktischer Natur. Ein theoretisches Problem ist beispielsweise, dass es sich um einen grundlegenden und wichtigen Prozess handeln sollte. Das stellt uns aber vor die praktische Schwierigkeit, dass die Messung trotzdem keinen invasiven Eingriff darstellen dürfte, da dieser das biologische Alter voranschreiten lassen könnte. Ferner wäre erforderlich, dass der Biomarker in einer doppelten Funktion prädiktiv die verbleibende Lebensspanne als auch retrospektiv das abgelaufene Altern erfassen sollte.[91]

Solche Messungen können entweder „im Querschnitt" („cross-sectional") oder „longitudinal" durchgeführt werden. Hier zeigen sich zusätzliche Schwierigkeiten. Denn eine Querschnittstudie, bei der zu einem bestimmten Zeitpunkt unterschiedliche Altersgruppen in einer Gesellschaft untersucht werden, analysiert mehrere Generationen, die während ihres Lebenslaufs mit sehr unterschiedlichen Bedingungen konfrontiert worden sind. Sie erfasst Werte von verschiedenen Altersgruppen zum gleichen Zeitpunkt. Diese dürfen aber nicht mit der Abfolge der verschiedenen Altersstufen einer einzelnen Person gleichgesetzt werden. Denn wie diese Personen körperlich und biologisch gealtert sind, ist möglicherweise von vollkommen anderen äußeren Faktoren abhängig. Ein gleichmäßig ablaufender biologischer Alterungsprozess lässt sich daraus nur schwer ableiten. Gerade das 20. Jahrhundert mit seinen Katastrophen, Kriegen und einer sehr langen Wohlstandsperiode ist dafür ein prägnantes Beispiel. Die Werte von Fünfzigjährigen und die von Achtzigjährigen, die im Jahr 2000 gemessen werden, haben eine geringe Aussagekraft für die zukünftigen Werte derjenigen, die im Jahr 2030 Fünfzig- oder Achtzigjährig sein werden.

Dagegen werden bei einer longitudinalen Studie die Werte einzelner Personen über einen längeren Zeitraum ihres Lebenslaufs erfasst. Aber auch hier ist ein Vergleich schwierig zu realisieren. Bereits aus der Definition des biologischen Alterns als Anhäufung molekularer Schäden aufgrund zufälliger Ereignisse wird deutlich, dass diese Schäden auch innerhalb einer Generation keineswegs bei allen Individuen in gleicher Form vorkommen. Lebensstile und Umweltbedingungen sind zu berücksichtigen. Relevante Faktoren können schwer zu messen oder leicht zu übersehen sein, unter anderem auch deswegen, weil sie sehr früh im Leben eines Menschen das Altern und die Lebensphase Alter beeinflussen können. Studien, die diesen Umstand berücksichtigen, müssen sehr lange dauern und sind entsprechend aufwendig und kostspielig. Ein ganzer Forschungszweig, die „life course"- oder „Lebenslaufs"-Forschung hat sich mittlerweile in der Gerontologie etabliert und ist in den Mittelpunkt des sozialgerontologischen Interesses gerückt. Wenn man biologische Alternsprozesse messen will, kommt man an solchen Studien nicht vorbei.

Schließlich können sich die Schwierigkeiten von Längsschnitt- und Querschnittstudien auch vereinen. In einer Querschnittstudie könnte z. B. der Durchschnittswert einer bestimmten Altersgruppe ein vollständig anderer sein, als der analoge Wert in einer anderen Querschnittstudie zu einem späteren Zeitpunkt. Den Grund dafür herauszufinden, könnte sehr schwierig sein. Beispielsweise könnten Umweltbedingungen, denen nur eine dieser Altersgruppen ausgesetzt ist, für den Effekt des biologischen Alterns gehalten werden.

---

91   Ingram Nakamura et al. 2001.

Longitudinale Studien wiederum müssten die individuelle Vergleichbarkeit gewähr-leisten und dabei relevante individuelle Unterschiede identifizieren und gleichzeitig berück-sichtigen, inwiefern sie mit bestimmten allgemeinen Faktoren verbunden sind, z. B. mit Bil-dung oder beruflicher Tätigkeit. Letztlich müssten sie in Querschnittstudien umgewandelt werden, wodurch Durchschnittswerte für bestimmte Gruppen ermittelt werden könnten, die auf sehr viel breiterer Datenbasis stehen. Dies ist jedoch aufwendig in der Durchfüh-rung und Finanzierung, weshalb es nur eine sehr begrenzte Anzahl solcher Studien gibt. Eine Verallgemeinerbarkeit der Werte von besonderen Studien ist immer problematisch, da sie auf der Annahme beruht, dass die erfassten Eigenschaften universal sind. Da die Wer-te vor allem durch besondere zeitliche Umstände und die entsprechenden äußeren Fakto-ren bedingt sein können, sind allgemeine Gesetzmäßigkeiten daraus schwer abzuleiten. Der Biologe Robert Arking fasst diese Probleme so zusammen: "Cross-sectional studies tend to confound age effects with birth cohort effects. Longitudinal studies tend to confuse age ef-fects with period effects."[92] Diese Aussage kann man auch als Mahnung verstehen, Aussa-gen zum biologischen Alter aufgrund von Biomarkermessungen nur mit sehr großer Vor-sicht zu interpretieren.

Für mögliche Biomarker gilt, dass sie die Komplexität der unterschiedlichen Vorgänge in einer Messung abbilden können müssen. Ein einfacher Biomarker des Alterns, der nur eine einzige Größe misst, konnte bisher nicht gefunden werden und scheinbar vielverspre-chende Kandidaten wie z. B. die Telomerlänge von Leukocyten konnten die Erwartungen noch nicht bestätigten.[93] Interessant sind auch Studien, die eine Verbindung zwischen Telo-merlänge und Lebensumständen wie Stress herstellen. Die Datenlage ist für allgemeine Zu-sammenhänge jedoch bisher noch zu dünn.[94]

Allerdings sieht etwa Arking dennoch Chancen für eine Quantifizierung des biologi-schen Alterns durch einen Ansatz, der von mehreren Faktoren ausgeht und diese zusam-menfasst. Die Gebrechlichkeit als klinisches Syndrom dient als Verbindung zwischen der mikroskopischen und makroskopischen Beschreibung des biologischen Alters, wie oben dar-gelegt[95]. Kriterien wie nicht-intendierter Gewichtsverlust, langsame Laufgeschwindigkeit und Griffstärke seien messbar und könnten zusammen mit molekularen Daten ein Gesamtbild des biologischen Alters einer Person geben.[96] Der Begriff der Gebrechlichkeit verknüpft auch in diesem Fall die symbolisch-evaluative Bedeutung älterer Darstellungen mit der neueren biomedizinischen Beschreibung, insbesondere der Todesnähe. Vom Alter gebeugt zu sein, ist ein Kennzeichen von Gebrechlichkeit und nach Göckenjan, wie erwähnt, ein tradiertes Symbol für den nahenden Tod. Als steigendes Mortalitätsrisiko nimmt die Todesnähe als Indikator und als Messgröße des biologischen Alters eine neue mathematisierte Gestalt an.

---

92   Arking 2006, 56.
93   Shiels 2010.
94   Epel Blackburn et al. 2004, Kuh 2006.
95   Vgl. Kap. 3.4.
96   Arking 2006, 83f.

In unserer Intuition gehen beide Bedeutungsebenen der Todesnähe eine enge Verbindung ein. Wie gebrechlich jemand anderen Menschen erscheint, erwies sich in mehreren Studien als verlässlicher Indikator des biologischen Alters dieser Person. Das Mortalitätsrisiko und die Korrelation mit anderen Biomarkern dienten hier als Vergleich. Im Rahmen der Longitudinal Study of Aging Danish Twins (LSADT) wurden verschiedenen Gruppen (20 Krankenpfleger, 10 ältere Frauen und 11 jüngere männliche Studenten) 1826 Photographien von Zwillingen vorgelegt. Sie sollten dabei das Alter der Personen einschätzen.[97] Ein wahrgenommenes Alter, das über dem chronologischen Alter lag, zeigte sich als zuverlässiger Biomarker des Alterns, da es Voraussagen über die verbleibende Lebenszeit ermöglichte und mit anderen relevanten Messgrößen wie Griffstärke, kognitive Fähigkeiten und Telomerlänge der Leukozyten korreliert war. Die verschiedenen bewertenden Gruppen zeigten dabei keine nennenswerten Unterschiede in ihrer Einschätzung. Dieses Ergebnis stützt etwas ältere Studien, die in fünf verschiedenen Ländern durchgeführt worden sind (England, Spanien, Dänemark, Kanada und China). Ohne bedeutsame Unterschiede ließen sich die Ergebnisse auch in Ländern reproduzieren, wenn mindestens 10 Gutachter im jeweiligen Land nach ihrer Einschätzung befragt wurden.[98]

Die alte und die neue Phänomenologie des körperlichen oder biologischen Alterns lassen sich also auf unterschiedliche Weise miteinander verknüpfen. Wie bereits in den genannten altägyptischen und biblischen Texten stehen nachlassende Fähigkeiten, Funktionen und Todesnähe immer noch im Mittelpunkt. Funktionsverluste werden nun bis auf die zelluläre und molekulare Ebene weiterverfolgt und das biologische Alter wird mit der Erscheinungsform molekularer Schäden gleichgesetzt und soll anhand derselben messbar werden. Festzuhalten ist in diesem Zusammenhang vor allem die wesentliche Erkenntnis der Biogerontologie, dass sich das biologische Alter bereits auf der molekularen Ebene in zahlreiche Prozesse aufspaltet, die von vielen Faktoren und zufälligen Ereignissen („stochastisch") abhängen. Solche Prozesse laufen innerhalb der verschiedenen Gewebe und Organe desselben Individuums unterschiedlich ab. Ebenso bei verschiedenen Individuen, die chronologisch gleich alt sind. Sie sind außerdem Teile eines Systems von Wechselwirkungen.

Deutlich wird ebenfalls, dass für die Biogerontologie die abnehmende Funktionalität von Molekülen, Zellen und Gewebe dazu dient, biologisches Altern von anderen Phänomenen wie Wachstum oder chronologischem Altern per Definition zu unterscheiden. Mit Sebastian Knell und Marcel Weber, die aus philosophisch-wissenschaftstheoretischer Perspektive die Konzeptionen der neuen Biologie des Alterns diskutieren, kann man diese molekularen Aspekte als „proximale" oder unmittelbare Ursachen von Alternsprozessen betrachten.[99] Sie greifen dabei auf eine Unterscheidung von Ernst Mayr zurück. Eine „proximale" Ursache der Vogelwanderung von Nord nach Süd im Winter besteht in der Tageslänge. Die „ultimaten" oder grundlegenden Ursachen benennt die allgemeine Evolutionstheorie. Im Fall des Vogelzugs ist dies der Überlebensvorteil bei besseren Witterungsbedingungen im Sü-

---

97   Christensen Thinggaard et al. 2009.
98   Gunn Murray et al. 2008.
99   Knell Weber 2009, 82.

den. Beim biologischen Altern ist diese „ultimate" Ursache, dass unser Körper an eine bestimmte Lebensspanne angepasst ist und danach „entbehrlich" werden wird. Diese Erklärung hat als Kombination mehrerer älterer Ansätze in den letzten Jahren stark an Einfluss gewonnen und kann als dominierendes Paradigma der evolutionstheoretischen Erklärung des biologischen Alterns gelten.

II.5   Ältere evolutionäre Erklärungen

Fertilität und Überlebensfähigkeit von Organismen lassen durch biologisches Altern nach und damit auch ihre Darwin'sche Fitness. Auf den ersten Blick hätte die natürliche Selektion seiner Entstehung entgegenwirken sollen. Aus evolutionstheoretischer Sicht ist Altern daher ein rätselhaftes, paradoxes Phänomen.[100] Ältere evolutionäre Ansätze lösen dieses Problem, indem sie annehmen, es sei ein evolutionärer Vorteil für die gesamte Spezies, wenn ihre Individuen altern. Deswegen sei im Laufe der Evolution ein genetisches Programm für Altern positiv selektiert worden, das man an der gleichmäßig verlaufenden Seneszenz der Individuen einer Spezies erkennen könne. Der Evolutionsvorteil eines solchen Programms sei es, dass eine entsprechende Spezies einen bestimmten Lebensraum nicht überbevölkere. Ein weiterer Vorteil sei der ständige Generationswechsel. Dieser Wechsel führe dazu, dass sich eine Spezies laufend erneuere, wodurch die Vitalität und Anpassungsfähigkeit gesteigert werde.

Dieser Gedanke lässt sich bis in die Antike zurückverfolgen. Lucretius formuliert ihn in seiner epikureischen, materialistischen Philosophie in *De rerum natura*.[101] Gehalten hat sich diese Zweckbestimmung des Alterns bis in die Gegenwart. Interessanterweise ist sie bei so unterschiedliche Positionen vertretenden Ethikern wie Hans Jonas, Peter Singer, Leon Kass oder John Vincent zu finden. Alle sprechen sich mit diesem Argument dagegen aus, das biologische Altern mit Hilfe medizinischer Interventionen zu verlangsamen. Gemeinsam ist diesen Positionen, dass sie annehmen, alte Menschen müssten jüngeren Platz machen, damit Kreativität, Dynamik und Vitalität einer Gesellschaft erhalten bleiben. Für das Allgemeinwohl sei biologisches Altern daher eine notwendige Bedingung.[102] Apologeten bringen dieses Argument sehr häufig vor und es wird im Anschluss noch genauer analysiert werden. Der Einfachheit halber soll es als „Generationsargument" bezeichnet werden.

Das Generationsargument spielt auch in der klassischen Evolutionstheorie fast von Beginn an eine zentrale Rolle. Darwin selbst hat sich zwar in seinen Werken nicht zum biologischen Altern geäußert. Jedoch vertrat sein Zeitgenosse und enthusiastischer Anhänger Alfred Russel Wallace bereits die These, dass Altern programmiert sei, um einen erneuernden Generationswechsel zu gewährleisten.[103]

Der deutsche Biologe Friedrich Leopold August Weismann hat diese Ansicht gegen Ende des 19. Jahrhunderts in einer klassischen Arbeit zur Evolution des Alterns detailliert

---

100   Holliday 2007.
101   Z. B. Lucretius 1973, Drittes Buch, 964.
102   Jonas 1992, Kass 2003, Singer 1991.
103   Flatt Schmidt 2009.

ausgearbeitet.[104] Weismann unterschied unsterbliche Keimzellen von alternden somatischen
Zellen, die sich nur begrenzt teilen können. Für diese rein theoretisch fundierte Annahme
ist Weismann immer noch bekannt. Erst Jahrzehnte später lieferte einer der prominentesten
Biogerontologen und Gründer der Disziplin, Leonard Hayflick, den experimentellen Nachweis für die begrenzte Teilungsfähigkeit von Körperzellen. Zu Ehren des Entdeckers wird
dies als „Hayflick-Limit" bezeichnet.[105]

Weismann vertrat außerdem die Ansicht, dass bei einer bestimmten Spezies eine typische Anzahl möglicher Teilungen der Körperzellen selektiert worden sei. Nach der Reproduktion habe ein Individuum seine biologische Funktion erfüllt.[106] Im Zusammenhang mit
der umstrittenen Idee einer Gruppenselektion wird die These des programmierten Alterns
immer noch vertreten. Der Vorteil für eine Gruppe bestünde theoretisch darin, dass Altern
die Anzahl ihrer Individuen konstant halte. Allerdings birgt diese Position auch ungelöste
Probleme und einen empirischen Nachweis dafür gibt es bisher nicht.[107] Die Attraktivität der
These, Altern sei programmiert, besteht bis heute in der Universalität des biologischen Alterns. Mit einer Programmierung könnte man erklären, weshalb die Individuen einer Spezies ähnlich altern und weshalb Altern bei fast allen Spezies zu beobachten sei. Die genetische
Komponente der Lebensspanne könnte man als weiteren Hinweis auf eine „Altersuhr" werten, ebenso Phänomene wie die Menopause und semelpare Organismen wie Lachse, die kurz
nach der Reproduktion einen schnellen Degenerationsprozess durchlaufen und sterben.[108]

Aus den zuletzt genannten Gründen vertreten einzelne Biologen noch die These des
programmierten Alterns und die zugrundeliegende biologische Version des Generationsar-
guments. Dennoch gilt sie im Allgemeinen inzwischen als widerlegt.[109] Gegen diese These
werden vor allem drei Argumente angeführt:[110] Erstens sei sie zirkulär, denn sie setze bereits
voraus, was sie erst erklären soll, nämlich dass ältere Individuen weniger vital seien. Zweitens würden irgendwann Mutationen langsam oder kaum alternder Individuen innerhalb
einer alternden Spezies auftauchen, die als Trittbrettfahrer einen Vorteil hätten, wenn Altern
programmiert wäre. Solche Individuen wurden jedoch noch nie beobachtet. Drittens lautet das Hauptgegenargument, dass zahlreiche Organismen zwar unter Laborbedingungen
– beim Menschen im „Labor" der Zivilisation – eine Phase des biologischen Alterns durch-
leben, aber nicht in der freien Wildbahn. Daher würde der angebliche Selektionsvorteil des
programmierten Alterns normalerweise gar nicht greifen.

Das biologische Altern ist demnach kein Resultat der natürlichen Selektion. Vielmehr
ist es ein Nebenprodukt des Umstands, dass die letzte Lebensphase im Laufe der Evolution
keinen Selektionsprozessen ausgesetzt ist. Der Brite John Burden Sanderson Haldane äu-

---

104   Weismann 2006a, Weismann 2006b, zur Geschichte der evolutionstheoretischen Erklärung des
        Alterns vgl. auch Rose Burke et al. 2008.
105   Ljubuncic Reznick 2009, 206.
106   Ljubuncic Reznick 2009, 206.
107   Knell Weber 2009, 67.
108   Kirkwood Shanley 2010, 23.
109   Vgl. Austad 2004, Bredesen 2004.
110   Vgl. Kirkwood 2005b.

ßerte als Erster die zentrale Hypothese, dass die Wirkung der Selektion mit zunehmender Lebensdauer nachlasse. Angeregt wurde diese Hypothese durch Haldanes Überlegungen zur Huntington'schen Krankheit, die erst in späten Lebensjahren einsetzt. Da die Krankheit dominant vererbt wird, war erklärungsbedürftig, weshalb sie nicht als Selektionsnachteil im Laufe der Evolution verschwunden sei.[111]

Die Grundannahme der nachlassenden Selektion hat in den 1950er Jahren zu zwei weiteren Hypothesen im Hinblick auf die genetische Komponente des Alterns geführt: die Akkumulation von Mutationen und die antagonistische Pleiotropie („pleio" = „vollständig", „tropie" = „Wendung, Drehung"). Peter Medawar kritisierte in seinem bahnbrechenden Werk von 1952 (*An unresolved problem in biology*)[112] die Idee des programmierten Alterns. Als Alternative formulierte er die Ansicht, dass sich schädliche Mutationen im Genom anhäufen können, die sich erst im höheren Lebensalter auswirken würden. Da einzelne Individuen ein für ihre Spezies hohes Alter normalerweise nicht erreichen würden, stellten solche Mutationen auch keinen Selektionsnachteil dar.[113]

Einige Jahre später stellte George Williams die These der antagonistischen Pleiotropie auf[114]. Genetisch bedingte Eigenschaften können vererbt werden, sofern sie in jüngeren, selektionsrelevanten Lebensphasen einen Vorteil darstellen. Das gilt auch dann, wenn sie in späteren Lebensphasen Nachteile mit sich bringen. Als Beispiel für antagonistische Pleiotropie werden häufig Krebserkrankungen genannt, die auf die fehlerhafte Reaktivierung (Dysregulation) von Genen zurückgehen, die in einer frühen Lebensphase das Zellwachstum stimulieren.[115]

William Hamilton entwickelte schließlich 1966 die These entscheidend weiter, dass die Wirkung der Selektion mit zunehmendem Lebensalter nachlässt und so im Laufe der Evolution biologische Alternsprozesse entstehen.[116] Hamilton stellt eine mathematische Formel auf, welche diese Wirkung der Selektion genau beschreibt. Sie schließt die Bedingungen ein, unter denen Selektionsprozesse zur evolutionären Entstehung von biologischem Altern führen. Auf diese Weise wird eine empirische Überprüfung möglich, die Hamiltons Formel in vielen Fällen bestätigt hat.[117]

II.6   Eine vereinheitlichte Theorie der Evolution des Alterns

Ein neuer Ansatz der Evolutionstheorie vereinigt die klassischen Erklärungsmodelle von Haldane, Medawar, Williams und Hamilton. Dieses neuere Erklärungsmodell des Alterns beruht auf drei Grundannahmen: Erstens ist die Welt für die meisten Organismen ein gefährlicher Ort. Sie sterben an Kälte, Nahrungsmangel oder Beutefeinden, bevor sie altern.

---

111   Rose Burke et al. 2008, 364f.
112   Medawar 1952.
113   Medawar 1952.
114   Williams 1957.
115   Carnes 2008, 694.
116   Hamilton 1966.
117   Rose Burke et al. 2008, 365.

Zweitens lässt die Wirkung der Selektion in höherem Alter nach. Drittens sind deswegen Mutationen mit schädlichem Effekt im Alter nicht einer negativen Selektion ausgesetzt.[118] Diese drei Annahmen bilden die Basis der sogenannten „Disposable-Soma-Theorie" („disposable" = „entbehrlich", „Wegwerf-"), die von den beiden Biologen Tom Kirkwood und Robin Holliday Ende der 1970er Jahre entwickelt worden ist.[119]

Der zentrale Gedanke dieser Theorie ist eine optimale Balance zwischen Zellreparatur und Reproduktion. Kirkwood und Holliday greifen die ältere Unterscheidung zwischen potentiell unsterblichen Keimzellen und begrenzt teilbaren Körperzellen auf. Hinzu kommt der Gedanke, dass die energetischen Ressourcen begrenzt sind, die einem Organismus für unterschiedliche Vitalfunktionen zur Verfügung stehen. Wenn ein Organismus in seiner natürlichen Umgebung einem hohen Mortalitätsdruck ausgesetzt ist, würde eine Investition begrenzter Ressourcen in eine möglichst lange Lebensdauer seine Darwin'sche Fitness reduzieren. Die evolutionär erfolgreiche Antwort auf einen solchen Mortalitätsdruck ist dagegen eine gesteigerte Reproduktionsrate. Der einzelne Körper wird damit „entbehrlich" und sein Erhalt durch zelluläre Reparaturmechanismen wird zugunsten der Reproduktion begrenzt. Die Disposable-Soma-Theorie nimmt an, dass zwischen Investitionen in Reparaturmechanismen und in Reproduktion im Laufe der Evolution eine Art von Kompromiss ausbalanciert wird. Biologisches Altern ist danach das Resultat der evolvierten, nachlassenden Investition in zelluläre Reparaturmechanismen. Es ist zwar nicht genetisch programmiert, wird aber von der genetisch determinierten Fähigkeit des Organismus mitgeprägt, Reparaturfunktionen aufrechtzuerhalten. Diese Fähigkeit ist an eine Reproduktionsphase als Teil einer durchschnittlichen Lebensspanne angepasst, die wiederum von der extrinsischen Mortalität abhängt. Jenseits dieser artspezifischen Reproduktionsphase lassen die Wirkung der Selektion und damit die genetische Adaption an ein weiteres Überleben nach.

Dieser Grundgedanke ist Gegenstand von Forschungen im Bereich der komparativen Biologie des Alterns, die dafür zahlreiche Belege gefunden hat: „The idea that intrinsic longevity is tuned to the prevailing level of extrinsic mortality is supported by extensive observations on natural populations."[120] Kirkwood führt als Beispiel an, dass die Mortalität von Mäusen in ihrer natürlichen Umgebung innerhalb des ersten Lebensjahres bei 90% liegt. Berechnungen auf der theoretischen Grundlage der Disposable-Soma-Theorie führten nach Kirkwood zu einer „intrinsischen Langlebigkeit" von Mäusen, die bei drei Lebensjahren liegt, was Beobachtungen bestätigen. Diese „intrinsische Langlebigkeit" werde durch die evolutionär bedingte Balance von Reproduktion und Reparatur sowie durch einen Überschuss an körperlicher Robustheit bedingt. Bei unseren Vorfahren liege derselbe Wert einer 90%igen Mortalität im Alter von 50 Jahren, was eine maximale menschliche Lebensspanne von ungefähr hundert Jahren erwarten ließe.[121]

---

118 Vgl. z. B. Flatt Schmidt 2009, Arking 2006, 97ff.
119 Kirkwood Holliday 1979.
120 Kirkwood 2008, 120. Vgl. auch Arking 2006, 102f.
121 Kirkwood 2008, 120.

Auch wenn dieser Ansatz aus evolutionstheoretischer Perspektive einen leistungsfähigen Erklärungsrahmen liefert, kann er aus ethischer Sicht leicht zu problematischen Werturteilen führen. Die Bezeichnung „disposable" ist einprägsam und trifft auf den verschwenderischen Umgang der Natur mit den Individuen einer Art sicherlich häufig zu. Allerdings ist es nur ein schmaler Grat zwischen diesem Umstand und der Abwertung des Individuellen und Vergänglichen gegenüber dem Allgemeinen und Bleibenden. „Entbehrlich" besitzt als Wort der Alltagssprache eine entsprechende normative Bedeutung, die gerade im vorliegenden Fall in eine solche Richtung weist. Dabei verwendet man den Ausdruck im Hinblick auf Evolutionsprozesse auf metaphorische Weise. Reflektierte Biogerontologen werden auch ihr Verständnis des Alterns nicht als vollständig und umfassend propagieren.

Dennoch besteht die Gefahr, dass ein entsprechendes biologisches Verständnis des Alterns einseitig dominiert. Führt man die Metapher eines „entbehrlichen" bzw. „Wegwerf"-Gegenstands weiter, dann ist der Schluss nahegelegt, dass ältere Menschen ihr evolutionär bedingtes „Verfallsdatum" überschritten hätten. Für den gesellschaftlichen Umgang mit ihren Problemen, seien es medizinische oder andere, ist das keine vielversprechende Basis. Werden ältere Menschen als „entbehrliche Körper" betrachtet, verstärkt diese Sicht sehr leicht Tendenzen der Altersdiskriminierung und jahrhundertealte negative Altersstereotype, beispielsweise dass ältere Menschen nicht kreativ, nicht leistungsfähig und spätestens, wenn sie gebrechlich sind, nur noch eine Last sind.[122]

Insbesondere in der Medizin, die als mögliches Anwendungsgebiet biogerontologischer Methoden eine Schnittstelle zwischen Biogerontologie und Gesellschaft darstellt, ist eine solche Einstellung gefährlich. Denn sie kann dazu dienen, dass älteren Menschen medizinische Maßnahmen, die ihnen nutzen vorenthalten werden. Einige Untersuchungen zeigen, dass mangelnde Erfahrung im Umgang mit Älteren bei Medizinstudenten mit negativen Einstellungen und niedrigem Wissen über körperliches Altern korreliert sind. Damit kann ebenfalls ein geringes Interesse an Geriatrie und dem Erwerb von geriatrischem Wissen für die spätere medizinische Praxis verknüpft sein.[123] Solche Einstellungen, ob nun bei Medizinstudenten oder anderen jüngeren Personen, haben ebenfalls Konsequenzen für die Selbstwahrnehmung des eigenen Alterns und trägt voraussichtlich kaum zu einem besseren Umgang damit bei. Das bedeutet nicht, dass die biogerontologischen Grundprinzipien auf einer deskriptiven Ebene falsch sind. Aber sie sind unweigerlich mit einer normativen Bedeutungsebene verbunden, wenn sie auf menschliches Altern bezogen werden. Dadurch wird die Gefahr von Sein-Sollen-Fehlschlüssen besonders groß. Wenn ein biogerontologisches Verständnis des menschlichen Alterns in einen angemessenen Umgang mit der Lebensphase Alter integriert werden soll, ist auf diese Problematik besonders zu achten.

---

122   Vgl. z. B. Schmitt 2004, Kruse Schmitt 2005.
123   Paris Gold et al. 1997, Fitzgerald Wray et al. 2003.

II.7   Die genetische Komponente des biologischen Alterns

Eine der weithin akzeptierten Grundannahmen der Biogerontologie besteht darin, dass kein genetisches Programm existiert, das einen übergeordneten Alternsprozess steuert. Nach Medawar und Williams ging man von zahlreichen genetischen Effekten aus, die entweder aus der antagonistischen Pleiotropie oder der Akkumulation von Mutationen stammen sollten. Daher war die Entdeckung überraschend, dass die Mutation einzelner Gene Altern verlangsamen und die Lebensspanne von Organismen verlängern konnte. Cynthia Kenyon, eine berühmte Pionierin dieser Forschung, belegte Anfang der 1990er Jahre die Hypothese, es gäbe einen universellen Mechanismus, der Altern reguliert. Regulatorgene könnten aktiviert oder unterdrückt werden, um die Lebensspanne zu verlängern oder zu verkürzen. In einem kurzen Abriss der Entwicklung ihrer Forschung hält sie fest, dass zu dieser Zeit die Position verbreitet gewesen sei, dass Altern ein fruchtloses Problem sei, das zu studieren sich nicht lohne. Es fiel ihr sogar schwer, Doktoranden für ihre Experimente an langlebigen Mutanten von *C. Elegans* zu finden, da diese offensichtlich in dieser Forschung keine Karrierechancen sahen.[124]

Sie konnte jedoch den Nachweis führen, dass Varianten einzelner Gene (daf2 und daf16-Gen) bei *C. Elegans* bis zu einer 10-fachen Verlängerung der Lebensspanne führten. Diese Gene sind in die Stimulation von Wachstum bzw. von Reparaturmechanismen involviert.[125] Mittlerweile ist es eine gut belegte Erkenntnis, dass Altern tatsächlich reguliert wird, und zwar durch länger bekannte Signalwege des Stoffwechsels, wie den Insulin/IGF-1/FOXO-Weg. Dieser Signalweg ist evolutionär konserviert und verlängert auch die Lebensspanne von Säugetieren. Mausmutanten, bei denen dieser Signalweg beeinflusst wurde (die Insulinsensibilität wurde erhöht, die Expression des Insulinähnlichen Wachstumsfaktors „Insulinlike Growth Factor", IGF-1, wurde reduziert), zeigen eine verlängerte Lebensspanne und zahlreiche bessere physiologische Werte (länger erhaltene kognitive und motorische Funktionen, einen verzögerten Verlust an Knochendichte, eine verlangsamte Verschlechterung des Sehvermögens, verbesserte Herzfunktion, verbesserte Werte des Immunsystems).[126]

Eine eingeschränkte IGF-1-Rezeptor-Aktivität wurde ebenfalls bei Hundertjährigen aus der Gruppe der Ashkenazy-Juden gefunden. Genetische und medizinische Studien von Hundertjährigen sollen deren besondere Charakteristika ermitteln. Hundertjährige sind nicht nur ein menschliches Modell für Langlebigkeit, sondern auch für gesundes Altern, da sie besonders widerstandsfähig gegen altersassoziierte Erkrankungen sind. Die Forschergruppe um den Mediziner Thomas Perls teilte Hundertjährige im Rahmen der New England Centenarian Study in drei Kategorien ein: *delayer* (Verzögerer, 44% der Männer, 42% der Frauen in der entsprechenden Studie), *survivors* (Überlebende, 24% und 43%) und *escaper* (Entkommene, 32% und 15%). Letztere weisen keine nachweisbare Krankheit im 100. Lebensjahr

---

124   Kenyon 2011, 10.
125   Kenyon 2011.
126   Selman Withers 2011, 103.

auf.[127] Die Vermutung liegt nahe, dass nicht nur der Lebensstil, sondern auch die Gene eine Rolle spielen. Während diese Hypothese allgemein bestätigt worden ist, ist man jedoch bei der Suche nach einzelnen, identischen Langlebigkeitsgenen nicht fündig geworden.

Bei dieser Suche nach der genetischen Komponente menschlicher Langlebigkeit versucht man die genetischen Unterschiede zwischen Hundertjährigen und Menschen mit durchschnittlicher Lebensspanne zu bestimmen. Hierfür werden zwei verschiedene Methoden verwendet, der „candidate-gene approach" oder „genomewide association studies" (GWAS), bei denen das gesamte Genom einer Person untersucht wird.[128] „Kandidatengene" sind solche, die in der Forschung an Labororganismen identifiziert worden sind. Bei genetischen Untersuchungen von Hundertjährigen nimmt man diese als Ansatzpunkte, um die genetischen Merkmale menschlicher Langlebigkeit zu ermitteln. In sogenannten „genomewide association studies" wurde versucht, bei verschiedenen Personen wiederkehrende Genvarianten (z.B. „single nucleotid polymorphisms" oder SNPs, Polymorphismen einzelner Nukleotide) zu entdecken, die z.B. mit einer erhöhten Anfälligkeit oder Resistenz gegenüber altersassoziierten Erkrankungen korreliert sind.

Da diese Suche ergebnislos geblieben ist, hat man daraus den Schluss gezogen, Langlebigkeit sei nicht einfach durch das Fehlen von SNPs zu erklären.[129] Mittlerweile werden solche GWAS auch in Form von Longitudinalstudien durchgeführt, bei denen gleichzeitig auch über einen langen Zeitraum physiologische Werte erfasst werden. Die älteste derartige Studien ist die *Baltimore Longitudinal Study of Ageing* (BLSA), die 1958 begonnen hat. GWAS ergänzen diese und ähnliche Studien. Wie immer bei Longitudinalstudien besteht auch hier die Schwierigkeit darin, aussagekräftige Vergleichsgruppen zu finden und die Nachteile von einzelnen Querschnitts- und Longitudinalstudien dadurch auszugleichen, dass man sie miteinander verknüpft. Die umfangreichste dieser Studien in Europa ist die GEHA-Studie (Genomics of Healthy Ageing-Studie), in der die DNA und Gesundheitsinformationen von 5300 90-jährigen und ihren Geschwistern, sowie von 2650 jüngeren Vergleichspersonen erfasst werden. Das Projekt mit 24 europäischen und einem chinesischen Partner wurde 2004 gestartet, mit dem Ziel, das gesamte Genom nach Genen zu durchsuchen, die mit gesundem Altern und Langlebigkeit assoziiert sind.[130]

Man untersucht in neueren Studien auch die Genexpressionsmuster einzelner Organe.[131] Die Untersuchungen an Nieren ergaben bei manchen Hundertjährigen erstaunliche Unterschiede, z.B. physiologische Zustände, die teilweise demjenigen von 30-40 Jahren jüngeren Personen mit gesunden Nieren gleiche.[132] Mit Hilfe von Mikroarrays wurden auch genetische Pfade ermittelt, die das Altern in Niere, Gehirn und den Muskeln regulieren. Auf

---

127 Evert Lawler et al. 2003. Zur Studie vgl. http://www.bumc.bu.edu/centenarian/ (aufgerufen am 3.07.2013).
128 Wheeler Kim 2011, 36.
129 Slagboom Beekman et al. 2011, 38.
130 Vgl. Franceschi Bezrukov et al. 2007 und http://www.geha.unibo.it/page_display.asp?pid=13 (aufgerufen am 3.07.2013).
131 Wheeler Kim 2011, 46.
132 Wheeler Kim 2011, 48.

diese Weise wurden ebenfalls Gene gefunden, die mit Parkinson, Schizophrenie und Alzheimer assoziiert sind. Insgesamt halten die Autoren dieser Übersicht fest, dass die Anwendung von neuen Technologien der Humangenetik auf die Erforschung des Alternsprozesses gerade erst begonnen hat.

Langlebigkeit und Alterungsprozess besitzen demnach zwar eine genetische Komponente, aber trotz des Fundes von Regulatorgenen bei Labororganismen, gelang es nicht, beim Menschen ähnliche Gene zu finden, die in einem identischen oder ähnlichen genetischen Profil von Hundertjährigen zum Ausdruck kommen würde. Man nimmt an, dass diese genetische Komponente nur in der Interaktion mit Umweltfaktoren und Lebensstil wirksam wird und nicht alleine eine entscheidende Rolle spielt. Erblichkeitsstudien an ein- bzw. zweizelligen Zwillingen ergaben eine Schätzung der genetischen Komponente von 25-30 % der menschlichen Lebenserwartung.[133] In der Leiden Longevity Study/Mark-Age-Study des GEHA-Projekts zeigte sich, dass die Abkömmlinge von Familien mit hoher Langlebigkeit im Vergleich zu ihren Ehegatten ein um 30 % verringertes Mortalitätsrisiko besaßen. Außerdem hatten die Nachkömmlinge von langlebigen Geschwistern auch eine geringere Prävalenz von Diabetes, Herzinfarkt, Bluthochdruck im Vergleich zu ihren Partnern.[134]

Thomas Perls und seine Kollegen publizierten 2010 in der Zeitschrift *Science* das Resultat einer statistischen Auswertung mehrerer Studien, derzufolge sich durch eine Kombination von 150 Genvarianten mit einer 77 %-Wahrscheinlichkeit voraussagen ließe, ob ein Mensch eine Lebensspanne von hundert Jahren erreichen würde oder nicht.[135] Nach der heftigen Kritik aus der Fachwelt zogen die Autoren diese Publikation zunächst wieder zurück und veröffentlichten die überarbeiteten Ergebnisse erneut in PLOS ONE.[136] Dabei räumen sie ein, dass die genetische Komponente bei einer Lebensspanne von 85 Jahren ungefähr 20 bis 30 % betrage. Bei einer längeren Lebensspanne nennen sie nun eine Kombination von 280 Genvarianten. Dies ergebe eine genetische Signatur, die bei der ältesten Gruppe mit einer Wahrscheinlichkeit von 85 % die Lebensspanne korrekt vorhersagen könne.

Eline Slagboom und ihre Koautoren stellen jedoch in ihrem kürzlich von der Royal Society angefragten Übersichtsartikel fest, dass bisher noch keine Studien die genetische Komponente von verschiedenen physiologischen altersassoziierten Gesundheitszuständen klären konnten. Zusätzlich müsse noch die Interaktion von Gen und Umwelt besser verstanden werden und die epigenetische Regulierung des Genoms. Sie vermuten, dass beim Menschen anders als bei Tiermodellen einzelne Genmutationen keinen umfangreichen Effekt der Lebensverlängerung hervorrufen würden.[137] Skepsis in dieser Hinsicht äußert ebenfalls der prominente Genetiker George Martin. Er glaubt nicht, dass die Ergebnisse der Forschung an Labororganismen, die eigens zu diesem Zweck herangezüchtet wurden, auf den Menschen übertragbar sind. Als Gründe für diesen Unterschied führt er u. a. die folgenden

---

133   Slagboom Beekman et al. 2011, 36.
134   Slagboom Beekman et al. 2011, 36.
135   Sebastiani Solovieff et al. 2010
136   http://news.sciencemag.org/sciencenow/2012/01/long-life-is-still-somewhat-in-y.html (aufgerufen am 3.07.2013), Sebastiani Solovieff et al. 2012.
137   Slagboom Beekman et al. 2011, 37.

an: die unterschiedliche Evolution, einzigartige zusätzliche DNA-Sequenzen beim Menschen und eine nicht vergleichbare Gen-Gen-Interaktion und Gen-Umwelt-Interaktion.[138]

Martin hält fest, dass es drei Klassen von Genen gebe, die nach evolutionärer Erklärung dazu beitragen wie wir altern: 1. Langlebigkeitsgene, 2. antagonistische Pleiotropie und 3. Mutationsakkumulation. Dies würde der Vorhersage der evolutionären Biologie des Alterns entsprechen, dass es eine polygenetische Basis für Alternsprozesse gebe. Wenn die Variation einzelner Gene von Modellorganismen tatsächlich zur Verlängerung der Lebensspanne führe, dann handele es sich dabei um regulatorisch übergeordnete Signalpfade, die zur Anpassung an vorübergehende harsche Umweltbedingungen entwickelt worden seien. Solche einzelnen genetischen Signalpfade würden wahrscheinlich durch die Vielfalt der Genaktivität übertroffen werden, die von der Evolutionstheorie vorhergesagt werden.[139]

Die genetische Komponente des biologischen Alterns zeigt damit ähnliche Eigenschaften wie die molekulare. Es gibt zwar einige Regelmäßigkeiten, aber insgesamt handelt es sich um eine individuell stark variable Komponente mit sehr vielen unterschiedlichen Facetten. Es gibt zwar umfangreiche Belege für eine erbliche Komponente der Langlebigkeit. Diese ist auch mit einer vermehrten Resistenz gegen Krankheiten verbunden, die sonst zu einer früheren Sterblichkeit führen würden, wie die niedrigeren Moralitätsrisiken der Nachkömmlinge von Hundertjährigen gegenüber derjenigen ihrer Partner zeigt, deren Lebensumstände weitgehend gleich sind. Wie für andere Aspekte des biologischen Alterns gibt es keine identischen Biomarker bei verschiedenen Gruppen von Hundertjährigen.[140] Insgesamt gilt auch in Bezug auf die genetische Komponente nach jetzigem Wissensstand, dass es keine einfache Signatur, keinen einzelnen Prozess, keine simple Manipulationsmöglichkeit und ein größeres Zufallselement gibt.

II.8   Biologisches Altern als System variabler und plastischer Prozesse

Nach Tom Kirkwood lässt sich die neuere Biologie des Alterns in den folgenden, empirisch bestätigten Vorhersagen zusammenfassen:

> "1. Ageing results from lifelong accumulation of unrepaired cellular and molecular damage through evolved limitations in somatic maintenance and repair functions.
>
> 2. Longevity is controlled primarily through genes that regulate the levels of somatic maintenance and repair functions [...].
>
> 3. Immortality of the germ line may require elevated levels of maintenance and repair in germ cells, when compared with somatic cells.
>
> 4. The mechanisms of cellular and molecular ageing are inherently stochastic (i.e. strongly influenced by chance).
>
> 5. There are likely to be multiple kinds of damage contributing to ageing, which will be regulated by a complex network of maintenance and repair functions.

---

138   Martin Bergman et al. 2007, 1121.
139   Martin Bergman et al. 2007, 1122
140   Martin Bergman et al. 2007, 1125.

6. The allocation of resources to maintenance and repair is determined by evolutionary optimiza-
tion, and the allocation strategy may be needed to be adaptive to respond to individual variations in
circumstances of the organism during its life cycle (e. g. fluctuating food supply)."[141]

Die Disposable-Soma-Theorie, die Kirkwood in dieser Form zusammenfasst, ist gegenwärtig
das einflussreichste Paradigma der Evolutionstheorie des Alterns. Sie stellt die oben genannte
neuere Phänomenologie des Alterns auf körperlicher, organbezogener, histologischer, zellulärer und molekularer Ebene auf eine evolutionäre Erklärungsbasis. Diese Basis integriert die
nachlassende Wirkung der Selektion und die daraus resultierende genetische Komponente
des Alterns in der Idee der evolvierten Balance zwischen Reparatur und Reproduktion. Die
zahlreichen unterschiedlichen Erklärungsansätze erweisen sich dadurch als komplementär
und kompatibel. Knell und Weber bezeichnen dies als explanatorischen Pluralismus, der
dem facettenreichen Phänomen der Seneszenz angemessen sei.[142]

Diese Grundlage der Biogerontologie ist durch umfangreiche Beobachtungen der komparativen Biologie gut belegt und anerkannt. Zwei Bände von biogerontologischen Tagungen,
vom 11. Kongress der International Association of Biomedical Gerontology 2005 und vom 5.
Europäischen Kongress der Biogerontologie 2006 bestätigen diesen Eindruck. Beide Bände,
in denen nach Arkings Rezension[143] 20 % der Scientific Community repräsentiert sind, werden eingeleitet von Begründern der Disziplin in ihrer gegenwärtigen Form, Robin Holliday
und Leonard Hayflick. Beide Einleitungen konstatieren, dass Altern nicht länger ein ungelöstes Problem sei, wie Medawar einen einflussreichen Artikel aus dem Jahr 1952 betitelt hat.

Gelöst sei das Problem des Alterns insofern, als es eine evolutionäre Theorie gebe, die
als Erklärungsrahmen aller entsprechenden Prozesse dienen kann und sowohl die Sonderfäl-
le als auch die allgemeinen Aspekte einschließe. Die in beiden Bänden versammelten Daten
stützten die allgemeine Theorie und die aus ihr abgeleiteten Voraussagen über Genexpressionsmuster, wie z. B. die oben erwähnte antagonistische Pleiotropie. Dies diene als Grundlage
für ein breit angelegtes Verständnis der identischen und unterschiedlichen Mechanismen
und Regulationswege des biologischen Alterns verschiedener Spezies: "We have a sufficient
conceptual understanding of the biology of aging to explain it in broad outline, to identify both widely conserved (e. g. 'public') and non-conserved (e.g, 'private' or 'familial') biological mechanisms of aging, and to discern (some of) the switch points which might reg-
ulate the body's life trajectory". Die Grundlage der Biogerontologie sei gesichert und ihre
Anfangsphase beendet.[144]

Damit könnte sich die Biogerontologie an die Ausarbeitung von Details machen und
sich auf der Grundlage des theoretischen Wissens bei der Entwicklung von biomedizinischen Interventionen beteiligen. Im Licht der Grundlagenforschung erscheinen solche Interventionen als komplex, aber prinzipiell möglich. Das wäre anders, wenn sich Altern als
genetisch programmiert erwiesen hätte. Ein solches genetisches Programm würde mit einer

---

141   Kirkwood 2008, 120.
142   Knell Weber 2009, 82.
143   Arking 2008.
144   Arking 2008, 553.

festen Gesetzmäßigkeit wie Wachstum ablaufen und wäre weder zu entfernen noch umfangreich zu manipulieren. Nach neuerem Verständnis bietet Altern eine Vielzahl von Angriffsmöglichkeiten und ist grundsätzlich manipulierbar. Bei manchen Labororganismen sind durch relativ einfache Interventionen Erfolge erreichbar. Beim Menschen seien solche Ergebnisse zwar schwerer zu erreichen, aber unmöglich sei es nicht. Eine zentrale Erkenntnis besteht darin, dass Alternsprozesse stochastisch, individuell variabel und plastisch, d.h. formbar, sind. Kennt man die Mechanismen, bieten sich Ansätze für Interventionen, was Laborexperimente an Tieren bereits in die Tat umgesetzt haben.

Allerdings gibt es auch einige Zweifel, die durch neuere Erkenntnisse geweckt worden sind. Diese Zweifel haben zur Kritik am Paradigma der Disposable-Soma-Theorie geführt. Es stellt sich jedoch die Frage, ob die entsprechenden neuen Erkenntnisse auch für die Aussichten von biomedizinischen Interventionen auf der Grundlage dieses Wissens relevant sind. Das könnte der Fall sein, wenn das genannte Bild eines plastischen Systems von manipulierbaren, teils kontingenten Prozessen geändert werden müsste. Auch wenn diese Kontroversen offen sind, ist es wichtig, auf ihre möglichen Implikationen in diesem Zusammenhang kurz einzugehen.

II.9   Neuere Erkenntnisse: Manipulation einzelner Gene, nicht-alternde Organismen, und Mortalitätsplateaus

Die Disposable-Soma-Theorie stellt zwar empirisch bestätigte Vorhersagen auf, aber manche Beobachtungen und Experimente scheinen diesen Prognosen zu widersprechen. Einen solchen Widerspruch vermutete man, als die Manipulation eines einzelnen Genes das Leben verlängert hat. Andere Beispiele sind die vernachlässigbare Seneszenz (engl. „negligible senescence", d.h. das Phänomen, dass manche Organismen kaum äußerlich feststellbare Anzeichen körperlichen Alterns zeigen) und Mortalitätsplateaus. Solche Plateaus beschreiben ein Mortalitätsrisiko, das nach Ende der Reproduktionsfähigkeit nicht mehr wie von der Disposable-Soma-Theorie vorhergesagt, kontinuierlich ansteigt, sondern sich in einer flachen Linie fortsetzt.[145] Diese Beobachtungen sollen nicht nur der Disposable-Soma-Theorie und ihren Vorläufern wie Medawar, Williams und Hamilton widersprechen, sondern allgemeiner der Grundannahme, derzufolge Altern für biologische Organismen unvermeidlich ist.[146] Von den Vertretern des angegriffenen Paradigmas werden jedoch diese Beobachtungen nicht als dessen Widerlegung interpretiert, sondern durch Modifikationen desselben erklärt. Die Ansicht einer naturgesetzlichen Notwendigkeit des Alterns von Organismen teilen sie ohnehin nicht.

Experimente, wie diejenigen von Cynthia Kenyon, Linda Partridge oder David Gems am Fadenwurm *Caenorhabditis Elegans* haben gezeigt, dass die Inaktivierung eines einzelnen Gens die Lebensspanne deutlich verlängern kann. Solche genetischen Regulierungspfa-

---

145   Baudisch 2007.
146   Baudisch 2007, 93.

de sind auch über Speziesgrenzen hinweg erhalten.[147] Die klassische evolutionstheoretische Erklärung sagt jedoch wie schon erwähnt voraus, dass zahlreiche Gene bei der Determinierung der Lebensspanne beteiligt sind, indem sie z. B. Reparaturprozesse regulieren oder auch zu den Phänomenen wie antagonistische Pleiotropie oder der Akkumulation von Mutationen beitragen. Außerdem sei eher zu erwarten, dass je nach Spezies unterschiedliche Gene im Laufe der Evolution selektiert worden sind. Für Kirkwood stellt jedoch die Existenz solcher Gene keinen Widerspruch zur Disposable-Soma-Theorie dar. Denn da in ihr eine Allokation von energetischen Ressourcen für Reproduktion oder Reparatur im Mittelpunkt steht, muss sie ebenfalls die Möglichkeit berücksichtigen, dass Organismen innerhalb ihrer Lebensspanne bei sich ändernden Umweltbedingungen diese Allokation optimieren. Dafür wiederum sei eine regulatorische Hierarchie nötig, an deren Spitze einzelne Gene stehen, die den Energiestoffwechsel steuern. In der Tat seien es solche Gene, mit deren Hilfe im Experiment die Lebensdauer von Labororganismen verlängert wurde.[148]

Der Biologe Caleb Finch schlug 1990 vor, die Seneszenz unterschiedlicher Lebensformen in drei Kategorien einzuteilen: schnell („rapid"), graduell („gradual") oder vernachlässigbar („negligible"). Demnach gebe es Spezies, wie Hummer oder eine mit dem Rotbarsch verwandte Art, *Sebastes aleutianus*, von denen angenommen wird, dass sie kontinuierlich wachsen und reproduktionsfähig bleiben. Bei solchen Arten erhöhen sich die Überlebenschancen mit größerem chronologischen Alter und das Sterberisiko steigt nicht, wie beispielsweise von Hamilton vorhergesagt. Ein weiteres Beispiel eines scheinbar nicht alternden Organismus ist die Hydra, ein Süßwasserpolyp, mit einem vollständigen Regenerationspotential. Kirkwood merkt dazu an, dass die Hydra ein Sonderfall sei, da bei ihr keine Trennung von Keimzellen und Soma vorliege. Umgekehrt widersprächen auch alternde Einzeller seiner Theorie nicht, da hier eine der beiden aus der Teilung hervorgehenden Tochterzellen Charakteristika molekularen Alterns aufweise.[149] Er räumt jedoch ein, wie beispielsweise auch Robert Arking, dass das Phänomen der „neglible senescence" noch weitgehend unerforscht sei und ein entsprechender Bedarf bestehe. Aus Sicht von Kirkwood und Arking gibt es auch hier keinen grundlegenden Widerspruch zur Disposable-Soma-Theorie.[150]

Dagegen glaubt die Biologin Annette Baudisch, dass Lebewesen mit vernachlässigbarer Seneszenz ein grundsätzliches Problem für die bisherigen evolutionären Erklärungen des Alterns darstellen. Denn sie könnten ein gleichbleibendes oder fallendes Sterberisiko bei zunehmendem chronologischem Alter nicht erklären. Der als allgemeingültig angenommene, sogenannte „trade-off" zwischen Reproduktion und Reparaturmechanismen scheint daher nicht für alle Lebewesen zu gelten. Neue Modelle, die erklären, wann das Sterberisiko mit dem Alter steigt und wann es fällt, wären also aufzustellen. Danach kann die Konstitution eines Individuums mit wachsendem chronologischem Alter sowohl schlechter oder besser werden oder aber gleich bleiben. Baudisch glaubt jedoch auch, dass diese alternativen Mo-

---

147 Vgl. Partridge Gems 2002.
148 Kirkwood 2008, 124.
149 Kirkwood 2005b, 444.
150 Kirkwood 2005b, 444; Arking 2006, 105.

delle des Mortalitätsrisikos grundsätzlich durch eine optimale Ressourcenverteilung zwischen Wachstum, Reparatur und Reproduktion bedingt seien.[151]

Auch in einer weiteren Hinsicht entwickelt sich das Sterberisiko bei zunehmendem chronologischem Alter anders, als von der neueren Evolutionstheorie prognostiziert. Seit Ende der 1930er Jahre existieren Beobachtungen, dass beim Menschen der Anstieg dieses Risikos nicht kontinuierlich ist, sondern im hohen Alter ein Plateau erreicht. Während also zunächst zu erwarten wäre, dass eine graphische Darstellung des mit dem Alter ansteigenden Sterberisikos eine steiler werdende Kurve ist, wird diese Kurve in vielen Fällen tatsächlich flacher. Zunächst wurde jedoch diesen Plateaus keine größere Bedeutung für die evolutionäre Theorie des Alterns zugemessen oder sie wurden durch Datenfehler erklärt. Diese Beobachtungen konnten aber seither auch durch andere Daten gestützt werden. Die Annahme von Mortalitätsplateaus beim Menschen gilt daher als gut belegt.

Ähnlich stellt sich der Sachverhalt bei Labororganismen dar. 1992 berichteten zwei Studien über den experimentellen Befund von Mortalitätsplateaus bei verschiedenen Fruchtfliegenarten. Nach anfänglichen Zweifeln an der Durchführung der Experimente konnten weitere Nachweise für Fruchtfliegen und auch für andere Organismen wie Hefen, Nematoden und Wespen geführt werden.[152] Der Altersforscher James Vaupel, einer der Ko-Autoren beider Veröffentlichungen von 1992, stellte die These auf, dass die beobachteten Mortalitätsplateaus der gängigen evolutionstheoretischen Erklärung des Alterns, die steigende Sterberisiken vorhersagt, nicht widersprechen. Denn die herkömmliche Gompertz-Funktion würde sich wieder zeigen, wenn man einzelne Gruppen getrennt beobachtet. Demnach würde die unterschiedliche Robustheit dazu führen, dass das Sterberisiko mancher Gruppen unterschiedlich schnell ansteige. Plateaus in sehr hohem Alter würden dadurch entstehen, dass die Überlebenden dieser Altersgruppen besonders robust und widerstandsfähig sind. Für diese Gruppe liefere der durchschnittliche Anstieg des Sterberisikos einer Population letztlich eine irreführende Darstellung.[153]

Andere Autoren, wiederum Annette Baudisch oder Michael Rose, sehen jedoch in diesen Beobachtungen einen Grundwiderspruch zu den gängigen evolutionstheoretischen Grundpositionen.[154] Der prominente Genetiker Rose, auch ein bekannter Autor von populären Abhandlungen zum biologischen Altern, glaubt, dass die Biogerontologie sich gegenwärtig in der Phase einer wissenschaftlichen Revolution im Sinne Thomas S. Kuhns befinde. Der korrespondierende Paradigmenwechsel bestünde darin, dass es eine völlig neue Lebensphase, „late life", zusätzlich zu den bisher angenommenen Phasen des Wachstums und des Alterns geben würde. Diese Spätphase des Lebens würde sich möglicherweise nach ganz anderen Gesetzmäßigkeiten verhalten als die beiden anderen und hätte revolutionäre Implikationen für das Verständnis der Grundlagen der Biologie. Das Altern oder die Seneszenz würden in dieser Phase enden. Während eine scheinbar perfekte Maschine und eine zerfallende Ma-

---

151   Baudisch 2007, 93.
152   Arking 2006, 48f; Rose Burke et al. 2008, 270.
153   Vgl. Arking 2006, 41f.; Rose Burke et al. 2008, 271f.
154   Baudisch 2007, 88; Rose Rauser et al. 2006.

schine die Modelle seien, nach denen Organismen in ihrer Wachstumsphase und ihrer Alterungsphase verstanden werden könnten, gibt es nach Rose kein vergleichbares Modell für die Spätphase des Lebens. Wie Organismen in dieser Phase funktionieren und welches die biologischen Gesetzmäßigkeiten dafür sind, sei bisher ungeklärt.[155]

Ein Paradigmenwechsel in der evolutionstheoretischen Erklärung des Alterns steht also noch aus. Es ist folglich umstritten, was die hier knapp dargestellten neueren Erkenntnisse für die Evolutionstheorie des Alterns bedeuten. Ein mögliches neues Verständnis des biologischen Alterns und des hohen Alters könnte entstehen, das zum Beispiel eine neue Lebensphase mit besonderen biologischen Eigenschaften beinhaltet. Aus solchen neuen biologischen Konzepten könnten ebenso neue Erkenntnisse abgeleitet werden über die Möglichkeit und die Konzeption von biomedizinischen Interventionen, mit denen der Alternsprozess beeinflusst werden kann. Anders als eine Rückkehr zur Hypothese der genetischen Programmierung des Alterns deuten jedoch diese neuen Erkenntnisse darauf hin, dass Alternsprozesse flexibel, plastisch und manipulierbar sind. Insofern stimmen sie mit der Disposable-Soma-Theorie überein.

II.10   Theoretische Grundprinzipien der Evolutionstheorie des Alterns und ihre praktischen Implikationen

Ob nun die Disposable-Soma-Theorie bestätigt oder widerlegt wird, spielt für die prinzipielle Möglichkeit solcher Interventionen eine eher untergeordnete Rolle. Denn die angeführten Beobachtungen weisen nicht darauf hin, dass Altern strengeren Gesetzmäßigkeiten folgen würde oder schwerer zu manipulieren sei als von der Disposable-Soma-Theorie angenommen. Der Trend, Altern als manipulierbar und flexibel, anstelle von notwendig und unabänderlich zu betrachten, würde sich vermutlich auch nach einem Paradigmenwechsel fortsetzen.

Wenn biologisches Altern aufgrund eines evolutionären Vorteils genetisch programmiert wäre, dann wäre es eine universale, unabänderliche Gesetzmäßigkeit. Diese Vorstellung hatte bereits die Disposable-Soma-Theorie abgelöst. Sie nimmt dagegen an, dass Altern ein Nebenprodukt evolutionärer Prozesse sei und nicht notwendig bei allen Organismen vorzufinden. Die evolutionär bedingte Balance zwischen Reproduktion und Reparatur kann jedoch bei unterschiedlichen Arten sehr verschieden ausfallen. Auch die einzelnen Individuen einer Art zeigen eine gewisse Variabilität des Alterns durch äußere Faktoren und zufällige Ereignisse auf molekularer und zellulärer Ebene. Unter anderem deswegen altern sowohl die Individuen einer Spezies als auch verschiedene Spezies im Vergleich zueinander auf sehr unterschiedliche Weise. Die Biogerontologie bezeichnet diese Phänomene als intraspezifische (innerhalb einer Art) und interspezifische (im Vergleich unterschiedlicher Arten) Plastizität des Alterns.[156] Mortalitätsplateaus und Lebensverlängerung durch Manipulation einzelner Gene weisen auf eine höhere intraspezifische Plastizität des Alterns hin, kaum oder gar nicht alternde Organismen auf eine analoge höhere interspezifische Plastizität. Die Hoff-

---

155   Rose Rauser et al. 2006, 275.
156   Arking 2006, 20ff.

nung, diese Plastizität zu nutzen, begründet zahlreiche neue biogerontologische Ansätze für altersmedizinische Interventionen. Sollte sich nach einem Paradigmenwechsel zeigen, dass der Grad dieser Plastizität noch größer ist als bisher angenommen, würde wahrscheinlich diese Hoffnung nicht kleiner werden.

Manche Thesen der Disposable-Soma-Theorie sind empirisch gut belegt und könnten daher teilweise auch nach einem Paradigmenwechsel noch Bestand haben. Der Biogerontologe Suresh Rattan formuliert auf dieser Grundlage drei Prinzipien, die den unumstrittenen Wissensstand anschaulich zusammenfassen.[157] Das erste Prinzip ist das „evolutionäre lebensgeschichtliche Prinzip" („evolutionary life history principle"). Dieses besagt, dass biologisches Altern ein emergentes Phänomen ist, das nur in einer geschützten Umwelt zu beobachten ist. Zweitens stellt er das „nicht-genetische Prinzip" („non-genetic principle") auf. Altern ist demnach nicht durch bestimmte Gerontogene programmiert. Die Langlebigkeit wird jedoch durch manche Gene mitbedingt. Diese haben mit einer weiten Spanne von biochemischen Pfaden zu tun, z. B. mit dem Energiestoffwechsel oder der Antwort auf Stressoren. Das dritte oder „mechanistische Prinzip" („mechanistic principle") lautet schließlich, dass die Anhäufung von molekularen Schäden und eine steigende molekulare Heterogenität das altersbezogene Versagen des Stoffwechselgleichgewichts verursachen. Obwohl Rose dieses Prinzip aufgrund von Mortalitätsplateaus in Zweifel zieht, kann er keine alternative Interpretation der empirischen Befunde der Anhäufung von molekularen Schäden anbieten.[158]

Diese drei Prinzipien stellen die Grundlagen der gegenwärtigen Biogerontologie dar. Sie sind ebenfalls der Ausgangspunkt der Überlegungen, wie Altern manipuliert werden könnte. Altern wird als evolutionär kontingent betrachtet und nichtalternde Organismen sind theoretisch denkbar. Forscher beobachten, dass es zumindest Organismen gibt, bei denen die Seneszenz nur sehr langsam voranschreitet. Das nicht-genetische und das mechanistische Prinzip deuten auf die Komplexität und mögliche Plastizität des Alterns hin. Wenn Altern zwar komplex und variabel ist, aber gleichzeitig auch kontingent und plastisch, dann scheint es theoretisch möglich zu sein, dass man es manipulieren kann. Praktisch ist dies in zahlreichen Tierexperimenten auch durchgeführt worden und einige Interventionen sind vor der Stufe der Anwendung am Menschen.

Für viele Biogerontologen ist die Manipulation des menschlichen Alterns nicht nur praktisch möglich, sondern auch geboten, weil dies der beste Weg sei, altersassoziierte Erkrankungen zu bekämpfen. Aus ethischer Sicht ist festzuhalten, dass ein solcher biogerontologischer Imperativ, in Alternsprozesse zu intervenieren, mit zahlreichen Konzeptionen verknüpft ist, die eine negative Bewertung des Alterns insgesamt nahelegen. Dazu gehören „Dysfunktion", „Schäden", „steigendes Mortalitätsrisiko" und das Konzept des „Disposable Soma". Solche negativen Bewertungen sind bereits in der älteren Phänomenologie und Altersklage vorhanden. Weder diese Bewertungen noch die erkennbaren äußerlichen Erscheinungsformen des Alterns, die in überlieferten kulturellen Zeugnissen beklagt werden, sind

---

157   Rattan 2007.
158   Rose 2009a.

neu. Neu ist die basale biologische deskriptive Ebene von Molekülen und Zellen, die zur bestehenden Phänomenologie des Alterns hinzukommt.

Gleichzeitig neigen manche Biogerontologen zu praktischen, normativen Schlussfolgerungen aus rein deskriptiven Prämissen. Implizit ist dabei eine normative Prämisse vorausgesetzt, die ein „schlecht für" enthält, nach dem Beispiel „dysfunktionale Moleküle sind schlecht für X". Solche Prämissen können leicht in ihrem Umfang erweitert werden: „Körperliches Altern ist schlecht für X" oder allgemeiner „Altern ist schlecht für X". Solche Prämissen müssen deutlich gemacht werden und sie erfordern auch eine ausführliche Begründung, denn sie beruhen auf den impliziten, ethischen Grundannahmen „körperliches Altern ist ein Übel" oder „Altern ist ein Übel". Damit ist noch nichts darüber gesagt, ob diese Grundannahmen berechtigt oder unberechtigt sind. Möglicherweise sind sie berechtigt, aber ihre Begründung ist anspruchsvoll und nicht evident, wie man nach der Lektüre von biogerontologischen Kommentaren meinen könnte. Erstaunlicherweise hat sich auch die philosophische Ethik bisher nicht ausführlich mit der Frage beschäftigt, ob Altern ein Übel ist und was die Konsequenzen dieser Einschätzung wären. Für die ethische Reflexion des richtigen Umgangs mit der Lebensphase Alter und mit körperlichen Alternsprozessen ist sie jedoch von zentraler Bedeutung, was in einem entsprechenden individualethischen Teil dieser Arbeit untersucht werden soll.[159]

Die Grundbotschaft der Biogerontologie lautet demnach: In Alternsprozesse zu intervenieren ist *theoretisch möglich*, man *kann* es bereits tun und man *sollte* es auch tun. Ob und bis zu welchem Grad Alternsprozesse manipuliert werden sollten, hat sich dabei als Frage herausgestellt, die sehr viel weiter reicht, als ihre Diskussion in der Biogerontologie. Aus deren Sicht scheint es unmittelbar einleuchtend zu sein, biologisches Altern zu bekämpfen. Die elementare ethische Dimension dieses Problems wird übergangen. Aus ethischer Perspektive debattiert man zwar teilweise diese elementare ethische Dimension, nimmt dabei jedoch nicht zur Kenntnis, was bisher tatsächlich möglich ist und was in näherer Zukunft realistisch erwartet werden kann. Will man der Frage nachgehen, ob Alternsprozesse manipuliert werden sollten und was die ethischen Implikationen davon sind, muss man bei den absehbaren praktischen Möglichkeiten ansetzen. Denn aufgrund dieser Möglichkeiten werden biogerontologische Konzepte zuerst in die medizinische Forschung und bei Erfolgen in die medizinische Praxis Eingang finden. Nachdem an Labororganismen Altern verlangsamt worden ist, besteht der nächste Schritt nun darin, am Menschen zu forschen. Mögliche ethische Einwände kämen daher zu einem noch günstigen Zeitpunkt.

---

159   Vgl. Kap. 7.

III. Biogerontologische Interventionen in Alternsprozesse

III.1 Stand im Tierversuch und die Übertragbarkeit auf den Menschen

Hypothesen, wie Alternsprozesse beeinflusst werden könnten, beruhen in der Regel auf dem „non-genetic-principle" oder auf dem „mechanistic principle" Rattans. Man prüft, ob Geneffekte, wie diejenigen der genannten Regulatorgene genutzt werden können, oder ob man in die Prozesse eingreifen kann, die zu dysfunktionalen Molekülen führen. Eine dritte Option beruht auf der Hoffnung, in die zelluläre Seneszenz einzugreifen. Viele derartige Hypothesen wurden in zahlreichen Experimenten mit Laborogranismen geprüft, bestätigt oder widerlegt. Daher steht man kurz davor, einige Interventionen in klinischen Studien zu erproben. Teilweise haben entsprechende Studien bereits begonnen.

Manche Hypothesen zur Wirksamkeit möglicher Interventionen, die aus zentralen theoretischen Prinzipien zu biologischen Alterungsprozessen abgeleitet worden sind, ließen sich jedoch bisher nicht bestätigen. Das bekannteste Beispiel dürfte die Theorie sein, dass biologisches Altern im Wesentlichen eine Folge von oxidativen Schäden darstellt. Daher sollten unterschiedliche Anti-Oxidantien den Alterungsprozess verlangsamen können, was sie zu beliebten Nahrungsergänzungsmitteln gemacht hat. Für eine Wirksamkeit beim Menschen existiert jedoch kein Beleg.[160]

Das hält eine riesige Industrie nicht davon ab, Anti-Oxidantien als Anti-Aging-Mittel anzupreisen. Die Anti-Aging-Medizin stützt sich auch häufig auf vorgebliche naturwissenschaftliche Erkenntnisse. Teilweise enthält das Angebot an Anti-Aging-Medizin Interventionen, von denen behauptet wird, dass sie auf dem Stand der naturwissenschaftlichen Erkenntnis und auf klinischen Studien beruhen würden. Prominente Biogerontologen bestreiten jedoch in einer vielbeachteten öffentlichen Erklärung, dass ausreichende Belege für die Wirksamkeit und Sicherheit entsprechender Anti-Aging-Methoden existieren.[161] Die Bewegung des Anti-Aging ist daher deutlich von der Biogerontologie zu unterscheiden. Selbst wenn man die scharfe biogerontologische Kritik an der Bewegung der Anti-Aging-Medizin primär als strategische Abgrenzungsbemühung versteht, sind die Hinweise auf fehlende Belege für die Wirksamkeit zahlreicher Eingriffe in das menschliche Altern ernst zu nehmen. Auch sind sie seitens der Angegriffenen nicht überzeugend widerlegt worden.

Die folgende Übersicht enthält daher mögliche Interventionen in Alternsprozesse, die zwei Kriterien erfüllen: Die Hypothesen zu ihrer Wirksamkeit sind erstens aus biogerontologischen Erklärungen des Alternsprozesses abgeleitet und werden zweitens bereits in La-

---

160 Muller Lustgarten et al. 2007, Harman 2009.
161 Olshansky Hayflick et al. 2002a, Olshansky Hayflick et al. 2002b, Olshansky Hayflick et al. 2004a, Olshansky Hayflick et al. 2004b.

borexperimenten überprüft. Aus solchen Experimenten stammen Belege für oder gegen die Annahme ihrer Wirksamkeit. Dadurch wird diese Untersuchung von rein äußerlichen Eingriffen in den Alterungsprozess abgegrenzt, wie beispielsweise Botoxspritzen oder ästhetische Chirurgie, wodurch das zugrundeliegende biologische Altern selbst nicht beeinflusst wird. Nicht berücksichtigt werden außerdem auch Interventionen, die bisher noch rein spekulativ sind, wie Nanoroboter, die auf molekularer Ebene altersbedingte Veränderungen rückgängig machen sollen.[162] Der Überbegriff für solche Interventionen ist „mögliche altersmedizinische Interventionen auf Grundlage der biogerontologischen Forschung". Um diesen Ausdruck abzukürzen, wird er durch „altersmedizinische Interventionen" ersetzt.

Die Kalorienrestriktion ist ein Beispiel für eine Intervention, die bereits in klinischen Studien erforscht wird. Umfangreiche empirische Belege dafür, dass menschliches Altern beeinflusst werden kann, beziehen sich jedoch lediglich für bestimmte Änderungen des Lebensstils in Bezug auf Ernährung, körperliche Aktivität und Sport, Gewicht und den Konsum von Tabak und Alkohol.[163] Die entsprechenden Gruppen von Studienteilnehmern leiden gegenüber den Vergleichsgruppen weniger an altersassoziierten Erkrankungen und haben eine höhere durchschnittliche Lebensspanne. Eine englische Studie fand einen Unterschied von bis zu 14 Jahren, wenn entsprechende Lebensstilempfehlungen befolgt wurden.[164] Belegt sind damit die traditionellen, teils sehr alten Weisheiten gesunder und mäßiger Lebensführung, wie sie für gesundes Altern unter anderem Cicero in der Antike und der Humanist Alvise Cornaro in der Neuzeit als klassische Vorbilder formuliert haben.[165] Interventionen, die menschliches Alter verlangsamen und dadurch die maximale Lebensspanne verlängern, sind dagegen für den Menschen bisher nicht belegt worden.

Anders stellt sich diese Sachlage im Tierversuch dar: Hier haben unterschiedliche Experimente zu einer Steigerung der maximalen Lebensspanne von Labororganismen geführt. Im Mittelpunkt der gegenwärtigen Forschung steht dabei häufig die Kalorienrestriktion. Neben der Kalorienrestriktion erforschte Eingriffsmethoden sind Antioxidantien, Hormonsubstitution, Telomerase, Stammzelltherapie und Gentherapie. In der folgenden Übersicht sollen kurz die Resultate der Forschung zusammengefasst werden, vor allem auch im Hinblick auf die primären und sekundären Ziele, die eine Manipulation des Alternsprozesses mit der jeweiligen Methode verfolgt. Auf dieser Grundlage zeichnen sich zusammen mit dem biogerontologischen Grundverständnis des Alterns die Umrisse einer möglichen Altersmedizin ab. Diese Kombination von biogerontologischen Konzeptionen und daraus abgeleiteten möglichen altersmedizinischen Interventionen wird ergänzt durch programmatische Aussagen von Biogerontologen über die realistischen Aussichten der Anwendung ihrer Forschung. Dies soll als Ausgangspunkt für die ethische Bewertung vorrangig sein – ein bisher vernachlässigtes Thema.

---

162 Freitas 2009, Freitas 2005.
163 Arking 2006, 232.
164 Khaw Wareham et al. 2008.
165 Cicero 2001, Cornaro 1997.

III.2 Kalorienrestriktion (KR)

Die am umfangreichsten und am längsten erforschte Methode, um den Alternsprozess zu beeinflussen, ist die Kalorienrestriktion (KR). Die Resultate der ersten Experimente, die auf eine entsprechende Wirkung hindeuteten, wurden bereits 1935 von McCay publiziert.[166] Bei dieser Intervention handelt es sich um eine reduzierte Kalorienaufnahme ohne Mangelernährung. Labortiere erhalten zwischen 50-70 % der Kalorien, die sie bei in beliebiger Menge verfügbarer Nahrung („ad libitum") zu sich nehmen würden.

Die Reduktion von Kalorien wurde in unterschiedlichen Variationen erforscht. Man hat beispielsweise die Zusammensetzung der Nahrung verändert, um zu überprüfen, ob eine fettarme Ernährung einen größeren Effekt erzeugt. Die bisherigen Belege weisen darauf hin, dass der wichtigste Faktor tatsächlich die Reduktion von Kalorien selbst ist, nicht etwa die Reduktion bestimmter Komponenten der Ernährung wie Fette oder Proteine.[167] Variiert hat man auch den Beginn der Intervention in unterschiedlichen Lebensphasen eines Organismus. So wurde bei Mäusen der größte Effekt festgestellt, wenn man über die gesamte Lebensspanne die verfügbaren Kalorien um 60 % reduzierte. In etwas schwächerer Form war jedoch auch eine mäßige Kalorienrestriktion von 70 % der ad libitum-Ernährung wirksam, die im mittleren Lebensalter einsetzte. Dasselbe gilt für eine gelegentliche Kalorienrestriktion.

Die gesunde Lebensspanne unterschiedlicher Versuchsorganismen konnte dabei gegenüber den Kontrollgruppen deutlich gesteigert werden. Bei Hefen und Nematoden wurde durch Kalorienrestriktion (KR) eine 2 bis 3-fache Verlängerung der durchschnittlichen Lebensspanne gegenüber dem Wildtyp erreicht, bei der Nematode *Caenorhabditis elegans* durch eine Kombination von KR, Genmutationen und Pharmazeutika eine bis zu 10-fache. Bei Fruchtfliegen wurde eine Verdopplung bzw. eine Steigerung zwischen 50 und 70 % erreicht. Die Lebensspanne von Mäusen konnten Biogerontologen um 30 bis 50 % durch KR steigern und durch eine Kombination von Mutationen, Pharmazeutika und KR verdoppeln. Ein lebensverlängernder Trend durch KR wurde auch bei Rhesusaffen in einer Laborgruppe vermutet, allerdings konnte eine zweite kürzlich in *Nature* veröffentlichte Studie diesen Effekt nicht nachweisen.[168]

Trotz umfangreicher Experimente konnte man die genauen Wirkmechanismen dieser diätetischen Intervention noch nicht klären. Da die Kalorienrestriktion zahlreiche physiologische Änderungen bewirkt, sind diese Mechanismen schwer zu erforschen. Gesichert ist jedoch, dass die KR einen oder mehrere fundamentale Prozesse beeinflusst, die bei der Regulation des biologischen Alterns involviert sind. Zahlreiche Autoren heben in dieser Hinsicht den Insulin-Signalpfad und den Insulin-Like-Growth-Faktor-1-Signalpfad hervor. Über diesen Signalpfad soll die KR den Energieumsatz, die Stressantwort und den Abbau zelleigenen Materials einschließlich beschädigter Moleküle (Autophagie) beeinflussen. Die Forschung konnte ebenfalls zeigen, dass die KR den Insulin-Pegel senkt und die Insulin-

---

166   Park 2010, McCay Crowell et al. 1935.

167   Vgl. dazu Arking 2006, 205ff.

168   Fontana Partridge et al. 2010, 321; Mattison Roth et al. 2012; vgl auch http://news.sciencemag.org/sciencenow/2012/08/caloric-restriction-in-monkeys.html (aufgerufen am 3.07.2013).

Sensitivität erhöht. Weitere Auswirkungen bei Nagetieren[169] (Mäusen und Ratten) sind die Erhaltung der Integrität von Gewebe und eine signifikante Reduktion des Auftretens chronischer Entzündungen. Als allgemeine, aber nicht absolut gültige Regel hat man bei unterschiedlichen Labororganismen festgestellt, dass weniger Krebserkrankungen auftreten und dass diese später einsetzen und schwächer verlaufen.

Ebenfalls bei Nagetieren gibt es zahlreiche Belege für einen positiven Effekt (Verschwinden oder verzögertes Eintreten) auf altersassoziierte Pathologien oder generelle physiologische Veränderungen, die mit Alternsprozessen verknüpft sind. Dazu gehören eine verzögerte Abnahme der kristallinen Proteine in der Linse, ein späteres Einsetzen der reproduktiven Seneszenz, sowie ein verbesserter Erhalt von Lernfähigkeiten. Unterschiedliche Übersichtsarbeiten nennen außerdem die Reduktion oxidativer Schäden und eine gesteigerte Stabilität des Genoms.[170] Nicht alle Auswirkungen der Kalorienrestriktion dürften jedoch beim Menschen erwünscht sein. Alle Versuchstiere zeigen ein verlangsamtes Wachstum, eine geringere Körpergröße und eine niedrigere Fertilität auf als die Vergleichsgruppe.

Diese unterschiedlichen Effekte lassen sich nach Ansicht einiger Forscher sehr gut mit der Disposable-Soma-Theorie in Einklang bringen und mit ihrer Hilfe erklären. Laut Arking sagt diese Theorie die evolutionäre Entstehung von übergeordneten Regulationsmechanismen voraus, durch welche die Balance zwischen Reproduktion und Reparaturmechanismen an bestimmte Situationen angepasst wird.[171] Durch diese Flexibilität können bei Nahrungsknappheit und schlechteren Überlebenschancen für den Nachwuchs die vorhandenen Ressourcen anstatt in Reproduktion in verbesserte körpereigene Reparatur und Erhaltung von molekularen und zellulären Strukturen investiert werden. Es gibt Hinweise, dass die entsprechenden übergeordneten Regulationsmechanismen wie veränderte Genexpression oder die beeinflussten Signalpfade des Nährstoffwechsels und andere Mechanismen zumindest teilweise speziesübergreifend evolutionär konserviert sind.[172]

Belege für die Auswirkungen der Kalorienrestriktion beim Menschen sind durch die zahlreichen Faktoren, die menschliches Altern beeinflussen, noch schwieriger zu erhalten als bei Labororganismen. Forscher nennen häufig das Beispiel der japanischen Insel Okinawa mit einer traditionell kalorienarmen Ernährungsweise. Die Einwohner, unter denen sich eine hohe Anzahl von Hundertjährigen befindet, besitzen selbst im Vergleich zur langlebigen übrigen japanischen Bevölkerung eine hohe Lebenserwartung. Ähnliche Befunde bei einer vergleichbaren traditionell kalorienarmen und gleichzeitig sehr unterschiedlich zusammengesetzten Ernährung stammen aus Georgien, Ecuador und Pakistan.

Das Biosphere-2-Experiment lieferte unter kontrollierten Bedingungen ähnliche Belege. In diesem Experiment hat man versucht, ein eigenes, sich selbst langfristig erhaltendes Ökosystem zu schaffen, das die NASA als Vorbild für Basen auf dem Mars und dem Mond benutzen wollte. Sieben Freiwillige unterzogen sich dabei gleichzeitig einer Kalorienrest-

---

169 Vgl. Arking 2006, 210ff.
170 Holsboer Schüler 2007, Masoro 2005, Smith Nagy et al. 2010.
171 Arking 2006, 210.
172 Smith Nagy et al. 2010, Selman Withers 2011, Sell Lorenzini et al. 2009.

riktion und zeigten ähnliche physiologische Veränderungen auf molekularer oder zellulärer Ebene wie diejenigen, die aus den Experimenten mit Nagetieren bekannt geworden sind.

Weitere Daten stammen von Mitgliedern der *Caloric-Restriction Society*. Ziel dieser Gesellschaft ist es, zu einem vorgeblich gesünderen und lebensverlängernden Ernährungs- und Lebensstil einschließlich KR anzuleiten. Auch diese Daten weisen darauf hin, dass eine mit derjenigen bei Versuchstieren vergleichbare Reaktion auf die KR auch beim Menschen vorliegt. Einer der führenden Forscher dieses Felds, Luigi Fontana, attestiert den Mitgliedern der *Caloric-Restriction Society*, dass sie denselben gesundheitlichen Nutzen aus der KR ziehen würden, den man bei Tieren feststellen konnte. Dazu gehöre beispielsweise ein „fantastisches kardio-metabolisches" Profil. Fontana fügt hinzu, dass er siebzigjährige Versuchsteilnehmer untersucht habe, die einen mit Teenagern vergleichbaren Blutdruck hätten.[173] Gleichzeitig existieren Hinweise, dass beim Menschen nur die mittlere, aber nicht die maximale Lebensspanne durch KR verlängert werden kann. Ein Hauptzweig der weiteren Erforschung dieser Intervention am Menschen besteht darin, die übergeordneten Signalpfade und Regulationsmechanismen zu ermitteln, welche für die Steuerung der Reaktion auf KR verantwortlich sind.[174] Gegenwärtig werden mehrere randomisierte und kontrollierte Langzeitstudien zu dieser Intervention und ihrer Wirkungsweise durchgeführt. Bekannt geworden ist vor allem CALERIE, bei der 2010 die Rekrutierung von Versuchsteilnehmern abgeschlossen wurde.[175]

Nach diesem Forschungsstand gibt es also Belege, dass durch KR eine Verlängerung der Lebensspanne erreicht werden kann. Bei Ratten, so Arking, würde sowohl ein Anstieg der durchschnittlichen und als auch der maximalen Lebensspanne erzielt werden. Wie erwähnt existieren beim Menschen noch keine ausreichenden und umfangreichen Belege für eine vergleichbare Wirkung. Es gibt jedoch Hinweise, dass sich die durchschnittliche Lebensspanne verlängern könnte. Ferner gibt es empirische Belege für verlangsamte Alternsprozesse bei zahlreichen Labororganismen. Man misst diesen Effekt, indem man die Zeitdauer bestimmt, in der sich in einer bestimmten Population die Mortalitätsrate verdoppelt. Dieser Zeitraum wurde bei unterschiedlichen Spezies um durchschnittlich 74% verlängert, d. h. der Alternsprozess wurde um 74% verlangsamt. Schließlich sind, wie bereits erwähnt, auch unterschiedliche abmildernde Effekte auf altersassoziierte Pathologien und entsprechende physiologische Veränderungen sowohl bei Labortieren als auch beim Menschen belegt.[176] Die Strategie, die dieser Intervention zugrunde liegt, besteht nach unterschiedlichen Übersichtsarbeiten darin, übergeordnete Steuerungsprozesse zu aktivieren. Das körpereigene Potential zur Reparatur von molekularen und zellulären Schäden soll so vollständig ausgeschöpft werden.

---

173 Bourzac 2012, 491.

174 Hadley Lakatta et al. 2005, Cabreiro Gems 2010, Ingram Zhu et al. 2006, Mouchiroud Molin et al. 2010.

175 Vgl. http://calerie.dcri.duke.edu (aufgerufen am 3.07.2013).

176 http://biomedgerontology.oxfordjournals.org/content/56/suppl_1.toc (aufgerufen am 3.07.2013).

An der KR zeigt sich daher besonders gut die allgemeine Strategie der Biogerontologie, altersassoziierte Erkrankungen zu bekämpfen. Darin besteht das Primärziel, was immer wieder betont wird, auch um sich von Utopien abzugrenzen. Dieses Ziel könne am besten erreicht werden, wenn man Alternsprozesse verlangsamt. Denn solche Prozesse seien der wichtigste gemeinsame kausale Faktor für die Entstehung aller altersassoziierten Erkrankungen. Als Sekundärziel wird vermutlich auch die durchschnittliche Lebensspanne verlängert, möglicherweise auch die maximale, was jedoch bei manchen Forschern auf Skepsis stößt.

Es zeichnen sich also bereits drei unterschiedliche Arten von Wirkungen ab: Verlangsamtes Altern, verzögerte und abgemilderte altersassoziierte Erkrankungen und eine längere durchschnittliche und maximale Lebensspanne. Dadurch sind auch die drei allgemeinen Kategorien benannt, zu denen die Ziele gehören, die Interventionen in den biologischen Alternsprozess haben können: Biologisches Altern, altersassoziierte Pathologien und Lebenszeit. Sollte die biogerontologische Strategie tatsächlich Erfolg haben, dann ist nicht zu erwarten, dass sie nur eines dieser Ziele erreichen wird.

Festzuhalten ist, dass die am besten erforschte Intervention nicht in Aussicht stellt, dass radikale Ziele erreicht werden können. Außerdem muss hervorgehoben werden, dass die einzelnen Ziele sich bei einer biogerontologisch begründeten Vorgehensweise nicht getrennt voneinander erreichen lassen, selbst wenn man das anstreben würde. Denn diese Vorgehensweise zeichnet sich gerade dadurch aus, dass biologisches Altern, altersassoziierte Erkrankungen und die Lebensspanne gemeinsam durch dieselben zusammenhängenden elementaren Prozesse beeinflusst werden. Bei der KR gibt es beim Menschen Belege aus Experimenten wie Biosphere und CALERIE dafür, dass diese Intervention ähnliche physiologische Parameter verändern wie im Tierversuch. Dadurch verspricht man sich zumindest verzögerte und milder verlaufende altersassoziierte Erkrankungen. Es ist plausibel, dass sich dann auch die durchschnittliche Lebensspanne beim Menschen durch KR erhöhen könnte, wenn auch noch nicht nachgewiesen. Eine radikale Lebensverlängerung ist dagegen nicht zu erwarten.

III.3 Kalorienrestriktions-Mimetika (KRM)

Wenn sich zeigen sollte, dass die Kalorienrestriktion auch beim Menschen lebensverlängernd wirkt, dürfte ein so strenges Ernährungsregime dennoch nur wenigen erstrebenswert vorkommen. Daher versucht man seit einiger Zeit, Pharmazeutika zu entwickeln, die den Effekt der KR imitieren sollen. Man vermutet einen solchen Effekt unter anderem bei 2-Deoxyglucose, Metformin, Rapamycin und Resveratrol.[177] In den USA laufen im Rahmen eines großangelegten Testprogramms des *National Institute on Aging* gegenwärtig mehrere Studien zur Wirkung dieser und anderer KRM an Nagetieren. Dabei wurden teilweise positive Auswirkungen dieser Wirkstoffe auf altersassoziierte Erkrankungen festgestellt.[178]

---

177   Mouchiroud Molin et al. 2010.

178   Smith Nagy et al. 2010, 442; vgl. http://www.nia.nih.gov/research/dab/interventions-testing-program-itp (aufgerufen am 3.07.2013).

Manche dieser Substanzen werden bereits in der Medizin eingesetzt, beispielsweise Metformin bei Diabetes. Bei Ratten hat dieser Wirkstoff eine Veränderung der Genexpressionsrate in der Leber zur Folge, der mit derjenigen einer KR analog ist. Gleichzeitig bewirkt er eine 20%ige Verlängerung der durchschnittlichen Lebensspanne.

Rapamycin beeinflusst einen weiteren wichtigen Signalpfad, der bei der Wirkung der KR-Restriktion beteiligt ist, den mTOR(mammalian Target of Rapamycin)-Signalpfad. Sein Wirkmechanismus besteht in der Stimulation von Autophagie, außerdem unterdrückt die Substanz die Immunantwort, weshalb sie bei Organtransplantationen eingesetzt wird. Man verspricht sich von Rapamycin ebenfalls eine positive Auswirkung auf altersassoziierte, neurodegenerative Erkrankungen[179]. Bei Mäusen wurde im Laborexperiment eine Lebensverlängerung um 38% erreicht.[180]

Das Polyphenol Resveratrol wird am häufigsten als KRM diskutiert. Es steigert die Aktivität der sogenannten Sirtuine („Silent information regulatory proteins"). Sirtuine sind eine Familie von Enzymen mit unterschiedlichen Wirkungen auf den zellulären Metabolismus und den Energieumsatz sowie auf die Signalpfade, die bei Entzündungen und Stressantwort regulierend wirken. Es wird angenommen, dass eine gesteigerte Sirtuinaktivität altersbedingte und für die Zellfunktion nachteilige epigenetische Veränderungen rückgängig machen könnte.[181] Allerdings gibt es keine durchgängige Bestätigung, dass Resveratrol und die Aktivierung von Sirtuinen sich tatsächlich auf Alterungsprozesse auswirken. Gerade die Wirkung beim Menschen ist aufgrund kürzlich durchgeführter Studien heftig umstritten.[182] Offensichtlich hat die Pharmaindustrie dieses Gebiet und sein Potential für sich entdeckt und ist dabei auf die unterschiedlichen Biotech-Firmen aufmerksam geworden, die im Umfeld dieser Forschung vor allem in den USA entstanden sind.[183] Mehrere Übersichtsarbeiten halten fest, dass die Datenlage widersprüchlich ist und weiter geforscht werden muss, um die hypothetisch angenommene Wirksamkeit tatsächlich zu belegen.[184] Wie bei der KR kennt man auch bei KRM die genauen Mechanismen ihrer unterschiedlichen Wirkungen noch nicht.[185]

Insgesamt zeigen die KRM im Tierversuch eine etwas abgeschwächte Form der unterschiedlichen Effekte der KR. Es gibt vereinzelt Hinweise, dass sie Alterungsprozesse verlangsamen, die Lebensspanne verlängern und den Eintritt von altersassoziierten Erkrankungen verzögern. Ausreichende Belege für eine Wirksamkeit beim Menschen existieren jedoch nicht.[186] Zudem haben sie Nebenwirkungen, die bei einer KR nicht auftauchen. Metformin verursacht beispielsweise Durchfall und Übelkeit und Rapamycin unterdrückt die Immunabwehr, was der Forschung an gesunden Freiwilligen Grenzen setzt. Um Wege zu finden,

---

179   Deretic Klionsky 2008.
180   Fontana Partridge et al. 2010, 326
181   Lavu Boss et al. 2008.
182   Vgl. http://www.nature.com/news/2010/100816/full/news.2010.412.html (aufgerufen am 3.07.2013).
183   Dazu auch: Hall 2003.
184   Garber 2008.
185   Cabreiro Gems 2010.
186   Ingram Zhu et al. 2006.

die Nebenwirkungen abzuschwächen, dürften noch weitere Tierversuche und Grundlagenforschung notwendig sein. Da KRM im Vergleich zur Kalorienrestriktion eine schwäche-
re Wirkung zeigen, ist hier eine radikale Lebensverlängerung durch verlangsamtes Altern
noch weniger zu erwarten.

III.4   Genmanipulation und genetische Interventionen

Die britische *Academy of Medical Sciences* veröffentlichte kürzlich einen Bericht mit dem Titel *Rejuvenating Research,* der den Stand der dafür einschlägigen Forschung zusammenfasst,
mögliche Anwendungen benennt und Prioritäten für zukünftige Forschungsaktivitäten formuliert. Die Autoren dieses Berichts, die zu den renommiertesten Experten auf diesem Gebiet gehören, halten die bereits oben erwähnte Entdeckung der Mutation einzelner Gene
im Tierversuch, etwa bei Fadenwürmern und Fruchtfliegen, aber auch bei Mäusen, für den
wichtigsten kürzlich erzielten Fortschritt der biologischen Alternsforschung. Solche Mutationen würden die maximale Lebensspanne verlängern und die Gesundheit während des Alterns verbessern.[187] Die entsprechenden Gene seien zudem evolutionär konserviert.[188] Dabei
handelt es sich häufig um Mutationen, welche die Stressantwort, die Immunantwort, den
Nährstoffwechsel und den Abbau von Toxinen beeinflussen. Ein Beispiel ist das Gen *age-
1,* das erste solcher Gene, das beim Fadenwurm *Caenorhabditis elegans* gefunden wurde.[189]
Wie bei der Kalorienrestriktion ist dabei der Nährstoffwechsel in den Vordergrund gerückt.
Man nimmt an, dass manche dieser bei Tieren entdeckten Langlebigkeitsgene die Reaktion auf die Kalorienrestriktion steuern. Dieses Resultat würde die Forschungsfelder Genmutationen und KR zusammenführen, wenn es bestätigt wird.[190] Im Experiment wurden Fa-
denwürmer isoliert, die durch die Manipulation eines einzigen Gens 5-mal länger lebten als
der Wildtyp. Der Grund für diesen Effekt besteht nach Cynthia Kenyon darin, dass man
mit dieser Manipulation in eine höhere Ebene der genetischen Regulierung eingreift. Diese
werde auch bei harschen Umweltbedingungen aktiviert. Das Resultat sei, dass der gesamte
Organismus mehr auf einen verbesserten Schutz der Zelle ausgerichtet sei.[191] Dabei werde
im Tierversuch Altern verlangsamt, die durchschnittliche Lebensspanne verlängert und der
Zeitpunkt verschoben, an dem altersassoziierte Erkrankungen einsetzen.

Auch beim Menschen wurden Hinweise gefunden, dass die Funktion der entsprechenden Gene evolutionär konserviert worden sein könnte. Bei kleinwüchsigen Indianern in den
Anden, die ein genetisch bedingtes Defizit an Wachstumshormonen aufweisen, wurden Ge-
sundheitsdaten ermittelt, die eine gewisse Analogie zu den Befunden bei Laborexperimenten aufweisen.[192] Unter anderem gehören dazu eine verringerte Inzidenz von Typ-2-Diabe-
tes und Krebs gegenüber einer Vergleichsgruppe mit ähnlichem Lebensstil. Man hat daraus

---

187   Selman Withers 2011.
188   Bartke 2011.
189   Christensen Johnson et al. 2006.
190   Kenyon 2011.
191   Kenyon 2010.
192   MacIntyre 2007.

gefolgert, dass Langlebigkeit speziesübergreifend mit niedrigen IGF(Insuline-Like-Growth-Factor)-Pegeln und erhaltener Insulinsensitvität assoziiert ist.[193]

Einzelne Gene, aufgrund derer sich ein langes Leben vorhersagen lässt, wurden beim Menschen jedoch nicht gefunden. Christensen, Johnson und Vaupel fassen in einer in *Nature Reviews Genetics* erschienenen Übersicht den Stand der Forschung durch die Grundthese zusammen, dass sehr viele genetische Varianten in unterschiedlicher Kombination einen schwachen Beitrag zur Langlebigkeit leisten können.[194] Belegt wurde lediglich, dass Langlebigkeit mit bestimmten Varianten des APOE(Apolipoprotein)-Gens korreliert, die mit unterschiedlichen Risiken für kardiovaskuläre Erkrankungen oder für die Alzheimersche Krankheit verknüpft sind. Dies hat kürzlich auch eine deutsche Studie bestätigt.[195] Man nimmt an, der Grund dafür sei, dass sich manche Varianten aufgrund des erhöhten Krankheitsrisikos nachteilig auf die Langlebigkeit auswirken. Nur Hochbetagte mit anderen Varianten dieser Gene konnten daher ihr hohes Alter erreichen. Christensen et al. schlagen deswegen vor, man solle das APOE-Gen besser als Gen für unterschiedliche Grade von Gebrechlichkeit („frailty"), nicht als Gen für Langlebigkeit bezeichnen.[196]

Beim Menschen sind einfache genetische Interventionen in Alterungsprozesse kaum zu erwarten, so lautet das von vielen einschlägigen Forschern gezogene Fazit dieses Forschungsstands. Die Manipulation einzelner Gene bei Labortieren kann Hinweise auf mögliche und beim Menschen zu erforschende Signalpfade geben, aber eröffnet nicht die Aussicht auf ähnliche Eingriffe beim Menschen. Eine Manipulation einzelner Gene in Form einer Gentherapie wird nicht erwogen, weder somatisch noch als Eingriff in die Keimbahn. Viele Forscher halten es in diesem Kontext für überflüssig, Gene durch Gentherapie direkt zu manipulieren.

Stattdessen sollen Medikamente nach Bedarf Gene aktivieren oder unterdrücken oder bei der fehlerhaften Synthese von Proteinen ansetzen. Der Vorteil bestünde darin, dass diese Therapie jederzeit wieder abgesetzt werden könnte, wodurch der genetische Effekt ebenfalls wieder verschwinden würde.[197] Eine in näherer Zukunft für möglich gehaltene Intervention sind Medikamente, die gewünschte epigenetische Veränderungen bewirken. Ein möglicher Ansatz für die Entwicklung von Medikamenten seien auch die Proteine, die von Genen reguliert werden, die mit einem erhöhten Risiko für bestimmte altersassoziierte Erkrankungen korrelieren.[198] Genvarianten, die ein Risiko anzeigen, dass die Funktion eines bestimmten Organs oder Gewebes, wie beispielsweise die der Nieren frühzeitig und schnell nachlässt, könnten ebenfalls Ziele für eine medizinische Kontrolle und Intervention sein.[199]

Die Aussichten und Ziele dieser Eingriffe sind vergleichbar mit denen, die durch Kalorienrestriktion und KRM erreicht werden könnten. Der biologische Alterungsprozess kann möglicherweise etwas verlangsamt und altersassoziierte Erkrankungen verzögert werden. Bei

---

193   Academy of Medical Sciences 2009, 28-29.
194   Christensen Johnson et al. 2006.
195   Nebel Kleindorp et al. 2011.
196   Christensen Johnson et al. 2006, 441.
197   Aaron Schwartz 2004, 22.
198   Christensen Murray 2007.
199   Wheeler Kim 2011, 48.

einem Erfolg könnte die durchschnittliche Lebenserwartung leicht ansteigen. Eine substantielle Verlängerung der menschlichen Lebensspanne ist jedoch auch hier nicht zu erwarten.

III.5 Anti-Oxidantien

Ein elementarer Ansatz für altersmedizinische Interventionen besteht darin, molekulare Schäden zu verhindern oder rückgängig zu machen. Um solche Schäden zu erklären, haben Biogerontologen zahlreiche Theorien entwickelt. Die Theorie oxidativer Schäden von Denham Harman dürfte die bekannteste und einflussreichste in dieser Kategorie sein. Solche Schäden steigen nach aktueller Datenlage mit zunehmendem Altern an und werden durch Kalorienrestriktion abgesenkt. Allerdings gibt es keine zwingenden Belege dafür, dass sie eine Schlüsselrolle beim biologischen Altern spielen. Da die Theorie Harmans zahlreiche Anhänger gefunden hat, ist auch die Vorstellung, dass Anti-Oxidantien den Alternsprozess beeinflussen können, seit einiger Zeit weit verbreitet. Es gibt jedoch z. B. nach Arkings Lehrbuch der Biologie des Alterns keine Belege im Laborversuch an Tieren dafür, dass die Lebensspanne durch Anti-Oxidantien ausgedehnt werden kann. Vereinzelt lassen sich einige positive Wirkungen auf altersassoziierte Erkrankungen finden, beispielsweise Effekte von Vitamin E bei Ratten.[200]

Auch beim Menschen gibt es keine empirischen Daten, die zeigen würden, dass Anti-Oxidantien in gesunden menschlichen Populationen die Sterblichkeit senken.[201] Im Gegenteil. Es gibt umfangreiche empirische Daten, die auf die Schädlichkeit von Nahrungsergänzungsmitteln mit Vitaminen und anderen Oxidantien hinweisen. Eine Übersichtsarbeit des renommierten Cochrane-Instituts hat den Stand dieser Forschung kürzlich zusammengefasst. Die Autoren halten fest, dass sie keine Belege für eine wirksame primäre oder sekundäre Prävention durch Antioxidantien gefunden hätten. Die Einnahme von Vitamin A, Beta-Karotin und Vitamin E könnte sogar die Mortalitätsrate erhöhen. In anderen Bereichen sei noch mehr Forschung nötig.[202]

Aufgrund solcher negativer Befunde zu Wirksamkeit und Sicherheit wurde von Biogerontologen erwogen, die zugrundeliegende Theorie oxidativer Schäden selbst aufzugeben. Vorläufig ist man jedoch zum Schluss gekommen, dass der Beitrag von oxidativen Schäden zum biologischen Altern gut belegt sei. Man sieht daher die entsprechende Theorie noch nicht dadurch als widerlegt an, dass sich die daraus abgeleitete Hypothese der Wirksamkeit von Antioxidantien bisher als falsch erwiesen habe.[203] Offensichtlich sind aber die Erfolgsaussichten von Interventionen in Alternsprozesse mit Anti-Oxidantien derzeit schlecht.

---

200 Arking 2006, 217.
201 Arking 2006, 226.
202 Bjelakovic Nikolova et al. 2008.
203 Golden Hinerfeld et al. 2002, Kirkwood 2008.

III.6 Hormonsubstitution

Versuche, den im Laufe der Lebensspanne abnehmenden Hormonpegel auszugleichen, haben eine noch längere Geschichte als Experimente mit Anti-Oxidantien. Sie gehen auf die in der Einleitung beschriebenen Experimente von Brown-Séquard in den 1920er Jahren zurück. Das bekannteste Beispiel dürfte derzeit die Östrogentherapie bei Frauen nach der Menopause sein. Seit den 1990er Jahren hat man außerdem mehrere Studien zu Wachstumshormonen durchgeführt und das Hormon Dehydroepiandrosteron (DHEA) ist mittlerweile ein verbreitetes Nahrungsergänzungsmittel, das in aktive Androgene oder Östrogene umgewandelt wird. Die Datenlage aus Tierversuchen ist jedoch widersprüchlich und es gibt keine eindeutigen Hinweise darauf, dass DHEA Altern verlangsamt oder einen positiven Effekt auf altersassoziierte Erkrankungen und die gesunde Lebensspanne hat.

Wie bei Anti-Oxidantien hat sich bei den unterschiedlichen Hormongaben nach und nach gezeigt, dass der Schaden und die Nebenwirkungen den Nutzen in der Regel überwiegen. In einem frühen Versuch hat die Einnahme von Wachstumshormonen zunächst bewirkt, dass bei den Probanden die Knochendichte, die Muskelmasse und die Hautdicke gewachsen sind. Allerdings war eine Nebenwirkung Hyperglykämie. Für eine Verlangsamung des Alterns gibt es bisher keine Evidenz. Einige Biogerontologen sehen dagegen in den Ergebnissen ihrer Forschung deutliche Belege für einen pleiotropen Effekt eines gleichbleibend hohen Pegels von Wachstumshormonen und in einem sinkenden Pegel dieser Hormone einen möglichen Schutzmechanismus vor altersassoziierten Erkrankungen.[204] Die Empfehlung, Wachstumshormone einzunehmen, würde damit nicht nur auf einer falschen theoretischen Grundlage beruhen – nämlich darauf, dass sinkende Hormonpegel kausale Faktoren bei biologischen Alternsprozessen sind –, sondern möglicherweise die entgegengesetzte Wirkung des intendierten Effekts erzielen, weil man die Rolle von Hormonpegeln nicht richtig verstanden hat.[205] Eine kürzlich erschienene Übersicht kommt daher zu dem Ergebnis, dass zum gegenwärtigen Zeitpunkt bei gesunden Älteren die Einnahme von Wachstumshormonen nicht empfohlen werden kann. Bei bestimmten Personengruppen, etwa bei Gebrechlichkeit („frailty"), könnte möglicherweise jedoch eine positive Kosten-Nutzen-Bilanz bei der Gabe von Wachstumshormonen gezogen werden. Für eine Empfehlung seien aber noch entsprechende Studien nötig.[206]

Stark umstritten ist mittlerweile auch die Östrogensubstitution, die ein erhöhtes Brustkrebsrisiko zur Folge hat. Arking fasst die Studienlage so zusammen, dass kein Effekt auf die Lebensdauer nachgewiesen sei. Auch der teilweise angenommene positive Effekt auf Sarkopenie und Osteoporose hat sich nicht durchweg replizieren lassen. Allerdings steht eine Erklärung der Diskrepanz von unterschiedlichen Studien in dieser Hinsicht noch aus.[207]

Seit kurzem hofft man, neue Wirkstoffe zu entwickeln, durch die der positive Effekt von Hormonen ohne die Nebenwirkungen erzielt werden kann. Dabei handelt es sich um

---

204 Rose 2009a, 448.
205 Berryman Christiansen et al. 2008.
206 Giordano Bonelli et al. 2008.
207 Arking 2006, 234; vgl. auch Holsboer Schüler 2007, 194.

speziell designte Moleküle, die sich nur an bestimmte Hormonrezeptoren heften sollen. Ein Beispiel sind Selektive Östrogenrezeptormodulatoren oder SERM, die ihre Wirkung nur in gewünschten Geweben entfalten sollen, ohne ein gesteigertes Risiko von Brustkrebs, Herzinfarkt oder Schlaganfall hervorzurufen. Eine ähnliche Trennung wird auch bei Testosteron angestrebt. Kleine Moleküle sollen die Funktion von GHRH (Growth-Hormone-Releaseing-Hormone) und anderen Neuropeptiden simulieren, die ohne schädliche Nebenwirkungen die Produktion von Wachstumshormonen anregen sollen. Ferner sollen individuelle genetische Risikoprofile als Entscheidungshilfe für die Hormontherapie dienen, z. B. das Profil der Genexpression. Solche individuellen Risikoprofile sollen für einzelne Patienten den Nutzen maximieren und unerwünschte Nebenwirkungen vermeiden.[208]

Allerdings bleiben entsprechende Medikamente und genetische Profile noch Zukunftsvisionen. Mögliche pleiotrope Effekte müssen genau bekannt und beherrschbar sein, bevor man sich einen Erfolg von Hormonen versprechen kann. Bislang lässt sich der Stand bei Hormonsubstitutionstherapien ähnlich wie bei Anti-Oxidantien zusammenfassen: Sie beeinflussen weder den Alterungsprozess, noch verlängern sie die menschliche Lebensspanne. In Bezug auf altersassoziierte Erkrankungen häufen sich die Belege dafür, dass der durch sie verursachte Schaden den Nutzen überwiegt.

III.7   Telomere und Telomerase

Der Biologe Leonard Hayflick entdeckte 1961, dass somatische Zellen sich im Gegensatz zu Keimzellen nicht beliebig oft teilen können. Die maximale Anzahl von ca. 50 Zellteilungen wurde nach dem Entdecker als Hayflick-Limit bezeichnet. 1990 machte Calvin B. Harley als Ursache für diese Grenze die bei jeder Teilung kürzer werdenden Telomer-Enden aus, d. h. die nicht-kodierenden Endstücke der DNA-Stränge.[209] Unterschreiten diese Telomer-Enden eine bestimmte Länge, hört die Zelle auf, sich zu teilen und tritt in einen Zustand ein, den Biogerontologen „zelluläre Seneszenz" nennen. Bei Zellen wie Keimzellen oder auch Krebszellen, die sich unbegrenzt teilen können, sorgt ein Enzym, die Telomerase, dafür, dass die Endstücke der DNA erneuert werden. Man vermutet, dass die abnehmende Telomerlänge und die zelluläre Seneszenz wesentlich zum biologischen Alter beitragen. Die Telomerlänge wäre, wenn diese Annahme richtig ist, als Biomarker des biologischen Alters geeignet. Es wurde daher seit einiger Zeit postuliert, dass ein erfolgreicher Eingriff in den biologischen Alterungsprozess durch Telomerase möglich sein könnte. Tatsächlich verlängert die Aktivierung von Telomerase die Lebensspanne von menschlichen Zellen in Zellkulturen.[210] Kürzlich gelang es, einen ähnlichen Effekt auch im Versuch bei Mäusen zu erzielen, was zu einigen enthusiastischen Medienberichten über einen neuen Weg zur ewigen Jugend geführt hat. Wie bei anderen möglichen Interventionen ist auch dieser Enthusiasmus in den Medien ebenso wenig neu wie angemessen. So merken Kritiker an, dass man Mäuse verwendet hat,

---

208 Holsboer Schüler 2007.
209 Harley Futcher et al. 1990.
210 Academy of Medical Sciences 2009, 29-30.

denen eine Telomerase-Defizienz angezüchtet wurde. Diese Labortiere besäßen daher nicht einmal Modellcharakter für den Alternsprozess bei Mäusen, weniger noch beim Menschen.[211]

Zahlreiche Forscher sind der Ansicht, dass es noch deutlichen Forschungsbedarf über die Funktion der Telomere und die Risiken gibt, die mit einer höheren Telomerase-Aktivität verbunden sind. Kürzere Telomere scheinen mit einem höheren Mortalitätsrisiko verknüpft zu sein. Sie hängen dabei von zahlreichen Faktoren ab bzw. sind mit ihnen korreliert. Ein kürzlich veröffentlichter Übersichtsartikel stellt beispielsweise eine Korrelation zwischen Telomerlänge, sozioökonomischem Status und Mortalität her.[212] Manche Studien vertreten die Position, dass die Telomerlänge in weißen Blutkörperchen ein Biomarker des Alterns sei und Vorhersagen über die Mortalität bestimmter Gruppen erlauben würde.[213] Andere umfangreiche Studien konnten aber diesen Zusammenhang zwischen Telomerlänge von weißen Blutkörperchen, Mortalität und der Inzidenz von einzelnen altersassoziierten Erkrankungen wie Herz- und Gehirngefäßerkrankungen nicht replizieren.[214] Aber auch hier war die Telomerlänge positiv mit gesunden Lebensjahren korreliert, weshalb die Autoren gefolgert haben, dass sie ein Biomarker für gesundes Altern sein könnte.[215] Es gibt jedoch insgesamt bisher keine ausreichenden, widerspruchsfreien Belege dafür, dass die Telomerlänge beim Menschen einen Biomarker für den Alterungsprozess darstellt.

Nach Ansicht zahlreicher Experten ist selbst der zentrale Aspekt noch ungeklärt, wie wichtig der Beitrag der Telomerverkürzung zum biologischen Alternsprozess ist. So halten die Autoren des bereits erwähnten Berichts der *Academy for Medical Sciences* DNA-Schäden in dieser Hinsicht für relevanter als das sogenannte „Endreplikationsproblem", das zu kürzeren Telomeren führt.[216] Tom Kirkwood erläutert in einer Zusammenfassung der systembiologischen Sicht auf das biologische Altern, dass die zelluläre Seneszenz auf einen komplexen Rückkopplungsmechanismus zurückgeführt werden müsse. Die Erklärung durch kürzer werdende Telomer-Enden, die als Zählmechanismus fungieren würden, sei zu einfach.[217]

Strittig ist ebenfalls, wie Telomerlänge, biologisches Altern und altersassoziierte Erkrankungen sowie Krebs zusammenhängen.[218] Die unbegrenzte Teilungsfähigkeit von Tumorzellen deutet daraufhin, dass kürzer werdende Telomer-Enden vor Krebs schützen könnten. Eine erhöhte Telomeraseexpression führt bei Mäusen zu einer verstärkten Tumorbildung. Dies hat auch die Hoffnung gedämpft, mit Hilfe von Telomerase in den Alterungsprozess einzugreifen. Es werden jedoch Methoden erprobt, den karzinogenen Effekt von Telomerase durch verstärkte Schutzmechanismen auszugleichen, was zumindest bei Mäusen bereits gelungen sei.[219]

---

211 Vgl. http://www.nature.com/news/2010/101128/full/news.2010.635.html (aufgerufen am 3.07.2013).
212 Kuh 2006, vgl. auch Cherkas Aviv et al. 2006.
213 Cawthon Smith et al. 2003.
214 Halaschek-Wiener Vulto et al. 2008. Bischoff Petersen et al. 2006.
215 Njajou Hsueh et al. 2009, Bischoff Petersen et al. 2006, Martin-Ruiz Gussekloo et al. 2005.
216 Academy of Medical Sciences 2009, 29.
217 Kirkwood 2011, 67.
218 Donate Blasco 2011, Pawelec Solana 2008. Finkel Serrano et al. 2007.
219 Vgl. Donate Blasco 2011, 80.

Wie bei Hormonersatztherapien muss man jedoch zum jetzigen Zeitpunkt befürchten, auch bei dieser Methode Interventionen in das Altern mit einem gesteigerten Krebsrisiko zu erkaufen.[220] Ob die Aktivierung von Telomerase den Alterungsprozess oder altersassoziierte Erkrankungen beim Menschen beeinflussen kann, ist derzeit ebenso unsicher wie der Einfluss, den ein solcher Eingriff auf das Risiko hat, an Krebs zu erkranken. Dieses Risiko lässt die Erforschung von Telomerase-Aktivierung oder -Einnahme beim Menschen noch als zu riskant erscheinen. Manche Forscher gehen jedoch davon aus, dass sich das Krebsrisiko kontrollieren lässt und Telomerase selbst nicht onkogen wirkt.[221] Vielversprechende Ansätze soll es dagegen bei der Behandlung mancher Krebsarten durch den gegenteiligen Effekt geben, nämlich durch die Hemmung von Telomerase-Aktivität in Tumorzellen.[222]

Zwei neugegründete Firmen kommerzialisieren seit kurzem eine weitere mögliche medizinische Anwendung der Telomerforschung. Das kalifornische Unternehmen *Telome Health* und sein spanischer Konkurrent *Life Length* bieten ihren Kunden an, die Telomerlänge in weißen Blutkörperchen zu messen. *Life Length* berechnet dafür eine Gebühr von 500 Euro, *Telome Health* 200 US$. Im Gegenzug soll die ermittelte Telomerlänge eine aufschlussreiche Information über den eigenen Gesundheitszustand und das Risiko liefern, in Zukunft an kardiovaskulären Erkrankungen oder Krebs zu leiden. Die britische Tageszeitung *The Independant* hat über dieses Angebot mit dem Titel: „The 400 GBP test that tells you how long you'll live"[223] berichtet und damit umgehend Befürchtungen bestätigt, dass die Aussagekraft dieses Tests weit überschätzt werden könnte. Auch *Science*[224] und *Nature*[225] waren die Neugründungen Berichte und ein Interview wert, denn beide Unternehmen werden von zwei der prominentesten Forscherinnen dieses Gebiets gestützt. Maria Blasco forscht am Nationalen Krebsforschungszentrum in Madrid und hat *Life Length* mitbegründet. Elizabeth Blackburn erhielt für ihre Telomer-Forschung 2009 den Nobelpreis für Medizin und gehört zu den Gründern von *Telome Health*.

Blackburn ist der Ansicht, dass die Tests nicht nur Auskunft über Krankheitsrisiken geben können, sondern die Testpersonen zusätzlich darüber informieren, wie ein gesundheitsschädlicher Lebensstil sich auf ihre Gesundheit niederschlägt und ob bestimmte Medikamente bei ihnen wirksam sind. Ein Beispiel dafür ist eine schottische Studie, die eine Assoziation zwischen Telomerlänge und dem Absenken des Herzinfarktrisikos durch Statine ermittelt hat. Die Versuchsteilnehmer, deren Telomere am längsten waren, hatten keinen Nutzen dadurch, dass sie Statine einnahmen.[226] Empfehlungen für Lebensstiländerungen, die aus der Telomerlänge abgeleitet werden könnten, seien eine erhöhte körperliche Aktivität oder Stressreduktion, so Blackburn. Denn beides sei mit einer besseren Erhaltung der

---

220 Shay Wright 2008, 591.

221 Shay Wright 2008, 590.

222 Shay Wright 2008, 591.

223 http://www.independent.co.uk/news/science/the-163400-test-that-tells-you-how-long-youll-live-2284639.html (aufgerufen am 3.07.2013).

224 Leslie 2011.

225 http://www.nature.com/news/2011/110528/full/news.2011.330.html (aufgerufen am 3.07.2013).

226 Leslie 2011.

Telomere assoziiert. Die Interviewerin von *Nature* fragt zurück, was der zusätzliche Nutzen des Telomertests dabei sei, da man ja ohnehin schon wisse, dass sich sportliche Aktivität und niedrige Stresspegel positiv auf den Alternsprozess auswirken würden. Blackburn entgegnet, dass die Telomerlänge ein Maß sei, in dem ein schädlicher Lebensstil sich auf sehr konkrete und anschauliche Weise bemerkbar mache. Außerdem sei dies aussagekräftiger als etwa der Cholesterinspiegel. Gestützt auf diese Gründe, behauptet Blackburn, dass solche Messungen eher zu Lebensstiländerungen führen würden als andere. Jedenfalls sei die Teilnahme an entsprechenden Studien außerordentlich beliebt.[227]

Anders sieht das Blackburns langjährige Mitarbeiterin Carol Greider, die gemeinsam mit ihr den Nobelpreis erhielt. Für Greider kommt dieser kommerzielle Test für die breite Öffentlichkeit viel zu früh. Denn es sei nicht einmal geklärt, welches die beste Methode für die Messung der Telomerlänge sei. Außerdem hätten diese Tests in Bezug auf 99 % aller Menschen keine wissenschaftlich belegte Aussagekraft. Sie bezieht sich auch auf die erwähnten Zweifel daran, ob die Telomerlänge tatsächlich ein Biomarker des Alterns ist oder nicht. Strittig sei auch, ob man die Telomerlänge überhaupt durch Lebensstiländerungen beeinflussen könne, wie von den Befürwortern der Tests teilweise unterstellt.[228]

Der Bioethiker Arthur Caplan teilt Greiders Skepsis. Er ist der Ansicht, dass richtig informierte Patienten kaum Interesse an einem diagnostischen Verfahren haben könnten, dessen Bedeutung nicht klar sei und dessen Befund von möglicherweise relativ kurzen Telomer-Enden nicht behoben werden könnte.[229] Insgesamt bezieht sich Caplans Skepsis auf den aktuellen Wissensstand, nicht auf grundsätzliche Probleme dieser Diagnostik und ihrer Aussagekraft.

Ebenso wie die therapeutische Verwendung von Telomerase ist also auch die diagnostische Methode in der einschlägigen Fachwelt umstritten und lässt sich noch nicht für erfolgreiche Eingriffe in den Alterungsprozess oder die Messung ihres Erfolgs nutzen. Ob und wann ein entsprechender Durchbruch gelingen könnte, lässt sich gegenwärtig aufgrund der widersprüchlichen und unzureichenden Datenlage kaum vorhersagen.

III.8 Stammzelltherapie, Transplantation von Organen und Geweben

Gewebe verlieren mit zunehmendem Alter ihr Regenerationspotential, das durch Stammzellen erzeugt wird. Der Grund dafür sind DNA-Schäden im Zellkern oder in den Mitochondrien, was zum programmierten Zelltod (Apoptose) der jeweiligen Stammzellen oder zu Tumoren führen kann. Der Stammzellenpool wird dadurch kleiner und die Funktionalität des betroffenen Gewebes nimmt ab. Stammzellen tragen zum Alterungsprozess bei, wenn auch noch ungeklärt ist, auf welche Weise sie altern und inwiefern dies zum biologischen Altern insgesamt führt. Hinweise deuten darauf hin, dass nicht nur die einzelne Zelle aufgrund intrinsischer Vorgänge altert, sondern auch ihre Umgebung im Körper dazu bei-

---

227 http://www.nature.com/news/2011/110528/full/news.2011.330.html (aufgerufen am 3.07.2013).
228 Wolinsky 2011.
229 Wolinsky 2011, 888.

trägt[230]. Während die zuvor genannten Konzepte neuer Interventionen in den biologischen Alternsprozess auf der Ebene molekularer Schäden und Reparaturmechanismen ansetzen, zielt die Stammzelltherapie auf die darüberliegenden Ebenen. Zellen, Gewebe oder ganze Organe sollen mit Hilfe von Stammzellen erneuert oder ausgetauscht werden.

Unterschiedliche Ansätze beschäftigen sich damit, die Fähigkeit von Gewebe, sich durch Stammzellen zu erneuern, länger zu erhalten. Vorhandene Stammzellen sollen aktiviert werden oder transplantierte Stammzellen an bestimmte Zielorte im Körper gelenkt werden. Da die Transplantation von Stammzellen in jüngeres Gewebe dazu führt, dass sie sich ebenfalls wie jüngere Stammzellen verhalten, wird außerdem vermutet, dass es einen Faktor geben könnte, der den Alterungsprozess von Stammzellen rückgängig machen könnte. Dadurch könnte nach der Vermutung mancher Forscher ein Weg für pharmazeutische Eingriffe aufgezeigt werden. Man will außerdem dysfunktionale Stammzellen durch verschiedene Interventionen ersetzen. Man vermutet, dass dadurch mehrere altersassoziierte Erkrankungen behandelt werden könnten. Dazu gehören nach einer kürzlich erschienen Übersicht kardiovaskuläre, muskuloskeletale, pulmonale, okulare, urogenitale und neurodegenerative Erkrankungen sowie manche Krebsarten.[231] Eine weitere Alternative bei manchen dieser Krankheiten wäre technisch erzeugtes Gewebe zu transplantieren.

Wie bei allen anderen genannten Methoden gibt es auch hier möglicherweise gravierende ungeklärte Risiken. Die Tumorgenese ist eine der am meisten gefürchteten Nebenwirkungen. Die *International Society for Stem Cell Research* entwarf daher detaillierte Richtlinien für die translationale Forschung und warnt vor Kliniken, die in manchen Ländern, beispielsweise in China, bereits jetzt Stammzelltherapien anbieten.[232]

Bioethiker haben außerdem die ethischen Probleme ausgiebig diskutiert, die entstehen, wenn man embryonale Stammzellen verwendet, ohne zu einer allgemein akzeptierten Lösung zu kommen.[233] Mit Stammzellen, bei denen die Fähigkeit embryonaler Stammzellen, sich zu jedem körperlichen Gewebe auszudifferenzieren (Pluripotenz) künstlich hergestellt ist, könnte man diesen Konflikt zumindest umgehen. Allerdings erfordert auch die Forschung an induziert pluripotenten Stammzellen zunächst noch den Vergleich mit embryonalen Stammzellen. Auf Dauer könnten sich jedoch die ethischen Konflikte durch diese Möglichkeit entschärfen.[234]

Obwohl die Aussicht einer auf Stammzellen basierten regenerativen Medizin bereits seit einiger Zeit besteht, sind die Erfolge noch überschaubar. Behandelt werden können bisher lediglich einige Bluterkrankungen und eine altersbedingte Erkrankung der Hornhaut. Kürzlich ist Forschern der Universität von Modena ein Durchbruch bei der Behandlung der beschädigten Hornhaut von 112 Patienten mit in Kultur vermehrten autologen Hornhaut-Stammzellen gelungen. Bei 78 % der behandelten Patienten blieb die so wiederherge-

---

230 Charville Rando 2011, 88.
231 Academy of Medical Sciences 2009, 31; Mimeault Batra 2009.
232 Vgl. http://www.isscr.org/home/publications/guide-clintrans (aufgerufen am 3.07.2013).
233 Solbakk Holm 2008.
234 Schöne-Seifert 2009, Condic Rao 2010.

stellte Sehfähigkeit auch nach 10 Jahren noch erhalten, ohne dass schädliche Nebenwirkungen festgestellt wurden.[235]

Bei altersassoziierten Erkrankungen wie Parkinson oder kardiovaskulären Erkrankungen ist jedoch die klinische Anwendung nach Holsboer und Schöler, die den Forschungsstand zusammenfassen, noch nicht in greifbare Nähe gerückt. Sie halten es für denkbar, dass Stammzellen in näherer Zukunft gezüchtet und in Organe eingebracht werden. Die künstliche Herstellung bzw. das „tissue engineering" von vollständigen Organen sehen sie jedoch als utopisch an.[236]

Rückschläge bleiben selbst bei diesen bescheidenen Fortschritten nicht aus. Vor kurzem löste der Abbruch eines Versuchs und der Rückzug aus der Stammzellenforschung durch *Geron* eine große Zahl von Pressemeldungen aus.[237] Bei *Geron* handelt es sich um eine biotechnologische Pionierfirma, die im Umfeld der Telomeraseforschung gegründet worden ist. Die Hoffnung, biologisches Altern beeinflussen zu können, führte seit Mitte der 1990er Jahren zur Neugründung zahlreicher Biotech-Firmen in den USA, von denen jedoch keiner ein entscheidender Durchbruch gelungen ist. Der Journalist Stephen S. Hall schreibt, eine Liste der Vorstände würde sich wie ein *Who is Who* der Telomeraseforschung lesen, einschließlich der späteren Nobelpreisträgerinnen Elizabeth Blackburn und Carol Greider, die bereits im Zusammenhang mit der kommerziellen Nutzung der Telomerlängenmessung genannt wurden.[238] Mittlerweile konzentriert sich *Geron*, wie auch andere Unternehmen derselben Sparte, nach eigener Auskunft auf die Entwicklung neuer Krebstherapien.[239] Auch Stammzelltherapien geben also keinen Anlass für die euphorische Hoffnung mancher Mediendarstellungen, menschliches Altern lasse sich in naher Zukunft radikal verändern.

III.9 Umrisse einer möglichen zukünftigen Altersmedizin auf biogerontologischer Grundlage

Welche Einschätzungen lassen sich nach dieser Übersicht und mit Hilfe von einschlägigen Fachberichten über die Anwendung dieser Forschung in der Medizin geben? Der zuletzt genannte Stand der Stammzellenforschung fügt sich nahtlos in das bisherige Bild der möglichen medizinischen Anwendung der Biogerontologie ein:

1. Die Grundlagenforschung hat die allgemeine Bedeutung von bestimmten Prozessen, in diesem Fall die Seneszenz von Stammzellen, für biologische Alterungsprozesse nachgewiesen.

---

235 Rama Matuska et al. 2010, Ezhkova Fuchs 2010

236 Holsboer Schüler 2007.

237 http://news.sciencemag.org/scienceinsider/2011/11/geron-bails-out-of-stem-cells.html (aufgerufen am 3.07.2013).

238 Hall 2003, 78.

239 http://news.sciencemag.org/scienceinsider/2011/11/geron-bails-out-of-stem-cells.html (aufgerufen am 3.07.2013).

2. Umstritten sind jedoch häufig noch der genaue Beitrag zum biologischen Altern und die genauen Wirkmechanismen. Weitere Forschung ist notwendig, insbesondere zum komplexen Zusammenspiel auf einer systemischen Ebene.

3. Einige Ansätze für die Therapie altersassoziierter Erkrankungen, für die Manipulation des Alterns und die Verlängerung der Lebensspanne wurden in Laborexperimenten und im Tierversuch erfolgreich getestet.

4. Die Übertragung dieser Ergebnisse auf den Menschen ist noch in einem sehr frühen Stadium oder hat noch nicht begonnen. Es gibt lediglich vereinzelt Therapieansätze, die erfolgreich getestet worden sind oder die Erwartungen erfüllt haben, wie bei der Stammzellentherapie der Hornhaut. Schwerwiegende Nebenwirkungen wie ein erhöhtes Krebsrisiko werden bei vielen möglichen Interventionen (z. B. Hormonersatz, Telomerase, Stammzellen) befürchtet und mahnen zur Vorsicht bei der Erforschung am Menschen.

Diese vier Punkte umreißen den Stand des Fortschritts von der Grundlagenforschung zur Anwendung bei den genannten, möglichen Eingriffen in das biologische Altern. Kalorienrestriktionsmimetika, genetische Interventionen, Anti-Oxidantien, Hormontherapien, telomerbasierte Interventionen oder Telomerase sowie Stammzelltherapien könnten sich nach Ansicht der Experten und Akademien irgendwann einmal als erfolgreich erweisen. Dies ist eine begründete Haltung, auch wenn zum gegenwärtigen Zeitpunkt keine Wirksamkeit beim Menschen erwiesen ist und die Forschung manche Rückschläge hinnehmen musste wie bei Anti-Oxidantien oder Hormontherapien. Die prinzipielle Möglichkeit wird durch Tierversuche aufgezeigt. Bei unterschiedlichen Labororganismen konnte durch KR, Genmutationen, Pharmaka oder eine Kombination dieser Interventionen Altern verlangsamt und die Lebensspanne deutlich verlängert werden. Diese Verlängerung beträgt bei Hefen und Nematoden maximal das 10-fache, bei Fruchtfliegen bis zu 70 % und bei Mäusen 100 %.[240]

Obwohl die Übertragung dieser Ergebnisse auf den Menschen möglich zu sein scheint, wirft sie noch grundsätzliche Probleme auf. Eine Übersichtsarbeit weist darauf hin, dass mehr als 90 % aller Veröffentlichungen über das nichtmenschliche Altern der letzten 20 Jahre sich auf Forschung an den vier bekanntesten Labororganismen beziehen, also auf Hefe, den Fadenwurm *Caenorhabditis Elegans*, Fruchtfliegen und Mäuse. Die Ergebnisse sind jedoch nur begrenzt auf den Menschen übertragbar, trotz der evolutionär konservierten Mechanismen und Signalpfade wie z. B. der IGF-Signalpfad. So wird die Lebensspanne oft an Knock-out Tieren gemessen, die im Labor unter kontrollierten Bedingungen geschaffen wurden. Fruchtfliegen und Nematoden besitzen außerdem keine Stammzellen. Zudem leben die Labororganismen in pathogen-freien Umwelten. Tiermodelle sind generell nicht vollkommen angemessen, um die menschliche Langlebigkeit zu studieren. Menschliches Altern ist deutlich komplexer und individuell variabler als lange vermutet. Dies zeigt beispielsweise sich daran, dass sich die Ergebnisse von genetischen Studien an Hundertjährigen häufig nicht reproduzieren lassen.[241] Allerdings bedeuten diese Einschränkungen nicht, dass die Erfolge aus dem Tierversuch aus theoretischen Gründen prinzipiell nicht beim Menschen erzielt wer-

---

240 Fontana Partridge et al. 2010.
241 Sell Lorenzini et al. 2009, 186.

den könnten. Sie sind lediglich schwieriger zu erreichen.[242] Diese prinzipielle Möglichkeit veranlasste angesehene Altersforscher wie Robert Butler und Jay Olshansky dazu, ein neues „Modell der Gesundheitsförderung und Prävention von Erkrankungen für das 21. Jahrhundert" auf der Grundlage der Biogerontologie zu propagieren.[243]

Ein Grundzug dieses Modells wird von verschiedenen Autoren so beschrieben, dass im Gegensatz zur medizinischen Vorgehensweise altersassoziierte Erkrankungen nicht einzeln bekämpft werden sollen. Eine neue „evolutionäre" Medizin soll übergeordnete Regulationsmechanismen nutzen, indem sie sich erhaltener genetischer Faktoren und Signalpfade bedient. Über diese könnte die körpereigene Energie von Reproduktion und Wachstum zu Reparatur und Zellerhaltung umgelenkt werden. Dadurch sollen mehrere altersassoziierte Erkrankungen gleichzeitig verhindert oder abgemildert werden, einschließlich Krebs, Alzheimer und kardiovaskuläre Erkrankungen.[244] Die Plastizität von Alternsprozessen, die sich an zahlreichen Labororganismen gezeigt hat, soll also genutzt werden. Arking fasst diese Strategie so zusammen, dass es unterschiedliche Langlebigkeits-Phänotypen gebe, die aus demselben Genotyp hervorgingen. Einer dieser Langlebigkeits-Phänotypen ist durch langsameres Altern, eine verlängerte Lebensspanne und ein späteres Einsetzen von altersassoziierten Erkrankungen gekennzeichnet. Diesen Phänotyp bezeichnet Arking als „verschobene Seneszenz". Die Lehre aus dem Tierversuch, aber auch aus der Forschung an langlebigen Menschen sei, dass man die „verschobene Seneszenz" aktivieren könne. Es gelte daher, die Interventionen für eine solche Aktivierung zu finden.[245]

Deutlich wird bei diesen Darstellungen der möglicherweise näheren Zukunft einer neuen Alternsmedizin, dass sie den Schwerpunkt auf die Prävention von Erkrankungen setzt, indem das individuelle Potential körpereigener Reparatur genutzt werden soll. Das muss möglicherweise schon relativ früh im Leben eines Individuums geschehen, im mittleren Alter wie Butler und Olshansky nahelegen.

Der Mediziner Florian Holsboer und der Molekularbiologe Hans Schöler sprechen dazu in einem Bericht der Max-Planck-Gesellschaft zur „Zukunft des Alterns" vom Paradigmenwechsel hin zu einer „personalisierten Präventionsmedizin". Dazu würde man unter anderem genetisch bedingte Erkrankungsrisiken individuell bestimmen. „Diese Risiken des Einzelnen zu identifizieren und dabei zu verstehen, wie sie durch äußere Faktoren zur Erkrankung führen können und wie sich durch vorbeugende Maßnahmen das individuelle Erkrankungsrisiko einschränken lässt, ist eine der großen Aufgaben künftiger Forschung".[246] Diese Feststellung kann sich auf den stochastischen und komplexen Charakter des biologischen Alterns stützen, den zahlreiche Übersichtsarbeiten als wesentliche Charakteristika der unterschiedlichen Alternsprozesse angeben. Diese Prozesse sind durch individuelle und zufällige Kombinationen von Geneffekten, Umwelteinflüssen und Lebensstilen beeinflusst.

---

242 Academy of Medical Sciences 2009.
243 Butler Miller et al. 2008.
244 Sell Lorenzini et al. 2009, 14.
245 Arking 2006, 508.
246 Holsboer Schüler 2007, 164-165

Wir altern als Individuen unterschiedlich, und selbst die einzelnen Organe einer Person altern auf unterschiedliche Weise.

Diese Prognose eines Paradigmenwechsels der Präventionsmedizin fügt sich in den Trend einer sogenannten „personalisierten Medizin" ein, der auch in anderen Bereichen propagiert. Nach anfänglicher Begeisterung gibt es mittlerweile auch kritische Stimmen.[247] Tatsächlich ist dieses Schlagwort, beispielsweise bei Krebstherapien, eine irreführende Bezeichnung. Denn es geht nicht um die menschliche Person, der sich die Medizin einschließlich ihres Lebensstils, Charakters und individueller Präferenzen zuwendet. Es geht nicht einmal um eine „individualisierte" Medizin, die sich an den physiologischen Besonderheiten eines Individuums in ihrer Gesamtheit orientiert. Zutreffender ist daher die Bezeichnung „stratifizierte Medizin". Einzelne Patienten werden zwar auf individuelle physiologische Merkmale hin untersucht, aber aufgrund von genetischen Merkmalen oder anderer allgemeiner Kriterien in Kategorien von Patienten eingeteilt. Auf diese Weise wird die Behandlung „stratifiziert", also auf unterschiedliche Gruppen ausgerichtet, deren einzelne Mitglieder dieselben Eigenschaften besitzen. Es geht dabei gerade nicht um individuelle Eigenschaften als solche. Im Gegensatz zur Bedeutung, die der Begriff „personalisierte Medizin" suggeriert, berücksichtigt sie – zumindest in dieser Form – bei der Wahl der Behandlung nicht vor allem die Person, sondern die Gruppe.[248]

Dagegen würde es sich beim skizzierten biogerontologischen Präventionsmodell tatsächlich um eine „individualisierte Medizin", möglicherweise sogar um eine „personalisierte Medizin" im eigentlichen Wortsinn handeln. Denn – zumindest der Theorie nach – würde eine auf die einzelne Person zugeschnittene umfassende *individualisierte* Diagnostik durchgeführt werden, die das Genom eines Menschen und die unterschiedlichen Aspekte des individuellen biologischen Alters umfassen soll. Dazu würden unter anderem Messungen der Telomerlänge ebenso gehören wie andere mögliche Biomarker, die das biologische Alter einzelner Organe und Gewebe angeben könnten. Nach Holsboer und Schöler sollen auch unterschiedliche Interventionen empfohlen werden, die von Medikamenten bis zu Stammzelltherapien reichen würden.[249] Sie beschreiben die Idee von „Small Molecules", die in zelluläre Vorgänge eingreifen und die Entstehung von Krankheiten verhindern. Denkbar seien auch eine Hormongabe aufgrund des individuellen Risikoprofils und eine individuelle Pharmakologie aufgrund von systembiologischen Zusammenhängen. Diese individuelle Pharmakologie würde ein auf genetische Varianten angepasstes, maßgeschneidertes Moleküldesign ebenso einschließen wie gezielte Medikamente gegen epigenetische Veränderungen.[250]

Auf der Grundlage einer umfangreichen, individuellen Diagnostik könnten zusätzlich *personalisierte* Empfehlungen für den Lebensstil (d. h. Ernährung und Aktivität) abgeleitet werden, die auch persönliche Präferenzen und die persönliche Situation berücksichtigen.

---

247 Vgl. z. B. die Übersicht des Nuffield Councils: http://www.nuffieldbioethics.org/personalised-healthcare-0 (aufgerufen am 3.07.2013).

248 Hamburg Collins 2010.

249 Holsboer Schüler 2007.

250 Holsboer Schüler 2007.

Die Wechselwirkung zwischen Telomerlänge und unterschiedlichen sozialen und persönlichen Faktoren wie der Arbeitssituation oder Stress ist ein Beispiel dafür, in welche Richtung ein solcher Ansatz gehen könnte.

Aus dieser Übersicht wird deutlich, dass es die „einfache Pille" gegen das Altern mit einer starken Wirkung vermutlich nicht geben wird. Die einzelnen Prozesse sind zu komplex und zu unterschiedlich, um sie mit Hilfe einer einzelnen, einfachen Intervention zu verändern. Tom Kirkwood vertritt dazu eine interessante Position. Er schließt sich den kürzlich im Rahmen der Systembiologie entstandenen „Netzwerk"-Theorien des Alterns an, denen zufolge sich die einzelnen unterschiedlichen Mechanismen durch Interaktion und Synergieeffekte vereinigen, beeinflussen und wechselseitig verstärken.[251] Für Interventionen, die das biologische Altern verlangsamen oder sogar stoppen sollen, kann daraus die Schwierigkeit abgeleitet werden, dass zahlreiche unterschiedliche Interventionen bei den einzelnen Prozessen ansetzen müssten. Die Alternative wäre, dass diese Prozesse und ihr Zusammenwirken einzelnen Eingriffsmöglichkeiten eine gemeinsame Angriffsfläche bieten würden. In näherer Zukunft zeichnet sich eine solche Alternative jedoch kaum ab, vielleicht existiert sie aufgrund der variablen und vielfältigen Beschaffenheit des biologischen Alterns beim Menschen überhaupt nicht. Trotz der Möglichkeit, übergeordnete körpereigene Regulationsmechanismen zu beeinflussen, sehen Biogerontologen daher eine Kombination unterschiedlicher Interventionen voraus, die komplex sind und regelmäßig in Anspruch genommen werden müssen.[252] Der Biogerontologe Michael Rose vergleicht diese Form der Manipulation des Alterns mit der gegenwärtigen Zahnmedizin. Er ist der Ansicht, in Zukunft würde man zu einem Spezialisten für Altern gehen wie gegenwärtig zum Zahnarzt, etwa zu jährlichen Checkups mit Diagnostik und präventiven Eingriffen oder einzelnen Reparaturen.[253]

Bei der Übersicht der einzelnen möglichen Methoden für neue Interventionen hat sich gezeigt, dass sehr wahrscheinlich keine radikal-prolongevitistischen Ziele in der näheren Zukunft erreichbar sein werden. Trotz der Probleme, diese Resultate zu übertragen, zweifeln die Verfasser der Studie „Rejuvenating Research" der *Academy of Medical Sciences* aber nicht daran, dass ähnliche Erfolge grundsätzlich beim Menschen erzielt werden können, auch wenn dies noch länger dauern könnte.[254] Olshansky und Butler halten mit ihrem „Modell" das Ziel für erreichbar, das menschliche Altern um sieben Jahre zu verlangsamen. Bereits jetzt lebende Generationen sollen noch davon profitieren können. Gewählt haben sie diese Zeitspanne, weil sich ihn ihr während der Lebensspanne eines Erwachsenen im statistischen Durchschnitt das Mortalitäts- und Morbiditätsrisiko verdoppelt. Wenn dieses Ziel erreicht wird, würde bei Beginn der Prävention mit 40 ein 50-Jähriger dieselben Gesundheitsrisiken und den entsprechenden gesundheitlichen Zustand wie ein heute 43-Jähriger

---

251 Kirkwood 2005b, 440f.
252 Arking 2006, 235.
253 Rose 2009b, 60.
254 Academy of Medical Sciences 2009.

vorweisen, ein 60-Jähriger wie ein 53-Jähriger usw. Dies würde die durchschnittliche Lebensspanne mehr verlängern als der Sieg über Krebs und kardiovaskuläre Erkrankungen.[255]

Solche Ziele halten auch die Autoren einer Studie für den US-amerikanischen *National Intelligence Council* für erreichbar. Die Anwendung der Biogerontologie halten sie für eine von mehreren „disruptive technologies", die für die staatliche Macht der USA entweder stark schwächend oder aber fördernd wirken könnten.[256] Auch dieser Bericht geht davon aus, dass die durchschnittliche Lebensspanne verlängert und das Eintreten von altersassoziierten Erkrankungen verzögert werden könnte. Gleichzeitig nennt er noch das Ziel der Morbiditätskompression. Die ersten Medikamente, möglicherweise KRM oder zellbasierte Therapien (Stammzellen), die eine entsprechende Wirkung hätten, könnten um 2030 zugelassen werden – vorausgesetzt, die Entwicklung schreite fort wie bisher und wird nicht durch größere wissenschaftliche oder politische Probleme aufgehalten.[257]

Die allgemeinen Ziele wären also der Kampf gegen altersassoziierte Erkrankungen, verlangsamtes Altern und eine längere Lebensspanne. Die primären Ziele wären zu einem späteren Zeitpunkt einsetzende altersassoziierte Erkrankungen sowie eine kürzere und mildere verlaufende Phase der Gebrechlichkeit. Erreicht werden sollen diese Ziele dadurch, dass Altern verlangsamt wird, wodurch ebenfalls äußere Erscheinungen von Alternsprozessen beeinflusst werden. Zu erwarten ist auch, dass die durchschnittliche Lebensspanne moderat verlängert wird. Vielleicht würden auch neue Rekorde bei der maximalen Lebensspanne beobachtet werden, aber diese Rekorde dürften selten und nicht deutlich höher sein, als das bisherige maximale menschliche Alter von 122 Jahren.

Es scheint, als ob solche Zielsetzungen allgemein begrüßt werden würden. Die Strategie, die hier für die Medizin vorgeschlagen wird, und die Ziele, die dabei verfolgt werden, sind jedoch von manchen Medizinethikern vehement angegriffen worden. Diese Kritik ist zwar teilweise gegen die existierende, wirkungslose Anti-Aging-Medizin gerichtet, aber doch auch gegen die grundsätzliche Vorgehensweise, das menschliche Altern zu manipulieren. Kritisiert wird nicht nur ein gefährliches Schadensrisiko oder der fehlende Nachweis des Nutzens. Der Angriff richtet sich vor allem dagegen, dass in der Anti-Aging-Medizin ein falscher Umgang mit dem Altern zum Ausdruck komme.

Körperliches Altern werde dadurch, dass man es medizinisch direkt behandeln möchte, pathologisiert. Tatsächlich haben manche Biogerontologen befürwortet, biologisches Altern als Krankheit einzustufen und dazu aufgefordert, die alte Frage neu aufzugreifen, wie sich Altern und Krankheit zueinander verhalten. Die genannte medizinethische Kritik behauptet ferner, die Ziele, die man mit Eingriffen ins Altern verfolge, seien nicht mit den legitimen ethischen Zielen der Medizin vereinbar und der Trend einer Biomedikalisierung würde verstärkt werden. Dadurch würde Altern zu einem rein medizinischen Problem und der Medizin die Kontrolle und Disziplinierung der Lebensphase Alter überantwortet. Dabei werden auch die genannten impliziten normativen Annahmen der Biogerontologie zu

---

255   Olshansky Perry et al. 2006, 32.

256   Vgl. http://www.fas.org/irp/nic/disruptive.pdf (aufgerufen am 3.07.2013), iii

257   http://www.fas.org/irp/nic/disruptive.pdf (aufgerufen am 3.07.2013), 3-5.

Dysfunktion, Todesnähe und Gebrechlichkeit aufgegriffen. Im Folgenden soll untersucht werden, welche medizinethischen Implikationen zu beachten sind, wenn biogerontologische Konzeptionen in der Medizin angewendet werden. Dabei kommen drei Problemfelder zur Sprache: 1. Altern und Krankheit, 2. Altersmedizinische Interventionen und die Ziele der Medizin und 3. Biomedikalisierung des Alterns.

IV. Biologisches Altern und Krankheit

IV.1   Ein neuer Beitrag zu einer alten Frage

„Das Alter ist auch eine Krankheit". Fritz Mauthner nimmt diese These als verbreitete Redensart in sein *Philosophisches Wörterbuch* von 1910 auf. Er führt sie unter anderem auf antike Autoren wie Menander, Appollodoros, Terentius und vor allem auf Seneca zurück.[258] Bereits in der Antike gab es also gute Gründe, Altern und das hohe Alter mit Krankheit gleichzusetzen. Diese Sichtweise war bis zur Zeit Mauthners einflussreich, wenn nicht sogar dominierend. Als Mediziner wie Ignatz Leo Nascher Anfang des 20. Jahrhunderts die moderne Geriatrie begründeten, leiteten sie eine Wende ein. Altern sollte demnach als besonderer, natürlicher Prozess verstanden werden, der nicht zu Pathologien führen muss. „Senilität" sollte man nach Nascher von „senilen Pathologien" unterscheiden.[259] Diese neue Position hat sich bis heute in der Geriatrie und Gerontologie gehalten.

Der Biogerontologe Robert Arking bezeichnet die Dichotomie von Altern und Krankheit als die charakteristische Haltung der Geriatrie. „Pathologisches" Altern wird demzufolge vom „normalen" Altern unterschieden, das durch die Abwesenheit von Erkrankungen charakterisiert ist.[260] Man kann diesen Standpunkt auch im Leitmotto der Gerontological Society of America (GSA) wiederfinden: „Aging is not a disease".[261] Genau das wollen zahlreiche Biogerontologen ändern und biologische Alternsprozesse in ihrer Gesamtheit erneut als Krankheit definieren.

Für die Biogerontologie ist es zunächst eine wichtige theoretische Frage, wie sie das Verhältnis zwischen biologischen Alternsprozessen und altersassoziierten Erkrankungen definiert. Als Erscheinungsformen des menschlichen Alterns sind altersassoziierte Erkrankungen eines der zentralen Phänomene, das die Biogerontologie zu erklären versucht. Erneut steht die Definition des Alterns als Akkumulation molekularer Schäden im Mittelpunkt, wenn es um den Zusammenhang zwischen Altern und Krankheit geht. Diese Akkumulation hat eine nachlassende Funktionalität von Organellen, Zellen, Geweben und Organen zur Folge. Sie resultiert schließlich in der Dysfunktionalität auf allen diesen strukturellen Ebenen eines Organismus, durch die biologisches Altern aus Sicht der Biogerontologie ebenfalls charakterisiert werden kann.

Nach Tom Kirkwood führt biologisches Altern zu einer größeren Vulnerabilität gegenüber Krankheit und Tod. Diese vorsichtigere Definition der Relation von Altern und

---

258   Mauthner, F. Wörterbuch der Philosophie. Bd.1, S.62.
259   Achenbaum 1995, 45.
260   Arking 2006, 62.
261   Blumenthal 2003, 138.

Krankheit ist in der Biogerontologie weitgehend akzeptiert. Dagegen ist kontrovers, ob Altern nicht nur für bestimmte Krankheiten anfällig macht, sondern Alternsprozesse direkte kausale Faktoren für Krankheiten sind. Altersassoziierte Krankheiten ließen sich dann auch als dysfunktionale Endzustände von Alternsprozessen verstehen, bei denen die physiologische Funktionalität immer weiter nachlässt. Äußere Einflüsse müssen bei der Entstehung von altersassoziierten Erkrankungen nicht mitwirken. Intrinsische Prozesse sind dafür hinreichend. Der Unterschied zwischen altersassoziierten Krankheiten und Alternsprozessen wäre folglich nur graduell und nicht aufrecht zu erhalten.[262]

Diese Auffassung ist schon seit ihren Anfängen für die Biogerontologie charakteristisch. Als Denham Harman seine Theorie des oxidativen Schadens in den 1950er Jahren entwickelte, vermutete er einen kausalen Zusammenhang zwischen oxidativen Schäden, altersassoziierten Krankheiten und dem Tod aus Altersschwäche.[263] Ebenso deutlich äußert sich David Gems, der zu den prominenten Biogerontologen gehört, die sowohl die theoretischen Grundlagen als auch die ethischen Implikationen ihrer Forschung reflektieren. Gems verfasst seit einiger Zeit öffentlichkeitswirksame Publikationen, in denen er eine Agenda der biogerontologischen Forschung einschließlich ihrer praktischen Ziele präsentiert.[264] Biologisches Altern als Krankheit zu definieren ist ein zentraler Aspekt dieser Agenda. Es geht bei dieser Agenda nicht nur um theoretische, sondern vor allem auch um praktische Implikationen des Krankheitsbegriffs: um Mittel für die Forschungsförderung, um die Einstufung eines Zustands als medizinisch behandlungsbedürftig und um die Übernahme von Kosten durch das staatliche Gesundheitswesen bzw. die gesetzliche Krankenversicherung.[265] Aus evolutionärer und biogerontologischer Sicht müsste nach Gems biologisches Altern als Erbkrankheit betrachtet werden und lediglich eine allgemeine sprachliche Konvention verhindere, dass es auch als solche verstanden werde. Für Gems ist es daher offensichtlich, dass man daher nach Möglichkeiten suchen sollte, Alternsprozesse auf der Grundlage von biogerontologischen Erkenntnissen medizinisch zu bekämpfen.[266]

Der hauptsächliche Beitrag von Gems und anderen Biogerontologen zur Frage, wie sich Altern und Krankheit zueinander verhalten, besteht in drei Argumenten. Diese Argumente sind auch deswegen von besonders großem Interesse, weil sie eine längere Vorgeschichte besitzen. Auf der Grundlage der neuen biogerontologischen Erkenntnisse werden sie nun neu formuliert.

Das erste Argument beruht darauf, dass Alternsprozesse dieselben Eigenschaften vorweisen sollen und daher auch ähnlich erlebt werden würden wie Krankheiten. Man kann diese Argumentation daher „Eigenschaftsargument" nennen. Die Biogerontologie erweitert dieses Argument mit einer sehr alten Tradition um die molekulare Signatur des Alterns.

---

262 Arking 2006, 62.
263 Harman 2009.
264 Gems 2003, Gems 2008, Gems 2011, Partridge Gems 2006.
265 Vgl. Kap. 8.10.
266 Gems 2008, 31.

Demnach wären Alternsprozesse nichts anderes als Prozesse oder Zustände, die man bisher als einzelne, abgrenzbare altersassoziierte Erkrankungen einstuft.

Das zweite Argument versucht zu zeigen, dass Alternsprozesse entscheidende kausale Faktoren sind, die zur Entstehung von Erkrankungen beitragen. Altern ist deswegen eine Krankheit, weil es eine Gesamtheit von pathologischen Prozessen sei, die pathologische Endzustände hervorbringen. Betrachtet man Alternsprozesse auf molekularer Ebene, verursachen die altersbedingten Veränderungen bekannte altersassoziierte Erkrankungen. Es sei daher falsch, Alternsprozesse auf der einen und altersassoziierte Erkrankungen auf der anderen Seite in einer Dichotomie voneinander zu unterscheiden. Dieses Argument kann man als „Kausalitätsargument" bezeichnen.

Das dritte Argument ergänzt das zweite, indem darauf hingewiesen wird, dass Alternsprozesse letztendlich zum Tod führen und auch deswegen pathologisch seien. Dieses Argument ist deswegen besonders interessant, weil hier die normative Komponente am deutlichsten erkennbar ist. Denn eine sehr alte Tradition formuliert dieses Argument genau umgekehrt: Gerade weil Altern zum Tod, und zwar zu einem sanften und „natürlichen" Tod aus Altersschwäche führe, sei es nicht pathologisch. Im Mittelpunkt steht dabei die Bewertung des Tods, wie noch genauer ausgeführt werden soll. Dieses Argument wird im Anschluss als „Altersschwächeargument" bezeichnet. Nicht nur dieses, sondern alle drei Argumente enthalten dabei versteckte normative Annahmen, die deutlich gemacht werden sollen. An diesen Annahmen zeigt sich die Grenze einer naturwissenschaftlichen Argumentation in diesem Zusammenhang. Hier stellt sich das ethische Problem, wann und ob der Tod ein Übel sei.

Einig sind die meisten Biogerontologen jedoch bei den praktischen Zielen: Altern sollte mit medizinischen Interventionen auf biogerontologischer Grundlage behandelt werden. David Gems pragmatische Rechtfertigung dafür lautet schlicht: Altern ist eine Krankheit und Krankheiten sollte man behandeln.[267] Auf diese Weise begründet man am einfachsten, dass die neue Altersmedizin, die im vorangegangenen Kapitel skizziert wurde, tatsächlich auch angewendet werden soll.

Biologisches Altern wird folglich als Krankheit oder als krankheitsähnlicher Zustand definiert, der Leiden verursacht und medizinisch behandelt werden sollte. Solche Definitionen rechtfertigen aus biogerontologischer Sicht die medizinische Behandlung und die soziale Finanzierung einer solchen Behandlung. Vorrangig begründen sie zunächst die Förderung der einschlägigen biogerontologischen Forschung, um entsprechende Behandlungsmöglichkeiten überhaupt erst zu entwickeln.

Die einschlägige Regulierung und Förderung biomedizinischer Forschung ist auf Indikationen klar umrissener Krankheiten zugeschnitten. Die Prävention und die Therapie altersassoziierter Erkrankungen – im Mittelpunkt stehen häufig neurodegenerative Erkrankungen und Demenz – stellen zentrale Prioritäten der Forschungsförderung der Europäi-

---

267   Gems 2011, 108.

schen Union[268] und des National Institute of Health der USA[269] dar. Durch den demographischen Wandel wird häufig prognostiziert, dass die Anzahl derjenigen stark ansteigen wird, die an altersassoziierten Erkrankungen und Demenz leiden.[270] Es wird dabei befürchtet, dass durch einen solchen Anstieg von chronischen altersassoziierten Erkrankungen die Kosten im Gesundheitswesen stark wachsen werden. Daher beziehen sich die Prioritäten der Forschungsförderung häufig auf entsprechende bekannte Krankheitsbilder wie Alzheimer. Von Biogerontologen wird ein entsprechender klarer Krankheitsbezug jedoch als ungerechtfertigte Hürde verstanden.[271]

Daher ist nachvollziehbar, dass von manchen Biogerontologen das Ziel ihrer eigenen Forschung, altersassoziierte Erkrankungen zu diagnostizieren, ihnen vorzubeugen oder sie zu therapieren in den Vordergrund gestellt wird. Offen bleibt aber, ob die Argumentation mit theoretischen und praktischen Gründen für das Verhältnis von Altern und Krankheit im Einzelnen überzeugend durchgeführt wird. Entscheidend ist hier der Beitrag zum Krankheitsbegriff aus der Medizintheorie.

IV.2 Ein Perspektivwechsel: Altern aus Sicht der Theorie des Krankheitsbegriffs

Auch in der Medizintheorie und Medizinethik ist die Frage umstritten, ob man Altern als Krankheit verstehen sollte oder nicht. Experten aus diesen Gebieten formulieren sehr ähnliche Argumente wie Biogerontologen. Der Medizinethiker Arthur Caplan vertritt wie David Gems entschieden die Position, dass nur die Gewohnheit uns davon abhält, Altern als Krankheit zu betrachten. Wir sollten diese Sichtweise unbedingt korrigieren und energisch mit medizinischen Interventionen gegen Leiden vorgehen, die durch die pathologischen Aspekte des Alterns verursacht werden würden.[272]

Caplan ist jedoch deutlich vorsichtiger als etwa David Gems, wenn es um allgemeine Kriterien geht, die hinreichend sind, um ein Phänomen als Krankheit zu definieren. Sowohl Biogerontologen als auch ihre Gegner aus anderen Disziplinen der Gerontologie übersehen das Problem, dass es keinen allgemein akzeptierten Krankheitsbegriff gibt. Ein solcher Begriff müsste z.B. aus der Definition abgeleitet sein, dass körperliche Zustände, die Leiden verursachen, immer als Krankheiten zu definieren seien. Das Problem ist jedoch, dass eine solche allgemeine Definition nicht auf alle als Krankheiten akzeptierte Zustände zutrifft,

---

268 Vgl. z. B. das Cooperation Work Programme Health-2011 des 7. Rahmenprogramms zur Forschungsförderung, S. 3. Erhältlich unter: ftp://ftp.cordis.europa.eu/pub/fp7/docs/wp/cooperation/health/a-wp-201101_en.pdf (aufgerufen am 3.07.2013).

269 Vgl. z. B. den Budget Request des National Institute on Aging. Hier wird deutlich, dass der Bereich „Neuroscience" die dreifache Menge an Fördermitteln erhält, als die anderen Bereiche (Biologie des Alterns, Gerontologie und Geriatrie, Sozialwissensschaften), erhältlich unter: http://www.nia.nih.gov/about/budget/2011/fiscal-year-2012-budget/directors-statement-fiscal-year-2012-budget-request (aufgerufen am 3.07.2013).

270 Vgl. z. B. Böhm Tesch-Römer et al. 2009, S. 247-266; Doblhammer Kreft 2011, Christensen Doblhammer et al. 2009.

271 Academy of Medical Sciences 2009, S.6.

272 Caplan 1981, Caplan 2005.

bzw. auch nicht auf alle körperlichen Zustände, die Leiden verursachen. Ähnlich verhält es sich mit anderen Kriterien, die für einen allgemeinen Krankheitsbegriff in Frage kommen.

Ein Problem, das Caplan zu umgehen versucht, indem er einzelne Kriterien für die Verwendung des Prädikats „krank" aufzählt. Diese sind einzeln weder hinreichend noch notwendig, sondern können unterschiedlich kombiniert werden. Eine Analogie zu einer solchen Kombination reicht aus. Treffen also auf ein Phänomen ähnlich Kriterien zu wie auf ein anderes, das als Krankheit verstanden wird, kann es ebenfalls als Krankheit definiert werden. Caplans Herangehensweise ähnelt darin derjenigen von vielen Biogerontologen, die sich mit dieser Frage auseinandersetzen. Man geht von einem bestimmten Verständnis der Eigenschaften von Alternsprozessen aus und vergleicht dieses mit Zuständen, die allgemein als Krankheiten eingestuft werden.

Eine alternative, medizintheoretische Vorgehensweise zur biogerontologischen setzt bei der Theorie des Krankheitsbegriffs an. Aus umgekehrter Blickrichtung ist es ebenso für diese Theorie eine zentrale Frage, wie sie das Verhältnis von Altern und Krankheit bestimmt. Gerade weil es aus Sicht der Biogerontologie und für viele andere Autoren so naheliegend ist, beides miteinander gleichzusetzen. Der Blick auf Theorien des Krankheitsbegriffs lohnt sich daher. Zwei prominente Gegner in der Debatte um den Krankheitsbegriff sind einer Meinung, wenn es um das Verhältnis von Altern und Krankheit geht. Nach Lennart Nordenfelt und Christopher Boorse, deren Theorien sonst unterschiedliche Ansätze darstellen, fällt Altern nicht unter einen allgemeinen Krankheitsbegriff.[273]

Das Verhältnis von Altern und Krankheit wird also aus sehr unterschiedlichen wissenschaftlichen Perspektiven bestimmt. Es besitzt außer der biogerontologischen auch eine historische, geriatrische und medizintheoretische Dimension. Es stellt sich zunächst die Frage, was die Biogerontologie zu dieser Debatte beitragen kann, durch die ja die bisherige Sicht der Geriatrie herausgefordert wird. Umgekehrt müssen sich biogerontologische Beiträge am Stand der Diskussion in anderen Disziplinen messen lassen. Dafür muss zunächst der historische Kontext skizziert werden. Denn bereits der älteren Phänomenologie des Alterns waren dessen Erscheinungsformen wie Funktionsverluste und Gebrechlichkeit bekannt. Die Gründe, Altern als Krankheit einzustufen, müssen also darüber hinausgehen, wenn sie auch Skeptiker überzeugen sollen. Gerade die Vertreter der Fachdisziplinen Geriatrie und Gerontologie konnten ja bisher nicht davon überzeugt werden, Altern aufgrund von Funktionsverlusten insgesamt als Krankheit zu verstehen. Ein Vergleich mit älteren Positionen, die bis zur Antike zurückreichen, ermöglicht es, den Beitrag der Biogerontologie besonders deutlich hervorzuheben. Dieser besteht hauptsächlich in den genannten, drei Argumenten.

Diese drei Argumente sollen im Anschluss an den historischen Kontext untersucht werden, vor allem im Hinblick darauf, wie sie sich in die älteren Perspektiven einfügen. Die biogerontologische Neuformulierung dieser Argumente soll genauer analysiert werden. Ihre Annahmen sollen dann mit der medizintheoretischen Perspektive verglichen werden. Die alternativen Herangehensweisen von Christopher Boorse und Lennart Nordenfelt stehen dabei im Mittelpunkt: Ihre Beiträge aus der Medizintheorie zur Relation von Altern und

---

273 Vgl. Kap. 4.7.

Krankheit werden ebenfalls analysiert; vor allem wird untersucht, ob sie falsche Annahmen zur Biologie des Alterns enthalten. Die Gründe, die Boorse und Nordenfelt dafür anführen, dass Altern keine Krankheit sei, können gerade aus biogerontologischer Sicht nicht überzeugen, wie sich dabei zeigen wird.

Die biogerontologischen Argumente für die Gegenposition werden sich jedoch ebenfalls als unzulänglich erweisen. Gerade die biogerontologischen Erkenntnisse darüber, wie vielfältig Alternsprozesse sind und wie früh sie einsetzen, lässt die Identifikation von Altern und Krankheit als ungerechtfertigt erscheinen. Allerdings gibt es auch ohne eine solche Identifikation gute Gründe dafür, körperliches Altern zu verhindern oder zu behandeln. Die Bewertung des ethischen Gehalts dieser Gründe weist jedoch über die Relation von Altern und Krankheit hinaus und kann nicht alleine in diesem Kontext entschieden werden.

IV.3 Altern und Krankheit – kurzer historischer Überblick

Die Argumente, weshalb Altern eine Krankheit sei, haben eine lange Vorgeschichte. Überlegungen zur Phänomenologie des Alterns als körperlichem Leidenszustand wurden bereits oben zitiert. In diesem Kontext sehen bereits antike Autoren Alternsprozesse als kausale Faktoren von altersassoziierten Erkrankungen. Es wird auch das Argument formuliert, dass Altern eine Krankheit sei, weil es zum Tod aus Altersschwäche führe. Interessanterweise soll dieses Argument auch die Gegenposition stützen. Bereits Aristoteles formuliert dies so: „Daher genügt im hohen Alter das Auftreten von nur geringfügigen Leiden, um rasch den Tod herbeizuführen" und „es ist so, als wäre in ihm [dem Herzen] nur eine winzige, kurzlebige Flamme vorhanden, die durch einen kleinen Anhauch erlischt. Daher ist der Tod im Alter auch schmerzlos, denn man stirbt, ohne daß einen eine gewaltige Krankheit erfaßte und das Leben verläßt einen, ohne daß man es merkt."[274] Der Tod aus Altersschwäche ist demzufolge der „natürliche", „schmerzlose" und „schnelle" Tod – man kann weiter annehmen, auch der gute Tod.

Das Alter ist für Aristoteles nach der von Empedokles begründeten Elemententheorie und der daraus abgeleiteten Humorallehre kalt und trocken, weil die innere Wärme nachlässt. Ein kalter und trockener Zustand wiederum ist den Prinzipien des Lebens entgegengesetzt, was anfällig für Krankheiten mache, aber keine direkte Ursache dafür sei.[275] Allerdings stellt er auch in *De Generatione Animalium* fest, dass Weißhaarigkeit als Folge eines altersbedingten Wärmeverlusts oder durch Krankheiten verursacht werden könnte. Aufgrund dieser ähnlichen Folge sei das Alter auch als „natürliche Krankheit" zu bezeichnen.[276] Das Alter erhält damit einen krankheitsähnlichen Status trotz der Überlegungen zum natürlichen Tod, die mit den Gesetzmäßigkeiten von Werden und Vergehen des sublunarischen Kosmos verknüpft sind. Der Tod aus Altersschwäche ist zu akzeptieren, weil er aus kosmischen Gesetzen folgt. Man kann in diesen Überlegungen Themen entdecken, die auch in der ak-

---

274 Vgl. Aristoteles, Über die Atmung, 472a und 478b-479a, z. B. in Aristoteles 1997, S. 181-183.
275 Vgl. Aristoteles, Über die Atmung, 472a und 478b-479a, z. B. in Aristoteles 1997, S. 181-183.
276 Vgl. Aristoteles, De Generatione Animalium V 4, 784 b, dt. z. B. Aristoteles 1959.

tuellen Debatte noch diskutiert werden: Neben dem natürlichen Tod sind dies die Topoi der Unvermeidlichkeit und Universalität des Alterns. Zahlreiche Argumente variieren diese Grundthemen, um zu begründen, dass Altern keine Krankheit sei. Aristoteles' Schriften und Positionen zum Alter und dessen Verhältnis zu altersassoziierten Krankheiten gehören dem Medizinhistoriker Daniel Schäfer zufolge auch zu den historisch einflussreichsten und prägten die Diskussion bis in die Frühe Neuzeit.[277]

Trotz dieser über Jahrhunderte wirkmächtigen Überlegungen von Aristoteles hält Schäfer in seinen umfangreichen Studien zu diesem Thema fest, dass das Interesse am Alternsprozess und seinen Folgen im hohen Alter in der antiken Heilkunde nicht besonders groß gewesen sei. So finden sich im Hippokratischen Korpus dazu nur vereinzelte Bemerkungen. Eine Ausnahme bildet Galen mit zahlreichen Thesen zur Pathologie, Diätetik und Physiologie des Alterns. Auch Galen unterschied Altern und Krankheit und definierte es als neutralen Zustand zwischen Krankheit und Gesundheit.[278] Galen glaubte auch, dass manche Alterskrankheiten, vor allem nachlassende kognitive Fähigkeiten, durch das Altern selbst direkt verursacht werden.[279]

Einen vergleichbaren Einfluss, der noch bis in die Gegenwart, z. B. bei Daniel Callahan[280], wirkt, hat Ciceros Dialog *Cato maior* (*De Senectude*). Cicero fordert darin, dass man das Alter bekämpfen müsse, *wie* eine Krankheit. Wenn man es aber bekämpfe, den eigenen Willen aufrecht erhalte und eine entsprechende Lebensführung wähle, müsse das Alter nicht zu einer schlechten Gesundheit führen. Cicero verwendet wie schon Aristoteles das Bild der verlöschenden Lampe für die nachlassende innere Wärme und leitet daraus einen sanften Tod ab.[281] Nach Cicero gibt es also eine rein äußerlich-phänomenologische und erlebnishafte Ähnlichkeit des Alterns mit Krankheit. Aber eine Kausalität zwischen Altern und Krankheit weist er zurück. Gesundes Altern ist durch Willensanstrengung möglich. Auch für Cicero steht am Ende des Alternsprozesses der erstrebenswerte „sanfte" Tod, durch den sich Altern von Krankheit unterscheide.

Einen entgegengesetzten Einfluss zu Aristoteles, Galen und Cicero, die Altern und Krankheit trotz ähnlicher Eigenschaften voneinander abgrenzen, führt Daniel Schäfer auf Terenz und Seneca zurück.[282] Eine Sentenz des römischen Kömodiendichters Terenz („Senectus ipsa morbus est") von ca. 161 v. Chr. ist für dieses Verständnis insbesondere in der Frühen Neuzeit und im 18. Jahrhundert einflussreich geworden. Auch Seneca fällt mit Berufung auf Vergil ein ähnliches Urteil: „Senectus enim insanabilis morbus est" (*Ad Lucillum epistolae morales*, 108, 28 von Apelt mit „Das Alter ist eine unheilbare Krankheit" übersetzt).[283]

Laut Schäfer sei es in Anlehnung an Terenz um 1500 ein bekannter Topos geworden, das hohe Alter als Krankheit zu bezeichnen. Ab 1650 zitierten zahlreiche Werke über den

---

277 Schäfer 2004a, 41.
278 Schäfer 2004b, 259.
279 Schäfer 2004a, 60.
280 Callahan 1995a, 51.
281 Cicero 2001, 27 und 45-47.
282 Schäfer 2002.
283 Seneca 1993, 245.

Umgang mit dem Altern – sogenannte Gerokomien – Terenz Feststellung und beginnen mit einer Beschreibung des Unglücks des hohen Alters. Körperliches Altern wird zunehmend als direkte Ursache für altersassoziierte Erkrankungen gesehen und deswegen als pathologisch eingestuft.

Diese Version des Kausalitätsarguments wird im 18. und frühen 19. Jahrhundert weiter präzisiert, indem neue pathologische Mechanismen postuliert werden, die mit dem Altern verbunden seien. Im Anschluss daran fordern Mediziner eine systematische Beobachtung der Anatomie, Pathologie und klinischen Praxis des extrem hohen Alters, die sie teilweise auch durchführten. Dieser Standpunkt, der die pathologischen Züge des Alterns hervorhebt oder es mit einer Krankheit gleichsetzt, sei nach Schäfer gleichzeitig auch die Voraussetzung für die Medikalisierung dieser und anderer Lebensphasen gewesen, die seit dem Anfang des 18. Jahrhunderts vollends deutlich werde, wenn sie auch schon früher eingesetzt habe.[284]

Ab Anfang des 20. Jahrhunderts setzte sich dagegen die Ansicht des Begründers der Geriatrie, Ignaz Nascher, durch, dass Kindheit und Altern als physiologische Zustände vom Erwachsenenalter verschieden seien und nicht mit pathologischen Zuständen verwechselt werden dürften.[285]

Festzuhalten bleibt, dass selbst die antiken Autoren, die nicht glaubten, dass ein direkter kausaler Zusammenhang zwischen beiden Phänomenen bestehe, Altern und Krankheit zumindest als ähnliche Zustände gesehen haben. Bei der unterschiedlichen Einschätzung (erhöhte Verwundbarkeit oder direkte Verursachung – Tod aus Altersschwäche oder aufgrund von altersassoziierten Erkrankungen) handelt es sich eher um Nuancen.

Dabei tragen auch diejenigen, die körperliches Altern nicht als pathologisch einstufen, den negativen körperlichen Begleitumständen des Alterns wie der Gebrechlichkeit Rechnung. Die Ähnlichkeit mit den Eigenschaften von Krankheiten und das Leiden unter den Folgen des Alterns sind dagegen für ihre Gegner die primären Gründe, Altern als Krankheit einzustufen. Anstatt Altern zu akzeptieren, sollte man es mit allen Mitteln bekämpfen.

Viele Biogerontologen fordern genau das: Neue medizinische Behandlungsmöglichkeiten auf der Grundlage biogerontologischer Erkenntnisse sollten entwickelt werden. Alternsprozesse zu verlangsamen sei der effektivste Weg, altersassoziierte Erkrankungen zu verhindern. Gleichzeitig greifen sie den bisherigen Konsens in der Gerontologie an, dass Altern keine Krankheit sei. Dabei stützen sie sich auf neue Versionen der drei Hauptargumente, die bereits seit der Antike diskutiert werden: Altern und Krankheiten ähneln sich in ihrer äußeren Erscheinungsform und werden ähnlich erlebt (Eigenschaftsargument), Altern verursacht Krankheiten (Kausalitätsargument) und Altern führt zum Tod (Altersschwächeargument). Die Biogerontologie kann dabei vor allem Beiträge zum Eigenschaftsargument und zum Kausalitätsargument liefern.

---

284 Schäfer 2002, 547.
285 Schäfer 2005.

IV.4 Das Eigenschaftsargument

Bereits 1981[286] hat Arthur Caplan die wesentlichen Punkte zusammengefasst, die auch aus biogerontologischer Sicht dafür sprechen, Altern als Krankheit zu definieren. Dabei entwickelt er eine sorgfältig ausgearbeitete Version des Eigenschaftsarguments, die detaillierter ist, als diejenigen, die von Biogerontologen vorgeschlagen werden. Nach Caplan erfüllt Altern die wesentlichen Kriterien, die den Umfang des Krankheitsbegriffs ausmachen. Caplan versteht den Krankheitsbegriff als einen Sammelbegriff, der unterschiedliche Wortverwendungen des alltäglichen Sprachgebrauchs zusammenfasst, für die es jedoch keine allgemeine gemeinsame Definition gibt. Die folgenden Kriterien sind daher nicht alle notwendige Bedingungen dafür, um einem Phänomen die Eigenschaft zuzuschreiben, eine Krankheit zu sein. Allerdings decken sie zusammen alle unterschiedlichen Verwendungsweisen des Sammelbegriffs ab. Sie sind damit in Kombination nach Caplan hinreichende Kriterien dafür, dass der Krankheitsbegriff einem Phänomen zugeordnet wird. Da folgende Kriterien für Krankheit ebenfalls auf Altern zutreffen, ist die Grundbedingung dafür erfüllt, dass es unter den Krankheitsbegriff fällt.

1. Es verursacht Unwohlsein und Leiden.

2. Es kann auf besondere Ursachen zurückgeführt werden.

3. Es gibt klar definierte strukturelle physiologische Veränderungen.

4. Es gibt klinische Symptome, die mit diesen Veränderungen einhergehen.

5. Es gibt deswegen Einschränkungen bei Funktionen, Verhalten und Tätigkeiten.[287]

Das zweite Kriterium ist das Kausalitätsargument. Das erste, dritte, vierte und fünfte dieser Kriterien beziehen sich auf äußere Eigenschaften von Alternsprozessen und wie sie erlebt werden. Die äußere Erscheinungsform ist für daher Caplan bereits ein ausreichendes Kriterium, Altern als pathologisch zu definieren. Das vierte Kriterium besteht außerdem darin, dass sich normalerweise als krankhaft verstandene klinische Symptome dem Altern zuordnen lassen. Wir müssen also keine Symptome des Alterns wirklich neu bewerten, sondern nur diesen Zusammenhang anerkennen. Caplan bringt ein in der Diskussion um das Verhältnis von Alter und Krankheit regelmäßig wiederkehrendes Argument vor: Physiologische Veränderungen bei alten Menschen würden wir als krankhaft ansehen, wenn sie sich bei Jüngeren und schneller als gewöhnlich vollziehen würden. Die Progerie sei ein Beispiel für eine derartige schwere Erkrankung.

Es gibt nach Caplan keinen überzeugenden Grund, dieselben Veränderungen bei 80-Jährigen nicht ebenfalls als krankhaft einzustufen. Universalität und Unvermeidlichkeit des Alterns weist er zurück.[288] Beides sind zentrale Topoi in den Argumentationen, weshalb Altern keine Krankheit sein soll. Von Topoi kann man in diesem Zusammenhang sprechen, da Argumentationen aus grundlegenden Vorstellungen abgeleitet werden, während sie selbst nicht weiter begründete, allgemeine Voraussetzungen bestimmter Positionen darstellen. Für

---

286 Caplan 1981.
287 Caplan 1981, 733.
288 Caplan 2005.

Caplan macht jedoch die Universalität keinen entscheidenden Unterschied, wenn es darum geht, bestimmte Zustände und Vorgänge als krankhaft einzustufen. Wichtig seien Eigenschaften eines Zustands, nicht wie häufig er vorkomme.

Die Erkenntnisse der Biogerontologie können dem dritten und vierten Kriterium zugeordnet werden und liefern zusätzliche Belege für Caplans Argumentation. Darin besteht in diesem Kontext der entscheidende neue Beitrag der Biogerontologie. Autoren wie Robert Arking[289] oder Robin Holliday[290] bieten eindrucksvolle Übersichten dieses Wissens, in denen sie Veränderungen jedes Organsystems durch Alterungsprozesse beschreiben. Arking zufolge sei die Überzeugung willkürlich, dass es einen qualitativen Unterschied zwischen Altern und Krankheit gebe, wenn man die Erscheinungsform von bekannten Krankheiten und Alternsprozessen auf molekularer Ebene miteinander vergleicht.

Um Altern als Krankheit zu definieren, ist für Caplan hinreichend, dass es die Eigenschaften besitzt, die seine fünf Kriterien beschreiben. Der Medizintheoretiker Peter Hucklenbroich versucht dagegen interessanterweise ein solches Argument zurückzuweisen, obwohl er ebenfalls eine Liste von Kriterien vorlegt, die Altern unter den Umfang des Krankheitsbegriffs fallen lässt. Hucklenbroichs Kriteriologie für krankhafte Phänomene ist ebenfalls ähnlich wie diejenige Caplans. Er erhebt dabei den Anspruch, die impliziten Grundlagen der medizinisch-wissenschaftstheoretischen Krankheitslehre zu entwickeln. Das Resultat soll eine Definition sein, die systematisch und wissenschaftstheoretisch fundiert angibt, wie Mediziner den Krankheitsbegriff in ihrer Praxis verwenden.

Diese Definition Hucklenbroichs formuliert drei Voraussetzungen dafür, dass etwas unter den Krankheitsbegriff fällt. Jede dieser Voraussetzungen ist für sich genommen dafür hinreichend, wobei es Ausnahmen geben kann. Diese Voraussetzungen bestehen aus einer Liste von Kriterien und zwei zusätzlichen Prinzipien. Die Kriterien definieren primär Phänomene als krankhaft. Die Prinzipien zeichnen Phänomene sekundär als krankhaft aus, die nicht durch die primären Kriterien unter den Krankheitsbegriff fallen. Das erste Prinzip entspricht einer Version des Kausalitätsarguments und wird in der Folge noch genauer analysiert. Das zweite Prinzip beruht auf der Systematik der Krankheiten, wie sie *de facto* von der Medizin verwendet wird. Dieses Prinzip spielt im vorliegenden Zusammenhang nur eine untergeordnete Rolle. Wenn es um die gemeinsamen Eigenschaften von Altern und Krankheit geht, ist Hucklenbroichs Liste primärer Kriterien besonders relevant.

Diese Kriterien sollen die gemeinsamen Eigenschaften von Phänomenen definieren, die als krankhaft gelten können. In der einfachsten Version sind das Zustände oder Vorgänge eines Organismus, die unbehandelt zum Tod führen (1), Schmerzen und Leiden verursachen (2) oder das Risiko für beides erhöhen (3). Hinzu kommen die Unfähigkeit zur Reproduktion als Folge eines Vorgangs oder als Zustand (4) und Einschränkungen bei Fähigkeiten zum sozialen Zusammenleben (5).[291] Im vorliegenden Kontext ist es nicht notwendig, die einzelnen Kriterien noch genauer zu erläutern. Alle Kriterien treffen offensichtlich auf

---

289 Arking 2006, 142 ff.
290 Holliday 2007, 35.
291 Hucklenbroich 2012, 145.

die Eigenschaften von Alternsprozessen zu. Dennoch fallen diese für Hucklenbroich nicht unter den allgemeinen Krankheitsbegriff.

Während Caplans Überlegungen offensichtlich vom Anliegen geleitet sind, Altern und Krankheit gleichzusetzen, versucht Hucklenbroich genau diese Konsequenz seiner Theorie des Krankheitsbegriffs zu vermeiden. Zu diesem Zweck formuliert er zwei Zusatzbedingungen: Erstens muss es zu Vorgängen oder Zuständen, die aufgrund der primären Kriterien zunächst als pathologisch eingestuft werden könnten, einen alternativen Lebensprozess geben. Zweitens sollen solche alternativen Lebensprozesse nicht nur durch menschliches Eingreifen ermöglicht werden. Nur wenn diese Zusatzbedingungen ebenfalls erfüllt sind, könne man aufgrund der primären Kriterien ein Phänomen als krankhaft bezeichnen. Für menschliches Altern träfe das nicht zu. Selbst wenn man wie manche Biogerontologen annimmt, dass nicht-alternde Organismen theoretisch denkbar sind – also alternative Lebensprozesse prinzipiell möglich sind –, muss menschliches Altern durch entsprechende Eingriffe verhindert werden.

Damit besitzen diese beiden Zusatzbedingungen größeres Gewicht als die primären Kriterien und stellen notwendige Bedingungen dar. Folglich wäre nach Hucklenbroich Altern selbst dann nicht als Krankheit einzustufen, wenn es zum Tod führt und/oder Schmerzen und Leiden verursacht, weil es ein alternativloser Lebensprozess ist, der nur durch menschliches Eingreifen verhindert werden könnte. Eine Begründung für den Vorrang der Zusatzbedingungen liefert Hucklenbroich jedoch nicht. Man kann sie als Argumentationen betrachten, die aus den Topoi „Universalität" und „Unvermeidlichkeit" abgeleitet sind. Ein in der Natur alternativloser Lebensprozess ist prima facie „unvermeidlich". Wenn er doch durch menschliches Eingreifen verändert werden kann, ist er immerhin noch „universell". Wie sich in der Folge zeigen wird, ist es eine unbewiesene Voraussetzung, darin eine notwendige Bedingung festzulegen, dass der allgemeine Krankheitsbegriff diese beiden Eigenschaften ausschließen soll. Hucklenbroich und andere setzen voraus, dass Phänomene, die „unvermeidlich" und „universell" sind, nicht unter den Krankheitsbegriff fallen sollen. Sie könnten sich darauf stützen, dass in der Medizin Krankheitsbegriffe so verwendet werden, dass sie sich nie „universelle" oder „unvermeidliche" Phänomene beziehen. Das wäre jedoch noch nachzuweisen. Selbst dann würde jedoch noch nicht daraus folgen, dass „Universalität" und „Unvermeidlichkeit" auch logisch und theoretisch notwendige Ausschlusskriterien für einen allgemeinen Krankheitsbegriff sind.

Hucklenbroichs Zusatzbedingungen scheinen insbesondere auf Alternsprozesse zugeschnitten zu sein. Denn es ist kaum ein anderer Vorgang denkbar, auf den diese Zusatzbedingungen und gleichzeitig alle seiner primären Kriterien zutreffen. Da er sich ausdrücklich auf die herkömmliche Verwendung des Krankheitsbegriffs in der Medizin beruft und darauf seine medizintheoretischen Überlegungen stützt, will er diese Praxis nicht infrage stellen. Seine topische Argumentation erweist sich damit letztlich als normative Entscheidung. „Unvermeidliche" und „universale" Lebensprozesse werden in der Medizin normalerweise nicht als Krankheiten verstanden, und man sollte sie nach diesem Standpunkt auch nicht als solche definieren, selbst wenn andere Gründe dafür sprechen würden. Sich in das „Unvermeidliche" zu fügen, ist ein sehr alter Ratschlag der Klugheit in der Ethik des guten Lebens.

„Universale" Grundbedingungen der menschlichen Existenz zu akzeptieren, ist dagegen eine Problematik, die erst in neuerer Zeit diskutiert wird. Darin könnte man ebenfalls lediglich einen Klugheitsratschlag sehen, jedoch auch einen präskriptiven ethischen Imperativ, der eine Pflicht formuliert. Eine allgemeine Pflicht müsste allerdings sehr viel besser begründet werden. Denn es ist nicht klar, weshalb ein Lebensprozess, der Schmerzen verursacht und den man medizinisch vermeiden könnte, akzeptiert werden sollte, nur weil er universal ist.

Caplan kommt daher genau zu einem entgegengesetzten Schluss wie Hucklenbroich. Auch daran wird deutlich, dass es sich hier um eine normative Entscheidung handelt. Die unterschiedliche normative Komponente bei Caplan und bei Hucklenbroich wird am deutlichsten, wenn es um den Tod geht. Hucklenbroich führt einen weiteren Topos ein: den „vorzeitigen" Tod. Nur ein vorzeitiger Tod sei krankhaft. Nicht vorzeitig ist der Tod aus Altersschwäche und damit auch nicht krankhaft. Denn der Tod aus Altersschwäche lässt sich aus universellen und unvermeidlichen Eigenschaften des Lebens ableiten, insofern es endlich ist. Auch Caplan diskutiert diesen Zusammenhang. Dass Altern zum Tod führt, ist für ihn ein zusätzliches Argument, um es als krankhaft zu bezeichnen. Caplan will auch den Tod aus Altersschwäche mit allen Mitteln verhindern, Hucklenbroich nicht. Das ist der wesentliche normative Unterschied beider Positionen.

Die normative Dimension, die im Zusammenhang mit der Bewertung des Tods aus Altersschwäche deutlich wird, weist über den Kontext, ob Altern eine Krankheit sei, hinaus. Erneut geht es um die Frage, ob der Tod ein Übel sei. Aufgrund dieser normativen Dimension erweist sich das Eigenschaftsargument als unzureichend. Denn man kann argumentieren, dass Alternsprozesse zwar ähnliche Eigenschaften vorweisen, wie sie auch einzelnen Krankheiten zugeschrieben werden können. Aber im Unterschied zu Krankheiten weist Altern auf eine Grenze der menschlichen Existenz hin und führt zu einem Tod, der zu akzeptieren sei. Um dieses Argument entsprechend zurückzuweisen oder zu widerlegen muss man sich auf eine umfangreichere Bewertung des Alterns einlassen, als nur seine äußerlich erkennbaren Eigenschaften und Erlebnisqualität zu bewerten. Insofern spricht zwar einiges für Caplans Position, aber sie ist noch nicht ausreichend begründet, um an dieser Stelle den Streit für sich zu entscheiden. Auch Hucklenbroichs Argumentation ist jedoch gescheitert. Denn seine Zusatzbedingungen reichen nicht aus, um die Identifikation von Altern und Krankheit zurückzuweisen. Alleine durch ähnliche phänomenale Eigenschaften und Erlebnisqualität kann man also weder begründen, dass Altern eine Krankheit ist, noch das Gegenteil nachweisen. Ob Alternsprozesse trotz Ähnlichkeiten als Krankheit eingestuft werden sollten, erfordert zusätzliche Argumente. Biogerontologen sehen einen kausalen Zusammenhang als wichtige Ergänzung zu den ähnlichen Eigenschaften, die sie vermuten.

IV.5 Das Kausalitätsargument

IV.5.1 Kausalität oder Korrelation?

Für die Biogerontologen, die gegen eine Dichotomie von Krankheit und Altern argumentieren, ist das Kausalitätsargument von deutlich größerer Bedeutung als das Eigenschaftsargument. Altern besitzt nicht nur ähnliche Eigenschaften und physiologische Merkmale wie manche Krankheiten, sondern Alternsprozesse verursachen pathologische Phänomene, die allgemein als altersassoziierte Erkrankungen betrachtet werden. Für einen energischen Verfechter des pathologischen Charakters von Alternsprozessen wie David Gems ist das ein hinreichender Grund, Altern als Krankheit zu verstehen.[292]

Man kann jedoch feststellen, dass das Kausalitätsargument, das lange einflussreich war, seit dem Beginn des 20. Jahrhunderts zurückgewiesen wurde. Die Alternative lautete bereits in der Antike, dass Altern nicht direkte Ursache von Erkrankungen ist, sondern nur für sie anfällig macht. Die Positionen von Aristoteles, Galen und Cicero auf der einen und Terenz und Seneca auf der anderen Seite stellen folglich einen Gegensatz dar, der sich in Grundzügen bis in die Gegenwart erhalten hat. Viele Biogerontologen versuchen nun, den Streit durch das Kausalitätsargument zu entscheiden und Altern als Krankheit zu definieren.

Eine einfache Version des Kausalitätsarguments lautet: Altern ist eine Krankheit, weil Alternsprozesse notwendige und hinreichende kausale Faktoren für altersassoziierte Erkrankungen sind.

Die Alternative zur Kausalität ist eine Korrelation ohne direkten ursächlichen Zusammenhang. Für manche Experten ist dementsprechend die Frage noch nicht endgültig geklärt, ob Alternsprozesse altersassoziierte Erkrankungen direkt verursachen oder ob sie nur die Anfälligkeit für Pathologien erhöhen, die letztlich von anderen, äußeren Ursachen herrühren. Ein wesentlicher Unterschied in dieser Hinsicht, der nicht immer deutlich gemacht wird[293], besteht darin, ob man von „altersassoziierten" oder „altersbezogenen" Erkrankungen spricht. „Altersbezogen" unterstellt, dass es Erkrankungen gibt, die in einer direkten Relation zu Alternsprozessen stehen und impliziert einen kausalen Zusammenhang zwischen Altern und Krankheit. „Altersassoziiert" ist der neutralere Begriff, der lediglich eine Korrelation annimmt und offen lässt, ob es sich dabei um eine kausale Relation handelt. Eine nicht-kausale Korrelation bestünde beispielsweise darin, dass ein Ereignis, das zu einer Erkrankung führt, mit zunehmender Zeitdauer immer wahrscheinlicher wird. In der Folge wird der neutrale Begriff verwendet, da es sich um eine offene Frage handelt.

Diesem Sachverhalt entsprechend, stellt der Gerontologe und Mitbegründer der *Gerontological Society of America* (GSA) Herman Blumenthal in einem häufig zitierten Artikel fest, dass die Dichotomie Altern/Krankheit angegriffen werde, aber noch nicht aufgehoben sei. Blumenthal erläutert den Gedanken einer Korrelation durch drei implizite Annahmen. Eine entsprechende Korrelation bedeute demnach erstens, Krankheiten könnten zusätzlich zum biologischen Altern den Funktionsverlust verstärken und das biologische Altern be-

---

292 Z. B. Gems 2011.
293 Z. B. versäumen Lindner Demarez 2009 eine klare Unterscheidung.

schleunigen, aber nicht umgekehrt. Zweitens seien manche Krankheiten deswegen altersassoziiert, weil sie eine lange Latenzphase besäßen oder weil die extrinsischen Ursachen erst
nach einer wiederholten Exposition über einen längeren Zeitraum ihre Wirkung entfalten
würden. Schließlich werde drittens eine solche Wirkung erst dadurch ermöglicht, dass die
körpereigenen Abwehrmechanismen gegen extrinsische Ursachen nachlassen würden. Gemeinsam ist diesen drei Voraussetzungen, dass sie auf extrinsische Ursachen für altersassoziierte Erkrankungen verweisen. Ergänzend dazu nimmt diese Position an, dass körpereigene, intrinsische Ursachen in Form von Alternsprozessen nicht hinreichend sind, um zu
bekannten altersassoziierten Erkrankungen zu führen.

Die Grundlage eines weiteren Arguments, das die Dichotomie von Altern und Krankheit stützen soll, ist auch in diesem Kontext der Topos der Universalität von Alternsprozessen.
In der Biogerontologie ist Leonard Hayflick der prominenteste Befürworter eines strengen
Gegensatzes von Altern und Krankheit, der sich vor allem auf ein Argument stützt, das auf
Universalität zurückgeht. Gleichzeitig weist er darauf hin, dass altersassoziierte Erkrankungen durch extrinsische Ursachen entstünden. Dabei hebt Hayflick den Aspekt der Korrelation hervor: „The aging process simply increases the vulnerability to disease and pathology".[294]

Hayflick betont wiederholt, dass das Verständnis altersassoziierter Erkrankungen unser Wissen über den grundlegenden Prozess des biologischen Alterns nicht vorangebracht
habe. Er bestreitet auch, dass es gelungen sei, den biologischen Alterungsprozess zu stoppen,
zu verlangsamen oder rückgängig zu machen, auch bei Tieren nicht (wogegen allerdings
die oben angeführten zahlreichen Forschungsergebnisse sprechen). Das sei prinzipiell nicht
möglich, so Hayflick, denn der Alterungsprozess in Form der Entropie beträfe alle Objekte
im Universum, ob belebt oder unbelebt. Da Entropie dazu führe, dass molekulare Schäden
entstünden und ebenfalls das zelleigene Reparatursystem davon betroffen sei, führten diese
Prozesse zu einem fortwährenden Anstieg von Anfälligkeit („vulnerability") für Pathologi-
en.[295] Allerdings erklärt Hayflick nicht, was genau die „vulnerability" vom pathologischen
Zustand altersassoziierter Erkrankungen unterscheiden soll und ob in jedem Fall noch bestimmte äußere Ursachen hinzukommen müssten, damit diese tatsächlich entstehen. Aber
er hält es für möglich, dass eine Kaskade von molekularen Veränderungen zunächst zu „vulnerability" und dann zu Pathologien führen könnte.[296]

Obwohl Hayflick immer wieder das Konzept der „vulnerability" betont, wirkt diese letzte Formulierung so, als ob er damit eine kausale Relation von molekularen Veränderungen
und Pathologien lediglich umschreiben würde. Aber nur die Begriffe zu ändern und Kausalität durch Vulnerabilität zu ersetzen, ist keine überzeugende Argumentation. Zudem nimmt
er in seinem zuletzt zitierten Aufsatz einen graduellen bzw. quantitativen und keinen qualitativen Unterschied zwischen biologischem Altern und altersassoziierten Erkrankungen an.

Hayflick bestreitet zwar, dass biologisches Altern eine Krankheit sei, weil es auf der
Universalität der Entropie beruhe. Gleichzeitig benennt er jedoch als die eigentliche Ursa-

---

294 Hayflick 2004.
295 Hayflick 2007b.
296 Hayflick 2004, 550.

che des Alterns die intrinsische Instabilität von komplexen organischen Molekülen, deren dreidimensionale Struktur in Zellen mit hoher Präzision aufrechterhalten werden müsste. Andernfalls verlören sie ihre Funktionalität. Aber dies entspricht im Grunde der Argumentation seiner Gegner. Der einzige Unterschied besteht offensichtlich darin, ob dieser molekulare Funktionsverlust eine hinreichende Ursache ist oder ob noch externe hinzukommen müssen. Hayflick lässt genau die Frage offen, ob notwendigerweise eine äußere Ursache hinzukommen muss. Seine Gegner sind überzeugt, dass es keine solche äußere Ursache geben muss, wofür sie zahlreiche Beispiele aufzählen. Hayflicks Position nähert sich dadurch ungewollt derjenigen seiner Gegner in der Debatte an. Zumindest bei Hayflick scheint die Korrelation daher nicht auf eine rein zeitliche Koinzidenz *anstatt* einer kausalen Relation, sondern auf eine *noch unbekannte* kausale Relation hinauszulaufen.

Robert Arking nimmt eine solche kausale Relation an und vertritt eine ähnliche Sichtweise wie Hayflicks ungewollte, implizite Position. Altersassoziierte Erkrankungen sind ein Resultat von Veränderungen, durch die eine besondere anatomische Struktur oder ein physiologischer Prozess nicht mehr aufrecht erhalten werden können. Damit stellt er eine Verbindung zwischen Anfälligkeit und Kausalität her. Altersassoziierte Erkrankungen sollten als Schwachstellen der evolvierten Anatomie und Physiologie gesehen werden: "In this light, the utility of viewing diseases as systemic failures that highlight the weak points of the evolved anatomical and physiological design of the organism and thereby allow us to identify and investigate them becomes obvious."[297]

Auf dieser Grundlage hat Robin Holliday in der Debatte mit Hayflick seine Position formuliert. Diese einflussreiche Grundposition lautet, dass das biologische Altern selbst Erkrankungen direkt verursacht oder solche Erkrankungen den Endzustand von Alternsprozessen darstellen. Auch nach Blumenthal scheint der Trend, der sich in zahlreichen Publikationen zeigt, eher Hollidays Position zu favorisieren. Denn die stochastische Anhäufung von molekularen Schäden bei gleichzeitigem Abnehmen von körperlichen Instandhaltungs- und Reparaturmechanismen legt eine ganze Reihe nicht-universeller, intrinsischer Ursachen von altersassoziierten Erkrankungen nahe.

Holliday führt dafür zahlreiche Beispiele an, die von kardiovaskulären Erkrankungen über Diabetes und Netzhauterkrankungen bis zu Demenz reichen. Molekulare Veränderungen, die zu dysfunktionalen Proteinen, DNA und Lipiden führten, seien die Ursachen für diese Krankheiten. Holliday räumt zwar ein, dass nicht alle Phänomene, die das biologische Altern umfasst, pathologisch seien. Jedoch gebe es eine breite Überschneidung zwischen biologischem Altern und altersassoziierten Krankheiten. Auch sei die Grenzziehung häufig schwierig. Holliday erkennt auch die Rolle des biologischen Alterns bei der erhöhten Vulnerabilität gegenüber Krankheiten an: z. B. würde der Verlust an Muskelmasse normalerweise nicht als pathologisch angesehen, die nachlassende Knochendichte bei Osteoporose jedoch schon. Das Risiko von Stürzen und Brüchen steige jedoch durch die Kombination von beidem an. Die nachlassende Stärke des Immunsystems sei ein weiteres Beispiel für erhöhte Vulnerabilität, ohne selbst pathologisch zu sein. Wenn dadurch aber Hautgeschwüre

---

297 Arking 2006, 138.

schlecht oder überhaupt nicht heilten, sei nicht einzusehen, weshalb das Altern nicht als die Ursache dieses körperlichen Leidens bekämpft werden sollte.[298]

Die vermehrte Klärung der Mechanismen des biologischen Alterns legt für viele Biogerontologen ebenso wie für Holliday die Position nahe, dass es einen hinreichenden kausalen Zusammenhang im Hinblick auf altersassoziierte Erkrankungen auch ohne die Annahme zusätzlicher extrinsischer Ursachen gibt. Vertreter dieser Ansicht geben an, dass die Belege dafür durch neuere Forschungsergebnisse immer zahlreicher werden. Als Beispiele werden amyloide Plaques genannt, etwa als Ursache von Alzheimer, aber auch von anderen Erkrankungen[299].

Ein kausaler Zusammenhang zwischen Alternsprozessen, bei denen Proteinplaques entstehen, und altersassoziierten Erkrankungen wurde zumindest bei Labororganismen nachgewiesen[300]. Laut einer Übersichtsarbeit von Lindner et al. kann die Akkumulation von dysfunktionalen und beschädigten Proteinen als Paradigma für Alternsprozesse insgesamt verstanden werden, einschließlich des kausalen Zusammenhangs von biologischem Altern und altersassoziierten Erkrankungen.[301] Intrinsische Prozesse und deren Resultate wie Sauerstoffradikale, Nitrosylmoleküle oder Advanced Glycation Endproducts (AGEs) tragen zur Fehlfaltung und zur Aggregation fehlgefalteter Proteine in amyloider oder amorpher Form bei. Beides übersteigt die Mechanismen zur Proteinkontrolle. Verstärkt werden solche Prozesse zwar durch extrinsische Faktoren wie Schwermetalle, die eine katalytische Wirkung auf die Oxidation oder bei der Fehlfaltung von Proteinen zeigen, aber die eigentlichen Abläufe werden dennoch für intrinsisch gehalten.

Beispiele sind Alzheimer, Parkinson, Huntington, Creutzfeld-Jacob, Grauer Star, Presbyopie und die sporadische Einschlusskörpermyositis, die häufigste altersassoziierte Muskelerkrankung, eine entzündliche Myopathie.[302] Außerdem ist mit einem Anstieg von amyloiden Aggregaten eine steigende Demenzrate und Mortalität verbunden. Alle Proteine können dabei eine amyloide Form annehmen. Ungeklärt sind allerdings die genauen Prozesse, wie amyloide Plaques bestimmte Krankheiten verursachen können. In einer Phase-I-Studie an Alzheimer-Patienten zur Immunisierung gegen Amyloide ist den Forschern zwar gelungen, die Plaques zu entfernen, jedoch nicht den Fortschritt der neurodegenerativen Erkrankung aufzuhalten. Dies führte zur Vermutung, dass die eigentliche Ursache in der Kausalkette vor der Ansammlung von Amyloiden liegt, etwa in einer der Vorstufen („protofibril intermediates").[303] Die toxische Wirkung dieser Vorstufe und damit ihre Kausalität bei Alzheimer und Parkinson gilt einer Übersicht über die einschlägige Forschung zufolge als gut belegt.[304]

---

298 Holliday 2004, 545.
299 Irvine El-Agnaf et al. 2008.
300 Dillin Cohen 2011.
301 Lindner Demarez 2009.
302 Lindner Demarez 2009, 990.
303 Vgl. dazu Lindner Demarez 2009, 982.
304 Irvine El-Agnaf et al. 2008.

Für Lindner et al. ist wie erwähnt der Wissensstand über die Proteostasis ein repräsentatives Paradigma des biologischen Alterns. Ihr wesentliches Merkmal ist ein nicht-linearer Anstieg der Wahrscheinlichkeit, dass sich fehlgefaltete Proteine bilden und aggregieren, wobei diese Prozesse eine selbstverstärkende Wirkung haben, indem sie die Kontrollmechanismen beeinträchtigen und die Aggregate selbst zelluläre Schäden verursachen. Die Erklärung des biologischen Alterns sei daher gleichbedeutend damit, derartige dynamische Veränderungen in einem grundlegenden kausalen Netzwerk zu verstehen. Solche sich wechselseitig bedingenden Veränderungen führen im System des Organismus zu Schäden und zu einer Einschränkung von lebenswichtigen Funktionen und daher letztlich zum Tod („understanding of the dynamic changes through time of such basic network, leading from a life supporting system to increased hazard, damage accumulation, and death)."[305]

Neben dysfunktionalen Proteinen liefern Beschädigungen der Mitochondrien einen weiteren wichtigen Beleg für diejenigen, die eine kausale Verknüpfung von Alterungsprozessen und altersassoziierten Erkrankungen annehmen. Douglas Wallace, der Direktor des *Center for Molecular & Mitochondrial Medicine and Genetics* an der *University of California* in Irvine, stellt fest, dass die Symptome und Ursachen von genetischen Mitochondrien-Erkrankungen nicht von altersbedingten Veränderungen unterschieden werden könnten.[306]

Diese und andere Forschungsergebnisse belegen also, dass es eine kausale Relation zwischen einzelnen Alternsprozessen und einzelnen altersassoziierten Erkrankungen gibt, die noch weiter erforscht werden muss. Diese Belege beruhen auf der empirisch gut gesicherten Grundlage der biogerontologischen Definition des Alterns als Anhäufung molekularer Schäden. Eine Korrelation im Sinne der erhöhten Anfälligkeit für Erkrankungen ist nicht ausgeschlossen, aber die direkte Kausalität von Alternsprozessen ist aufgrund dieser Belege hinreichend, damit zahlreiche Erkrankungen entstehen. Muss man deswegen aber auch die Dichotomie zwischen Altern und Krankheit aufgeben? Um diese Frage zu beantworten, muss man zunächst das Kausalitätsargument und seine Prämissen genauer analysieren. Dieses Argument ist für viele Biogerontologen ausreichend, um die Dichotomie zu widerlegen, ohne jedoch die Elemente dieser Argumentation genauer zu analysieren und zu begründen.

IV.5.2 *Grenzen des Kausalitätsarguments*

Grenzziehungen zwischen biologischem Altern und altersassoziierten Erkrankungen erscheinen aus der Perspektive von Biogerontologen wie Robin Holliday unscharf und willkürlich, wie die erwähnte Unterscheidung zwischen einem „nicht-pathologischen" Muskelschwund und „pathologischer" Osteoporose. Selbst Befürworter einer Dichotomie wie Hayflick räumen am Ende ein, dass der Unterschied der entsprechenden Zustände auf molekularer Ebene quantitativ und graduell, aber nicht qualitativ sei. Aber ein solcher Unterschied zwischen zwei aufeinanderfolgenden Zuständen, der nur quantitativ ist, lässt sich problemlos als ein präsymptomatischer pathologischer Prozess deuten, der zu einem pathologischen Endzustand mit Krankheitssymptomen führt.

---

305 Lindner Demarez 2009, 989.
306 Wallace 2010,

Biologisches Altern kann man auf dieser Grundlage als eine Gesamtheit von Prozessen deuten, die deswegen als pathologisch einzuschätzen sind, weil sie hinreichend dafür sind, dass pathologische Endzustände entstehen. Das Argument beruht auf der elementaren Prämisse, dass Prozesse, die Krankheiten verursachen, selbst als krankhaft verstanden werden müssen. Ferner wird vorausgesetzt, was zunächst unmittelbar einleuchtend zu sein scheint, dass altersassoziierten Krankheiten tatsächlich ein spezieller, bekannter Krankheitsbegriff zugeordnet werden kann, d. h. dass sie bekannten Krankheitsentitäten entsprechen.

Nach Peter Hucklenbroich entspricht das Kausalitätsargument in dieser Form auch der verbreiteten Vorgehensweise in der Medizin. Wie erwähnt formuliert er zusätzlich zu seinen primären Kriterien Prinzipien, die weitere Voraussetzungen dafür sind, dass ein Zustand oder Vorgang als Krankheiten definiert werden können. Eine hinreichende Voraussetzung, um Phänomene als krankhaft einzustufen, besteht darin, dass sie „Teil-, Begleit- und Folgeerscheinungen* in einer „pathogenetischen* Entwicklung" sind.[307] Diese Voraussetzung besteht aus zwei Teilen. Der erste Teil beschreibt die kausale Rolle eines Phänomens, der zweite Teil bestimmt das Resultat als „bekannte pathologische Erscheinung".

Der erste Teil dieser Voraussetzung ist offensichtlich erfüllt. Um krankhaft zu sein, müssen Phänomene notwendige Glieder oder Faktoren in Prozessen sein, die Erkrankungen verursachen. Phänomene, die ausschließlich zu Alternsprozessen gehören, also zum Beispiel die Akkumulation dysfunktionaler Moleküle wie fehlgefaltete, Proteine, stehen als „Glieder" oder Faktoren in einer notwendigen und hinreichenden kausalen Relation zu Krankheiten.

Diese kausale Relation lässt sich mit dem Wissenschaftstheoretiker Carl G. Hempel als induktiv-statistische Gesetzmäßigkeit verstehen. Das Explanandum einer solchen kausalen Erklärung ist die Entstehung einer altersassoziierten Erkrankung.[308] Das entspricht auch dem Verständnis von einer multifaktoriellen Kausalität, das Wolfgang Wieland allgemein dem Entstehen von Krankheitszuständen zugrunde legt: „Denn wenn man die Bedingungsverhältnisse, in denen jeder Zustand steht, zurückverfolgt, gelangt man niemals zu einer alles bestimmenden ersten Ursache, sondern man verliert sich in einem Netz immer entfernterer und immer weniger spezifischer Bedingungen."[309]

Dass man sich in einem Netz von zahlreichen kausalen Faktoren verliert, bedeutet auch, dass man keine mathematisch genaue Gesetzmäßigkeit angeben kann, wie diese Faktoren in kausalen Prozessen mit einem Endzustand verknüpft sind. Auch die Biogerontologie nimmt solche Netzwerke an. Die beschriebene Schwierigkeit von longitudinalen bzw. Querschnittstudien, die Faktoren für gesundes Altern und Biomarker ermitteln sollen, besteht in den kaum zu bestimmenden Wahrscheinlichkeiten und Risiken bei einer multifaktoriellen kausalen Verknüpfung von Alternsprozessen und altersassoziierten Erkrankungen. Tom Kirkwood entwickelt derzeit einen Ansatz mit Hilfe der Systembiologie, der auf der Grundlage solcher Netzwerke versucht, diese Verknüpfung zu beschreiben.[310]

---

307   Hucklenbroich 2012, 143f.
308   Hempel 1977, 60ff.
309   Wieland 2004, 197.
310   Kirkwood 2011

Auch der zweite Teil von Hucklenbroichs Voraussetzung ist erfüllt: Altersassoziierte Erkrankungen sind „bereits bekannte pathologische Erscheinungen". Darunter kann man einzelne Krankheiten als Krankheitsentitäten verstehen, die in die Systematiken der medizinischen Krankheitslehre aufgenommen wurden. Degenerative Erkrankungen des Nervensystems wie Alzheimer z. B. im Kapitel VI des *International Code of Diseases* unter G30-32.[311]

Auch den weiteren Zusatz von Hucklenbroichs Voraussetzung kann man aus biogerontologischer Sicht bestätigen, dass Alternsprozesse kausale Faktoren sind, die „außerhalb pathogenetischer Entwicklungen" nicht auftauchen. Denn es gibt keine anderen Entwicklungen, in denen die „Akkumulation von dysfunktionalen Molekülen" eine Rolle spielt. Ob diese Entwicklungen immer zu einem pathologischen Endzustand führen müssen, ist empirisch kaum zu belegen. Viele Biogerontologen nehmen jedoch wie Hayflick an, dass nicht nur Alternsprozesse, sondern auch altersassoziierte Erkrankungen wie Alzheimer universale Phänomene sind. Nach Gems seien altersassoziierte Erkrankungen der „logische Endpunkt" von Alternsprozessen.[312]

Das biogerontologische Kausalitätsargument beinhaltet nach diesen Überlegungen eine grundlegende Prämisse, die einer allgemeinen medizintheoretischen Voraussetzung des Krankheitsbegriffs (Hucklenbroich) und dabei einem allgemeinem Verständnis von Kausalität in der Medizin (Hempel, Wieland) entspricht. Es kann daher wie folgt formuliert werden:

1. Prozesse, die als Krankheitsentitäten eingestufte Zustände verursachen, sind selbst als Krankheit oder als Teil einer Krankheit zu definieren.

2. Altersassoziierte Erkrankungen wie z. B. kardiovaskuläre Erkrankungen oder Morbus Alzheimer sind als Krankheitsentität eingestufte Zustände.

3. Biologisches Altern ist eine Gesamtheit von Prozessen, die eine oder mehrere altersassoziierte Erkrankungen verursachen.

Schlussfolgerung: Biologisches Altern ist eine Krankheit.

Die dritte Prämisse dieser Argumentation beruht auf den Erkenntnissen und dem Trend in der Biogerontologie, dass zwischen Alternsprozessen und Krankheiten eine kausale Relation angenommen wird und nicht nur eine zeitliche Korrelation. Die zweite Prämisse scheint ebenfalls plausibel zu sein, denn sie kann sich darauf berufen, was in der gängigen medizinischen Praxis als Krankheitsentität allgemein akzeptiert ist.

Allerdings könnte die These vom kausalen Zusammenhang zwischen biologischem Altern und altersassoziierten Erkrankungen in einer möglichen alternativen Argumentation auch zu einem entgegengesetzten Schluss führen. Es könnte bestritten werden, dass Zustände, die von einem Prozess wie dem biologischen Altern verursacht werden, tatsächlich Krankheiten sind, sondern Teil eines „alternativlosen Lebensprozesses" und deswegen gerade keine Krankheiten. Dann müsste nicht das Verhältnis von Altern zu Krankheit neu definiert werden, sondern unser Verständnis von altersassoziierten Erkrankungen als Krank-

---

311 Vgl. http://www.dimdi.de/static/de/klassi/icd-10-gm/kodesuche/onlinefassungen/htmlgm2013/block-g30-g32.htm (aufgerufen am 3.07.2013).

312 Gems 2011, 108.

heiten. Dieser Vorschlag wurde etwa in Bezug auf die Alzheimersche Erkrankung gemacht: Man solle sie nicht mehr als Krankheit sehen, sondern als Bestandteil des „normalen" biologischen Alterungsprozesses.[313] Die mögliche praktische Schlussfolgerung, Alzheimer nicht mehr zu behandeln, wenn es nicht mehr als Krankheit gelten würde, erscheint jedoch äußerst unplausibel.

Bei der ersten Prämisse handelt sich auf den ersten Blick um eine gängige und einleuchtende These. Allerdings könnte man versuchen, eine Ausnahme für Alternsprozesse formulieren. Dafür gibt es einen sehr guten Grund aus der Biogerontologie selbst. Altern ist deswegen ein Sonderfall, weil entsprechende Prozesse schon sehr früh im Leben einsetzen. Möglicherweise bereits in der Eizelle.[314]

Als Konsequenz einer Identifikation von Altern und Krankheit wären daher alle Menschen bereits vor der Geburt präsymptomatisch krank. Man kann das als Absurdität betrachten oder als biogerontologische Version der „Krankheit zum Tod" verteidigen – theoretisch ließen sich für beide Positionen Argumente finden. Aber aus pragmatischer Perspektive wäre dadurch nichts gewonnen, und gerade darum geht es vielen Biogerontologen. Denn diese Sichtweise hebt die Unterscheidung von gesund und krank auf.

Niemand, der altert, wäre gesund. Auf dieser Grundlage sollte man als logische Konsequenz den Gesundheitsbegriff nicht mehr verwenden – denn keinem Menschen könnte das Prädikat „gesund" dann noch zugeschrieben werden – und eine entsprechende lebensweltliche Bedeutung von „gesund" könnte sich prinzipiell nicht mehr mit einer medizinischen oder wissenschaftlich-biogerontologischen überschneiden. Dadurch wären gerade die praktischen Implikationen, wenn man jemandem Krankheit im Vergleich zu Gesundheit zuschreibt, ebenfalls aufgehoben. Handlungsanweisungen lassen sich daraus nicht gewinnen, weil diese ja von der bisherigen Differenzierung abhängen, die jedoch abgeschafft werden müsste. Alternsprozesse mit Krankheit gleichzusetzen wäre zwar nicht theoretisch unmöglich, aber gerade die intendierte praktische Konsequenz wäre verfehlt, festzulegen, wann und in welchem Umfang man in Alternsprozesse eingreifen sollte, weil sie als pathologisch eingestuft werden.

Wie das Eigenschaftsargument zeigt auch das Kausalitätsargument, dass alleine mit Hilfe biogerontologischer Argumente Krankheit und Altern nicht gleichgesetzt werden können. In beiden Fällen kann man ethische und pragmatische Grenzen aufzeigen, wenn versucht wird, die Relation zwischen Altern und Krankheit nur vom biologischen Verständnis des Alterns her zu bestimmen. Im Falle des Eigenschaftsarguments wurden solche Grenzen durch die Topoi der „Universalität" und „Unvermeidlichkeit" deutlich, sowie dadurch, dass Alternsprozesse eine Sonderrolle einnehmen könnten, weil sie zu einem natürlichen Tod führen. Diese verlangen nach einer eigenen Bewertung im Kontext der Theorie des Krankheitsbegriffs und auch aus ethischer Sicht. Wie sich zeigen wird, deutet insbesondere das dritte Argument – das Altersschwächeargument –, das Biogerontologen zugunsten der Identifi-

---

313   Whitehouse George 2008, dt. Whitehouse George 2009.
314   Hurka 2011.

kation von Altern und Krankheit vorbringen, auf die Grenze der normativen Möglichkeiten einer solchen Argumentation hin.

IV.6 Das Altersschwächeargument

Mit dem kausalen Zusammenhang zwischen Altersprozessen eng verbunden ist das zentrale Problem des Altersschwächearguments: Gibt es den „natürlichen" Tod aus Altersschwäche ohne erkennbare pathologische Veränderungen oder nicht? Gerade die Existenz eines solchen Todes ist seit der Antike ein wichtiges Kriterium zur Unterscheidung von biologischem Altern und altersassoziierten Krankheiten. Denn der Alternsprozess führe nach dieser Sichtweise zwar zu Altersschwäche und einer verringerten physiologischen Kapazität, aber nicht notwendigerweise zu Krankheiten. Auf dieser Grundlage unterscheidet die entsprechende Position „pathologisches" und „normales" d. h. „gesundes" Altern. Beim „pathologischen" Altern treten physiologische Veränderungen und altersassoziierte Erkrankungen wie neurodegenerative und kardiovaskuläre Krankheiten oder Krebs auf. Das „gesunde" Altern ist dagegen dadurch charakterisiert, dass nur die körperlichen Kräfte und die Funktionsfähigkeit abnehmen, aber ohne erkennbare Symptome altersassoziierter Krankheiten. Es wird unterstellt, dass das „gesunde" Alter die Regel sei, also die häufigste oder durchschnittliche Erscheinungsform des Alterns, daher wird das „gesunde" Altern mit „normalem" Altern gleichgesetzt. Dagegen sei das „pathologische" Altern der Sonderfall, also eine „singuläre" Form des Alterns. Genau diese Trennung von „singulär – pathologischem" und „normalem – gesunden" Altern wird von vielen Biogerontologen bestritten.

Für diejenigen, die einen klaren Unterschied zwischen Altern und Krankheit sehen, führt der Prozess des Alterns zu abnehmenden körperlichen Kräften und einem „natürlichen" Tod, der nicht von altersassoziierten Krankheiten begleitet sei. Eingriffe in diesen Prozess seien nur sehr eingeschränkt möglich, da er zu den Grundgesetzen des Kosmos gehöre, was beispielsweise der Biologe Leonard Hayflick ebenso wie Aristoteles annimmt. Der Gerontologe Harold Moody ist vom Gegenteil überzeugt: Gerade wenn der biologische Alterungsprozess eine mögliche Todesursache sei, müsste man ihn als pathologisch ansehen.[315] Entsprechende physiologische Veränderungen würden sich immer finden lassen, was auch Hayflick einräumt.[316]

Allerdings gibt es auch Belege aus der neueren Forschung für die These, dass Altern zum Tod aufgrund von physiologischer Schwäche führe, aber ohne pathologische Veränderungen. Luigi Fontana, einer der führenden Erforscher der Kalorienrestriktion, führte Versuche an Mäusen mit entsprechenden Resultaten durch. 30 % der kalorienrestringierten Nagetiere oder langlebigen Mutanten derselben Spezies würden sterben, ohne dass pathologische Veränderungen gefunden werden könnten.[317] Fontana selbst räumt jedoch ein, dass diese Resultate schwer auf den Menschen übertragbar seien. Hier gibt es zusätzlich aber noch

---

315 Hayflick Moody 2003.
316 Hayflick Moody 2003.
317 Fontana 2009, 1136.

die erwähnten Ergebnisse der Forschung an Hundertjährigen, bei denen eine große Gruppe sogenannte „escaper" seien, die nicht an altersassoziierten Erkrankungen leiden würden.[318] Allerdings ist nicht auszuschließen, dass entsprechende physiologische Veränderungen entweder unentdeckt geblieben sind oder dass sie bei längerer Lebensdauer doch deutlich symptomatisch ausgeprägt wären. Den Vertretern der Position, dass „gesundes" Altern der Regelfall sei, kann man außerdem entgegenhalten, dass die Gruppe der Hundertjährigen die Ausnahme darstellt, nicht die Regel. Mortalitätsstatistiken der Altersgruppen darunter weisen nicht Altersschwäche als häufigste Todesursache aus, sondern Krebs und kardiovaskuläre Erkrankungen.

Unabhängig davon kann man davon ausgehen, dass auch bei einem Tod aus Altersschwäche entsprechende physiologische Veränderungen auf molekularer Ebene zu finden sind.[319] Ohne solche physiologischen Veränderungen wären Funktionseinbußen auf zellulärer und organischer Ebene nicht möglich. Wie Fontana kann man solche Veränderungen möglicherweise nicht immer klar einer bereits bekannten, klar definierten altersassoziierten Erkrankung zuordnen. Offen bleibt jedoch die Frage, ob physiologische Veränderungen, die man mit einem Tod aus Altersschwäche in eine multifaktorielle kausale Relation bringen kann, gleichzeitig auch als pathologisch einzustufen sind. Die Entscheidung darüber hängt davon ab, wie man einen solchen Tod bewertet.

Dass der Tod im Allgemeinen ein Übel sei, stellt die Grundannahme der Position mancher Biogerontologen, aber auch derjenigen von Bioethikern wie Caplan dar. „Im Allgemeinen" bezieht sich auf den Tod und die Sterblichkeit in einem anthropologischen Sinn als Eigenschaften der menschlichen Existenz. Man muss damit nicht notwendigerweise annehmen, dass der Tod in jedem einzelnen Fall immer schlechter als das Leben in einer bestimmten Lage sei. Aufgrund dieser Voraussetzung werden Tod und Sterblichkeit zu Übeln, die vermieden werden sollen und einzelne Prozesse und Veränderungen, die zum Tod führen, werden als pathologisch eingestuft.

Diese Konsequenz entfällt mit der Grundannahme, dass der Tod im Allgemeinen kein Übel sei und man wie Aristoteles oder Peter Hucklenbroich annimmt, dass nur ein „vorzeitiger" Tod ein Übel sei, aber nicht derjenige aus Altersschwäche. Das entsprechende Argument beruht erneut auf den Topoi „Universalität" und „Unvermeidlichkeit". Für Aristoteles sind beide hier aufgrund von metaphysischen Gesetzmäßigkeiten gegeben, die auch praktische Implikationen haben, da sie die Natur des Menschen für ein gelingendes Leben vorgeben. Diese Argumentation, dass der Tod, weil er „universal" und „unvermeidlich" ist, grundsätzlich kein pathologisches Phänomen sei, wird mittlerweile kontrovers diskutiert. Auch hier muss eine Wertung hinzukommen. Die Kontroverse darum, ob physiologische Veränderungen durch biologische Alternsprozesse pathologisch sind, wenn sie zum Tod aus Altersschwäche führen, wird deswegen in letzter Konsequenz durch die Frage entschieden, ob der Tod ein Übel ist.

---

318   Evert Lawler et al. 2003.
319   Vgl. z. B. Vijg Campisi 2008, 1068.

Damit erreicht die Debatte, ob Altern eine Krankheit sei, erneut wie auch beim Kausalitätsargument eine existentielle Ebene. Im vorliegenden Zusammenhang wird deutlich, warum das so ist. Denn es werden ja von der Sache selbst her die physiologischen einschließlich der molekularen Aspekte der Sterblichkeit beschrieben, wenn man die Begleiterscheinungen des Todes aus Altersschwäche untersucht. Biogerontologen, die voraussetzen, dass sämtliche Veränderungen und Prozesse, die zum Tod führen, pathologisch sein sollen, sind sich dieser Dimension nicht bewusst. Wenn man die Frage von den molekularen Veränderungen her stellt, ist die fehlende Reflexion dieses Endpunkts verständlich.

Die Biogerontologie bestimmt den Zusammenhang zwischen Alternsprozessen und Krankheit vom Besonderen her. Sie bringt einzelne Aspekte wie molekulare Eigenschaften und kausale Relationen zwischen Prozessen wie der Akkumulation von molekularen Schäden mit einzelnen Krankheitsentitäten in Verbindung. Diese Zusammenhänge werden verallgemeinert. Daher führt der biogerontologische Ansatz letztlich dazu, dass man die *conditio humana* als Krankheit einstuft und kein Mensch gesund wäre, d. h. keiner medizinischen Behandlung bedürftig. Aber selbst wenn man diese Konsequenz akzeptieren will, führt sie nicht weiter und zwar allein aus pragmatischen Gründen. Auch wenn man entsprechende praktische Schlussfolgerung zieht, muss man konkrete Veränderungen definieren, die man vornehmen will, angefangen bei Biomarkern, die Zielwerte vorgeben, die man erreichen will. Die weitreichendste Veränderung wäre, ob man den Tod aus Altersschwäche als langfristiges Ziel vollständig verhindern sollte. Zu beantworten ist diese Frage nur, wenn man ethische Argumente heranzieht.

Aus der Perspektive der Medizintheorie sollte umgekehrt selbstverständlich sein, dass Sterblichkeit und Altersschwäche mit biologischen Sachverhalten verbunden sind, zu denen auch altersassoziierte Erkrankungen gehören. Die Medizintheorie steht vor einem Problem, das demjenigen der Biogerontologie in diesem Kontext genau entgegengesetzt ist. Während die biogerontologische Fragerichtung dazu führen kann, dass man die menschliche Existenz insgesamt als krank einstuft, führen manche medizintheoretische Überlegungen dazu, dass bisher als Krankheitsentitäten eingestufte Phänomene nicht mehr als pathologisch einzustufen wären. Diese Konsequenz ergibt sich aus einem Gedankengang, der beim Allgemeinen ansetzt, also beispielsweise bei Universalität und Unvermeidlichkeit und dann über diese Kriterien ausschließt, dass Alternsprozesse Krankheiten sein können. Wenn aber die biogerontologische Beschreibung von Alternsprozessen zutrifft, dann wären möglicherweise neurodegenerative Erkrankungen nach dieser Logik keine pathologischen Phänomene mehr. Durch diesen Zusammenhang stellt sich die ethische Frage, ob man altersassoziierte Erkrankungen ab einem bestimmten Zeitpunkt im Leben eines Menschen nicht mehr als Krankheiten verstehen und folglich nicht mehr behandeln sollte, weil sie Teil der menschlichen Existenz sind. Die ganze Tragweite dieser Frage wird jedoch in der Medizintheorie übergangen. Sowohl Medizintheorie als auch Biogerontologie berücksichtigen dabei jeweils die Erkenntnisse der anderen Disziplin nicht, was jedoch notwendig wäre, um zu einem besseren Verständnis des Krankheitsbegriffs und seiner Relation zu Alternsprozessen zu gelangen.

Biologisches Altern zeigt sich in diesem Kontext als Vexierbild. Aus biogerontologischer Sicht erscheint es aufgrund seiner molekularen Eigenschaften, der kausalen Relation mit altersassoziierten Erkrankungen und dem Tod aus Altersschwäche als pathologisch. Damit stuft man aber die menschliche Existenz in ihren Grundzügen als krank ein. Weist man jedoch aus medizintheoretischer und ethischer Sicht zurück, dass biologisches Altern pathologisch sei, stellt sich die Frage danach, ob und ab wann altersassoziierte Erkrankungen und der Tod schlicht zu akzeptieren sind. Auch aufgrund dieser praktischen Probleme ergibt sich die Notwendigkeit beide Perspektiven wechselseitig zu erhellen. An dieser Problematik zeigt sich jedoch die Grenze der praktischen Schlussfolgerungen, die man alleine aus der Zuschreibung eines allgemeinen Krankheitsbegriffs ziehen kann.

IV.7   Biogerontologie und theoretische Überlegungen zum Krankheitsbegriff

IV.7.1   Probleme mit dem allgemeinen Krankheitsbegriff

Keiner der genannten Vertreter der Biogerontologie, der zum Verhältnis von Altern und Krankheit Stellung nimmt, berücksichtigt dabei die Debatte um den Krankheitsbegriff in der Medizintheorie auf angemessene Weise. Vielmehr wird ein intuitives Verständnis des Krankheitsbegriffs vorausgesetzt, einschließlich impliziter Kriterien, die als notwendig und hinreichend für eine allgemeine Definition von Krankheit geltend gemacht werden. Eine solche Definition auf allgemeingültige Weise zu formulieren, ist jedoch nach verbreiteter Ansicht in der medizintheoretischen Debatte bisher nicht gelungen.[320] Auch die Gegner einer Identifikation von Altern und Krankheit stehen vor diesem Problem. So wird der häufig verwendete Topos der Universalität mit Hilfe von Gegenbeispielen wie Karies zurückgewiesen. Umgekehrt sei nicht jedes Merkmal von Gesundheit auch universell.[321]

Ralf Stoecker hat aus der Schwierigkeit, eine allgemeine Definition von Krankheit zu formulieren, den Schluss gezogen, dass es sich um einen „Bündelbegriff" (*cluster concept*) im Sinne von Wittgenstein handele. Die unterschiedlichen Begriffe, die zu diesem Bündel gehören, besitzen lediglich eine Familienähnlichkeit der Bedeutung. Für einen allgemeinen, streng definierbaren Begriff reicht das nicht aus. Kriterien seien nach Stoecker zwar wichtig für die Zuschreibung der Eigenschaft „krank", aber sie lassen sich nicht ohne weiteres für eine allgemeine Definition verwenden.[322] Außerdem weist er auf die notwendige normative Komponente des Krankheitsbegriffs hin, der einen Zustand beschreibt, der zu ändern sei. Daher greifen rein physiologische Beschreibungen, wie sie größtenteils auch in der Biogerontologie vorgenommen werden, zu kurz. In diesem Sinn sei der Krankheitsbegriff nach Stoecker ein „thick concept", d. h. ein Begriff, der eine deskriptive und eine normative Komponente besitzt.[323] Auch diese Differenzierung findet sich in der biogerontologischen Debatte nicht. Teilweise werden zwar normative Elemente wie Leiden genannt, aber Begründungen fehlen, weshalb diese auch zur praktischen Schlussfolgerung führen, dass Altern behand-

---

320 Vgl. z. B. Caplan McCartney et al. 2004, Stoecker 2009, Wiesing 1998.
321 Caplan 2005, Boorse 2012, 101 ff.
322 Stoecker 2009, 42 f.
323 Stoecker 2009, 43.

lungsbedürftig sei. Solche Begründungen wären jedoch nötig, weil genau diese Schlussfolgerung häufig bestritten wird.

Während also bei biogerontologischen Überlegungen zum Verhältnis von Altern und Krankheit einschlägige Erkenntnisse der Medizintheorie nicht berücksichtigt werden, gibt es dasselbe Versäumnis auch in der Medizintheorie. Biogerontologische Konzepte finden bisher kaum Eingang in allgemeine medizintheoretische Überlegungen, obwohl auch hier allgemeine Thesen über das biologische Altern und seine Bedeutung für den Krankheitsbegriff vertreten werden. Notwendig ist folglich ein Austausch, bei dem die jeweiligen theoretischen und empirischen Konzeptionen von Biogerontologie und Krankheitstheorien aufeinander bezogen werden. Ein solcher Austausch findet jedoch kaum statt, obwohl das Problem der altersassoziierten Erkrankungen eines der zentralen in der Biologie des Alterns darstellt. Aber auch für Theorien des Krankheitsbegriffs ist körperliches Altern ein Problem, gerade aufgrund seiner Ähnlichkeit und Nähe zu Krankheiten, die seit der Antike diskutiert werden. Bisherige Versuche, Altern und Krankheit voneinander abzugrenzen, wie sie bei manchen Theoretikern zu finden sind, beruhen dabei teilweise auf Annahmen, die sich aus biogerontologischer Sicht als falsch herausgestellt haben.

Daher sollen in der Folge einige Anknüpfungspunkte aus der medizintheoretischen Debatte um den Krankheitsbegriff skizziert werden. Exemplarisch sollen zunächst zwei der prominenten gegensätzlichen Theorien im Hinblick darauf untersucht werden, wie sie das Verhältnis des jeweiligen allgemeinen Krankheitsbegriffs zu biologischem Altern bestimmen. Der Grundgegensatz in der Theorie des Krankheitsbegriffs wird häufig zwischen naturalistischen und normativen Theorien gesehen.[324] Die folgenden Positionen werden als Paradigmen für den jeweiligen theoretischen Grundtypus genannt: Christopher Boorses „naturalistische" bzw. „biostatistische" Theorie (Biostatistical Theory of Health – BST) und Lennart Nordenfelts „normative" bzw. „holistische" Theorie (Holistic Theory of Health – HTH). Beide Theoretiker setzen sich intensiv mit der Frage auseinander, ob aufgrund des eigenen Ansatzes Altern als Krankheit definiert werden könne.

IV.7.2   Biologisches Altern in Christopher Boorses biostatistischer Theorie der Gesundheit

Christopher Boorses Theorie wurde als „naturalistisch"; „deskriptiv" oder als „analytisch" bezeichnet, da sie rein naturwissenschaftlich begründet, objektiv und wertfrei sein soll. Boorse erhebt dabei den Anspruch, den Krankheitsbegriff, so wie dieser letztlich in der medizinischen Pathologie verwendet wird, zu bestimmen. Die Unterscheidung von „normal" und „pathologisch" ist für ihn die theoretische Grundkonzeption der westlichen Medizin.[325] Er räumt jedoch ein, dass für die Verwendung des Krankheitsbegriffs in der klinischen Medizin ein subjektiv-wertendes Element hinzukommen müsse. Auf dieser Grundlage unterscheidet er „disease" als medizinischen Begriff mit einer wertenden Komponente von „illness", dem

---

324 Stoecker 2009, Schramme 2007a, Schramme 2007b.

325 Boorse 1997, 7. In der Folge wird auf diesen Text Bezug genommen, da Boorse an dieser Stelle seine zuvor formulierte Theorie nochmals konzise zusammenfasst und auf Kritiker antwortet. Außerdem geht Boorse in diesem Text auch auf das Verhältnis zwischen Altern und Krankheit aus der Perspektive seiner Theorie ein.

rein deskriptiven Begriff von Krankheit, den seine Theorie zu bestimmen versucht. Einfluss-reich ist diese Theorie unter anderem deswegen geworden, weil der Rawls-Schüler Norman Daniels sich in seiner einflussreichen Theorie der gerechten Gesundheit auf sie stützt. Daher verteidigt Daniels Boorses Ansatz in seinem neuesten Werk auch gegen Einwände.[326] Boorse selbst zählt seine Position zur naturalistischen Theoriengruppe in der Gesundheitstheorie. Um seine eigene Variante innerhalb dieser Gruppe zu charakterisieren, übernimmt er die Bezeichnung „biostatistisch" von seinem Kritiker Lennart Nordenfelt.[327]

Boorse sieht diese Eigenschaft deswegen als korrekt an, weil sie sich auf zwei wesent-liche Elemente seiner Theorie bezieht. Erstens sei sie eine „bio-"statistische Theorie, weil sie sich wesentlich auf den Begriff der biologischen „Funktion" stützt. Eine Funktion ist ein Prozess auf unterschiedlichen Ebenen des Körpers (Organellen, Zellen, Gewebe, Organe, Organismus), der dazu dient, ein vorgegebenes Ziel zu erreichen. Mit Bezug auf unterschied-liche Theoretiker der Biologie – Sommerhoff, Braithwaite, Nagel[328] – nimmt Boorse eine strukturelle Zielgerichtetheit von Organismen an. Diese Ziele sind hierarchisch geordnet. Als oberste Ziele dieser Hierarchie bestimmen Überleben und Reproduktion die struktu-relle Disposition eines Organismus. Auf diese Ziele sind alle organischen Teilfunktionen letztlich ausgerichtet.[329]

Das zweite Element von bio-„statistisch" entspricht Boorses Begriff der „Normalität". „Normal" ist eine organische Funktion, die den Zielen Überleben und Reproduktion dient und einen statistischen Mittelwert der relevanten Gruppe von Organismen darstellt. Diese Gruppe von Organismen sind die Mitglieder einer Spezies, die zum gleichen Geschlecht ge-hören und zur selben Altersklasse. Die Relevanz der Zugehörigkeit zu einem Geschlecht liegt durch unterschiedliche geschlechtsspezifische Organe auf der Hand. Eine Altersklasse ist des-wegen relevant, um „normale", biostatistische Funktionen zu bestimmen, weil Organismen wachsen. Während des Wachstums können je nach Alter unterschiedliche Funktionswerte gemessen werden, die für die Ziele des Überlebens und der Reproduktion förderlich sind.

Um Krankheit zu definieren, bezieht sich Boorse ebenfalls auf biologische Teilfunkti-onen, ihre biologisch vorgegebenen Ziele des individuellen Überlebens und der Reproduk-tion, sowie ihre statistisch durchschnittliche Effizienz beim Erreichen dieser Ziele in einer Referenzklasse. Die knappste Definition von Krankheit mit Hilfe dieser Elemente lautet, dass Krankheit in einer eingeschränkten Funktion besteht, die unterhalb von speziestypi-schen, statistischen Durchschnittswerten liegt ("a disease is a type of internal state which is either an impairment of normal functional ability, i.e. a reduction of one or more func-tional abilities below typical efficiency, or a limitation on functional ability caused by en-vironmental agents").[330]

---

326 Daniels 2008, 36-42.
327 Boorse 1997, 4.
328 Vgl. z. B. Boorse 2012, 85.
329 Boorse 1997, 7.
330 Alle Definitionen Boorse 1997, 7-8.

Nach Boorse kann der biologische Alternsprozess nicht als Krankheit gesehen werden, da selbst Altersschwäche den statistisch „normalen" Funktionswerten der relevanten Referenzklasse entspricht. Rätselhaft ist es aus Boorses Sicht dagegen, warum überhaupt manche mit dem Altern verbundenen Phänomene wie altersassoziierte Erkrankungen in der Medizin als Krankheiten eingestuft werden. Aber das würde die Gültigkeit seiner Theorie nicht grundsätzlich in Frage stellen, sondern sei eine Anomalie, die man genauer untersuchen müsse.[331] Man kann darin ein weiteres Argument erkennen, das unter den Topos „universelle Phänomene können keine Krankheiten sein" fällt. Untersucht man jedoch Boorses Annahmen zu Alternsprozessen genauer, werden nicht nur fehlerhafte Annahmen zur Biologie des Alterns, sondern sogar grundlegende Schwächen und Widersprüche der biostatistischen Theorie deutlich. Problematisch erscheint aus drei Gründen vor allem ihre evolutionsbiologische Grundlage, wenn man sie mit der gängigen evolutionsbiologischen Erklärung des Alterns vergleicht.

Erstens ist die Voraussetzung einer Altersgruppe als Referenzklasse unbegründet. Zweitens ist diese Voraussetzung im Falle des Alters auch falsch, weil das chronologische Alter nach biogerontologischen Erkenntnissen keine verbindliche Aussagekraft über Funktionswerte besitzt. Das trifft im Gegensatz zum chronologischen Alter nur auf das biologische zu. Schließlich ist das dritte und größte Problem von Boorses Theorie, dass sie es ausschließt, dass ein statistischer Durchschnittswert „dysfunktional" sein könnte. Wenn man diese Annahme auf Altern anwendet, dann erweist sich die Grundlage der Theorie als widersprüchlich.

Die Relevanz der Referenzklasse ist in Bezug auf das fortgeschrittene biologische Alter eine unbegründete Voraussetzung. Das Hauptargument für diese Voraussetzung bezieht sich auf die Existenz von Wachstumsprozessen. Man würde Kleinkinder nicht deshalb als krank bezeichnen, weil sie nicht gehen können. Aber eine Analogie zu Alternsprozessen verbietet sich. Boorse versteigt sich aufgrund dieser falschen Analogie zur haarsträubenden Behauptung, dass Altersschwäche zum großen Teil ein Regress in frühere Entwicklungsstadien sei – allerdings in einem Text, der ursprünglich 1977 veröffentlicht wurde.[332] Kleinkinder leiden jedoch nicht an neurodegenerativen Erkrankungen, an Osteoporose oder Arteriosklerose. Kinder, die solche biologischen Zeichen von Altersschwäche zeigen, leiden an Progerie oder ähnlichen schweren Erkrankungen. Wachstumsprozesse dagegen sind nicht mit Alternsprozessen vergleichbar, wie Biogerontologen betonen, gerade weil man belegen kann, dass sie anders als biologisches Altern funktional und adaptiv sind. D. h. sie steigern die Chancen zu überleben und sich fortzupflanzen.

Aus biogerontologischer Sicht ist zweitens problematisch, die Referenzklasse auf das chronologische Alter zu beziehen. Der statistische Mittelwert der Funktionswerte in Bezug auf das chronologische Alter ist nicht aussagekräftig je älter die Bezugsgruppe ist, da die unterschiedlichen Werte von Individuen gleichen chronologischen Alters sich in Hinblick auf

---

331 Boorse 1997, 90ff. Boorse 2012, 103.
332 Boorse 2012, 103.

ihr biologisches Alter stark voneinander unterscheiden können. Das gilt jedenfalls für einen großen Zeitraum der Lebensspanne des jüngeren Alters bis zum weit fortgeschrittenen Alter.[333]

Das größte Problem ist jedoch die Identifikation des statistischen Durchschnittswerts als „funktional" oder „Funktion mit normaler Effizienz". Thomas Schramme, der auf der Grundlage von Boorses Theorie wie dieser selbst ebenfalls die These vertritt, dass Altern keine Krankheit sei, formuliert knapp, dass Alterns deswegen keine Krankheit sei, weil es keine Dysfunktion darstelle.[334] Dies verhalte sich so, weil es die statistisch normale Funktionsfähigkeit der Mitglieder der Referenzklasse beschreibe. Das ist eine zirkuläre Behauptung auf der Grundlage einer unbegründeten, problematischen Voraussetzung. In Schrammes Formulierung tritt die Schwierigkeit sehr deutlich hervor: Statistische Durchschnittswerte als formales Kriterium können nicht *a priori* darüber entscheiden, ob ein Zustand biologisch eine Dysfunktion ist. Die Effizienz der statistisch durchschnittlichen körperlichen Funktionen der Referenzklasse „hohes Alter" müsste nach Boorses Theorie auch durch ihren empirisch nachweisbaren Beitrag für die Ziele Überleben und Reproduktion gewährleistet sein. Ein solcher Beitrag existiert jedoch gerade laut dem evolutionstheoretischen Rahmen der Biogerontologie nicht.

Schramme versucht dementsprechend zusätzlich zu seiner grundlegenden Argumentation eine Funktion aus der *Disposable-Soma*-Theorie abzuleiten. Zunächst hält er fest, dass nicht jede körperliche Funktion in jeder Lebensphase wirksam sein müsste. Als Beispiel erwähnt er schnelles Zellwachstum in jüngeren Jahren. Wenn dies bei erwachsenen Organismen nachlässt, würde man kaum von einer Dysfunktion sprechen. Außerdem hätte ein Nachlassen in älteren Jahren unter Umständen eine Schutzfunktion. Begrenzungen der somatischen Instandhaltungs- und Reparaturfunktionen seien verantwortlich für Alterungsprozesse. Das sei eine Schutzfunktion, ebenso wie das nachlassende Zellwachstum, und daher vereinbar mit dem Ziel des Überlebens.[335]

Diese Argumentation ist jedoch in verschiedener Hinsicht fehlerhaft. Schrammes Argument kann man auf das nachlassende Potential von Stammzellen zur Erneuerung von Gewebe beziehen. Stammzellen können bei zunehmenden DNA-Schäden entweder entarten oder aber durch Apoptose aus dem Gewebe entfernt werden.[336] Das Resultat sind entweder Tumore oder eine nachlassende Regenerationsfähigkeit des Gewebes aufgrund einer niedrigeren Stammzellendichte. Allerdings wächst die Evidenz dafür, dass biologisches Altern häufig keine Schutzfunktion gegen Tumorbildung darstellt, sondern diese sogar befördert.[337]

Schramme übergeht bei seiner Argumentation, dass in der Biogerontologie Einigkeit über die Dysfunktionalität des Alterns besteht. Altern erfüllt keine biologische Funktion und stellt keine evolutionäre Adaption dar. Nach Michael Rose ist Altern eine fehlende genetische Adaption an ein fortdauerndes Überleben. Es begrenzt die Funktionalität von Organismen

---

333 Vgl. Kap. 2.4.

334 Schramme 2009.

335 Schramme 2009, 255.

336 Vgl. die Übersicht von Finkel Serrano et al. 2007 und Charville Rando 2011.

337 Vgl. z. B. Finkel Serrano et al. 2007, Anisimov Sikora et al. 2009.

im fortgeschrittenen Alter und ein Überleben über die durchschnittliche Lebensspanne hinaus.[338] D. h. nach einer gängigen Definition von Adaption ist Altern keine Eigenschaft, durch die die Chancen eines Organismus zu überleben oder sich fortzupflanzen gesteigert werden.

Das Kriterium der „biostatistischen Normalität" setzt voraus, dass „statistisch normal" gleichbedeutend mit „funktional" und „normal effizient funktionierend" ist. Aber damit ist analytisch vorausgesetzt, dass Organismen zu jedem Zeitpunkt ihrer Entwicklung auf die Ziele Überleben und Reproduktion hin optimiert sind. Eine solche Optimierung von „statistisch normalen" Funktionen würde jedoch voraussetzen, dass nicht nur die Struktur von Organismen zielgerichtet ist, sondern auch die Evolutionsprozesse eine analoge Teleologie vorweisen würden, solche Organismen hervorzubringen. Evolutionsprozesse sind aber nach der gängigen Überzeugung von Evolutionstheoretikern wie Ernst Mayr keine zielgerichteten Prozesse, die Organismen hervorgebracht haben, deren Funktionen auf eine solche Weise optimal für Überleben und Reproduktion angepasst wären.[339]

Das Grundproblem von Boorses Theorie ist, dass „statistisch normales Funktionieren" nicht gleichzusetzen ist mit funktionalen Anpassungen an andauernde Reproduktion und kontinuierliches Überleben. Evolutionär angepasst ist der Mensch nach der Biogerontologie nur an eine funktionale Lebensspanne von etwas mehr als 30 Jahren. Danach kann „statistisch normal" durchaus gleichbedeutend mit „dysfunktional" für Reproduktion und Überleben sein. Zieht man Boorses Verständnis der strukturellen Funktionalität von Organismen seinem Kriterium von „statistisch normal" vor, könnte man biologische Alternsprozesse auch auf der Grundlage von Boorses Theorie als dysfunktional und damit pathologisch einstufen.

Boorse wäre zu einer solchen Neubewertung prinzipiell bereit, auch wenn er den grundlegenden Widerspruch in seiner Theorie nicht sieht. Er nimmt 1997 den Hinweis auf, dass beispielsweise die Alzheimersche Erkrankung Resultat des biologischen Alternsprozesses ist. Aus Boorses Sicht könnte dann das Kausalitätsargument durchaus dazu führen, die Seneszenz als pathologisch einzustufen.[340] Er bemerkt: „I welcome any opportunity to call senile decline pathological."[341] Wäre er konsequent, müsste er die Möglichkeit von vornerein ausschließen, die „biostatistisch normale" Seneszenz als pathologisch zu bezeichnen, was im älteren Text noch seine Position war.

Wie aber die biostatistische Theorie des Krankheitsbegriffs den biologischen Alternsprozess einstuft, bleibt für die Medizin ohnehin ohne verbindliche Folgen. Für Boorse scheint es unabhängig von seiner eigenen Theorie evident zu sein, dass die Medizin jede Anstrengung unternehmen sollte, Altern zu verlangsamen oder sogar völlig zu verhindern.[342] Boorse betont, dass aus der biostatistischen Theorie alleine generell keine Handlungsanweisung für die Medizin abzuleiten sind. Weder muss sie alles therapieren, was von dieser Theorie als pathologisch eingestuft wird, noch muss sie sich für die Begrenzung ihrer Ziele an die

---

338 Rose 2009a,
339 Vgl. dazu und in der Folge: Mayr 2005, 187ff.
340 Boorse 1997, 92.
341 Boorse 1997, 92.
342 Boorse 1997, 92.

Prävention, Diagnose und Therapie dessen halten, was die biostatistische Theorie als pathologisch definiert. Nach Boorse benennt seine Theorie zwar die Gründe dafür, dass ein Phänomen als pathologisch eingestuft werde, die auch für die Medizin normalerweise relevant sind. Aber „pathologisch" nach dieser Theorie ist nicht vollkommen deckungsgleich mit „medizinisch behandlungsbedürftig" und umgekehrt. Für Boorse gibt es ausreichend gute Gründe, körperliches Altern zu behandeln, auch ohne dass man es als Krankheit versteht.

Thomas Schramme kommt auf derselben theoretischen Grundlage zu einem entgegengesetzten Schluss. Er schreibt, wenn die Seneszenz „Nachteile für das Wohlergehen von Menschen im Alter hat" könnte man eine medizinische Intervention in Erwägung ziehen.[343] Allerdings argumentiert er, das biologische Altern sei für den Einzelnen insgesamt positiv zu bewerten. Es wäre deshalb falsch, es zu verhindern. Die Erfahrung des körperlichen Alterns sei in ihrer Gesamtheit betrachtet kein Übel bzw. ein Gut.[344] Auch dieser Widerspruch der praktischen Schlüsse, die Schramme und Boorse aus dessen biostatistischer Theorie ziehen, zeigen ihre Grenzen im vorliegenden Kontext auf.

Das biogerontologische Verständnis des Alterns und seine evolutionstheoretische Grundlage zeigen also elementare Probleme dieser Theorie auf. Das schwerwiegendste Problem stellt die Gültigkeit des zentralen Kriteriums für Gesundheit in Frage, der „biostatistisch normalen" Funktion. Am Widerspruch zwischen Boorse und Schramme zeigt sich außerdem deutlich, dass die biostatistische Theorie an ihre Grenzen stößt, wenn es darum geht, medizinische Eingriffe in den Alternsprozess zu bewerten. Mit den Argumenten und Begriffsdefinitionen dieser Theorie lässt sich keine eindeutige Entscheidung begründen. Das gilt sowohl für altersassoziierte Erkrankungen als auch für den Tod aus Altersschwäche. Mit Schramme könnte man dafür plädieren, altersassoziierte Erkrankungen ab einem gewissen Zeitpunkt in der durchschnittlichen Lebensspanne nicht mehr medizinisch zu behandeln. Für Boorse scheint das keine naheliegende Schlussfolgerung sein. Wie auch bei den zuvor analysierten Argumenten der Biogerontologie bleibt aus normativer Sicht offen, ob man gewillt ist, Altersschwäche, Gebrechlichkeit und Sterblichkeit des Menschen hinzunehmen oder ob man sie nach Möglichkeit medizinisch bekämpfen möchte. Als falsch erwiesen hat sich jedoch die Annahme, dass der „statistisch normale" Zustand des Menschen sich immer als „funktional" und damit als „gesund" charakterisieren lässt. Allein auf dieser Grundlage kann man medizinische Eingriffe nicht ablehnen.

IV.7.3   Altern in der holistischen Theorie der Gesundheit von Lennart Nordenfelt

Ein wichtiger Kritiker der biostatistischen Theorie, von dem Boorse sogar diese Kennzeichnung übernimmt, ist Lennart Nordenfelt. Von ihm stammt eine normative Theoriealternative, die er selbst „holistisch" nennt. Diese Bezeichnung soll ausdrücken, dass das gesamte Individuum im Kontext seiner Umwelt und seiner Lebensbedingungen in der Theorie von Krankheit und Gesundheit zu betrachten sei und nicht nur die Funktionalität einzelner Or-

---

343 Schramme 2009, 255.
344 Schramme 2009, 258 ff.

gane. Wie Boorse sieht Nordenfelt dabei die Gesundheit als den primären Begriff und definiert sie als eine bestimmte, zielgerichtete Funktionsfähigkeit.

Der wesentliche Unterschied von Nordenfelts Ansatz zu demjenigen Boorses liegt in der zugrunde gelegten Teleologie. Denn Nordenfelt definiert die Gesundheit als Fähigkeit eines Handelnden unter Standardbedingungen einer bestimmten Gesellschaft sogenannte „vital goals" (etwa „lebenswichtige Ziele") zu erreichen. Diese Ziele sind notwendig und hinreichend für ein minimales Wohlbefinden („minimal happiness"). In einer weiteren Charakterisierung bezeichnet er daher seinen Ansatz auch als „welfare theory of health".[345] Für die Abwesenheit von Gesundheit verwendet Nordenfelt den allgemeinen Begriff „malady". Eine „malady" ist ein mentaler oder körperlicher Zustand, der die Fähigkeit einer Person einschränkt „vital goals" zu erreichen. Darunter fallen verschiedene Formen, die man z. B. nach Ursachen unterscheiden kann („disease", „injury", „defect", „impairment" etc.). Worauf es im vorliegenden Kontext ankommt, ist der Begriff der „illness", der eine besondere Form der „malady" beschreibt und zwar diejenige, die prinzipiell von der Medizin geheilt werden kann.[346]

Wie Boorse sieht auch Nordenfelt die Nähe von Altern zu Krankheit: Prima facie könne Altern als Krankheit gelten. Denn es sei ein körperlicher oder geistiger Prozess, der die Fähigkeiten einer Person reduziert. Er formuliert ebenfalls eine Version des Eigenschaftsarguments: Altern besitze einige typische Eigenschaften des Erscheinungsbilds oder der Symptome von Krankheiten.[347] Als Beispiele nennt er die reduzierte Plastizität von Hautzellen, eine beschleunigte Arteriosklerose und Nekrose im Hirngewebe. Obwohl es also zunächst naheliegend zu sein scheint, würden wir dennoch im normalen Sprachgebrauch und nach allgemeiner Überzeugung Altern nicht als Krankheit betrachten. Dafür gibt es zwei Gründe: Biologisches Altern sei das unvermeidliche Schicksal aller Menschen. Diesen Grund könnte man als analog zu Boorses statistischer Normalität oder der Universalität des Alterns sehen, die dagegen spreche, dass es eine Krankheit sein könnte. Nordenfelt betont jedoch vor allem den Aspekt der Unvermeidlichkeit.

Daraus leitet er den zweiten Grund ab: Altern sei deswegen keine Krankheit, weil es prinzipiell medizinisch unheilbar sei. Bei Krankheiten, die jetzt noch nicht heilbar sind, wie beispielsweise Krebs, sei ein entsprechender medizinischer Erfolg immerhin denkbar. Nordenfelt geht davon aus, dass es sich beim Altern anders verhält, weil er die Überzeugung der älteren Biologie des Alterns teilt, dass es genetisch programmiert sei. Eine solche genetische Programmierung könne man prinzipiell nicht aus dem menschlichen Genom entfernen. Er schlägt deswegen vor, Altern in eine Kategorie nicht-medizinischer „maladies" einzuordnen, die von „illness" und „diseases" insofern unterschieden werden sollen, als sie prinzipiell unheilbar seien.

345　Nordenfelt 1987, 90.

346　Nordenfelt 1987, 109-112.

347　Für Nordenfelts zitierte Thesen zu Altern und Krankheit vgl. Nordenfelt 1987.112-113.

Allerdings wendet er auch ein, dass die Seneszenz nicht unbedingt die Gesundheit redu-zieren muss, weil man seine Ziele bzw. „vital goals" anpassen könne. Bei entsprechend ange-passten Zielen bliebe die Gesundheit, als Fähigkeit diese zu erreichen, auch im Alter erhalten.

Nordenfelts Ratschlag, die „vital goals" im Alter anzupassen, kann man vor dem Hin-tergrund seines Arguments der Unvermeidlichkeit als Klugheitsratschlag ansehen, nicht als moralische Empfehlung oder gar als Pflicht. Denn nur insofern es nicht möglich ist, medi-zinisch etwas gegen Altern zu unternehmen, muss man zwangsläufig „vital goals" anpassen. Wie bereits erwähnt, gilt die Hypothese der genetischen Programmierung des Alterns in der neueren biogerontologischen Forschung als widerlegt. Eingriffe gegen Altern sind prinzipiell möglich. Indem man Nordenfelts ursprüngliche Argumentation entsprechend modifiziert, könnte Altern auf dieser Grundlage doch als Krankheit eingestuft werden.

Beide Kontrahenten in der Theorie des Krankheitsbegriffs unterscheiden Krankheit und Altern damit aufgrund von Kriterien, die aus biogerontologischer Sicht fragwürdig erschei-nen. Boorse legt die biostatistische Normalität zugrunde, die jedoch aufgrund der Dysfunk-tion des biologischen Alterns kein Kriterium für Gesundheit sein kann. Nordenfelt verweist auf die Unmöglichkeit, erfolgreich in den Alterungsprozess zu intervenieren – allerdings auf-grund der falschen Annahme einer genetischen Programmierung.

Beide Sichtweisen stehen sich letztlich sehr nahe, wenn es darum geht, ob man Altern medizinisch behandeln sollte. Beide Theoretiker befürworten prinzipiell solche medizini-schen Eingriffe. Boorse betont, dass es wünschenswert sei, Altern mit medizinischen Me-thoden zu verlangsamen oder völlig abzuschaffen – sofern möglich – egal ob es von seiner Theorie als Krankheit eingestuft werde oder nicht. Ebenso Nordenfelt: Seine Ansicht, dass Altern prima facie als Krankheit eingestuft werden kann, lässt sich so interpretieren, dass man „vital goals" erst dann anpassen muss, wenn die Medizin an ihre Grenzen stößt.

Diese Lösung, Altern zwar nicht als Krankheit zu definieren, aber dennoch gute Gründe für medizinische Eingriffe zu sehen, kann man als wegweisend für die Debatte insgesamt se-hen. Denn offensichtlich gibt es schwerwiegende, mit subjektivem Leiden verbundene Funk-tionseinschränkungen, bei deren Entstehung Alternsprozesse wesentliche kausale Faktoren darstellen. Diese Einschränkungen zu verhindern oder zu behandeln, ist *prima facie* ein-leuchtend und etwa bei neurogenerativen Erkrankungen versucht man es ohnehin bereits, wenn auch bisher erfolglos. Altern jedoch insgesamt als Krankheit einzustufen führt zu den bereits erwähnten Problemen, die Nordenfelt nicht zur Kenntnis nimmt. Er spricht beispiels-weise die Frage nicht an, wie man mit einer „malady" umgehen sollte, die zur menschlichen Existenz gehört, aber durch neue medizinisch-technische Möglichkeiten unerwartet doch behandelbar wird. In Bezug auf viele praktische Konsequenzen ist diese Einstufung als be-handlungsbedürftig jedoch ohnehin bereits jetzt gegeben, auch wenn man Altern nicht als Krankheit definiert, wie ein Blick auf Talcott Parsons Konzept der „sick role" zeigt.

IV.8 Die Analogie von Altern und Krankheit aus gesellschaftlicher Perspektive

Nach Talcott Parsons entstehen aus der „sick role" im gesellschaftlichen Kontext positive, häufig rechtlich abgesicherte Ansprüche auf eine medizinische Behandlung, auf Finanzierung der Behandlung und andere soziale Rücksichtnahmen wie eine Krankmeldung im Beruf.[348] Aber es gibt auch mögliche negative Begleiterscheinungen wie eine mögliche Stigmatisierung durch bestimmte Krankheiten. Manche Sozialgerontologen befürchten dementsprechend eine Diskriminierung Älterer, wenn allgemein im öffentlichen Bewusstsein „alt" mit „krank" gleichgesetzt werden würde.[349]

Um das Verhältnis von Altern und Krankheit zu bestimmen, wendet Tristram Engelhardt die vier Aspekte der „sickness" aus gesellschaftlicher Perspektive an, wie sie Talcott Parsons in der „sick role" zusammengefasst hat. Auf dieser Grundlage könne man Altern als Krankheit bezeichnen: 1. Man sei von gewöhnlichen Verantwortlichkeiten befreit. 2. Die gealterte Person werde nicht unmittelbar als verantwortlich für ihren Zustand erachtet. 3. Insofern es biomedizinische Forschung mit dem Ziel gebe, Altern aufzuschieben oder umzukehren, werde es de facto zu etwas, das zu behandeln oder zu verhindern sei. 4. Die gealterte Person sollte ebenso wie ein krankes Individuum die Hilfe der Pflege- und Gesundheitsversorgung in Anspruch nehmen. Altern wird analog behandelt wie eine Krankheit, auch wenn es zunächst noch keine ist. Aber diese Einschätzung kann sich mit neu verfügbaren Technologien ändern.[350] Er fasst zusammen: "Aging as a disease identifies a disagreeable state or condition that appears within the sick role and is amenable to medical treatment".[351]

Engelhardts wichtigster und kaum beachteter Beitrag zur Diskussion ist seine Konzeption des „premature aging" („vorzeitiges Altern"). Denn trotz der Analogien und Nähe zwischen beidem werde Altern im allgemeinen Sprachgebrauch nicht mit Krankheit gleichgesetzt. Dazu bedürfe es eines Verständnisses, demzufolge es ein „regelwidriger" („improper") und damit ein ungewöhnlicher Zustand wäre, was nicht der Fall sei. Ausnahmen seien jedoch in Form von „premature aging" gegeben. Vorzeitiges Altern ist durch drei mögliche Aspekte gekennzeichnet: 1. Altern vor der eigenen Geburtskohorte (etwa präsenile Demenz), 2. Altern, das leicht hätte verhindert werden können oder 3. Altern, das mit sich bringt, dass man Dinge nicht tun kann, die sonst für andere Phasen im menschlichen Lebenslauf als normal gelten.[352]

Der entscheidende Punkt ist, dass diese Aspekte keine objektiven Kriterien liefern, sondern von gesellschaftlichen und individuellen Erwartungen abhängen. Solche Erwartungen hängen wiederum von zwei Hauptfaktoren ab. Zum einen davon, was Menschen zu akzeptieren bereit sind und für wünschenswert halten, und zum anderen von der Verfügbarkeit entsprechender Technologien. Wenn man Altern als Krankheit bezeichne, benenne man damit nach Engelhardt auch bestimmte Erwartungen im Hinblick auf Tätigkeit im

---

348 Z. B. Parsons 1981.
349 Vincent 2006.
350 Engelhardt 1979, 190.
351 Engelhardt 1979, 190.
352 Engelhardt 1979, 186ff.

Allgemeinen: Freiheit von Schmerz und Gebrechlichkeit und die Verwirklichung von Gütern und Werten, die normalerweise Menschen offenstehen.[353] In einem ähnlichen Gedankengang wie Nordenfelt hält Engelhardt fest, es sei nur sinnvoll, Altern als Krankheit zu bezeichnen, wenn man es tatsächlich verhindern könne.

Zusammenfassend sieht Engelhardt gute Gründe dafür, Altern medizinisch zu behandeln, vor allem wenn man sich auf die gesellschaftlichen Aspekte der „sick role" bezieht. Tatsächlich sei eine solche Sichtweise auch vorzufinden und mit einem realistischen Ausblick auf die Zukunft konstatiert er: In dem Maße, in dem die Fähigkeit wachsen würde, die biologischen Prozesse zu verstehen, die Altern zugrundeliegen, würde die Sichtweise, Altern als Krankheit einzustufen, immer größeren Einfluss gewinnen. Das entspricht seiner Ansicht, Altern, das leicht verhindert werden könnte, sei „vorzeitig" und damit auch pathologisch. Auch dieser Punkt nimmt der Definition des Alterns als Krankheit etwas von ihrer Wichtigkeit. Denn die Eigendynamik der Forschung, neuer Möglichkeiten und die negativen Aspekte des Alterns führen nach dieser Sichtweise mehr und mehr dazu, dass man es als behandlungsbedürftig sehen dürfte. Eine solche Entwicklung könnte auch ohne Krankheitsdefinition stattfinden. Offen bliebe jedoch immer noch, wer Zugang zu einer solchen Behandlung erhalten würde und welche Widerstände es geben wird, die sich darauf berufen, dass man Altern akzeptieren sollte.

IV.9 Alternsprozesse ohne allgemeine Krankheitsdefinition medizinisch behandeln

Die drei biogerontologischen Hauptargumente gegen die Dichotomie von Altern und Krankheit stellen eine einleuchtende Parallele zwischen Altern und Krankheit her. Alternsprozesse sind charakterisiert durch dysfunktionale Moleküle und Dysfunktionalität auf höherer organischer Ebene, wie beispielsweise Gebrechlichkeit. Zahlreiche Kriterien in entsprechenden Listen treffen sowohl auf viele Krankheiten als auch auf Altern zu. Alternsprozesse stehen in einer komplexen, multifaktoriellen, aber immer besser empirisch belegten kausalen Relation zu altersassoziierten Erkrankungen. Altersschwäche lässt sich zudem prinzipiell an physiologischen Veränderungen auch auf molekularer Ebene erkennen, die letztlich zum Tod führen. Aus biogerontologischer Sicht existiert eine Grauzone zwischen Altern und Krankheit, die Grenze zwischen beidem verwische mehr und mehr und „gesundes" Altern sei nicht der einfach zu erreichende, herkömmliche Endzustand von Alternsprozessen.

Robert Arking fast den biogerontologischen Wissensstand zur Relation zwischen Altern und Krankheit so zusammen, dass die Unterscheidung zwischen „normalem" und „pathologischem" Altern nicht aufrechtzuhalten sei. Das Erforschen der Übergänge zwischen Alternsprozessen und altersassoziierten Erkrankungen sei zu lange in der Biogerontologie vernachlässigt worden.[354] In der Biogerontologie könne sich die Überzeugung, Altern sei keine Krankheit, nicht mehr halten. Vielmehr sei deutlich geworden, dass biologisches Altern

---

353   Engelhardt 1979, 188.
354   Arking 2006, 138-139.

eine gemeinsame Erklärungsgrundlage für chronische, altersassoziierte Erkrankungen liefere wie zuvor die Keimtheorie für Infektionskrankheiten.[355]

Legt man die Triade „disease", „illness" und „sickness" zugrunde, die objektive, subjektive und gesellschaftliche Aspekte von Krankheit unterscheidet[356], ergeben sich ebenfalls einige Gründe, biologisches Altern als einen ähnlichen Zustand wie Krankheit zu verstehen. Tristram Engelhardt hat diese unterschiedlichen Punkte exemplarisch zusammengefasst, was in einem sehr weit vorausschauenden Sammelband des Hastings Centers zu lebensverlängernden Technologien bereits 1979 erschienen ist.[357] Ähnlich wie Caplan und Stöcker versteht Engelhardt „disease" als nicht allgemein zu definierenden Überbegriff. Demnach handle es sich um einen physischen oder psychischen Zustand, der für dysfunktional gehalten werde, eventuell von Schmerzen begleitet sei und auch zu Deformationen führen könne. Er benennt Beispiele für jeden dieser Aspekte, die aufgrund von pathophysiologischen oder psychopathologischen Gesetzen in Zusammenhang mit Altern erkennbar seien, was ebenfalls zu den Kennzeichen von „disease" gehöre. Die Biogerontologie kann diese Versionen des Eigenschafts- und des Kausalitätsarguments deutlich erweitern.

„Illness" wird primär durch den subjektiven Leidensaspekt definiert. In dieser Hinsicht sei Altern aus subjektiver Sicht in einem viel größeren Maß eine „illness" als andere Zustände individueller Einschränkung, da es nicht Bestandteil eines Prozesses sei, der zu einem im Allgemeinen wünschenswerten Ziel führe, wie etwa eine Schwangerschaft.[358] Mit dieser Beschreibung kommt Engelhardt der Position Caplans sehr nahe und enthält letztlich bereits eine Widerlegung Boorses und auch Nordenfelts. Nach Engelhardts Gedankengang wäre es prinzipiell möglich, anzunehmen, dass Altern generell zu keinem erstrebenswerten Ziel beitragen würde und letztlich jeder Art von „vital goals" abträglich wäre. Seine Überlegungen zur „sick role" und „sickness" wurden bereits dargestellt.

Dennoch gibt es keine hinreichenden Gründe, Altern als Krankheit zu definieren. Dass biologisches Altern zu altersassoziierten Krankheiten, Einschränkungen von Funktionsfähigkeit und Wohlbefinden führt, dürfte nach dem biogerontologischen Wissensstand nur schwer zu bestreiten sein. Das gilt auch dann, wenn es keine einzelne abgrenzbare Krankheit darstellt und vielleicht auch nicht als Prozess in seiner Gesamtheit als pathologisch bezeichnet werden kann, da er Vorstufen umfasst und nicht-pathologische Aspekte.

Entscheidend ist aber, dass die Biogerontologie an normative und praktische Grenzen stößt, die sich aus naturwissenschaftlichen Gründen alleine nicht überschreiten lassen. Der Tod aus Altersschwäche, den viele gerade nicht als pathologisch werten, ist das beste Beispiel dafür. Außerdem sind viele Sozialgerontologen der Meinung, dass die Einschränkungen des subjektiven Wohlbefindens durch Kompensationsmöglichkeiten und Akzeptanz besser ausgeglichen werden können, als durch Manipulation des Alterns. In der Ethik wird der Lebensphase insgesamt ein Sinn zugeschrieben, der seine negativen Aspekte aufheben soll.

---

355   Arking 2006, 200-201.
356   Vgl. z. B. Hofmann 2002, Stoecker 2009.
357   Engelhardt 1979.
358   Engelhardt 1979.

Hier geht es um die Frage, ob körperliches Altern ein Übel oder ein malum aus individueller Sicht ist. Eine Frage, die noch kaum systematisch mit Berücksichtigung der Einwände gegen die Negativität des Alterns untersucht worden ist, was daher ein wichtiger Gegenstand dieser Arbeit sein wird. Aus diesen Gründen ist jedoch nicht nur eine Identifikation von Altern mit Krankheit zweifelhaft, sondern auch, ob man es medizinisch behandeln sollte.[359]

Außerdem gibt es auch praktische Gründe aus der Perspektive der medizinischen Diagnostik und Praxis, die dagegen sprechen, Altern als Krankheit zu definieren. Nach der Definition von Wolfgang Wieland formuliert ein Arzt eine Diagnose als positive Singuläraussage, in der einem Individuum zu einer bestimmten Zeit ein Krankheitsbegriff zugeordnet wird. Aber die Diagnose „Altern" kann es in diesem praktischen Sinn nicht geben. Denn es handelt sich gerade nach biogerontologischen Erkenntnissen weder um einen zeitgebundenen noch um einen einzelnen Prozess, sondern um eine Vielzahl von unterschiedlichen Vorgängen auf jeder Ebene des Organismus. Zudem sind diese Prozesse noch auf komplizierte Weise miteinander vernetzt und in Wechselwirkung mit zahlreichen intrinsischen und extrinsischen Faktoren. Altern kann daher keine Krankheitsentität sein, die für eine medizinische Diagnose brauchbar wäre.

Wenn man Altern mit Krankheit gleichsetzt, hebt man, wie bereits zuvor angemerkt, in letzter Konsequenz auch den Unterschied zwischen „gesund" und „krank" auf. Denn Alternsprozesse beginnen schon vor der Geburt – ebenfalls eine elementare Erkenntnis der Biogerontologie. Es würde daher keinen anderen menschlichen Zustand als „krank" geben und auch hier wären die praktischen Implikationen allein durch die Definition von Altern als Krankheit unklar. Um einzelne Aspekte von Alternsprozessen medizinisch zu behandeln, ist das auch unnötig.

Zu einem ähnlichen Schluss kommt der kanadische Philosoph Colin Farrelly, der sich aus einer bioethischen Perspektive als Fürsprecher von Eingriffen in Alternsprozesse profiliert hat.[360] Farrelly schlägt vor, eine neue Vision der Medizin zu entwickeln, die der alternden Gesellschaft angemessen sei. Demnach solle sich die Zielsetzung der Medizin vom Fokus auf Krankheiten verabschieden. Anstatt dessen solle Hauptziel sein, die Gesundheit auch „normaler" Menschen zu fördern.

Er weist auch Boorses Hauptkriterium zurück. Der Begriff des „normal species functioning" müsse als Bezugsgröße für legitimes medizinisches Handeln aufgegeben werden. Denn man dürfte auch keine altersassoziierten Erkrankungen behandeln, wenn man diesen Begriff zugrundelegt: „diseases of old age are species typical" und „... it is species typical and a part of normal functioning that we cease to function in old age and that we die." Eine solche Konsequenz ist für Farrelly nicht nachvollziehbar und zurückzuweisen, schlicht weil sie vermeidbares Leiden zulassen würde.

Genau das glauben auch Boorse und Nordenfelt, zumindest im Hinblick auf Altern, wenn sie auch nicht jeden Krankheitsbezug in der Medizin aufgeben wollten wie Farrelly es vorschlägt. Beide meinen, dass es gute Gründe gebe, Altern auch dann medizinisch zu behan-

---

359 Vgl. Kap. 7.
360 Farrelly 2009.

deln, wenn man es nicht allgemein als Krankheit versteht. Auch ohne eine solche Definition kann man argumentieren, medizinische Eingriffe in Alternsprozesse seien das beste Mittel um altersassoziierte Erkrankungen zu verhindern. Das ist zumindest *prima facie* ein erstrebenswertes, allgemein akzeptiertes Ziel, auch wenn sich zeigen wird, dass manche Medizinethiker, Sozialgerontologen, Philosophen und Theologen es kritisch sehen. Einig sind sich Hayflick, Arking, Holliday, Kirkwood und auch andere Biogerontologen, dass für das Verständnis und die Prävention altersassoziierter Erkrankungen biologische Alternsprozesse, die all diesen Erkrankungen gemeinsam zugrunde liegen würden, der wesentliche Schlüssel seien. Ob man Altern als Krankheit versteht oder nicht, ist letztlich nicht von Belang, wenn diese Ansicht wahr ist.

Bereits in den 1970er Jahren hat Wolfgang Wieland festgehalten, dass in der Geriatrie für die Behandlung von Funktionsstörungen und Funktionsschwächen, eine vollständige Diagnose nicht immer nötig sei. Man könne sich lediglich an einzelnen physiologischen Werten, die es zu ändern gilt, und den therapeutischen Möglichkeiten orientieren. Der Ausblick, den Wieland im Anschluss daran formuliert, nimmt eine mögliche Vorgehensweise auf biogerontologischer Basis vorweg, die ohne allgemeine Krankheitsdefinition des Alterns auskommen würde. Das ärztliche Handeln solle sich nicht an „vollen Krankheitsbildern", sondern an „frei kombinierbaren Elementen, Faktoren und Komponenten" orientieren. Dabei würde nach Wieland ärztliches Handeln versuchen, die entsprechenden Werte zu optimieren, was sich im vorliegenden Fall auf Biomarker des Alterns beziehen könnte. „Ärztliche Handlungsschemata" so Wieland, seien „nicht immer und noch nicht einmal im Idealfall an eine zu diagnostizierende Krankheitseinheit gebunden"[361]. Mit Hilfe solcher Werte müsste man auch klären, ab wann, z. B. ab welchem biologischen Alter, welche Präventionsmaßnahmen angemessen wären.

Dadurch könnten die theoretischen und praktischen Probleme vermieden werden, die entstehen, wenn Altern mit Krankheit gleichgesetzt wird. Dennoch wäre eine Finanzierung von Forschung und Behandlungen auf dieser Grundlage möglich, wofür die Parallele zur „sick role", die für das Alter gegeben ist, ebenfalls spricht. Eine solche Position kann sich auch auf eine breite Akzeptanz in der einschlägigen Fachwelt stützten: Biogerontologen sind mit Nordenfelt, Boorse, Caplan und Engelhardt einer Meinung, dass auch Altern selbst mit guten Gründen (Leiden und Funktionsverluste mit Handlungseinschränkungen als Folge) im Rahmen ihrer Möglichkeiten von der Medizin bekämpft werden sollte.

Allerdings müsste hier ein Konsens herbeigeführt werden, bei welchen physiologischen Werten und ab welchem Zeitpunkt eine Behandlung indiziert wäre. Ebenso, wann und ob sie vom öffentlichen Gesundheitswesen als Teil einer gerechten Gesundheitsversorgung zu finanzieren ist. Auch sind hier Kriterien ohne Bezug auf den Krankheitsbegriff zu formulieren. Es wäre darauf zu achten, dass ein fehlender, eindeutiger Krankheitsbezug weder ein Nachteil in der Forschungsförderung, noch bei der medizinischen Behandlung und deren Finanzierung wäre. Treffen die Aussagen der Biogerontologen zur Prävention von altersassoziierten Erkrankungen durch Eingriffe in Alternsprozesse zu, sollte dies möglich sein. Ein solcher Konsens müsste jedoch wiederum auf einer allgemein akzeptierten ethischen Zielset-

---

361 Wieland 2004, 165.

zung von Eingriffen in Alternsprozesse beruhen, der sie als individuell erstrebenswert und gerechtigkeitsrelevant auszeichnet.

Daraus ergeben sich zwei Grundfragen: Erstens, welche Möglichkeiten die Biogerontologie für die nahe Zukunft in Aussicht stellt und welche Ziele damit erreichbar sind, aber auch welche Ziele prinzipiell angestrebt werden können. Zweitens, ob es normative Gründe gibt, bestimmte Formen von Erwartungen und Akzeptanz in Bezug auf „vorzeitiges Altern" zu befördern. Bereits Eingriffe in Alternsprozesse mit bescheidenen Resultaten wie einer Verlängerung der durchschnittlichen Lebensspanne um einige Jahre könnten aus dieser Sicht unangemessen erscheinen. Solche Gründe könnten auf Konzeptionen beruhen, die einen positiven Sinn des körperlichen Alterns für die individuelle Lebenserfahrung entwickeln. Davon wären die allgemeinen Ziele abhängig, die Interventionen in das biologische Altern verfolgen sollten. Dies würde bedeuten, dass es ab einem bestimmten Zeitpunkt der menschlichen Lebensspanne zu akzeptieren sei und die Erwartungen entsprechend anzupassen wären, ganz unabhängig von den technischen und medizinischen Möglichkeiten.

In diesem Zusammenhang ist zunächst der Einwand von Medizinethikern zu berücksichtigen, Eingriffe in den Alternsprozess seien nicht mit den legitimen Zielen der Medizin vereinbar.[362] Sie glauben, neben dem Krankheitsbegriff, „vorzeitiges Altern" bzw. „natürliches Altern" und auch einen „vorzeitigen Tod" bzw. einen „natürlichen Tod" als Kriterien für die Legitimität medizinischer Eingriffe und ihre Grenzen heranziehen zu können. Auf dieser Grundlage sollte sich die Medizin eine ethische Selbstbegrenzung auferlegen. Die Alternative wäre, dass es keine zeitliche Begrenzung für „vorzeitiges Altern" mittels Akzeptanz und begründbarer maximaler Erwartungen gibt und das es weder einen „vorzeitigen" noch einen „natürlichen" Tod zu einem akzeptierbaren Zeitpunkt gibt. Damit wäre das allgemeine, zu verfolgende Ziel der Biogerontologie, bei der Entwicklung von Interventionen biologisches Altern abzuschaffen.

Solche Überlegungen sind jedoch weitgehend unabhängig von der Definition des Alterns als Krankheit. Auch wenn man Altern als Krankheit einstuft, könnte man gegen medizinische Eingriffe optieren. Solche Eingriffe kann man umgekehrt auch dann befürworten, wenn man Altern nicht insgesamt als pathologisch versteht. Die Bedeutung der Identifikation von Altern und Krankheit, um Eingriffe in den Alternsprozess im Allgemeinen und entsprechende Ziele im Besonderen zu rechtfertigen, wird demnach in der Debatte zwischen Biogerontologen und ihren Kritikern als zu hoch eingeschätzt. Entscheidend sind vielmehr die Gründe, weshalb man die negativen Aspekte des Alterns und einen möglichen Tod aus Altersschwäche akzeptieren oder nicht akzeptieren sollte, und welche Ziele man sich auf der Basis solcher Gründe setzt. Die Biogerontologie zeigt auf, dass negative Aspekte der menschlichen Existenz, die man sonst mit Krankheiten in Verbindung gebracht hat, zu ihren Grundzügen gehören. Die Theorie des Krankheitsbegriffs ist mit einer Antwort auf die Frage, wie man mit dieser Negativität umgehen sollte, überfordert. Manche Medizinethiker trauen sich allein aufgrund einer internen Moral der Medizin zu, festzulegen, was dabei die Aufgabe der Medizin sein sollte. Wie sich zeigen wird, befinden auch sie sich im Irrtum.

---

362 Vgl. Kap. 5.5.

V. Ziele der Biogerontologie – auch Ziele für die Medizin?

V.1 Mögliche Ziele der Biogerontologie

Obwohl Biogerontologen scheitern, Altern als Krankheit zu definieren, bringen sie überzeugende Gründe vor, Alternsprozesse zu manipulieren. Das primäre Ziel wäre dabei, Alternsprozesse zu verlangsamen, möglicherweise sogar anzuhalten oder rückgängig zu machen. Sie rechtfertigen dieses Ziel häufig mit einem zweiten Ziel, das breite Akzeptanz finden sollte: altersassoziierte Erkrankungen zu verhindern oder zu therapieren. Man kann Interventionen in Alternsprozesse als reines Mittel betrachten, um das zweite, übergeordnete Ziel zu erreichen. Dieses zweite Ziel verfolgt die Medizin mit der Unterstützung zahlreicher Institutionen ohne große Kontroversen auszulösen. In Alternsprozesse zu intervenieren und damit Erscheinungsformen des Alterns zu bekämpfen, seien es rein ästhetische Veränderungen, seien es Funktionsverluste, kann jedoch auch ein eigenständiges Ziel solcher Bemühungen sein. Ferner zeigte bereits der Umriss einer möglichen neuen Altersmedizin auf biogerontologischer Grundlage, dass als drittes Ziel auch eine längere Lebensspanne angestrebt werden kann.

Eine Verlängerung der Lebensspanne wird dabei von Biogerontologen häufig nur beiläufig erwähnt, als nachgeordneter Nebeneffekt. Eine längere Lebensspanne und langsameres Altern werden für viele Autoren, die diese Entwicklung verfolgen, erst dann erstrebenswert, wenn alle altersassoziierte Erkrankungen tatsächlich auch zumindest für einen entsprechenden Zeitraum verhindert werden können. Allerdings erklärt diese Rangfolge alleine noch nicht die biogerontologische Zurückhaltung. Daraus ergeben sich Prioritäten: Zunächst gilt es durch verlangsamtes Altern altersassoziierte Erkrankungen zu bekämpfen, dann die Lebensspanne zu verlängern. Man will sich damit vielleicht auch das Ziel zu eigen machen, das am wenigsten kontrovers ist und am wenigsten utopisch klingt. Sehr viele Medizinethiker und Sozialgerontologen sehen eine Manipulation oder sogar mögliche Abschaffung des menschlichen Alterns und eine deutliche Verlängerung der menschlichen Lebensspanne sehr kritisch. Außerdem wollen Biogerontologen zu Recht nicht in die Nähe der existierenden Anti-Aging-Medizin oder der Transhumanisten gerückt werden, zumal sie deren Ziele ohnehin für unrealistisch halten.

Einige Experten lehnen jedoch Interventionen in Alternsprozesse auch dann ab, wenn sie nur das Mittel sind, altersassoziierte Erkrankungen zu bekämpfen. Kritische Stimmen kommen vor allem aus der Medizinethik und der Sozialgerontologie. In beiden Fällen geht es darum, ob Altern zu manipulieren – und sei es nur als Mittel – grundsätzlich mit den legitimen Zielen der Medizin übereinstimmen kann. Die medizinethische Kritik beruht auf der Annahme von ethisch legitimen Zielen der Medizin, die den Kern einer internen Moral ausmachen sollen. Die sozialgerontologische Kritik geht vom Phänomen der Biomedi-

kalisierung des Alter(n)s aus, die zahlreiche negative Aspekte habe und einen besseren gesellschaftlichen Umgang mit dieser Lebensphase verhindere. Diese medizinethischen und
sozialgerontologischen Positionen stellen einen wichtigen Beitrag zur Debatte dar, ob und
wie die Erkenntnisse der Biogerontologie angewendet werden sollen. Daher sollen sie in der
Folge untersucht und vor allem ihre ethischen Thesen einer moralphilosophischen Kritik
unterzogen werden. Diese Untersuchung muss auf einem angemessenen Verständnis der
praktischen Ziele der Biogerontologie aufbauen, so wie diese selbst solche Ziele anhand ihrer Grundbegriffe definiert. Entscheidend ist auch, in welcher Kombination oder umfassenderen Vision für die Zukunft des menschlichen Alterns sie vorgeschlagen werden. Der folgende knappe Überblick soll daher als Ausgangspunkt dieser Überlegungen die zentralen
Begriffe der Biogerontologie kurz in Erinnerung rufen und bestimmen.

Die Grundbegriffe der Biogerontologie verdeutlichen die unterschiedlichen Kategorien
von Zielen auf hinreichende Weise. Wichtige begriffliche Differenzierungen im Hinblick auf
Altern sind das „chronologische Alter", „das biologische Alter" (eines Individuums bzw. einer Population), „biologische Alterungsprozesse", „Seneszenz" und „Langlebigkeit". Bei der
Lebenszeit unterscheidet man die „durchschnittliche" und die „maximale Lebensspanne",
die „Lebenserwartung", die „gesunde Lebensspanne" und die „seneszente Lebensspanne".
Nur wer diese Grundbegriffe und auf dieser Basis auch mögliche Ziele entsprechend genau
unterscheidet und ihren möglichen Zusammenhang nachvollzieht, kann eine sachlich angemessene Kritik formulieren. Daher sollen diese Begriffe im Anschluss definiert werden.

V.2   Verlangsamtes Altern

Alternsprozesse zu verlangsamen ist eines der grundlegenden Ziele der Biogerontologie. Dadurch können primär altersassoziierte Erkrankungen und ebenso Alterserscheinungen verhindert werden. Als sekundärer Effekt würden die Lebenserwartung und die Lebensspanne
ansteigen. Das „chronologische" Alter gibt lediglich die Zeitdauer der Existenz eines Individuums an, das „biologische Alter" eines Organismus ist dagegen unabhängig vom Vergehen
der Zeit zu verstehen. Aus dem chronologischen Alter lassen sich häufig keine allgemeinen
Aussagen über das biologische Alter eines Individuums ableiten. Robert Arking formuliert
diesen Sachverhalt so: „Aging has its molecular signature, and it is not tied to a siderial clock
or a calendar."[363] Diese molekulare Signatur des biologischen Alters besteht allgemein darin, dass sich molekulare Schäden akkumulieren. Die Prozesse, die zum biologischen Altern
beitragen, sind zum Teil stochastisch, d. h. sie beruhen auf zufälligen Ereignissen und laufen nicht nach einem genetischen Programm ab. Genetisch bedingt ist dagegen die intrinsische „Langlebigkeit", die auf der Fähigkeit eines Organismus beruht, molekulare und zelluläre Schäden zu reparieren.

Die Akkumulation molekularer Schäden führt zu einer abnehmenden organischen
Funktionalität. Das biologische Alter beschreibt dementsprechend den Zustand des Organismus, seiner Organe, Gewebe, Zellen und Moleküle, der mehr und mehr dysfunktio-

---

363   Arking 2006, 11.

nal wird. Dies macht auch definitorisch den entscheidenden Unterschied aus, der zwischen „chronologischem Alter" auf der einen Seite und „biologischen Alternsprozessen" auf der anderen Seite besteht.

Die „Seneszenz" bezeichnet nach Arking die Gesamtheit der Prozesse, die diesen Zuständen in einem fortgeschrittenen Stadium des Funktionsverlusts zugrunde liegt.[364] „Altersassoziierte Erkrankungen" werden aus dieser Perspektive als Endzustände oder Teilprozesse der „Seneszenz" verstanden. Der Unterschied zwischen „pathologischem" und „nicht-pathologischem" Altern besteht vor allem darin, dass manche Veränderungen wie Falten oder graues Haar nicht als Symptome von bekannten altersassoziieren Erkrankungen betrachtet werden. Auch solche Veränderungen würden vermutlich durch Eingriffe in Alternsprozesse beeinflusst werden, obwohl das nicht zu den primären Zielen der Biogerontologie gehört. Manche Biogerontologen gehen davon aus, dass man auch bei solchen nicht-pathologischen, äußerlich erkennbaren Veränderungen auf molekularer Ebene ähnliche Eigenschaften finden kann wie bei allgemein als pathologisch eingestuften.

Die abnehmende Funktionalität organischer Prozesse durch das biologische Altern führt nach allgemeinem Konsens in der Biogerontologie zu einer erhöhten Vulnerabilität gegen negative Umwelteinflüsse. Dadurch steigen das Sterbe- und Krankheitsrisiko.[365] Auf der erhöhten Vulnerabilität beruht auch die Definition, dass eine Population bestimmter Individuen dann altert, wenn ihre Mortalität bei unveränderten Umweltbedingungen über einen längeren Zeitraum kontinuierlich ansteigt. Der Tod aus Altersschwäche ist die letzte Konsequenz dieser Entwicklung.[366]

Die Ziele, die durch verlangsamtes Altern angestrebt werden können, sind also im Hinblick auf die manipulierten Alternsprozesse die folgenden:

1. Veränderung der äußeren Erscheinungsformen des alternden Phänotyps, die nicht mit der Einschränkung körperlicher Funktionen verknüpft sind, wie z. B. graue Haare (verjüngtes Erscheinungsbild).

2. Verbesserte Funktionen und physiologische Leistungsfähigkeit, die sonst abnehmen würden, wie z. B. die Schnellkraft durch verringerte Muskelmasse, eine mit zunehmendem Alter niedrigere maximale Herzfrequenz (Verbesserung altersbedingter Funktionseinschränkungen).

3. Prävention, Diagnose und Therapie von altersassoziierten Erkrankungen.

4. Verhinderung oder Verzögerung des Tods aus Altersschwäche.

Besonders hervorzuheben ist, dass diese Ziele durch verlangsamtes Altern nicht einzeln erreicht werden können. Manche Autoren würden das für erstrebenswert halten, wie sich in der Folge zeigen wird. Biogerontologen sind jedoch in der Regel nicht dieser Ansicht. Ihnen geht es häufig darum, die Folgen des biologischen Alterns in ihrer gesamten Bandbreite zu bekämpfen.

---

364 Arking 2006, 12.
365 Vgl. z. B. Hayflick 2007b, Kass 2004, 164.
366 Arking 2006, 85.

V.3   Längeres Leben

Die typische Lebenszeit, die ein Organismus durchläuft, ist aus biogerontologischer Perspektive ein Merkmal, das sich im Laufe der Evolution einer Art herausgebildet hat.[367] Zu unterscheiden sind die „durchschnittliche Lebensspanne" und die „maximale Lebensspanne". Die „Lebenserwartung" gibt den Zeitraum zu einem bestimmten Zeitpunkt im Lebenslauf eines Organismus bis zur durchschnittlichen Lebensspanne der Population an, zu der er gehört. Außerdem unterscheiden Biogerontologen im Lebenszyklus eines Organismus das jugendliche Wachstum („developmental span") und das Erwachsenenalter, welches wiederum in gesunde Lebensspanne („health span") und Seneszenz („senescent span" – charakterisiert durch Einschränkungen wegen altersbedingter Morbidität) eingeteilt wird.[368]

Jeder dieser drei Abschnitte könnte verlängert werden. Die „developmental span" würde man verlängern, wenn man mit Eingriffen in den Alterungsprozess bereits in einer frühen Lebensphase beginnt. Ein Beispiel wäre die Kalorienrestriktion von Geburt an, was in manchen Laborexperimenten an Mäusen getestet wurde. Die Ausdehnung dieser Lebensphase wird jedoch in der Regel nicht für erstrebenswert gehalten. Ein verlangsamtes Wachstum vom Lebensbeginn an birgt die Risiken von Kleinwüchsigkeit und Unfruchtbarkeit.

Als unerwünschte Nebenfolge wird teilweise befürchtet, dass die „senescent span" verlängert werden könnte. Viele Kritiker merken an, dass der Preis für Eingriffe in Alternsprozesse in einer verlängerten Dauer des Leidens an Gebrechlichkeit und Multimorbidität oder Pflegebedürftigkeit bestehen könnte. Der Politologe Francis Fukuyama warnte kürzlich davor, dass Interventionen in das Altern unsere Gesellschaft möglicherweise in ein riesiges Pflegeheim („giant nursing home") verwandeln würden.[369]

Auch in der Biogerontologie möchte niemand die „senescent span" verlängern. Für Biogerontologen ist aber dieses Resultat unwahrscheinlich. Es widerspricht den Resultaten im Tierversuch. Eine Verlängerung der durchschnittlichen Lebensspanne, bei der gleichzeitig die Altersmorbidität verlängert werde, sei unplausibel. Grundvoraussetzung eines längeren Lebens durch Eingriffe in Alternsprozesse sei eine verbesserte Gesundheit. Die seneszente Phase lasse sich dagegen im Verhältnis zur „health span" nicht beliebig ausdehnen.[370]

Im Hinblick auf diese möglichen Folgen ist also naheliegend, dass als Ziel angestrebt wird, die „health span" des Erwachsenenalters auf Kosten der „senescent span" auszudehnen, was auch als „Morbiditätskompression" bezeichnet worden ist. Darin wären implizit auch die oben genannten vier Ziele im Hinblick auf Altern enthalten, wenn es gelingt, diesen Effekt durch verlangsamtes Altern zu erreichen.

Bereits der französische Aufklärungsphilosoph Condorcet hat die Morbiditätskompression als mögliches Ziel der Medizin propagiert. Der Geriater James Fries hat es in den 1980er Jahren mit großem Erfolg neu ins Bewusstsein gebracht.[371] Fries nahm an, dass man

---

367   Vgl. Kass 2004, 164; Carey 2003, 1.
368   Arking 2006, 501.
369   Fukuyama 2003, 65.
370   Arking 2006, 511ff., Gems 2011, 110-111.
371   Fries 1980.

die „health span" ausdehnen könnte, ohne dass die durchschnittliche oder die maximale Lebensspanne ansteigen. Das wird von Biogerontologen als unwahrscheinlich angesehen. Die für eine Morbiditätskompression erforderlich Prävention und Therapie der derzeit bekannten altersassoziierten Erkrankungen würde voraussichtlich die „health span" und die durchschnittliche Lebensspanne verlängern. Schätzungen besagen, dass die durchschnittliche Lebenserwartung bei der Geburt durch die Elimination sämtlicher altersassoziierter Erkrankungen um 15 Jahre ansteigen würde.[372] Würde man dies durch verlangsamtes Altern erreichen, was der beste Weg sei, dann könnte auch die maximale Lebensspanne ansteigen.

Die „maximale Lebensspanne" kann beobachtet oder potentiell sein. Im ersten Fall bezeichnet sie einfach die längste bisher empirisch belegte Lebensdauer eines Individuums einer bestimmten Spezies. Den Rekord der beobachteten (und belegten) maximalen menschlichen Lebensspanne hält die Französin Jeanne Calment, die 1997 im Alter von 122,5 Jahren verstarb.[373]

Die „potentielle maximale Lebensspanne" ist die theoretisch erreichbare Obergrenze der Lebensspanne einer Art. Ob eine solche Obergrenze existiert, ist umstritten: Der Biologe Bruce Carnes und der Soziologe S. Jay Olshansky vertreten die Position, dass der seit Mitte des 19. Jahrhunderts beobachtete, stetige Trend des Anstiegs der menschlichen Lebenserwartung zu einem Ende kommen wird. Die Kurve werde abflachen und eine biologisch determinierte Obergrenze erreichen.[374] Dagegen sind der Entomologe James Carey und der Biodemograph James Vaupel überzeugt, dass es eine solche feste Grenze nicht gebe und die Lebenserwartung weiter kontinuierlich ansteigen werde.[375] Vaupel und Carey extrapolieren die weitere Entwicklung der Lebenserwartung dem genannten Trend entsprechend. Daraus folgt eine gleichmäßig weiter ansteigende Kurve.[376]

Die zukünftige demographische und wissenschaftliche Entwicklung wird zeigen, wer recht behalten wird. Optimisten wie Carey und Vaupel setzen voraus, dass keine unerwarteten äußeren Bedingungen eintreten werden, wie neue Infektionskrankheiten und Seuchen, welche die bisherigen Gewinne an Lebenserwartung wieder reduzieren könnten. Kürzlich haben mehrere Forscher einen Rückgang der Lebenserwartung in den USA aufgrund des verbreiteten Problems der Adipositas festgestellt. Sie prognostizieren, dass daraus ein Trend einer abnehmenden durchschnittlichen Lebenserwartung entstehen wird.[377]

Auch einem solchen Trend könnte der Erfolg bei der Manipulation des Alterns gegensteuern. Der Biogerontologe Bruce Carnes spricht in diesem Zusammenhang einprägsam von einer *manufactured survival time*", einer „künstlich hergestellten" Überlebenszeit. Bisher könnten Eingriffe in altersassoziierte Erkrankungen und Modifikationen des Lebensstils Individuen lediglich helfen, ihr Potential an Lebenszeit („potential life span") zu erreichen. Eingriffe in Alternsprozesse sollen dagegen Personen über ihr individuelles Potential

---

372   Olshansky Hayflick et al. 2002b, B293.
373   Vgl. Coles 2004.
374   Carnes Olshansky et al. 2003.
375   Carey 2003, Vaupel Gowan 1986, Vaupel 2010.
376   Carey 2003, 9.
377   Olshansky Passaro et al. 2005.

hinaus überleben lassen. Carnes hält fest: "The goal of ageing interventions is to manipulate biology in order to take people into the uncharted waters that lie beyond their life span potentials, hopefully in good health."[378].

Genau dies wäre also der Unterschied zwischen einer Verlängerung der durchschnittlichen und einer Verlängerung der maximalen Lebensspanne. Die durchschnittliche kann verlängert werden, indem das ohnehin vorhandene, eigene Potential durch einen optimalen Lebensstil und einzelne medizinische Maßnahmen z. B. gegen Infektionskrankheiten ausgeschöpft wird. In sehr seltenen Fällen werden vielleicht manche Personen etwas länger als die bisher beobachtete maximale menschliche Lebensspanne von 120 Jahren leben. Durch verlangsamtes Altern könnten jedoch viele Menschen damit rechnen, jenseits des eigenen Potentials weiterzuleben. Daher würden deutlich mehr Personen den bisherigen Rekord brechen und möglicherweise deutlich länger leben. Schon die Verlängerung der durchschnittlichen Lebensspanne bedeutet aber für manche Personen dabei „manufactured survival time".

Je nachdem, welche dieser Vorhersagen tatsächlich eintreten wird, werden die tatsächlichen Folgen des demographischen Wandels von den befürchteten Folgen, wie einer starken Belastung der sozialen Sicherungssysteme, stark abweichen. Im günstigsten Fall wären sie weit weniger negativ als häufig vermutet. Die unterschiedlichen Voraussagen betreffen den Anteil älterer Bevölkerungsgruppen an der gesamten Bevölkerung und ihren Gesundheitszustand sowie die durchschnittliche und maximale Lebensspanne, mit der zu rechnen ist. Solche Entwicklungen sind auch von den Erfolgen möglicher Interventionen auf biogerontologischer Grundlage abhängig.

Die Ziele im Hinblick auf die Lebensspanne wären also die folgenden:

1. Ausdehnung der „health span", wodurch noch nicht die durchschnittliche Lebensspanne ansteigen müsste.

2. Ausdehnung der „health span" und Anstieg der durchschnittlichen Lebensspanne z. B. bis diese sich der maximalen Lebensspanne annähert.

3. Ausdehnung der „health span" und gleichzeitig eine deutliche verlängerte Lebensspanne über die gegenwärtig bekannte, maximale hinaus.

Wenn man die „health span" durch verlangsamtes Altern verlängern möchte, ist also damit noch nichts darüber ausgesagt, wie radikal dieses Unternehmen sein soll. Viele Biogerontologen sehen die Anwendung ihrer Erkenntnisse in einer reinen Kontinuität zu dem, was die Medizin in den letzten Jahrzehnten erreicht hat. Das würde sich mit dem obigen Ziel 2 decken. Allerdings gibt es im weiteren Umfeld der Biogerontologie auch Utopien, deren Vision vor allem darin besteht, Menschen ein sehr viel längeres Leben als die jetzige maximale Lebensspanne zu ermöglichen. Die einfachste Unterscheidung solcher Zielvorgaben stammt vom Gerontologen Harold Moody, der das Ziel einer „weak life extension" von einer „strong life extension" unterscheidet, durch die die Lebensspanne beispielsweise verdoppelt werden würde.

---

378   Carnes Nakasato et al. 2005, 24.

V.4   Zwei biogerontologische Visionen für die Medizin

Es gibt also zwei unterschiedliche biogerontologische Zukunftsvisionen für die Medizin. Die erste ist eine pragmatisch-realistische für die nähere Zukunft, die sich vor allem auf die Diagnostik, Prävention und Therapie von altersassoziierten Erkrankungen richtet. Die zweite Vision ist die Utopie der Abschaffung des Alterns. Die Anhänger dieser zweiten Vision sind allerdings deutlich in der Minderheit. Viele Biogerontologen halten sie sogar für theoretisch unmöglich. Kaum jemand glaubt, dass sie in der näheren Zukunft zu verwirklichen sei.

Dagegen unterstützt der biogerontologische Mainstream die bescheidenere medizinische Vision, innerhalb der nächsten Jahrzehnte den Verlauf altersassoziierter Erkrankungen abmildern oder verlangsamen zu können. Anders als im Fall der Utopie glauben viele Biogerontologen auch daran, dass wichtige Voraussetzungen für die praktische Umsetzung dieser bescheideneren Zielsetzung bereits jetzt schon erfüllt sind oder in absehbarer Zeit erfüllt sein werden.[379] Sie stützen sich auf Erfolge im Tierversuch und speziesübergreifende Mechanismen, die auch beim Menschen vorhanden seien. In näherer Zukunft halten die Fürsprecher dieser Entwicklung für erreichbar, dass man Alternsprozesse um sieben Jahre verlangsamt und ein entsprechender Anstieg der durchschnittlichen gesunden Lebenserwartung erzielen wird. Diese Zielsetzung propagieren mit breiter Unterstützung ihrer Wissenschaft die Verfasser eines programmatischen Aufrufs. Dessen Schlagwort lautet, dass eine Langlebigkeitsdividende anfallen wird, eine „longevity dividend", wenn man in verlangsamtes Altern investiert. Ermöglicht werde dieser Gewinn durch eine längere Lebenszeit bei besserer Gesundheit im Vergleich zu früheren Generationen.[380]

Das Ziel, die gesunde Lebensspanne um sieben Jahre zu verlängern, scheint unmittelbar mit den Zielen der Medizin übereinzustimmen und erstrebenswert zu sein. Durch eine erfolgreiche Kooperation mit der Biogerontologie stünden der medizinischen Praxis neue diagnostische, präventive und therapeutische Optionen für altersassoziierte Erkrankungen zur Verfügung. Deren Strategie, so zahlreiche Biogerontologen, bestünde darin, bei den wichtigsten, gemeinsamen kausalen Faktoren dieser Erkrankungen anzusetzen.

Eine solche Strategie sei derjenigen überlegen, jede dieser Erkrankungen einzeln und isoliert anzugehen, was manche Biogerontologen auch „das medizinische Modell" nennen. Angeführt von Robert Butler, dem Begründer der Geriatrie des Mount Sinai-Hospitals und damit einer der ersten derartigen Abteilungen weltweit, empfehlen die zwölf Autoren der „longevity dividend", die alle zu den bekanntesten Alternsforschern gehören, diese Strategie als „new model of health promotion and disease prevention for the 21st century."[381] Ein offensiver Vorschlag von prominenter Seite an die Medizin, sich biogerontologische Interventionen und Grundkonzepte zu eigen zu machen.

Als Anhänger der utopischen Vision ist der ehemalige Computerwissenschaftler Aubrey de Grey berühmt geworden. De Grey hat sein wissenschaftliches Betätigungsfeld gewech-

---

379   Butler Miller et al. 2008, Academy of Medical Sciences 2009, Olshansky Perry et al. 2007, vgl. Kap. 3.9.
380   Olshansky Perry et al. 2007.
381   Butler Miller et al. 2008.

selt und propagiert nun mit großer Öffentlichkeitswirksamkeit eine *Strategy for Engineered Neglible Senescence* (SENS).[382] Er glaubt, dass bereits jetzt die nötigen Eingriffsmöglichkeiten prinzipiell vorhanden seien, um alle molekularen und zellulären Folgen des biologischen Alterns rückgängig zu machen. Diese Ansicht und sein Charisma haben ihm zwar größere mediale Aufmerksamkeit eingebracht als den meisten seiner Kollegen, aber auch deren scharfe Kritik.[383]

Die Mehrheit der Biogerontologie unterstützt das bescheidenere Ziel, das durch die „longevity dividend" umschrieben wird. Biogerontologen, die nach der Lebenserwartung bei der Geburt in Industriestaaten im Jahr 2100 gefragt wurden, nannten als häufigsten Wert 100 Jahre.[384] De Grey erhält von dieser Seite also kaum Unterstützung. Dennoch steht seine Vision häufig in bioethischen und sozialgerontologischen Debatten im Mittelpunkt. Diese Aufmerksamkeit beruht offensichtlich nicht auf der Anerkennung, die de Grey in seinem eigenen Fachgebiet erfährt. Die einschlägigen bioethischen Debatten, die um die Frage kreisen, ob Unsterblichkeit erstrebenswert sei, stoßen daher in der Biogerontologie auf Unverständnis. Man sieht dort diese Fragestellung mit guten Gründen als Scheinproblem an. Daher ist es sinnvoll, die unterschiedlichen Zielsetzungen klar voneinander zu trennen und bei ihrer Bewertung zu berücksichtigen, welche Aussichten von der Mehrheit der einschlägigen Experten als realistisch eingestuft werden. Die allgemeinen Zielsetzungen können sich durchaus auch überschneiden. Der eigentliche Unterschied besteht darin, ob man ein Ziel auch für erreichbar hält und welche Konsequenzen daraus gezogen werden. Eine Gemeinsamkeit bei der Bewertung kann sich jedoch daraus ergeben, ob ein bestimmtes Ziel generell angestrebt werden sollte oder nicht. Auch die „longevity dividend" beruht auf einer negativen Einschätzung des Alterns und die entsprechende Zielsetzung lautet auch hier, es soweit als möglich medizinisch zu verhindern. Butler und seine Co-Autoren schätzen nur im Vergleich zu de Grey die Möglichkeiten als sehr viel geringer ein.

Ein wichtiger Ansatz, die Ziele der biogerontologischen Forschung und ihre Implikationen zu bewerten, sind biodemographische Szenarien. Solche Szenarien umfassen die gesamtgesellschaftliche Entwicklung im Hinblick auf die altersmäßige Zusammensetzung und die Krankheitslast. Ziele, die für Individuen angestrebt werden, müssen also von möglichen nichtintendierten, negativen Folgen und gesellschaftlichen Folgeszenarien unterschieden werden, in denen alle Konsequenzen auf der Ebene der Gesellschaft hochgerechnet werden sollen. Dabei muss auch berücksichtigt werden, wenn ein Ziel zwar angestrebt wird, aber nicht oder nur teilweise erreicht werden kann. Darunter fällt die Möglichkeit, dass die „senescent span" gleichzeitig mit der durchschnittlichen Lebensspanne verlängert werden könnte. Einflussreich geworden sind die möglichen biodemographischen Folgeszenarien, die die Bioethiker Eric Juengst, Robert Binstock, Maxwell Mehlmann, Stephen Post und der Alzheimer-Forscher Peter Whitehouse in einem gemeinsamen Aufsatz unterschieden haben.[385]

---

382   de Grey Ames et al. 2002, de Grey 2005, de Grey Rae 2007 (deutsche Fassung: de Grey Rae 2010).
383   Warner Anderson et al. 2005.
384   Arking 2006, 524.
385   Juengst 2003a.

Diesen Ansatz haben beispielsweise die Bioethiker des *President's Council on Bioethics* der USA in ihrem Bericht über Enhancement-Technologien, *Beyond Therapy*, gewählt.

Das erste Szenario wäre das einer verlängerten Seneszenz oder Morbiditätsexpansion, das oben bereits als mögliches, nichtintendiertes Resultat von Eingriffen in Alternsprozesse genannt wurde. Die gesellschaftlichen Folgen wären ein starker Anstieg von Ausgaben im Gesundheitswesen und hohe Pflegebedürftigkeit. Das zweite wäre die allgemein angestrebte Morbiditätskompression, bei der die Lebensspanne nicht ansteigt, aber die Morbiditätsphase im hohen Alter verkürzt, d. h. komprimiert wird. Diese Szenarien entsprechen weder den Zielen noch den Erwartungen in der Biogerontologie. Das erste Szenario soll vermieden werden und das zweite Szenario hält man für unwahrscheinlich. Denn ein Erfolg bei der Prävention und Therapie altersassoziierter Erkrankungen durch Eingriffe in Alternsprozesse würde auch zu einem Anstieg der durchschnittlichen Lebensspanne führen.

Aus biogerontologischer Perspektive ist das realistische Szenario *„decelerated aging"*, also verlangsamtes Altern, was einem moderaten Anstieg der Lebensspanne entsprechen würde. De Greys Vision entspricht dem *„arrested aging"*, also einer substantiell verlängerten Lebensspanne, bei der der Tod nur noch durch Unfälle eintreten würde. Der Biologe Stephen Austad hat errechnet, dass dies unter den jetzigen Bedingungen zu einer durchschnittlichen Lebensspanne von ca. 1000 Jahren führen würde.[386] Auf gesellschaftlicher Ebene würde sich dadurch die Organisation aller Institutionen und das Zusammenleben radikal verändern, unmittelbar käme es möglicherweise zu einer weiteren Bevölkerungsexplosion. John Harris diskutiert in diesem Kontext, dass es „parallel populations" geben könnte. Damit meint er die gleichzeitige Existenz einer sterblichen, kurzlebigen und einer quasi-unsterblichen, langlebigen Bevölkerungsgruppe. Harris hält eine solche gesellschaftliche Struktur für unproblematisch.[387] Diese Fragestellung ist allerdings nach dem Ansatz dieser Arbeit ein Scheinproblem.

Da „arrested aging" eine Utopie sei, muss man seine Implikationen und die damit verbundenen Probleme, z. B. ob Unsterblichkeit erstrebenswert sei, auch Biogerontologen zufolge zumindest zum jetzigen Zeitpunkt nicht diskutieren. „Decelerated aging" wird nun der Medizin als Modell für ihre Vorgehensweise vorgeschlagen. Während man die ethischen Probleme von „arrested aging" nicht diskutieren müsse, weil es nicht zu erreichen sei, gilt für „declerated aging", dass es im Grunde bereits praktiziert werde.

Biogerontologen sehen diese Zielsetzung und damit verbundene Szenarien in einer unproblematischen Kontinuität mit den Zielen, die von der Medizin ohnehin bereits verfolgt werden. Allerdings sehen das manche Medizinethiker anders und lehnen Eingriffe in Alternsprozesse pauschal ab. Die Frage ist nun, ob ihre Bedenken gerechtfertigt sind oder ob sie als überzogen erscheinen, weil man bereitwillig bereits vorhandene, analoge medizinische Praktiken akzeptiert. Aus biogerontologischer Perspektive ist durch Eingriffe in Alternsprozesse nur in quantitativer Hinsicht ein größerer Erfolg gegenüber den bisherigen medizinischen Vorgehensweisen zu erwarten. Der einzige relevante Unterschied bestünde im Zugewinn an gesunden Lebensjahren, will man beide Vorgehensweisen bewerten.

---

386   Zitiert bei Harris Holm 2002, 368.
387   Harris 2004.

Ihre Kritiker wenden ein, dass die Manipulation des Alterns bereits als Vorgehensweise per se eine andere Qualität besäße als bisherige medizinische Strategien. Diese Kritik bestimmt eines der wesentlichen Themen der ethischen Debatte. Höhere Dringlichkeit bei der ethischen Bewertung haben jedoch die Implikationen des Szenarios um „decelerated aging" in seiner bereits sich jetzt abzeichnenden und prognostizierten Form. Gemeinsam korrespondieren jedoch die beiden Szenarien „decelerated aging" und „arrested aging" der allgemeinen Zielsetzung, Alternsprozesse bekämpfen zu wollen. Die ethische Grundlage für diese gemeinsame Zielsetzung ist die Einschätzung des körperlichen Alterns als negatives Phänomen. Hier setzt die Kritik an.

Altersassoziierte Erkrankungen zu bekämpfen und die „health span" – sei es mit oder ohne die durchschnittliche Lebensspanne – zu verlängern, stimmt *prima facie* mit den Zielen der alltäglichen Praxis der Medizin überein. Altersbedingte äußere Erscheinungen zu korrigieren bestreiten manche Medizinethiker und Mediziner als sinnvolle Aufgabe der Medizin. Sie wird aber toleriert, trotz Kritik und Bedenken.[388] Da die Biogerontologie diese Ziele nicht primär verfolgt, ist es nicht nötig, sie an dieser Stelle genauer zu diskutieren. Wenn sie sich als Nebeneffekte einstellen, sollte das keine scharfe Kritik hervorrufen.

Es bleiben die Ziele der Verbesserung altersbedingter Funktionseinschränkungen und der Verlängerung der durchschnittlichen sowie möglicherweise der maximalen Lebensspanne. Daran entzündet sich die Kontroverse. Diejenigen, die sich auf die legitimen Ziele der Medizin berufen, lehnen sie auf dieser Grundlage ab. Die Medizin solle sich auf die Behandlung von Krankheiten beschränken. Die Art und Weise, wie bisher menschliches Altern erfahren werde, grundsätzlich zu verändern, gehöre nicht zu ihren Aufgaben.

So betrachtet ist selbst das bescheidenere Ziel der „longevity dividend" ein illegitimes, seiner zugrundeliegenden Strategie und Methodik nach radikales Ziel, auch wenn der beschriebene Effekt an sich nicht groß sein sollte. Wer erfolgreich Altern verlangsamt, verlängert sowohl die durchschnittliche wie auch die maximale Lebensspanne. Wenn man die allgemeinen Ziele „arrested aging" und von „decelerated aging" aus dem Blickwinkel der legitimen Ziele der Medizin bewertet, wie sie dieser Kritik zugrunde gelegt werden, bestünde im Hinblick auf die maximale Lebensspanne also kein ethisch relevanter Unterschied zwischen diesen 1000 Jahren und sieben Jahren. Beide sind „manufactured survival time" und beide werden durch verlangsamtes Altern erreicht, wenn auch nicht wie im Szenario des „arrested aging" so weit verlangsamt, dass es zum Stillstand kommt. Die medizinethischen Kritiker verteidigen gegen eine solche „manufactured survival time" die bisherige Lebensspanne und die gegenwärtige Erfahrung des körperlichen Alterns als die ethische Alternative, die sich aus den legitimen Zielen der Medizin und einer entsprechenden internen Moral der Medizin ergeben soll.

---

388   Maio 2006, Eichinger 2011, 149.

V.5   Legitime Ziele der Medizin

Wenige Biogerontologen dürften sich des Einwands bewusst sein, dass ihre Erkenntnisse nicht in der Medizin angewendet werden sollten, weil die biogerontologischen Ziele nicht mit denjenigen der Medizin vereinbar seien. Robert Arking geht in seiner Einführung in die Biologie des Alterns auf unterschiedliche Einwände ein, weshalb man Altern nicht manipulieren sollte. Er überschreibt sogar einen Abschnitt mit dem Titel: „What Are the Limits of Medicine?"[389] Aber er übersieht dabei vollkommen die einschlägigen Argumente der Texte, die solche Grenzen vorschlagen, und diskutiert unter diesem Stichwort andere Einwände, wie soziale Gerechtigkeit. Wenn es um eine Selbstbeschränkung der Medizin in diesem Kontext geht, lautet das Hauptargument jedoch, ihre Identität sei gefährdet, wenn sie in Alternsprozesse eingreife. Diese mögliche Identitätskrise bestünde darin, dass dies ihren ethischen Zielen und ihrer internen Moral widersprechen würde.[390]

Die Autoren, die diesen Standpunkt vertreten, berufen sich dabei auf die ethisch legitimen Ziele der Medizin, so wie sie ein Projekt des Hastings Center ermittelt hat.[391] Das Hastings Center – eines der ältesten und international renommiertesten Institute für Medizin- und Bioethik – brachte eine internationale Forschergruppe aus unterschiedlichen Kulturkreisen zusammen. Diese Forscher haben über einen Zeitraum von vier Jahren gemeinsam mit Experten der WHO Befragungen von Medizinern und Ärztekammern in 14 Ländern durchgeführt. Man fragte danach, wie in Zukunft angesichts weitreichender neuer technologischer Möglichkeiten das Selbstverständnis der Medizin aussehen sollte. Die Grundthese dabei war offensichtlich, dass es aufgrund neuer technischer Möglichkeiten mittlerweile problematisch geworden sei, die traditionellen Ziele der Medizin weiter zu verfolgen, ohne dass sich Mediziner selbst Grenzen auferlegen. Beispiele sind die Erhaltung und Verlängerung des Lebens. Die Autoren des Reports sprechen die bekannten Probleme am Lebensende an, wie zum Beispiel den Abbruch lebenserhaltender Maßnahmen, aber auch Eingriffe in Alternsprozesse mit dem Potential, die maximale Lebensspanne zu verlängern.[392]

Angesichts der neuen technischen Möglichkeiten sei es notwendig, dass die Medizin ihre Zielsetzungen modifiziere. Andernfalls gerate sie in tiefe Konflikte und sei mit zunehmend unrealistischen Erwartungen konfrontiert. Eine Identitätskrise mit kaum abzuschätzenden Folgen wäre das Resultat. Daher formuliert das Hastings-Center-Projekt die traditionellen Ziele der Medizin neu. Das übersehen manche der Kritiker von Eingriffen in Alternsprozesse, die festhalten, dass diese den traditionellen Zielen der Medizin widersprechen würde, wobei sie sich auf das Hastings-Center-Projekt beziehen.[393] Aber dieses Projekt will gerade nicht die traditionellen Ziele der Medizin ermitteln, sondern sie anpassen. Nimmt man die traditionellen Ziele wörtlich, so wie man sie in klassischen Texten und Quellen finden kann, widersprechen ihnen biogerontologische Ziele wie das „decelerated aging" nicht. Ge-

---

389   Arking 2006, 519.
390   Vgl. Kass 1983, Gordijn 2004, Callahan 1988, Eichinger 2011, Maio 2012.
391   International Project of the Hastings Center – Group leaders 1996.
392   International Project of the Hastings Center – Group leaders 1996, S2.
393   Eichinger 2011.

rade das ist einer der expliziten Anlässe für das Hastings-Center-Projekt. Was auch immer die moralische Autorität und Verbindlichkeit der Ziele sein kann, die aus diesem Projekt hervorgegangen sind, die Ziele und die Verbindlichkeit der medizinischen Tradition sind es nicht unmittelbar. Jedenfalls nicht ohne Neuinterpretation, die jedoch selbst kritisch geprüft werden muss.

Der moralische Anspruch dieser auf diese Weise neu ermittelten, legitimen Ziele der Medizin ist dabei durchaus hoch: Aus den neuformulierten Zielen sollte sich ableiten lassen, was die medizinische Praxis legitim anstreben kann, wie man in Zukunft Prioritäten bei der medizinischen Forschung setzen sollte, wie Gesundheitssysteme aufgebaut und wie zukünftige Mediziner ausgebildet werden sollten.

Als Resultat des Hastings-Center-Projekts haben die beteiligten Forscher vier an die gegenwärtige Situation der Medizin angepasste und international konsensfähige Ziele festgehalten:

1. Die Prävention von Krankheit und Verletzung sowie Förderung und Erhalt der Gesundheit.

2. Die Linderung von durch Erkrankung verursachten Schmerzen und Leiden.

3. Die Pflege und Heilung Kranker sowie Versorgung unheilbar Kranker.

4. Vermeidung eines frühzeitigen Todes und Streben nach einem friedlichen Tod.

Es fällt auf, dass diese Ziele am Krankheitsbegriff ausgerichtet sind, beispielsweise hätte Ziel 2, das sonst schlicht lauten können: „Linderung von Schmerzen und Leiden." Aber selbst, wenn man Altern nicht mit Krankheit gleichsetzt, wie von Biogerontologen vorgeschlagen, dann fallen Eingriffe in Alternsprozesse unter das Ziel 1, die Förderung sowie den Erhalt der Gesundheit. Das ist auch Kritikern solcher Eingriffe aufgefallen, die sich auf diese Ziele berufen. Sie haben daraus unterschiedliche Schlüsse gezogen. Der Bioethiker Bert Gordijn hält es für legitim, um dieses Ziel erreichen, in Alternsprozesse einzugreifen, jedoch nicht um die maximale Lebensspanne zu verlängern. Wie sich zeigen wird, beruht dies auf einer falschen Annahme darüber, welche Ziele gemeinsam erreichbar sind und welche nicht.

V.6   Eine falsche Dichotomie

Bert Gordijn hat im Rahmen einer Arbeit zu medizinischen Utopien auch Eingriffe in Alternsprozesse bewertet.[394] Dabei hat er geprüft, inwiefern die möglichen Ziele dieser Eingriffe mit den Zielen der Medizin laut dem Hastings-Center-Projekt übereinstimmen. Die Manipulation des Alterns verfolgt seiner Meinung nach zwei elementare Ziele. Das erste wäre die Erweiterung der präventiven und therapeutischen Möglichkeiten bei Krankheiten, die mit dem Altern zusammenhängen, also Ostheoarthritis, Krebs, Herz-Kreislauf-Erkrankungen und Demenz. Dieses Ziel stimme offensichtlich mit den ethischen Zielen der Medizin überein. Das zweite Ziel sei die Verlängerung der maximalen Lebensdauer.

Gordijn kommt zum Schluss, dass es keine Übereinstimmung dieses zweiten Ziels mit den ethischen Zielen der Medizin geben kann. Er begründet diese Ansicht damit, dass ein legitimes Ziel der Medizin nur in der Prävention von bekannten Erkrankungen bestehen könnte. Gesundheit könne man sinnvollerweise nur als Abwesenheit von Krankheit definieren. Jeder Gesundheitsbegriff, der nicht nur auf diese Weise negativ sei, also eine Steigerung über durchschnittliche Funktionsvermögen hinaus implizieren könne, würde zu schwerwiegenden Nachteilen führen. Als Beispiel nennt er immense Kostensteigerungen.[395] Aber Kostensteigerungen sind eine empirische Frage, die im Einzelfall zu belegen wären. Denn das Argument der Biogerontologen, die für Eingriffe in Alternsprozesse plädieren, besteht ja gerade in einer „longevity dividend". Diese „Dividende" fällt an, weil bei einer verlängerten Produktivität des Einzelnen durch eine bessere Gesundheit gleichzeitig Kosten im Gesundheitswesen gespart werden. Gordijn bestreitet damit auf der Grundlage einer fragwürdigen Argumentation, dass verlangsamtes Altern und eine verlängerte maximale Lebensspanne legitime Ziele der Medizin seien, im Gegensatz zur Prävention von altersassoziierten Erkrankungen.

In dieser Dichotomie liegt Gordijns hauptsächlicher Fehler. Man kann die Prävention von altersassoziierten Erkrankungen nicht streng von verlangsamtem Altern und einer verlängerten maximalen Lebensspanne unterscheiden. In diesem Zusammenhang kann man an den empirisch gut belegten Minimalkonsens in der Biogerontologie erinnern, dass das biologische Alter einen wesentlichen Risikofaktor für alle altersassoziierten Erkrankungen darstellt. Verlangsamtes Altern reduziert dieses Risiko. Gleichzeitig besteht ein Konsens, dass verlangsamtes Altern nicht nur die Prävention altersassoziierter Erkrankungen und den Erhalt der Gesundheit zur Folge hat. Gelingt es, Alternsprozesse tatsächlich zu verlangsamen, würde man voraussichtlich die durchschnittliche Lebensspanne und vereinzelt auch die maximale Lebensspanne verlängern. Aus Gordijns Perspektive müsste man sagen, man verhindert altersassoziierte Erkrankungen *um den Preis* einer längeren maximalen Lebensspanne, d. h. man nimmt sie als negative Nebenwirkung in Kauf.

Diese Formulierung macht deutlich, dass diese Position kontraintuitiv ist und damit auch sein Bezug auf einen negativen Begriff der Gesundheit. Warum sollte die Gesundheit nur bis zu einem gewissen Zeitpunkt erhalten werden, der der bisherigen durchschnittlichen Lebensspanne entspricht? Wie andere Kritiker von Eingriffen in das Altern kommt Gordijn daher auf den Begriff des „frühzeitigen Todes" zurück, der wie erwähnt bereits von Engelhardt in den 1970er Jahren geprägt worden ist und hier im 4. legitimen Ziel der Medizin wieder auftaucht. Danach sollte die Medizin nicht jede Art von Tod verhindern, sondern nur einen „frühzeitigen". Was „frühzeitig" bedeutet hat sich bereits nach Engelhardt als kulturrelativ und abhängig von dem technischen Entwicklungsstand einer Gesellschaft herausgestellt. Gordijn übernimmt diese Flexibilität nicht, die einen gewissen Spielraum für technische Möglichkeiten lässt. Er unterscheidet einen „akzidentellen" von einem „natürlichen" Tod, der nicht „frühzeitig" sei. „Frühzeitig" sei beispielsweise ein Unfalltod. Einen „natürlichen" Tod nach der derzeitigen, durchschnittlichen Lebensspanne könne man nicht

---

395   Gordijn 2004, 178.

als frühzeitig ansehen, weil es innerhalb dieser Lebensspanne möglich sei, ein erfülltes Leben zu führen.[396] Also sei die Bedingung für Ziel 4 nicht erfüllt. Gordijn vertritt hier eine Argumentation von Daniel Callahan, die im Zusammenhang mit dessen Position noch genauer untersucht werden soll. Selbst eine bescheidene Verlängerung der durchschnittlichen und maximalen Lebensspanne, wie z. B. die sieben Jahre der „longevity dividend", wäre danach kein legitimes Ziel der Medizin.

Altersassoziierte Erkrankungen zu verhindern, wäre nach Gordijn ohne Zweifel für die Medizin legitim und erstrebenswert. Altern zu verlangsamen, um die maximale Lebensspanne zu verlängern, wäre das nicht. Aber die entscheidende Frage, ob es legitim wäre, Altern zu verlangsamen, um altersassoziierte Erkrankungen zu verhindern, auch wenn dadurch die maximale Lebensspanne verlängert werde, stellt sich Gordijn nicht. Damit vermeidet er eine Entscheidung, ob die Prävention und Therapie von altersassoziierten Erkrankungen Vorrang erhalten soll oder die Vermeidung einer längeren maximalen Lebensspanne. An Gordijns Position wird damit deutlich: Wer „decelerated aging" ablehnt, sollte es konsequenterweise auch ablehnen, dass altersassoziierte Erkrankungen über einen gewissen Zeitpunkt in der jetzigen durchschnittlichen, menschlichen Lebensspanne hinaus medizinisch behandelt werden. Eine solche, explizit ablehnende Haltung, die ebenfalls auf einer Definition des „vorzeitigen" oder „frühzeitigen" Tods beruht, vertreten unter anderem Daniel Callahan und Leon Kass.

V.7   Der „frühzeitige Tod" und der „natürliche Tod" als Grenzen für die medizinische Behandlung von altersassoziierten Krankheiten

Daniel Callahan ist der ehemalige Direktor des Hastings Centers, der auch das Projekt zu den Zielen der Medizin geleitet hat. In seinen thematisch einschlägigen Werken rückt das 4. Ziel des Projekts in den Mittelpunkt. Man kann den ersten Teil dieses Ziels „Vermeidung eines frühzeitigen Tods" auch so lesen, dass den Tod zu verhindern für die Medizin nur dann legitim ist, wenn es sich um einen „frühzeitigen" Tod handelt. Bei Callahan gewinnt diese eingeschränkte Legitimität eine sehr hohe Vorrangstellung gegenüber den anderen Zielen der Medizin. Einem Tod seinen Lauf zu lassen, der nicht mehr „frühzeitig" sei, besitzt danach Priorität vor der Prävention von altersassoziierten Erkrankungen, durch die sich möglicherweise auch der Zeitpunkt dieses Todes verschieben lassen würde.

Bereits Ende der 1970er Jahre hat sich das Hastings Center mit Technologien beschäftigt, die das menschliche Leben verlängern. Dazu gehörten bereits solche, die einen Anstieg der maximalen Lebensspanne ermöglichen sollten.[397] In diesem Zusammenhang entwickelte Callahan sein Konzept des „natürlichen Todes", das lange vor der gegenwärtigen Debatte dazu dienen sollte, eine Grenze für eine sinnvolle Verlängerung der Lebensspanne zu ziehen.[398] Diesem Verständnis eines „natürlichen" Tods korrespondiert für Callahan, wie für

---

396   Gordijn 2004, 165-166.
397   Veatch 1979.
398   Callahan 1977.

Engelhardt[399] und Gordijn, der „frühzeitige" Tod. Wenn ein Todesfall „natürlich" ist, ist er nicht mehr „frühzeitig".

Callahan analysiert im Text, in dem er zuerst diesen Begriff entwickelt, zunächst Intuitionen der Alltagsmoral. Man empfinde manche Todesfälle nicht als tragisch oder als einschneidend, sondern als akzeptablen Teil des Lebens. Aus solchen Intuitionen leitet er vier Eigenschaften ab, die ein Sterbefall haben muss, damit er nicht als unzeitig oder verfrüht bewertet werden kann. Die erste besteht darin, dass man das eigene Lebenswerk abgeschlossen habe. Zweitens sollte man seine moralischen Verpflichtungen gegenüber anderen, zu denen man in einem engen Verhältnis steht, ebenfalls erfüllt haben. Drittens sollten andere durch einen solchen Tod keinen Anlass haben, an der menschlichen Existenz und ihrer Endlichkeit zu verzweifeln (was man als relativ offensichtliche *petitio principii* kritisieren kann). Viertens sollten keine unerträglichen Schmerzen einen in diesem Sinn „natürlichen" Tod begleiten.

Das größte Gewicht dieser vier Eigenschaften eines nicht mehr medizinisch zu bekämpfenden Todes besitzt jedoch die erste. Als Ergänzung zum Konzept eines „natürlichen Todes" entwickelt Callahan daher die Vorstellung einer „natürlichen Lebensspanne". Dies sei eine Lebensspanne, in der es möglich sei, ein erfülltes Leben zu haben und ein zufriedenstellendes Lebenswerk abzuschließen. Wenn man diese Lebensspanne erreicht und überschritten habe, sei ein längeres Leben kein nennenswerter Gewinn mehr.

Dieser Begriff eines „natürlichen Tods" spielt auch in zahlreichen späteren Werken Callahans eine zentrale Rolle. In diesen geht es wiederholt darum, Grenzen für die Medizin zu bestimmen, die dazu neigt, ihr Aufgabengebiet mit Hilfe neuer Technologien immer mehr auszuweiten. Daraus entstehen Probleme, wie die Angst vor der Apparatemedizin am Lebensende und ein dramatischer Anstieg der Kosten des Gesundheitswesens. Der Grund für beides sind wiederum falsche, überzogene Erwartungen an medizinische Möglichkeiten, die letztlich die Glaubwürdigkeit der Medizin insgesamt untergraben. In letzter Konsequenz müsste man befürchten, dass sie ihre Grundaufgaben wegen überhöhten Ambitionen nicht mehr erfüllen kann. Deshalb ist die Akzeptanz des natürlichen Tods für Callahan so wichtig für die legitimen Ziele der Medizin. Die Titel seiner Bücher, *Setting Limits* und *False Hopes*, sprechen dies deutlich aus.

Callahan argumentiert auf dieser Grundlage in *Setting Limits* dafür, die Ziele der Medizin für das hohe Alter einzuschränken. Damit könnten insbesondere drei problematische Entwicklungen verhindert werden: 1. Ältere nehmen einen stetig wachsenden und schließlich überproportionalen Anteil an gesundheitlichen Ressourcen in Anspruch. 2. Sterbende verursachen immer höhere Kosten. 3. Fortgeschrittene Technologien werden auf immer älter werdende Menschen angewendet (z. B. Dialyse und Lebertransplantationen). Das Ziel der Medizin müsse es daher sein, die Lebensqualität zu verbessern, statt immer weiter die Lebensspanne auszudehnen. Es geht jedoch nicht primär um eine Abwägung von medizinischem Aufwand und Lebensqualität, wie man vielleicht zunächst vermuten könnte. Für Callahan reicht es nicht aus, das Ziel der Medizin in der Gesundheit zu sehen, die als In-

---

399   Vgl. Kap. 4.9.

taktheit des Organismus erhalten werden soll. Daher sollte dieses Kriterium noch ergänzt werden durch „natural life-span" und „tolerable death".

Anders als Gordijn befürwortet Callahan explizit, altersassoziierten Erkrankungen ihren Lauf zu lassen, damit die jetzige durchschnittliche und maximale Lebensspanne nicht verlängert wird. Eine entsprechende zeitliche Grenze sollte, so Callahan, einem sinnvollen hohen Alter nicht im Wege stehen, das dann nur relativ geringe medizinische Ressourcen benötigen sollte. Er stützt sich dabei auch auf eine ganz bestimmte Vorstellung von Alterstugenden, die er nicht weiter begründet, sondern lediglich von historischen Vorbildern übernimmt und gegen andere Alterstugenden und entsprechende Altersbilder der Gegenwart verteidigt. Diese Tugenden beruhen im Kern auf dem Gedanken eines Rückzugs aus der Gesellschaft und auf einem Verzicht zugunsten kommender Generationen. Dies steht im Kontext einer impliziten teleologischen Ethik des guten Lebens im Alter, die noch zu thematisieren ist.[400] Vorläufig sei nur angemerkt, dass die normative Reichweite und Gültigkeit einer solchen teleologischen Vorstellung vom Sinn des Alterns in einer pluralistischen Gesellschaft eingeschränkt ist. Der Anspruch einer universellen und strengen Verbindlichkeit, wie ihn Callahan offensichtlich erhebt, ist nicht zu halten.

Aus diesem starken Anspruch leitet Callahan entsprechende Forderungen ab. Es existierten lediglich kollektive und staatliche Verpflichtungen den einzelnen Bürgern zu helfen, eine „natürliche Lebensspanne" zu erreichen. Technologien seien nur so weit zu finanzieren und zu entwickeln, wie sie dem Ziel dienen, eine solche Lebensspanne zu erreichen, aber nicht, um sie zu verlängern. Die Forschung und Entwicklung von medizinischen Interventionen, die dem Ziel des „decelerated aging" entsprechen, sei abzulehnen.[401]

Insbesondere den Gedanken einer Grenze für den medizinischen Fortschritt greift Callahan erneut in *False Hopes* auf. Seine Grundthese lautet hier, dass das Streben nach Naturbeherrschung der neuzeitlichen Naturwissenschaften einen fehlgeleiteten Glauben an den medizinischen Fortschritt hervorgebracht habe. Dies führe dazu, dass die Aufgaben und Ziele der Medizin nun auch auf die Selbstverbesserung des Menschen erweitert werden würden. Diese Ära müsse zu Ende gehen, denn sie verursache einen nicht finanzierbaren Kostenanstieg und gleichzeitig eine steigende Frustration durch immer größere, unerfüllbare Erwartungen. Das angemessene Ziel wäre dagegen eine „nachhaltige" Medizin, die keine ständig wachsenden Kosten verursacht und zu der alle gleichen Zugang besitzen. Es sei nicht die Aufgabe der Medizin, mit dem Tod zu ringen, um ihn vollständig zu besiegen. Anstelle der Faszination von Technologien zur Verlängerung der Lebensspanne zu erliegen, sollte man zur Kenntnis nehmen, dass weder die Morbiditätskompression tatsächlich absehbar sei, noch der endgültige Sieg über die Infektionskrankheiten. Man tue daher gut daran, die Erwartungen an die Medizin herunterzuschrauben und sich auf erreichbare und sinnvollere Ziele zu konzentrieren.[402]

---

400 Vgl. Kap.7.
401 Callahan 1995a, 53-57.
402 Callahan 1998, 61.

In *False Hopes* wird deutlich, dass Callahan insbesondere Interventionen in Alternsprozesse ablehnend gegenüber steht und sie als Bedrohung für die Identität der Medizin ansieht.
Seine Ansichten hierzu hat er in einem Streitgespräch mit Gregory Stock nochmals verdeutlicht. Stock, ein Mediziner und Befürworter unterschiedlicher Eingriffe zur Veränderung der
menschlichen Natur, verteidigt auch die Verlängerung der natürlichen Lebensspanne. Callahan kritisiert dies scharf. Er ist der Ansicht, dass vor allem gesellschaftliche Nachteile dagegen sprechen. Diese wiegen umso schwerer, da der individuelle Nutzen marginal sei. Dabei
stützt er sich auf sein Konzept der „natürlichen" Lebensspanne. Callahan schlägt in diesem
Kontext vier Modelle für die Lebensverlängerung vor. Das erste nennt er *„natural progress-"*,
das zweite *„normalizing-"*, das dritte *„optimalizing-"* und das vierte *„maximalizing-model"*.

Das *„natural progress-model"* geht von der Prognose aus, dass der Trend der letzten 160
Jahre sich voraussichtlich fortsetzen werde. Die durchschnittliche Lebensspanne ist in den
Ländern und Bevölkerungsgruppen, die jeweils in dieser Hinsicht am besten abschnitten,
kontinuierlich um 3 Monate pro Jahr gewachsen. *„Normalizing"* und *„optimalizing"* sind
Modelle, die einen Anstieg der durchschnittlichen Lebensspanne als Zielsetzung haben. Bei
„normalizing" sollten höchste Anstrengungen unternommen werden, dass alle Menschen bei
guter Lebensqualität und Gesundheit die durchschnittliche Lebensspanne der Japanerin-
nen erreichen, die bei 85 Jahren liegt und derzeit am höchsten sei. *„Optimalizing"* hat zum
Ziel, die durchschnittliche Lebensspanne auf die gegenwärtig beobachtete, maximale anzu-
heben, die 122 Jahre beträgt. *„Maximalizing"* wäre ein radikal prolongevitistisches Modell,
mit dem Ziel, die maximale menschliche Lebensspanne zu verlängern.

Callahan befürwortet das Modell des *„natural progress"*. Sein Hauptargument sind die
Ziele, die sich die Medizin setzen sollte, was vor allem auf eine Selbstbeschränkung abzielt.
Nachhaltige Medizin („sustainable medicine") lautet Callahans Schlagwort: Nur diese sei
noch zu finanzieren und die immensen Kosten, die sonst entstünden, würden nur einen ver-
nachlässigbaren individuellen Nutzen erzeugen. Erneut bezieht er sich dabei auf sein Konzept einer „natürlichen" Lebensspanne. Alles, was für eine bestimmte Person eine sinnvolle Betätigung sei, könne man in dieser Lebensspanne erreichen. Lebenszeit, die über diese
hinaus geht, sieht er deswegen als wenig wertvoll an. Er spreche aus eigener Erfahrung als
älterer Mensch. Seine Altersgenossen hätten keine Energie und Dynamik mehr, neue Tätigkeiten zu beginnen. Viele von ihnen seien gesund und vermögend. Sie würden ihre Zeit
auf Kreuzfahrtschiffen und Golfplätzen verbringen, was sie vermutlich auch bei einem weiteren Gewinn an Lebenszeit tun würden. Einen Gewinn sieht Callahan darin nicht, weder
für seine golfspielenden Altersgenossen, noch für die Gesellschaft.

Die Schlussfolgerung, die er daraus ableitet, sind Prioritäten bei der Entwicklung und
Anwendung medizinischer Methoden. Es sei wichtig, Infektionskrankheiten wie AIDS zu
bekämpfen, damit Erkrankte eine „natürliche" Lebensspanne erreichen könnten. Krebs im
Alter von 95 Jahren zu behandeln sei dagegen unnötig und sollte unterlassen werden. Es sei
auch nicht nötig, entsprechende Therapien überhaupt erst zu entwickeln. Wenn die Einschränkung für eine altersassoziierte Krankheit wie Krebs gilt, gilt sie entsprechend auch
für Technologien, die die Lebensspanne verlängern und das Alter verlangsamen. Dadurch

zeigt sich am deutlichsten, dass Callahan im Vergleich zu Gordijn konsequenter die legitimen Ziele der Medizin reduziert.

Diese Ziele werden als ein Hauptelement einer internen Moral der Medizin betrachtet. Als solche sollen sie den Bereich der legitimen medizinischen Forschung und Praxis einschränken. Begrenzt werden dadurch zunächst sowohl die Freiheit der Forschung als auch
die Freiheit des einzelnen Arztes. Schließlich auch die Freiheit derjenigen, die entsprechende Eingriffe gerne in Anspruch nehmen würden. Die Freiheit der Forschung ist jedoch ein
hohes Rechtsgut, in Deutschland durch das Grundgesetz, Artikel 5 Abs. 3 geschützt. Dasselbe gilt für die Freiheit bei der ärztlichen Berufsausübung. Auch diese ist ein wichtiges
Rechtsgut und kann sich ebenfalls auf einen zentralen Aspekt der internen Moral der Medizin, das Arztethos, stützen.[403] Wenn man wiederum möglichen Patienten untersagen möchte, dass sie bestimmte Eingriffe in ihr eigenes körperliches Altern vornehmen lassen, muss
man einen Schaden für andere nachweisen, der schwer genug wiegt. Will man also diese
unterschiedlichen Arten von Freiheit einschränken, erfordert das eine entsprechend starke Begründung. Ein Bezug auf eine interne Moral der Medizin kann dies im vorliegenden
Kontext nicht leisten, wie in der Folge gezeigt werden soll. Sie kann keine Gründe liefern,
die schwer genug wiegen, um die genannten Einschränkungen der Freiheit zu rechtfertigen.

V.8   Verstöße gegen die interne Moral der Medizin

Um zu verstehen, welche Sanktionen auf dem Verstoß gegen Ziele der Medizin als Bestandteil deren interner Moral überhaupt legitimierbar sind, muss man deren Geltung und Verbindlichkeit genauer analysieren, was etwa Callahan und Gordijn nicht tun. Zur Begründung und Geltung einer internen Moral der Medizin existieren unterschiedliche Positionen,
die von einer essentialistischen und überzeitlichen strengen Verbindlichkeit bis zur Annahme einer rein historisch und gesellschaftlich bedingten Moral der Medizin reichen.[404] Ein
Verstoß gegen eine essentialistische Moral würde in der Regel schwerer wiegen als ein Verstoß gegen eine kontingente, kulturrelative Moral. Allerdings stellt ein überzeitlicher und
universell gültiger ethischer Wesenskern der Medizin, wie jedes ahistorische und universelle Verständnis von Moral, eine schwer zu begründende Position dar.

Man muss also unterschiedliche Positionen heranziehen um zu untersuchen, welche
Konsequenzen gezogen werden sollen, wenn Eingriffe in Alternsprozesse legitimen Zielen
der Medizin widersprechen. In einem einflussreichen Aufsatz, der in einem Sonderheft des
Journal of Medicine and Philosophy zu diesem Thema erschienen ist, unterscheidet George
Arras vier Positionen.[405]

1.   „Essentialismus", demzufolge die interne Moral der Medizin aus der Reflexion über ihr
     überzeitliches Wesen abgeleitet werden könne. Dieses Wesen bzw. die eigentliche Natur

---

403   Vgl. z. B. Wiesing Marckmann 2009, S.26 ff.
404   Für eine überzeugende und einflussreiche Systematik: Arras 2001.
405   Arras 2001.

der Medizin bestünde demzufolge darin, dass sie eine Heilkunst sei, woraus sich die legitimen Ziele ergeben. Pellegrino und Kass sind die wichtigsten Vertreter dieser Position.

2.   „Practical precondition account", demzufolge manche moralischen Vorschriften der Medizin daraus abgeleitet werden können, dass sie Bedingungen sind, die die medizinische Praxis als solche ermöglichen, wozu beispielsweise das Vertrauensverhältnis zwischen Arzt und Patient gehört.

3.   „Historischer Professionalismus", der besagt, dass moralische Regeln historisch von Medizinern für Mediziner aufgestellt werden und dies die Identität der Medizin ausmache. So könne man nach Arras zum Beispiel ärztliche Beihilfe zum Suizid mit der Begründung ablehnen, dass der Großteil der Ärzteschaft diese Position in ihrer Geschichte als wesentlichen Bestandteil des medizinischen Selbstverständnisses betrachtet habe.

4.   Ein wichtige Variante der dritten Position haben Frank Miller und Howard Brody[406] entwickelt. Sie nennen dies eine „evolutionäre Perspektive", derzufolge sich die interne Moral der Medizin historisch im Austausch mit gesellschaftlichen und externen Moralvorstellungen entwickelt.

Arras nennt als mögliche Funktion der internen Moral der Medizin, dass sie zu einer Lösung von neuartigen Problemen in der Bioethik beitragen könnte. Zu diesen kann man auch die Manipulation des Alterns zählen. Aber er hält umgehend fest, dass dazu keines der vorgeschlagenen Modelle geeignet sei.

Der Essentialismus scheitere nach Arras bereits daran, die mittlerweile als grundlegend betrachtete Pflicht des informierten Einverständnisses zu begründen. Denn man könne sie nicht aus essentialistischen Zielen der Medizin ableiten. Diese Argumentation kann man leicht auf den vorliegenden Kontext übertragen. Sie trifft ebenso auf Gordijns oder Callahans Begriff eines „frühzeitigen" oder „natürlichen" Tods zu. Ob und wann der Tod zu akzeptieren sei, kann man nicht aus den Zielen einer essentialistischen, zeitlos gültigen Moral der Medizin ableiten. In der Antike wäre man hier zweifellos zu anderen Ergebnissen gekommen. Callahans Argumentation ignoriert vollkommen kulturelle und technische Variationen, ebenso andere moralphilosophische Positionen.

Wenn es darum geht, verbindliche ethische Pflichten für Ärzte zu formulieren, ist die Strategie überzeugender, notwendige Bedingungen des medizinischen Handelns zu formulieren, die sich aus der besonderen Art der Medizin als Praxis ergeben. Insbesondere das Vertrauen des Patienten in den Arzt gehört zu solchen Bedingungen.[407] Arras nennt einen solchen Ansatz den „practical precondition account". Nach Arras könne jedoch auch dieser Ansatz keine Lösung bieten, wenn es darum geht, dass man angesichts neuer technischer Möglichkeiten Grenzen für die medizinische Forschung und Praxis bestimmen möchte. Denn eine Argumentation, die sich alleine auf die interne medizinische Moral berufen würde, würde berechtigte gesellschaftliche Interessen und Ansprüche schlicht ignorieren.

---

406   Miller Brody 2001.
407   Vgl. dazu Wiesing 1995, 42.

Man könnte weiter argumentieren, über Arras hinaus, dass Mediziner gerade dann die Basis für Vertrauen herstellen, wenn sie solche berechtigten Interessen und Ansprüche berücksichtigen. Welche Interessen und Ansprüche aber berechtigt sind, beispielsweise bei Eingriffen in Alterungsprozesse, können Mediziner nicht aufgrund ihrer eigenen Wertvorstellungen ohne Bezug auf gesellschaftliche Debatten entscheiden. Die gesellschaftlichen Prioritäten sowie die Wertvorstellungen zum „frühzeitigen Tod" spielen hier eine wesentliche Rolle. Gordijn und Callahan bringen über Begriffe wie den „frühzeitigen" Tod eine bestimmte ethische Perspektive in die von ihrem Anspruch her allgemeingültigen legitimen Ziele ein. Diese besondere ethische Perspektive kann jedoch nicht auf einer internen Moral der Medizin begründet werden. In dieser fehlen schlicht die Prinzipien, aus denen sich diese Wertvorstellungen ableiten lassen würden. Es gibt gut begründete Positionen, die zu anderen Bewertungen des Todes kommen.[408] Weder Gordijn noch Callahan können rechtfertigen, weshalb ihre besondere ethische Perspektive eine notwendige ethische Bedingung der medizinischen Praxis sein sollte. Die interne Moral der Medizin, die sie vorschlagen, wird daher nicht durch den „practical precondition account" gestützt.

Der Freiburger Medizinethiker Giovanni Maio versucht ebenfalls auf der Grundlage einer internen Moral der Medizin gegen Eingriffe in Alternsprozesse zu argumentieren. Er berücksichtigt dabei den Wandel gesellschaftlicher Wertevorstellungen und bezieht sich auf das Modell von Miller und Brody. Maio räumt ein, dass der Krankheitsbegriff geschichtlich und kulturell bedingt sei. Die Medizin habe sich zudem auch immer um Gesunde bemüht.[409]

Dennoch argumentiert er, dass ein Widerspruch gegen die legitimen Ziele der Medizin einen Arzt bzw. die Ärzteschaft dazu berechtigen könnte, bestimmte Maßnahmen abzulehnen.[410] Eingriffe in Alternsprozesse und die Verlängerung des Lebens werden in diesem Zusammenhang als Beispiele für eine sogenannte „präferenzorientierte" Medizin genannt. Die Grundorientierung an den Präferenzen des Patienten führe aber zu einer Dienstleistungsmedizin und damit dazu, dass das Arzt-Patienten-Verhältnis untergraben werde.[411]

Maios Argument lautet, dass der Bezug auf willkürliche Präferenzen des Patienten gegen eine Vorbedingung der medizinischen Praxis verstößt. Auch hier wäre die angemessene Version der internen Moral, auf die dieses Argument sich stützen sollte, daher der „practical precondition account". Das erste Problem dieser Argumentation besteht im Begriff der „Präferenz". Maio definiert ihn nicht weiter, sondern setzt ihn implizit mit einem willkürlichen, beliebigen Wunsch gleich. Eine Präferenz kann jedoch ein rationales, gesellschaftlich akzeptiertes, berechtigtes Interesse sein, das anders zu behandeln wäre als ein beliebiger Wunsch.[412] Wie bereits von Arras festgestellt, kann aber die Medizin nicht einfach aufgrund von besonderen moralischen Vorstellungen in der Ärzteschaft berechtigte Interessen der Ge-

---

408 Vgl. Kap.8.2.

409 Maio 2012, 325.

410 Maio 2012, 175.

411 Maio 2006, Eichinger 2011.

412 Vgl. z. B. den Eintrag „preferences" in der Online-Enzyklopädie der Universität Stanford, http:// plato.stanford.edu/entries/preferences/#ConNot (aufgerufen am 03.03.2012).

sellschaft ignorieren oder zurückweisen. Gerade dies, kann man argumentieren, untergräbt das Vertrauen in die Medizin.

Auch die Wertvorstellungen, die in die Ziele der Medizin im Hinblick auf das Altern eingeflossen sind, wie etwa diejenige eines „frühzeitigen Todes", stellen nichts anderes dar als partikulare, persönliche Präferenzen. Callahan müsste eine darüber hinaus gehende ethische Universalität weit anspruchsvoller begründen. Beispielsweise indem er nachweist, dass die „natürliche Lebensspanne" eine notwendige Bedingung für ein gelingendes Leben darstellt. Belege für eine zerstörerische Wirkung jeglicher Art von Eingriffen in Alternsprozesse auf das Gesundheitswesen durch eine Kostenexplosion fehlen ebenso. Welche Präferenzen als berechtigt akzeptiert werden und welche nicht, hängt letztlich von gesellschaftlichen Wertvorstellungen ebenso ab, wie von solchen in der Ärzteschaft. Wenn bestimmte Wertvorstellungen nur von einer Minderheit der Ärzteschaft geteilt werden, dann muss die Mehrheit sehr gute Gründe haben, um dieser Minderheit bestimmte Ziele zu untersagen. Wiederum können dies nur Gründe sein, die mit den notwendigen Vorbedingungen der medizinischen Praxis zusammenhängen. In einer pluralistischen Gesellschaft kommen Ziele der Medizin, in die allein partikulare Wertvorstellungen einfließen, nicht dafür infrage, eine derart strenge Grenze zu ziehen. Eric Juengst schreibt treffend, dass die Medizin nicht auf eine bestimmte Dauer des menschlichen Lebens und einen bestimmten „Traditionalismus der Lebensphasen" festgelegt werden könne. Denn dies sei eine Ideologie, die lediglich auf persönlichen Abneigungen und Vorlieben beruhe, die Ärzte und Patienten in einer freien Gesellschaft unabhängig prüfen sollten, um sie eigenem Belieben anzunehmen oder abzulehnen.[413]

Aufgrund solcher Schwierigkeiten bezweifelt einer der einflussreichsten Medizinethiker, Tom Beauchamp, dass sich moralische Regeln für Ärzte auf einer „internen" Moral der Medizin begründen lassen. Beauchamp schätzt die Aussichten, notwendige und hinreichende Bedingungen für die medizinische Praxis auf einer solchen Grundlage zu formulieren, als extrem trübe ein.[414] Selbst um für ihre eigenen Mitglieder verbindlich zu sein, muss die Begründung einer internen Moral einer partikularen Gemeinschaft wie der Ärzteschaft auf universalen Prinzipien beruhen. Umso mehr gilt das, wenn diese Verbindlichkeit auf andere Mitglieder einer Gesellschaft ausgedehnt werden soll. Der Glaube einiger Ärzte, dass sie sich dabei auf eine universale Moral stützen könnten, habe sich häufig als Irrtum erwiesen.[415]

Der Versuch, eine Argumentation, die Eingriffe in Altern untersagen soll, darauf zu begründen, dass Ärzte keine präferenzorientierte Medizin praktizieren sollten, muss ebenso als gescheitert betrachtet werden wie ihre möglichen Alternativen. Was als berechtigtes Interesse an die Medizin herangetragen wird, muss ein gesellschaftlicher Dialog entscheiden. Man sollte dies mit der Hastings-Center-Forschergruppe in Form von „akzeptablen nichtmedizinischen Verwendungsweisen medizinischer Möglichkeiten" liberal handhaben. Nur so ermöglicht man den nötigen Spielraum für unterschiedliche Wertvorstellungen und da-

---

413   Juengst 2004, 331.
414   Beauchamp 2001, 612.
415   Beauchamp 2001, 613.

mit auch die Basis für das Vertrauen, respektiert zu werden, wenn man nicht alle Wertevorstellung der Mehrheit teil. Diese Haltung impliziert, dass der gesellschaftliche Pluralismus als Rahmenbedingung der internen Moral der Medizin anerkannt wird. Sie gefährdet weder die Vorbedingungen der medizinischen Praxis, noch rechtfertigt sie leichtfertig, wichtige Freiheiten von Ärzten und Patienten einzuschränken, wenn ihre Handlungen und Präferenzen lediglich partikularen Wertvorstellungen widersprechen.

V.9   Die interne Moral der Medizin und gesellschaftlicher Pluralismus

Im Abschlussbericht des Hastings-Center-Projekts zu den Zielen der Medizin wird klar ausgesprochen, dass die Bedeutung eines „frühzeitigen" Tods von den kulturellen Überzeugungen sowie den technischen und medizinischen Möglichkeiten in einer Gesellschaft abhängig sei.[416] Die internationale Projektgruppe, die von Callahan geleitet wurde, schließt sich dessen Position nur teilweise an und hat hier offensichtlich einen Kompromissvorschlag entwickelt, dem Callahan zwar zustimmen konnte, der aber nicht dem Standpunkt entspricht, den er in seinen eigenen Werken vertritt. Die Projektgruppe äußert Zweifel, ob die Medizin den Tod allgemein bekämpfen sollte. Dabei stützt sie sich auf die Vorstellung eines gegenwärtigen Lebenszyklus, der in seiner jetzigen Länge ein erfülltes Leben erlaube. Aber die Forschergruppe behandelt diese Wertvorstellungen als prudentielle Ratschläge, die keine strenge moralische Verbindlichkeit beanspruchen können.

Die internationale Projektgruppe nennt in diesem Zusammenhang explizit gesellschaftlichen Pluralismus als Bedingung für die Ziele der Medizin. Dieser Pluralismus bezieht sich auf den „frühzeitigen" Tod ebenso wie auf den Umgang mit dem Altern. Das korrespondierende medizinische Selbstverständnis ist pluralistisch und für unterschiedliche gesellschaftliche Sichtweisen offen. Auch betont die Forschergruppe, was hier eine ebenso wichtige Rolle spielt, dass unterschiedliche Vorstellungen von Krankheit und Gesundheit gleich gut begründet sein können.[417]

Um Grenzen für die Medizin zu ziehen, beruft sich der Bericht des Hastings-Center-Projekts nicht ausschließlich und nicht einmal vorrangig auf die Ziele der Medizin. Diesen Zweck soll die folgende, etwas umständliche Unterscheidung erfüllen: Es gebe „akzeptable", „bedingt akzeptable" und „nicht akzeptable" nicht-medizinische Verwendungsweisen von medizinischen Möglichkeiten.

Akzeptabel, obwohl nicht im engeren Sinn eine medizinische Praxis, wenn man die ermittelten Ziele zugrunde lege, sei beispielsweise die ästhetische Chirurgie. Akzeptabel ist sie aufgrund verbreiteter gesellschaftlicher Einstellungen. Es sei nicht gerechtfertigt, eine solche Praxis zu untersagen, weil sie nicht mit den Zielen der Medizin übereinstimmen würde.

Nicht akzeptabel sind lediglich Verwendungsweisen der Medizin, die – unabhängig von einer internen Moral der Medizin – nach allgemein geteilten Überzeugungen als schlecht eingestufte Ziele verfolgen. Beteiligung bei Folter ist ein Beispiel, das der Bericht anführt.

---

416   International Project of the Hastings Center – Group leaders 1996, S13.
417   International Project of the Hastings Center – Group leaders 1996, S24.

Die Steigerung menschlicher Fähigkeit oder das Enhancement, einschließlich von Eingriffen in Altern, stuft der Bericht als ein eine nicht-medizinische Tätigkeit ein, die unter bestimmten Bedingungen für Mediziner akzeptabel sein könnte. Zu diesen Bedingungen gehören sorgfältige Risiko-Nutzen-Abwägungen und eine allgemeine, nicht näher spezifizierte ethische Prüfung.[418]

Weder die Gültigkeit der Ziele der Medizin, noch die Grenzen der legitimen medizinischen Praxis auf der Basis dieser Ziele können demnach mit einer internen Moral der Medizin gerechtfertigt werden. Nur ein Dialog zwischen Medizin und Gesellschaft kann die jeweils gültigen legitimen Ziele der Medizin feststellen.[419] Auch ein solcher Dialog muss Freiheitseinschränkungen gut begründen und kann sich nicht auf subjektive Wertvorstellungen stützen. Diese Position ist gerade wegen der Schwierigkeiten überzeugend, eine bestimmte Haltung zu Eingriffen in Alternsprozesse mit den Zielen der Medizin und der internen Moral der Medizin zu begründen.

V.10 Jenseits der internen Moral der Medizin

Die Argumentation, die sich auf die legitimen Ziele der Medizin beruft, um Eingriffe in den Alternsprozess abzulehnen, scheitert also vollständig. Der Nachweis ist nicht gelungen, dass Eingriffe in Alternsprozesse einer plausiblen Interpretation der Ziele der Medizin widersprechen müssen. Selbst wenn man aber einen solchen Widerspruch einräumt, ist nicht klar, was aus ihm folgen soll. Denn offensichtlich folgen diese Ziele nicht aus einer internen Moral der Medizin, die deren Identität ausmacht, sondern aus zusätzlich hinzugezogenen Wertvorstellungen. Auch deswegen kann ein Widerspruch gegen diese Ziele nicht als ein Verstoß gegen eine notwendige Vorbedingung medizinischer Praxis eingestuft werden. Das Hastings-Center-Projekt zählt Schönheitschirurgie zu den „acceptable non-medical-uses of medical knowledge". Wenn oberflächliches, kosmetisches Anti-Aging dazu zählen kann, ist nicht nachvollziehbar, warum verlangsamtes Altern, das altersassoziierten Erkrankungen vorbeugen würde, also einen Krankheitsbezug hat, nicht mindestens ebenfalls in diese Kategorie gehören sollte.

Wie es Callahan oder Gordijn tatsächlich versuchen, müssten Argumente formuliert werden, weshalb es kein berechtigtes Interesse an Interventionen in Alternsprozesse geben könnte. Anzugreifen wären also die Ziele der Biogerontologie selbst, die für sich genommen universell abgelehnt werden müssten. Vor allem müsste nachgewiesen werden, dass die Aspekte des körperlichen Alterns, die viele Biogerontologen für negativ und behandlungsbedürftig halten, aus anderer Sicht positiv zu bewerten sind und Altern deswegen zu akzeptieren sei. Der Vorschlag der Biogerontologie, die Medizin solle sich verlangsamtes Altern als Präventionsmodell für das 21. Jahrhundert zu eigen machen, kann auf der Grundlage der Ziele oder einer internen Moral der Medizin nicht zurückgewiesen werden. Wie für Robert Butler, der als Geriater die „longevity dividend" unterstützt, dürfte aus Sicht vieler Medi-

---

418   International Project of the Hastings Center – Group leaders 1996, S15.
419   International Project of the Hastings Center – Group leaders 1996, S8.

ziner ein solcher Ansatz zur Prävention von altersassoziierten Erkrankungen legitim sein, auch wenn oder gerade weil die durchschnittliche und die maximale Lebensspanne gleichzeitig verlängert werden könnten. Kritik, dass Eingriffe in Alternsprozesse die legitimen Aufgaben der Medizin überschreiten, kommt jedoch auch von anderer Seite. Sozialgerontologen befürchten, dass es zu einer Biomedikalisierung des Alter(n)s kommen wird. Auch bei dieser Verteidigung der gegenwärtigen Erfahrung des körperlichen Alterns und der aktuellen Lebensspanne wird zu prüfen sein, ob es sich dabei nicht lediglich um „idiosynkratische Ideologien" handelt.

VI. Eine unzulässige Biomedikalisierung des Alterns?

VI.1 Ein Konflikt der Interpretationen

Die Gerontologie vereinigt als Wissenschaft interdisziplinäre Perspektiven auf Alternsprozesse und die Lebensphase Alter. Soziologie, Biologie und Kulturwissenschaften erforschen die entsprechenden Phänomene mit jeweils eigenen Begriffen, Methoden und Theorien. Die daraus resultierenden wissenschaftlichen Perspektiven ergänzen sich im Idealfall. Häufig konkurrieren sie jedoch miteinander und die einzelnen Disziplinen streiten um die gesellschaftliche Deutungsvormacht beim Verständnis des Alterns. Insbesondere die praktische Ausrichtung der Biogerontologie hat einen solchen „Konflikt der Interpretationen" ausgelöst.

Als Grundlage einer fundamentalen Kritik an Eingriffen in Alternsprozesse haben Sozialwissenschaftler den Begriff der „Biomedikalisierung des Alterns" geprägt. Dieser Begriff besitzt eine deskriptive und eine normative Komponente. Er beschreibt eine gesellschaftliche Entwicklung und ihre zahlreichen Strukturen und Facetten, in der Altern und die Lebensphase Alter immer mehr zu einem medizinischen Problem gemacht werden würden. Die soziologischen Analysen der Biomedikalisierung beschreiben, wie Institutionen aus Wissenschaft, Wirtschaft, Politik und Medizin zu einer entsprechenden Entwicklung beitragen. Aber die Biomedikalisierung besitzt auch eine normative Dimension.

Hier setzt die ethisch relevante Kritik an: Die naturwissenschaftliche Perspektive sei falsch, einseitig und beruhe auf negativen Altersstereotypen. Dadurch werde sowohl individuell als auch gesellschaftlich ein falscher Umgang mit Altern und der Lebensphase Alter gefördert. Die sozialwissenschaftlichen Theoretiker der Biomedikalisierung und sozialgerontologische Positionen, die sich auf diese Konzeption stützen, verknüpfen diese ethische Kritik mit einer theoretischen: Die negative biologisch-medizinische Deutung sei ein soziales Konstrukt der Naturwissenschaften, durch das Altern überhaupt erst zu einem Problem werde, das man medizinisch lösen sollte. Es ist ein grundlegendes sozialgerontologisches Ziel, solchen negativen Deutungen eine positive entgegenzusetzen. Daher zeigt sich an der Biomedikalisierungskritik der Konflikt um die Deutung des Alters besonders deutlich. Dabei geht es nicht nur um ein angemessenes Verständnis, sondern auch um die praktischen Zielsetzungen, um den angemessenen Umgang mit Altern und Alter. Folglich auch darum, ob man Alternsprozesse medizinisch manipulieren sollte.

Zunächst wäre die Vermutung naheliegend, es handle sich bei der Biomedikalisierung um einen rein deskriptiven Begriff, weil er von einer empirischen Wissenschaft formuliert wird. Tatsächlich trifft dagegen zu, was Erik Parens zum Begriff der Medikalisierung im Allgemeinen festgestellt hat: Soziologen verwenden diesen Begriff wertend. Die Biomedikalisierung eines Lebensbereichs oder eines Bestandteils des menschlichen Lebens ist nach dieser impliziten Wertung *prima facie* schlecht.[420] Die sozialwissenschaftliche Kritik bemängelt, dass die Medizin als gesellschaftliche Institution ihre Befugnisse überschreite, wenn sie das Ziel verfolge, nicht nur altersassoziierte Erkrankungen, sondern Alternsprozesse zu verhindern oder zu behandeln. Die negativen Konsequenzen seien eine Pathologisierung des Alters und die Sichtweise, Altern sei ein reiner Verfallsprozess. Beides führe dazu, dass allgemein ein eigener Sinn der Lebensphase Alter verloren ginge oder geleugnet werde.

Wie sich zuvor gezeigt hat, verwischt die Biogerontologie in der Tat die Grenze zwischen Altern und Krankheit auch dann, wenn sie nicht versucht, beides miteinander gleichzusetzen. Es gibt genügend Belege dafür, dass körperliches Altern aus biogerontologischer Perspektive ein reiner Verfallsprozess ist, der mit einem fortlaufenden und sich ausweitenden Funktionsverlust verknüpft ist. Genau dieses sogenannte „Deficit-Model"[421] führe nach Ansicht vieler Sozialgerontologen zu einer einseitig negativen Sicht des Alterns und der Lebensphase Alter und zu Altersdiskriminierung.

Genau daran entzündet sich der Grundkonflikt zwischen Bio- und Sozialgerontologie um die Deutungsvormacht des Alter(n)s. Die Biogerontologie wird kritisiert, weil sie zur allgemeinen Entwicklung einer Biomedikalisierung entscheidend beitrage. Die praktischen Ziele von Bio- und Sozialgerontologie widersprechen sich grundlegend, wenn man annimmt, dass die biogerontologische Strategie für die Medizin negative Altersbilder und Vorurteile gegen das Altern und Ältere impliziert und befördert. Denn die Sozialgerontologie sieht als eine ihrer großen Errungenschaften an, solche negativen Einstellungen in den letzten Jahren erfolgreich bekämpft zu haben. Wenn Interventionen in Alternsprozesse auf der Basis biogerontologischer Konzepte entwickelt und angewendet werden, würden dadurch nicht nur solche negativen Einstellungen wieder einflussreicher werden. Gleichzeitig untergrabe diese Vorgehensweise sinnvolle, nicht-medizinische Alternativen des Umgangs mit dem Altern.

Der britische Sozialgerontologe John Vincent hat in zahlreichen Arbeiten auf dieses Problem aufmerksam gemacht und die Probleme, die mit der Biomedikalisierung verknüpft sind, am ausführlichsten auf die Biogerontologie bezogen. Daher wird seine Position in der folgenden Analyse eine wichtige Rolle spielen. Er formuliert ebenfalls eine alternative, positive Sichtweise zur biogerontologischen Haltung, die einen besseren Umgang mit dem Altern ermöglichen soll. Diese Sichtweise beruht auf umfangreichen ethischen Annahmen, die einen idealen Ansatz für die moralphilosophische Reflexion bieten, in der diese Debatte weiter untersucht werden soll.

Ob die Medizin Altern unzulässig medikalisiert, hängt davon ab, wie man körperliches Altern und die Lebensphase Alter zunächst einmal individualethisch bewertet. Wenn körperliches Altern im allgemeinen einen positiven, individuellen Sinn besitzt, wäre es prinzipiell unangemessen, es mit medizinischen Mitteln bekämpfen zu wollen. Die Biomedikalisierung wäre dann generell kritisch zu betrachten. Wenn aber körperliches Altern zu Recht als negativ bewertet werden kann, wären medizinische Behandlungsmöglichkeiten zu begrüßen und damit auch eine Biomedikalisierung. Im Zuge entsprechender gesellschaftli-

420   Parens 2013.
421   Vgl. z. B. Amrhein Backes 2007.

cher Entwicklungen könnte es immer noch Probleme geben wie eine zu starke Biomedikalisierung oder problematische Formen derselben. Das würde aber nichts daran ändern, dass die Biomedikalisierung des Alterns zunächst einmal zu begrüßen wäre.

Eine zentrale Rolle spielt dabei der erkenntniskritische Vorwurf, beim Konzept des biologischen Alterns handle es sich lediglich um ein soziales Konstrukt ohne begründeten Anspruch auf wissenschaftliche Objektivität. Die Negativität der biogerontologischen Deutung des Alterns wird damit relativiert. Sie korrespondiert keiner objektiven Realität, sondern ist durch die naturwissenschaftliche Perspektive erst hervorgebracht. Eine positive alternative Deutung lässt sich auf dieser Grundlage scheinbar einfacher durchsetzen. Allerdings bringt der Begriff einer sozialen Konstruktion auch Probleme mit sich, die genauer untersucht werden müssen. Prinzipiell ist die sozialgerontologische Kritik auf dieser Grundlage nur dann hinreichend begründet, wenn man die Grenzen der naturwissenschaftlichen Deutung durch eine eigene überzeugendere alternative Deutung aufzeigen kann. Diese müsste einen besseren Umgang mit dem Altern in Aussicht stellen, womit der Übergang zur moralphilosophischen Perspektive erreicht wäre. Als Grundlage für eine moralphilosophische Analyse, Rekonstruktion und Kritik dieser sozialwissenschaftlichen Perspektiven müssen zuerst die Begriffe der Medikalisierung, Biomedikalisierung und der naturwissenschaftlichen Deutung des Alterns als sozialer Konstruktion geklärt werden.

VI.2   Der Begriff der Medikalisierung

Soziologen bezeichnen Entwicklungen, bei der die Medizin ihren Zugriff auf gesellschaftliche Probleme oder ganze Lebensbereiche ausweitet, als Medikalisierung oder Biomedikalisierung. Einige Autoren aus der Sozialgerontologie oder Soziologie sehen bereits in der gegenwärtig praktizierten Medizin eine fortgeschrittene und problematische (Bio-)Medikalisierung des Alters. Manche Medizinethiker übernehmen diese Kritik, häufig ohne den Begriff zu definieren und ohne zwischen Medikalisierung und Biomedikalisierung zu unterscheiden. In der Regel wird übersehen, dass vieles dafür spricht, wie Parens eine gute von einer schlechten Form der Medikalisierung zu unterscheiden.[422]

Der Soziologe Irving K. Zola prägte den Begriff der Medikalisierung in den 1970er Jahren.[423] Er ging dabei von Talcott Parsons' Überlegungen aus, der erstmals die Medizin als Institution sozialer Kontrolle beschrieben hat.[424] Obwohl es mittlerweile zahlreiche unterschiedliche Definitionen gibt, liegt diesen ein gemeinsamer Gedanke zugrunde. Bei der Medikalisierung handelt es sich um einen Prozess, in dem ein gesellschaftliches Problem, das zuvor anders gelöst wurde oder gar nicht als solches wahrgenommen wurde, zu einem medizinischen Problem erklärt wird. Es wird nun in medizinischen Begriffen formuliert und es soll durch medizinische Behandlungen gelöst werden.[425]

---

422 Schicktanz Schweda 2011, Eichinger 2011.
423 Zola 1972, vgl. auch: Conrad 1992.
424 Parsons 1951, nach Conrad 1992..
425 Conrad 1992, Lock 2001.

„Medicalizing" spielt bei Zola vor allem im Kontext der Analyse der Moderne eine wichtige Rolle als Teilprozess der Säkularisierung. Im Verlauf dieses Prozesses würden zahlreiche gesellschaftliche Funktionen von der Religion auf die Medizin übergehen. Zola sah diesen Prozess allerdings nicht primär negativ.

Dagegen begründete Ivan Illich auf seiner Konzeption von Medikalisierung eine Fundamentalkritik an der gegenwärtigen Medizin. Die Medizin habe sich, so Illich, von der Geburt bis zum Tod zahlreiche Bereiche des menschlichen Lebens unterworfen und sei zu einem reduktionistischen Unternehmen geworden, das aus reinen Gewinninteressen von der Medizinindustrie erfolgreich weiter in dieser Richtung vorangetrieben werde.[426] Man erkennt bereits an diesen Überlegungen Illichs aus den 1970er Jahren, dass die als Kritik verstandene Medikalisierung drei Hauptkomponenten besitzt. Sie bezieht sich erstens auf den falschen individuellen Umgang mit Bereichen des menschlichen Lebens, zweitens auf Fehlentwicklungen in der medizinischen Praxis und drittens auf fragwürdige institutionelle Strukturen, die dazu dienen, eine Medikalisierung des menschlichen Lebens aus kommerziellen oder anderen egoistischen Interessen voranzutreiben.

Illich hat damit für die Sozial- und Kulturwissenschaften den Rahmen für ein neues Forschungsfeld vorgegeben. Viele Sozialwissenschaftler, die häufig in den USA forschen, haben diesen Grundgedanken übernommen und liefern empirische Belege zur Medikalisierung aus unterschiedlichen Lebensbereichen. In den Fokus dieser kritischen Perspektive auf die Medikalisierung sind im Laufe der Zeit immer mehr Zwänge gerückt, denen Individuen unterworfen würden, weil die Medizin eine soziale Kontrollfunktion und Normierung ausüben würde.[427]

Diese Entwicklung sei dadurch gekennzeichnet, dass der Staat die Gesundheit der Bevölkerung systematisch überwache und nicht mehr nur der Einzelne, sondern auch die Bevölkerung in ihrer Gesamtheit medizinisch kontrolliert werde. Konsequent werde sowohl der Beginn als auch das Ende des menschlichen Lebens vollständig einer medizinischen Kontrolle unterworfen.[428] Zu den negativen Folgen gehöre, dass man die individuelle Differenz normiere und gesellschaftlich kontrolliere, wodurch die Entfaltung der individuellen Freiheit und Selbstverwirklichung stark eingeschränkt würden. Gesellschaftliche Ursachen für Probleme, die medikalisiert würden, gerieten gleichzeitig aus dem Blick, weshalb gesellschaftliche und politische Institutionen soziale Missstände nicht als solche erkennen und beheben könnten.

Bei der Medikalisierung des Alterns handelt es sich nicht nur um ein Phänomen der Gegenwart. Manche Autoren wie die US-amerikanische Medizinanthropologin Margarethe Lock setzen ihren Beginn bereits im 17. Jahrhundert an. Der deutsche Sozialgerontologe Hans-Joachim von Kondratowitz vertritt die These, Altern werde bereits seit dem 18. Jahrhundert medikalisiert.[429]

---

426 Illich 1975.
427 Vgl. z. B. Clarke Shim et al. 2003.
428 Dazu und zu den folgenden Thesen: Lock 2001, 9534ff
429 Kondratowitz 1989.

Der Medizinhistoriker Daniel Schäfer schließt sich nur teilweise diesem Befund an.[430] Schäfer entwickelt dabei einige Kriterien, an denen die Medikalisierung gemessen werden könne. Unter anderem gehören dazu die Deutungshoheit der Medizin über das Alter als Lebensphase und den Alternsprozess, das Verständnis beider als behandlungsbedürftig und „krank", der Terminus „Alterskrankheiten" und der Versuch, den Alternsprozess zu manipulieren sowie die Lebensspanne zu verlängern.[431] Dafür, dass einige dieser Kriterien erfüllt sind, lassen sich bereits in der Frühen Neuzeit Belege finden. Schäfer hält fest, dass bereits vor 1700 die Vorstellungen von „Alterskrankheiten" und der „Krankheit Alter" allerdings auch ohne Einfluss der Medizin verbreitet gewesen seien.[432] Es gebe aber selbst innerhalb der Medizin dieser Zeit keinen ausreichenden Beleg für eine ausschließlich medizinische Deutung des Alterns. Noch weniger hätte sich eine solche Deutung innerhalb der gesamten Gesellschaft der Frühen Neuzeit durchsetzen können. Schäfer vermutet dagegen einen Beginn der Medikalisierung des Alter(n)s im vollen Umfang erst im 20. Jahrhundert, z. B. durch die Hospitalisierung älterer Menschen oder die „Gatekeeper-Funktion" von Medizinern bei vorzeitigen Rentenleistungen.[433]

Manche Autoren erkennen einen Zusammenhang zwischen Medikalisierung des Alterns und negativen Altersbildern. Gert Göckenjan beschreibt in seiner ausführlichen historischen Studie zu Altersbildern einen entsprechenden Verjüngungsdiskurs um 1900, durch den biologische Auffassungen und Perspektiven auf den kulturellen Bereich zurückgewirkt hätten. Nachdem damalige Biologen das Thema Altern entdeckt hätten, versuchten sie wie zeitgenössische Biogerontologen die entsprechenden Prozesse auf zellulärer Ebene zu beschreiben und auf einer evolutionstheoretischen Grundlage zu erklären. Auch wurden, wie bereits in der Einleitung dieser Arbeit dargelegt, von diesem Wissensstand ausgehend einzelne, wirkungslose Interventionen vorgeschlagen.

Göckenjan stellt fest, dass der Gegensatz von Degeneration/Regeneration bereits für diesen Verjüngungsdiskurs grundlegend gewesen sei. Die Metaphern für degenerative Prozesse, die bisher zu den entsprechenden Altersbildern gehört hätten, seien in die Sprache der Naturwissenschaften übersetzt worden.[434] Dies führe zu einer „gnadenlosen" Darstellung des Alterns, die ältere Menschen zu bloßen Objekten degradiere. In diesem Kontext entsteht nach Göckenjan eine neue Altenfeindlichkeit, die Leistungsfähigkeit betone und das hohe Alter und alte Menschen als „minderwertig" und „nutzlos" darstelle.[435]

Allerdings bleibe die Grundrhetorik aller Altersbilder dabei bestehen: Es ginge weiterhin um eine „Warnung vor dem unakzeptablen Alter" und eine „lebbare Alternative". Interessant ist, dass gerade auf dieser Grundlage eine Lebensverlängerung durch Eingriffe in den Alterungsprozess abgelehnt wird. Die Gesellschaft sollte sich durch den Generationswechsel erneuern, nicht die gesunde Lebensspanne Älterer verlängern. Göckenjan zitiert den Phy-

---

430 Schäfer 2011.
431 Schäfer 2011, 290.
432 Schäfer 2011, 298.
433 Schäfer 2011, 305.
434 Göckenjan 2000, 267.
435 Göckenjan 2000, 270.

siologen Friedrich Müller, der 1915 den Ersten Weltkrieg als Chance der gesellschaftlichen Verjüngung bezeichnet. Obwohl die Opfer schrecklich seien, sei der Krieg ein Segen, denn das „gealterte Volk" ginge aus ihm als „junges, starkes Volk" hervor.[436]

Diese historische Parallele des Verjüngungsdiskurses, deren Aspekte in manchen Zügen denen der Gegenwart ähneln, weist also darauf hin, dass der Zusammenhang zwischen Medikalisierung des Alterns und negativen Altersbildern mit sehr unterschiedlichen Zielen verknüpft werden kann. Um 1900 führte diese Verbindung gerade nicht eindeutig zum Ziel, die menschliche Lebensspanne zu verlängern. Umgekehrt kann man annehmen, dass die Verlängerung der menschlichen Lebensspanne nicht zwangsläufig mit einer Abwertung älterer Menschen verknüpft sein muss. Der Gedanke Müllers einer Erneuerung der Gesellschaft durch einen Generationswechsel findet sich dagegen gegenwärtig gerade bei den Gegnern von Eingriffen in das Altern wie Hans Jonas[437], Daniel Callahan[438] oder John Vincent[439]. Die Medikalisierung auf der Grundlage eines Verständnisses des Alterns als degenerativer Prozess kann also zu einer negativen Einschätzung des Alterns führen. Sie muss allerdings weder dazu führen, dass man anstrebt, die Lebensspanne zu verlängern, noch zu einer negativen Einschätzung älterer Menschen. Hier kommt es auf den größeren kulturellen und gesellschaftlichen Kontext an, in dem sie steht, wie das Beispiel Müllers zeigt. Denn es ist keinesfalls ein neuer Gedanke, dass zum Altern nachlassende körperliche und geistige Kräfte gehören, die schließlich zu Altersschwäche und Gebrechlichkeit führen. Entscheidend für Müllers negativer Bewertung des Alters und alter Menschen ist vielmehr die Vorstellung, dass der Wert von Menschen von ihrer Nützlichkeit für die Gesellschaft abhängig sei.

VI.3   „Bio"-medikalisierung des Alterns als neues Phänomen

Zahlreiche Experten sehen in den Formen, die die Medikalisierung in den letzten Jahrzehnten angenommen hat, eine neue Qualität. Deshalb haben einige Autoren den Begriff der „Biomedikalisierung" geprägt. In der Folge sollen drei exemplarische Positionen dazu vorgestellt werden. Zu den Pionieren dieser Forschung zählt Carol Estes, die davon ausgeht, dass die Medizin zahlreiche Konzepte aus der Biologie übernehme und zur „Biomedizin" wird. Estes gehört auch zu den ersten Forscherinnen, die bereits 1989 diese Entwicklung ausdrücklich auf das Altern beziehen.[440] Estes Arbeit besitzt einen Fokus auf institutionelle Strukturen, widmet sich jedoch auch negativen Altersbildern. Die Arbeitsgruppe um Adele Clarke entwickelt den Begriff der Biomedikalisierung nicht aus einer sozialgerontologischen, sondern aus einer allgemeineren sozialwissenschaftlichen Perspektive. Ihre Arbeit nennt dennoch Entwicklungen, die vor allem auch in Hinblick auf die Biomedikalisierung des Alterns relevant sind, wie beispielsweise ein Fokus auf Risiken und Prävention. Als drittes Beispiel soll kurz die Arbeit von Sharon Kaufman vorgestellt werden, die Estes Arbeit aufgreift und

436 Göckenjan 2000, 272
437 Jonas 1992.
438 Stock Callahan 2004.
439 Vincent 2009.
440 Estes Binney 1989.

untersucht, ob die Diagnosen in jüngerer Zeit ihre Gültigkeit behalten haben. Diese sozialgerontologischen und sozialwissenschaftlichen Positionen werden deswegen herangezogen, weil sie zwar allgemeine Entwicklungen gemeinsam beschreiben, aber sich durch unterschiedliche Aspekte ergänzen. Anhand dieser Aspekte der Biomedikalisierung kann im Anschluss untersucht werden, ob und inwiefern die Biogerontologie und ihre mögliche Anwendung in der Medizin zu entsprechenden Entwicklungen beiträgt.

In ihrer einschlägigen Publikation halten Estes und ihre Koautorin Elizabeth Binney zwei hauptsächliche Trends fest. Erstens die soziale Konstruktion des Alterns als medizinisches Problem und zweitens Praktiken (individuelle Verhaltensweisen und institutionelle Politik), die aus dieser Auffassung entstehen. Diese Praktiken, in denen die Folgen der sozialen Konstruktion des Alterns als medizinisches Problem zum Ausdruck kommen würden, hätten vier Dimensionen: 1. Eine wissenschaftliche Dimension, z. B. die Ausrichtung von wissenschaftlicher Forschung, 2. eine professionelle Dimension, z. B. in der Ausbildung von Medizinern, 3. eine politische, z. B. in der Gesundheitspolitik und Forschungsförderung und 4. eine Dimension, die die allgemeine Öffentlichkeit (Lay Public) betrifft. Diese vier Dimensionen stünden in Wechselwirkung zueinander und umfassen zahlreiche Details, die hier nicht dargestellt werden müssen. Auch hier finden sich die medizinisch-praktischen, wissenschaftlichen und die politisch-ökonomischen, institutionellen Komponenten wieder, die bereits Illich vorgebracht hat. Die Relevanz dieser Entwicklungen aus individueller Perspektive besteht für Estes vor allem in negativen Altersbildern.

Solche Altersbilder gehören zur Dimension der allgemeinen Öffentlichkeit und dadurch wird die ethische Problematik begründet. Durch die Biomedikalisierung des Alterns werden negative Altersbilder in der Öffentlichkeit befördert, die Altern ausschließlich als Verfallsprozess beschreiben würden. Gleichzeitig werden alternative Altersbilder ausgeschlossen. Wenn ältere Menschen diese Altersbilder übernehmen, dann würden sie nach Estes sozusagen darin unterwiesen werden, krank und abhängig zu sein und sich entsprechend zu verhalten. Die gesellschaftlichen Ursachen dieser sozial konstruierten Probleme blieben dann unberührt. Auf der individuellen Ebene führt diese veränderte Wahrnehmung des Alterns zu vermeidbarem Leiden. Auf gesellschaftlicher Ebene würden dann diese Konstruktionen unter anderem zur Sichtweise führen, dass der demographische Wandel katastrophale Folgen habe, wofür der ältere Teil der Bevölkerung verantwortlich gemacht werden würde. Gleichzeitig entstünde ein milliardenschwerer und mächtiger „medizinisch-industrieller Komplex", der immer mehr gesellschaftliche Ressourcen für die Erforschung und Entwicklung medizinischer Interventionen in das Altern beanspruche und den künstlich erzeugten Bedarf an Anti-Aging-Medizin bediene.[441] Diese Kritik hat sich als sehr einflussreich erwiesen und wird von John Vincent am detailliertesten weitergeführt, dessen Ansatz im Anschluss noch genauer untersucht werden soll.

Ein weiteres, ebenfalls detailreiches Konzept der Biomedikalisierung, das breiter angelegt ist und nicht nur Altern betrifft, stammt von der US-amerikanischen Soziologin Adele E. Clarke und ihrer Arbeitsgruppe. Clarke et al. haben in einer Übersichtsarbeit die Ergeb-

---

441   Estes Binney 1989, 594.

nisse zahlreicher anderer soziologischer Studien zusammengefasst.[442] Wie Estes sieht auch Clarke die zunehmende Integration biologischen Wissens und technischer Eingriffsmöglichkeiten auf der elementaren Ebene der Zelle und ihrer molekularen Struktur als entscheidend an. Daher beziehe man sich zu Recht auf eine Biomedikalisierung anstatt auf eine Medikalisierung.

Fünf wechselseitig aufeinander einwirkende Prozesse machen die Biomedikalisierung nach Clarke et al. aus: 1. Die politisch-ökonomische Konstitution des „medizinisch-industriellen Komplexes", den sie „Biomedical TechnoService Complex, Inc." nennt, 2. der Fokus auf Gesundheit anstatt Krankheit und die Entwicklung biomedizinischer Technologien zur Risikoeinschätzung und zur Überwachung, 3. die mehr und mehr technisch-wissenschaftliche Natur der Biomedizin, 4. Transformationen des biomedizinischen Wissens sowie seiner Anwendung und schließlich 5. Transformationen von Körpern, einschließlich neuer Eigenschaften und daraus abgeleitete, neue individuelle und kollektive Identitäten.

Die Ausdehnung der Medizin auf den Bereich der Gesundheit insgesamt anstatt der Begrenzung auf einzelne Krankheiten, die Verwissenschaftlichung und Technisierung der Medizin sowie die Verwandlung der Gesundheit in ein Konsumgut seien die hauptsächlichen Kennzeichen der Biomedikalisierung. Clarke et al. betonen in dieser Hinsicht insbesondere den Begriff des Risikos. Der Fokus auf gesundheitliche Risiken mache es unmöglich, sich der medizinischen Kontrolle zu entziehen. Denn man sei ständig und unvermeidlich Risiken ausgesetzt, durch die die Gesundheit gefährdet werde. Die Suche nach solchen Risiken werde immer weiter verfeinert. Dies habe weitreichende Folgen für die Produktion und die Strukturen der Anwendung des biomedizinischen Wissens und der Biomedizin, einschließlich ihrer Ziele. Dazu gehören Digitalisierung, Datenbanken, die „Molekularisierung" und „Genetisierung" der Biomedizin. Man entwickle auf dieser Grundlage neue Medikamente und neuartige medizinische Technologien.[443]

Besonders weitreichend sind auch die von Clarke et al. angenommenen Auswirkungen der technisch-wissenschaftlichen Biomedizin auf die Formation der Identität von Individuen und Gruppen. Sie unterscheiden vier mögliche Einflüsse: 1. Medizinische Interventionen ermöglichen soziale Identitäten, die vorher für manche unerreichbar waren, wie beispielsweise Vaterschaft oder Mutterschaft. 2. Die Biomedikalisierung hilft dabei, neue Fähigkeiten und Gebote in das eigene Selbstverständnis zu integrieren, so bedeute „gesund" gleichzeitig „präventionsbewusst" und „neorational". 3. Die Biomedizin erzeugt neue Kategorien von gesundheitsbezogenen Identitäten und alte werden neu definiert, beispielsweise tritt anstelle des Gegensatzes „gesund/krank" der Gegensatz „risikoarm/risikoreich". 4. Die Biomedikalisierung erlaubt durch neue Möglichkeiten der Interaktion die Annahme neuer Identitäten als Patient und Patientengemeinschaft, beispielsweise durch die Telemedizin.[444]

Ebenfalls ein neuer Gesichtspunkt den Clarke et al. im Zusammenhang mit der Biomedikalisierung betonen, ist der Aspekt der sozialen Gerechtigkeit. Eine entscheidende ge-

---

442 Clarke Shim et al. 2003.
443 Clarke Shim et al. 2003, 172.
444 Clarke Shim et al. 2003, 183.

sellschaftliche Konsequenz der Formation neuer Identitäten im Kontext der Biomedikalisierung ist nach Clarke et al. die Stratifizierung von Medizin und Patienten. Die Medizin
teile sich in eine „Luxusmedizin" mit zahlreichen hochtechnisierten Dienstleistungen und
in eine rationalisierte medizinische Versorgung auf. Entsprechend würden auch die Konsumenten bzw. Patienten aufgeteilt. Auf der einen Seite stünden diejenigen, die aufgrund ihres
Status (Versicherung, Einkommen, Verhalten) Zugang zur hochtechnisierten „Luxusmedizin" erhalten, auf der anderen Seite stünden diejenigen, die wegen ihrer riskanten Verhaltensweisen, ihrer genetischen Eigenschaften oder ihres sozialen Status einer strengeren Ri-
sikokontrolle unterworfen werden müssten. Die Gesellschaft spalte sich in biomedizinisch
„Vermögende" („haves") und biomedizinische „Habenichtse" („havenots") auf.

Die dritte Arbeit zur Biomedikalisierung, die hier herangezogen werden soll, stammt
von der Arbeitsgruppe der Sozialgerontologin Sharon R. Kaufman vom Institute for Health
and Aging an der University of California. Kaufman und ihre Mitarbeiterinnen untersuchten 2004 die Aktualität der Thesen von Estes aus dem Jahr 1989. Sie kommen zum Schluss,
dass diese immer noch gültig sind und der Prozess, den sie beschrieben hatten, sich seither
verstärkt habe.[445] Sie stellen fest, dass die Grundhaltung zum Altern und zum hohen Alter
sich im Zuge dieser Entwicklung stark verändert habe.

Anhand von drei Eingriffsmöglichkeiten (Herzchirurgie, Dialyse und Transplantati-
onen von Nieren) stellen die Autoren fest, dass das Alter, bis zu dem diese für sinnvoll gehalten werden, stetig angestiegen sei. Ein großer Teil der Patienten, die diese Behandlungen erhalten, seien älter als 70 bzw. sogar älter als 80 oder 90. Insgesamt führe dieser Trend
dazu, gemeinsam mit der Aussicht auf neue, innovative medizinische Möglichkeiten, dass
das Altern nicht mehr für unvermeidlich gehalten werde.

Gleichzeitig dominierten negative Altersbilder, die dieses als Verfall oder Niedergang
darstellen. Damit sei diese von Estes befürchtete Entwicklung tatsächlich eingetreten. Die
Grenze, ab wann der Tod als „natürlich" angesehen werde, verschiebe sich gleichzeitig auf
einen späteren Zeitpunkt des Lebenslaufs. Ein Tod mit 70 oder 75 werde als „unnatürlich"
empfunden. Unter anderem dadurch steige auch die Bereitschaft von Ärzten, immer aggres-
sivere medizinische Eingriffe in immer höherem Alter vorzunehmen.

Außerdem werde die medizinische Versorgung zu einem moralischen Imperativ für die
Familie. Der Ausdruck von Liebe und Sorge werde an die Lebensverlängerung geknüpft. Die
letzte Folge der Biomedikalisierung sei schließlich die auf die Zukunft ausgerichtete Hoffnung „alt zu werden ohne zu altern". Es gebe kein „normales" Altern mehr. In diesem Kontext entstünde eine neue Art der Medizin, eine regenerative Medizin, mit einer Verknüpfung von Heilung, Prävention und Experiment. Gleichzeitig werde der alternde Körper als
formbar und vermeidbar erfahren.[446]

Diese Erkenntnisse von Kaufman et al. beziehen sich vor allem auf neue Altersbilder,
die die Biomedikalisierung verstärkt. Durch solche Altersbilder verändere sich die individuelle Bedeutung des Alterns. Daraus resultiere schließlich ein neuer gesellschaftlicher Um-

---

445 Kaufman Shim et al. 2004.
446 Kaufman Shim et al. 2004, 736.

gang mit der Lebensphase Alter. Sie halten fest, dass sich als Folge der Biomedikalisierung negative Altersbilder gefestigt hätten und Altern als vorwiegend medizinisches Problem angesehen werde. Eine direkte mögliche, negative Konsequenz, die sie hervorheben, besteht darin, dass Behandlungen an älteren Menschen durchgeführt werden, die möglicherweise einen geringen Nutzen mit einer hohen Belastung erkaufen. Hierzu fehlen allerdings genauere Daten und Überlegungen. Interessant sind mehrere veränderte Bedeutungsaspekte, die sich in den bisher dargestellten Kontext hervorragend einfügen. Kaufman et al. liefern einen empirischen Beleg dafür, dass sich tatsächlich das Verständnis eines „frühzeitigen" oder „natürlichen" Tods durch neue technische Möglichkeiten geändert hat. Die Auffassung, dass Altern plastisch, manipulierbar und zumindest theoretisch vermeidbar sei, entspricht der biogerontologischen Perspektive. Das leitet zur Frage über, wie sich diese allgemeine Analyse der Biomedikalisierung zur Biogerontologie, ihren Konzepten und ihren institutionellen Strukturen verhält.

VI.4   Biomedikalisierung und Biogerontologie

Die unterschiedlichen Konzeptionen der Biomedikalisierung haben zahlreiche Analysen und Prognosen in Bezug auf Medizin, Gesundheitswesen, Individuum und Gesellschaft gemeinsam. Die Hauptaspekte der drei genannten Positionen lassen sich wie folgt zusammenfassen. Ein ständig wachsender Einfluss der Naturwissenschaften in der Medizin verkörpert wesentlich den Prozess der Biomedikalisierung. Entsprechende soziologische Untersuchungen stellen fest, dass die Medizin immer mehr durch Begriffe und Methoden aus der Biologie beeinflusst werde, was an einer veränderten Struktur der Forschung und der medizinischen Praxis erkennbar werde. Ökonomische Interessen würden sich mit den neuen biomedizinischen Möglichkeiten verbinden. Dadurch werde das Gesundheitswesen durch eine einflussreiche pharmazeutische und biotechnologische Industrie umgewandelt und in immer größerem Ausmaß kommerzialisiert. Auf individueller Ebene gingen die Entwicklungen damit einher, dass individuelle Gesundheitsrisiken und Prävention eine immer größere Rolle spielen würden. Negative Haltungen gegenüber Gesundheitszuständen entstünden, die sich außerhalb von propagierten Normen befänden. Vor allem Estes und Kaufman heben hervor, dass Biomedikalisierung zu negativen Altersbildern führe. Dies habe Zwänge zur Folge, entsprechende Behandlungen in Anspruch zu nehmen. Gleichzeitig würden jedoch Patienten in solche mit „guten" und „schlechten" Risiken eingeteilt. Auf gesellschaftlicher Ebene sei dadurch und durch einen hohen Anstieg der Kosten durch Biomedikalisierung der Zugang zu neuen medizinischen Möglichkeiten eingeschränkt. Nach Clarke drohen bereits bestehende gesundheitliche Ungleichheiten, die mit dem sozioökonomischen Status zusammenhängen, sich weiter zu verschärfen.

Im Anschluss an diese Analyse und Prognosen stellen sich zwei grundsätzliche Fragen: Treffen die dargestellten Dimensionen der Biomedikalisierung auf die mögliche praktische Anwendung der Biogerontologie in der Medizin zu? Ist die darin enthaltene ethische Kritik auf diese Anwendung ebenfalls übertragbar und ist sie in diesem Kontext gut begründet? Die zweite Frage erfordert, dass die teils nur impliziten ethischen Annahmen, die mit der Kritik einer Biomedikalisierung verknüpft sind, deutlich gemacht werden und ihrerseits kritisch hinterfragt werden. Das ist in einem angemessenen Umfang nur in einer moralphilosophischen Reflexion möglich. Als Antwort auf die erste Frage kann man festhalten, dass eine Biomedikalisierung des Alterns per Definition verstärkt werden muss, wenn theoretische Konzepte, Begriffe und Methoden aus der Biogerontologie auf die Medizin übertragen werden. Eine entsprechende Transformation des Verständnis des Alterns in der Medizin ist eine plausible Erwartung. Die Anwendung der Biogerontologie auf die Medizin wird sich voraussichtlich auch andere deskriptiven Dimensionen des Prozesses der Biomedikalisierung, so wie ihn die unterschiedlichen Autorinnen und Autoren beschreiben oder vorhersagen, nahtlos einfügen. Einige Aspekte der Biomedikalisierung sind dabei wie die oben beschriebene Transformation sehr wahrscheinlich, bei anderen müsste man die tatsächliche Entwicklung abwarten und sie genauer untersuchen, wie z. B. bei der Stratifizierung der Medizin in eine herkömmliche und in eine Luxusmedizin. Im einzelnen lassen sich folgende Beobachtungen und Prognosen machen.

Da die Biogerontologie auf biologischer Grundlagenforschung beruht, würde sie biologische, d. h. molekulare und genetische Konzeptionen auf die Medizin übertragen, wenn man ihre Erkenntnisse medizinisch anwendet. Dadurch würden sich medizinisches Wissen und seine Anwendung ebenfalls weiter im Zuge der Biomedikalisierung transformieren. Zahlreiche Biogerontologen halten ihre Strategie zur Prävention, Diagnostik und Therapie altersassoziierter Erkrankungen der jetzigen medizinischen Vorgehensweise für überlegen. Damit verbunden ist zumindest ein größerer Einfluss des biogerontologischen Wissens in der Medizin. Dieser umfasst biogerontologische Grundbegriffe, Methoden zur Intervention in das biologische Altern und Zielsetzungen bei der Forschung.

Bei der Vergabe von Fördermitteln hat sich ebenfalls schon eine prognostizierte Folge der Biomedikalisierung des Alterns bemerkbar gemacht. Die Investition in biogerontologische Forschung und in die Entwicklung von Interventionen, die auf ihr basieren, verzeichnet einen substantiellen Anstieg und gehört zu den Prioritäten einiger Forschungsförderer. Wie das Budget des National Institute of Aging zeigt, ist die biologische Grundlagenforschung erfolgreich bei der Konkurrenz um staatliche Fördermittel.[447] Prominente Vertreter des Fachs fordern zudem weiter eine deutliche Erhöhung dieser Budgets.[448] Die Kommerzialisierung biogerontologischer Forschung kann ebenfalls seit einiger Zeit beobachtet werden.[449] Im Umfeld der biogerontologischen Forschung sind eine Reihe von biotechnologischen Startups entstanden, die mittlerweile auch für die Pharmaindustrie interessant geworden sind.[450]

Auch die bestehende Anti-Aging-Medizin und -Industrie erzeugt berechtigte Bedenken. Häufig berufen sich ihre Vertreter schon jetzt auf die angeblichen Resultate biogerontologischer Forschung, um sich den Anstrich von Wissenschaftlichkeit zu geben. Dabei werden in großem Umfang nutzlose oder schädliche Nahrungsergänzungsmittel und me-

---

447 Vgl. Kap. 1.2.
448 Butler Miller et al. 2008.
449 Z. B. Angell 2005, Law 2007, Abramson 2004,
450 Hall 2003.

dizinische Dienstleistungen angeboten und verkauft.[451] Gerade Biogerontologen gehören jedoch zu den schärfsten Kritikern dieser Praxis, wobei das Beispiel der Kommerzialisierung der Messung der Telomerlänge zeigt, dass auch ihnen gegenüber Skepsis angebracht ist.[452] Nicht gerechtfertigt ist dagegen die pauschale Kritik an Eingriffen in Alternsprozesse aufgrund der gegenwärtigen Erscheinungsform der kommerziellen Anti-Aging-Medizin. Denn die wissenschaftliche Methode und Theorie sowie die entsprechende empirische Überprüfung und Evidenzlage machen einen wesentlichen Unterschied aus, den man in einer differenzierten Betrachtung nicht übergehen darf.

Auf individueller Ebene lässt sich durchaus ein Wandel des Verständnisses erkennen, wie ihn Estes, Clarke und Kaufman feststellen. Dazu gehören die Möglichkeiten, dass negative Altersbilder verstärkt werden und ein Fokus auf Gesundheit und Risiken statt auf Krankheit gerichtet wird. Seneszenz wird als Prozess definiert, der zum Verlust körperlicher Funktionen und altersassoziierten Erkrankungen führt. Es lässt sich kaum bestreiten, dass die zentralen Begriffe der Biogerontologie auf negativen Aspekten des Alterns beruhen. Sie heben als wesentliches Merkmal des biologischen Alterns hervor, dass es „dysfunktional" für Überleben und Reproduktion eines Organismus sei. Dem Begriff des „successful aging" oder des „erfolgreichen" bzw. „gelingenden Alterns", der in Gerontologie und Geriatrie eine zentrale Rolle spielt, stellen Biogerontologen die Konzeption des Alterns als „bodily failure" entgegen.[453]

Auch die Trennlinie zwischen „normalem" d. h. „gesundem" und „pathologischem" Altern ist nach Ansicht vieler Biogerontologen nicht aufrechtzuerhalten, je mehr das Wissen über die molekularen und zellulären Mechanismen anwächst. Dieses Grundverständnis beschreibt Altern als Prozess, der notwendigerweise zu Erkrankungen führt. Daher wird die Biomedikalisierung des Alterns voraussichtlich auch zu einer Pathologisierung beitragen. Man betrachtet dabei Alternsprozesse als Risikofaktoren, die für unterschiedliche Erkrankungen und Verletzungen anfällig machen. Daher könnten sich die Befürchtungen der Theoretiker der Biomedikalisierung bestätigten, dass man vor allem individuelle Risiken identifizieren möchte und sich eine immer feinere und detailliertere Risikowahrnehmung entwickeln könnte.

Als Folge davon würde die Gesellschaft wiederum Zwänge ausüben, dass Individuen solchen Risiken vorbeugen sollten und sich einer entsprechenden Kontrolle, Disziplin und Verantwortung unterziehen. Auch ein unterschiedlicher Zugang zu diesen neuen medizinischen Möglichkeiten in Abhängigkeit vom sozialen Status ist nicht unwahrscheinlich. Daher könnte diese Entwicklung auch soziale Ungleichheiten in Bezug auf die Gesundheit vergrößern. Denn es handelt sich um Maßnahmen, die zum einen kostenintensiv sein könnten, zum anderen jedoch möglicherweise der Definition nach den eindeutigen Krankheitsbezug vermissen lassen, der für eine Finanzierung durch die öffentliche Gesundheitsversorgung in vielen Ländern notwendig ist.

---

451   United States. 2001.
452   Vgl. Kap. 3.7.
453   Vgl. für diese Übersicht u. a. Carnes 2007.

VI.5   Gute oder schlechte Biomedikalisierung des Alterns?

Alle als negative kritisierten Aspekte der Biomedikalisierung können plausibel erwartet werden, wenn die Biogerontologie auf die Medizin angewendet wird. Die ethischen Bewertungen der unterschiedlichen Konzeptionen der Biomedikalisierung sind jedoch aus zwei Gründen unzureichend: Sie sind erstens häufig nicht begründet und zweitens ist nicht klar, ob diese Folgen nicht vermieden werden können, auch wenn eine Biomedikalisierung des Alterns stattfindet.

Die unzureichende Begründung wird daran deutlich, dass die ethische Kritik häufig unterschwellig formuliert oder als evident dargestellt wird. Gleichzeitig vermischt diese Kritik deskriptive Elemente mit normativen. Als Beispiel dafür kann die Sichtweise von Kaufman et al. dienen. Sie verbinden die deskriptive Feststellung, dass gesellschaftlich ein Tod zwischen 70 und 75 als „frühzeitig" betrachtet werde und mit dem wertenden Urteil, dass deswegen Ärzte zu „aggressiven" Behandlungsformen in immer höherem Alter greifen würden. Gleichzeitig entstünde ein gesellschaftlicher Zwang zur Behandlung und eine entsprechende Pflicht der Angehörigen, sich um eine solche zu kümmern, dem man sich kaum entziehen könnte.

Offensichtlich beziehen sich Kaufman et al. hier auf die Probleme der schwierigen Entscheidungen darüber, wann man am Lebensende Behandlungen abbrechen sollte. Aber ohne die entsprechenden medizinethischen Debatten zu berücksichtigen. Die Basis einer solchen allgemeinen Kritik, wie diese Autoren sie formulieren, müsste jedoch eine eigene begründete ethische Position sein, an welcher Kriterien für die Grenze solcher Behandlungen ableiten ließen. Wie bereits in der Argumentation von Callahan und Gordijn fehlt auch hier ein überzeugender Grund, weshalb man einen bestimmten Tod nicht als „frühzeitig" einschätzen sollte.[454]

Man stellt zunächst deskriptiv fest, dass diese Einschätzung sich in der Gesellschaft verändert habe. Dann bekommt diese deskriptive Aussage eine kritische Wendung, indem sie mit der unterstellten „Aggressivität" einer Behandlung und dem Zwang sich einer solchen zu unterziehen in Verbindung gebracht wird. Ohne weitere Begründung wird hier eine Überbehandlung unterstellt, bei der die Belastung etwa den Gewinn an Lebensqualität überwiegt. Der Aspekt der sozialen Gerechtigkeit, den Clarke et al. hervorheben, deutet darauf hin, dass eine Folge der Biomedikalisierung für manche Personen auch eine Unterbehandlung sein könnte. Dieses Problem wird völlig übergangen. Es fehlt auch ein Lösungsvorschlag, wie man etwa Patienten, die sich diesem Behandlungsdruck entziehen wollen, zu mehr Autonomie verhelfen könnte. Patientenverfügungen werden jedoch von anderen Soziologen kritisch bewertet. Silke van Dyk sieht beispielsweise gerade in der Zunahme und Förderung von Patientenverfügungen eine Medikalisierung unter umgekehrten Vorzeichen, durch die eine größere Autonomie nur suggeriert werde. Denn letztlich entstünde durch die Möglichkeit solcher Vorverfügungen ein Zwang, auf Behandlungen zu verzichten.[455]

---

454   Vgl. Kap. 5.7.
455   van Dyk Graefe 2011, 77.

Wegen solcher Unklarheiten und Widersprüche sind die Konzeptionen der Medikalisierung bzw. Biomedikalisierung von unterschiedlicher Seite aus angegriffen worden. Sie vermischten deskriptive mit normativen Elementen und formulierten eine Kritik, deren ethische Grundlage nicht deutlich gemacht werde. Eine besondere Schwierigkeit, die noch näher zu untersuchen sein wird, ergibt sich, wenn diese Konzeptionen mit der These verknüpft werden, dass die als medizinische Probleme dargestellten Phänomene lediglich soziale Konstrukte seien. Einige Autoren sind der Meinung, dass Medikalisierung bzw. Biomedikalisierung dann einen unreflektierten Relativismus implizieren, weil sie unterstellen, dass bestimmte Phänomene beliebig sozial konstruierbar seien. Außerdem seien es deterministische Konzeptionen, die einen Prozess beschreiben, der scheinbar unkontrolliert und unkontrollierbar ablaufe. Es bleibe dann jedoch unklar, wie die kritisierten Zustände verbessert werden könnten.[456]

Ein weiteres Problem der Kritik an der Biomedikalisierung besteht in der impliziten Annahme, dass sie nicht im Interesse der betroffenen Individuen sei. Denn es wird vorausgesetzt, dass eine Pathologisierung und die damit verbundene soziale Kontrolle bzw. den Zwang als schlecht zu beurteilen seien.[457] Eine pauschal negative Perspektive auf die entsprechenden Prozesse wird jedoch von vielen Autoren mit guten Gründen zurückgewiesen. Ein medizinisches Angebot wie Geburtshilfe in Krankenhäusern werde von Patienten deswegen angenommen, weil sie selbst glauben, dass dies in ihrem wohlverstandenen Interesse ist.[458] Sofern sich durch dieses Angebot die Sterblichkeit von Müttern und Neugeborenen nachweislich reduzieren lässt, kann man ein solches Interesse nicht schlicht als „sozial konstruierten Zwang" angreifen. Das erwähnte Hastings-Center-Projekt nennt als Beispiele für Probleme, die zu recht medikalisiert worden sind, Alkohol- und Drogensucht. Man könne darin nicht nur Nachteile für die Betroffenen sehen.[459]

Die Arbeitsgruppe von Adele Clarke hebt sich von anderen dadurch ab, dass sie aus solchen Gründen eine pauschal negative Bewertung dieses Prozesses in seiner allgemeinen Bedeutung ablehnt. Durch Biomedikalisierung würde sich ein dynamischer Prozess entfalten, der sich gegen eine einfache Bewertung in „gut" oder „schlecht" sperre. Es entstünden neue, möglicherweise positive Formen von Handlungsvermögen, Verantwortung, Subjektivität, Bürgerstatus und Moralität, aber gleichzeitig auch negative Phänomene wie Konfusion, Gehorsam und Unterwerfung.[460]

Die Frage ist nun, ob eine zunehmende Biomedikalisierung des Alterns, wie sie zu erwarten ist, wenn Erkenntnisse der Biogerontologie in der Medizin angewendet werden, als schlecht einzustufen ist. Das ethische Problem, das hier im Mittelpunkt stehen soll, besteht darin, ob eine Biomedikalisierung des Alterns im Interesse der Betroffenen sei. Bei der ethischen Bewertung von Eingriffen in Alternsprozesse ist dies die grundlegende Frage. Die ge-

---

456 Conrad 1992, 212; Lock 2001, 9538.
457 Conrad 1992, 210.
458 Lock 2001, 9536.
459 International Project of the Hastings Center – Group leaders 1996, S5.
460 Clarke Shim et al. 2003, 194.

nannten Konzeptionen der Biomedikalisierung enthalten einige elementare Annahmen, weshalb es aus individueller Sicht nicht erstrebenswert sei, die Lebensphase Alter zu biomedikalisieren. Vor allem handelt es sich um unerwünschte Zwänge, denen man sich fügen muss, sowie um einen vorgeblich falschen individuellen Umgang mit der Lebensphase Alter und negative Altersbilder, die zu einer Altersdiskriminierung führten, unter der einzelne ältere Menschen zu leiden haben.

Wenn die entsprechenden Interventionen wirkungslos sind, wofür bei der existierenden Anti-Aging-Medizin alle bisherigen Belege sprechen, dann ist die Feststellung trivial, dass die Biomedikalisierung aus individueller Sicht schlecht sei. Patienten geben hohe Summen für wirkungslose und sogar potentiell schädliche Mittel aus. Allerdings kann die Medizin kaum die molekularen und genetischen Faktoren ignorieren, wenn sie Erfolg bei der Prävention und Therapie von Krebs oder neurodegenerativen Erkrankungen haben will. Auch wenn entscheidende Erfolge etwa bei der Anwendung von Stammzellen oder genetischer Interventionen bisher bis auf wenige Ausnahmen ausgeblieben sind, sprechen keine grundsätzlichen theoretischen oder empirischen Erkenntnisse dagegen, diesen Weg weiterzugehen. Die Kritik an der Biomedikalisierung des Alterns stützt sich teilweise auch auf die Annahme, dass die Medizin kaum dazu beigetragen habe, dass die menschliche Lebenserwartung in den letzten 150 Jahren gestiegen sei.[461] Eine umfangreiche niederländische Studie, die statistische Daten von 52 Ländern ausgewertet hat, zeigt jedoch, dass die Neuzulassung von Medikamenten durchaus einen substantiellen Beitrag zum Anstieg der Lebenserwartung im entsprechenden Zeitraum von 1982 bis 2001 geleistet hat.[462]

Eine fundamentale und schwerwiegendere Kritik an der Biomedikalisierung des Alterns zielt jedoch nicht auf die fehlende nachgewiesene Wirksamkeit ab. Vielmehr betont sie, dass sie selbst dann nicht im Interesse von Individuen sei, wenn die entsprechenden Interventionen wirksam wären. Diese Sichtweise beruht vor allem auf der Annahme, dass die mit ihr verbundenen Altersbilder einseitig negativ und falsch seien. Solche negativen Altersbilder würden im Zuge der Biomedikalisierung allgemein verbreitet werden und führten zu einem grundsätzlich falschen Umgang mit der Lebensphase Alter in der Gesellschaft. Wie die medizinethische Kritik muss auch diese Position zeigen, dass der Gewinn, der durch eine Biomedikalisierung in Aussicht gestellt wird, also eine verlängerte gesunde Lebensspanne, gegenüber den Nachteilen nicht ins Gewicht fällt. Diese kritische Perspektive beruht auch auf der methodischen und theoretischen Annahme, dass die negativen Altersbilder der Biogerontologie lediglich soziale Konstrukte sind. Damit sind jedoch einige Schwierigkeiten verbunden, die in den folgenden Abschnitten näher untersucht werden sollen.

Sind Altersbilder lediglich sozial konstruiert, so stellt sich die Frage, warum manche Altersbilder gegenüber anderen bevorzugt werden sollten. Unklar ist auch bei vielen Autoren, was sie genau mit dem Begriff der „sozialen Konstruktion" meinen, d. h. *wer* mit *welchen Mitteln* genau *was* konstruiert und um *welche Art von Phänomen* es sich dabei handelt. Mit einer entsprechenden Analyse ist ein erkenntniskritischer Anspruch verknüpft. Eine ent-

461 Vincent 2006, 690.
462 Lichtenberg 2005

sprechende Position muss zeigen, aufgrund welcher Prinzipien entsprechende Bedeutungen generiert werden, ein einschlägiges soziales Konstrukt beruhen soll. Außerdem muss diese Erkenntniskritik auch mit dem impliziten kritischen, ethischen Anspruch verknüpft werden. Denn es soll nicht nur gezeigt werden, dass die entsprechende Deutung des Alterns in einem theoretischen Sinn falsch ist, sondern auch in einem moralischen Sinn schlecht. Um überzeugend zu sein, muss die Kritik der Biomedikalisierung überzeugende ethische Gründe anführen, weshalb ein bestimmter Umgang mit dem Altern besser sein soll als ein anderer. Ein exemplarischer Ansatz, der diese Elemente enthält und an dem die Schwierigkeiten und Grenzen eines solchen Vorgehens aufgezeigt werden können, stammt vom Sozialgerontologen John Vincent, der sich als Kritiker und Ethnograph unterschiedlicher Anti-Aging-Strömungen und der Biogerontologie profiliert hat.

VI.6   Ageism als Grundlage von Naturwissenschaft: John Vincents Angriff auf die Biogerontologie

John Vincent erforscht seit 2002, wie Biogerontologie und Anti-Aging-Medizin Altern und die Lebensphase Alter verstehen. Er rekonstruiert durch Interviews, Kongressbeobachtungen und Textinterpretation die entsprechenden Deutungen des Alterns.[463] Seine besondere Perspektive ist dabei einem fundamentalen ethischen Anliegen verpflichtet, dem Kampf gegen negative Altersbilder, die durch die Biomedikalisierung des Alterns an gesellschaftlichem Einfluss gewinnen würden. Daher versucht er empirisch nachzuweisen, dass Biogerontologen, wenn sie ihre Konzeption des biologischen Alters entwickeln, von grundlegenden negativen Bedeutungen und Vorurteilen geleitet sind. Dabei handele es sich um soziale Konstrukte, die zu einem falschen Verständnis und zu einem unangemessenen Umgang mit dem Altern führen. Vincent will diesen negativen Deutungen eigene positive entgegensetzen, die sowohl wissenschaftlich als auch ethisch besser sein sollen.

Sein Ansatz drückt damit exemplarisch den oben genannten Konflikt der Interpretationen zwischen biogerontologischer und sozialgerontologischer Deutung aus. Vincent vertritt vehement den Kampf gegen Altersdiskriminierung als normatives Grundanliegen der Sozialgerontologie. Gerade daraus leitet er seine Kritik der biogerontologischen Deutung des Alterns ab, der er mit seiner eigenen Deutung eine positive ethische Alternative entgegenstellt. Vincent verknüpft also Kritik an der Biogerontologie, Sozialgerontologie und Ethik. Seine Position ist daher für eine ethische Bewertung der Biogerontologie von höchstem Interesse. Im Mittelpunkt steht die Frage, ob Eingriffe in den Alternsprozess aus individueller Sicht erstrebenswert seien. Vincents Kritik kann zwar stellvertretend für den genannten Gegensatz beider Disziplinen der Gerontologie stehen, dabei vertritt er aber eine besondere Strömung der Sozialgerontologie, die „kritische" Sozialgerontologie. Charakteristisch für diese Strömung ist für Vincent, eine Konzeption des Alters als soziale Konstruktion zu deuten und sie von dieser Deutung her zu kritisieren. Eine Schlüsselrolle spielt dabei der Begriff

---

463   Vincent 2008.

des „Ageism". Wichtige Bezugsautoren sind Foucault und Habermas, deren Theorien er allerdings nur sehr allgemein für seine eigenen Arbeiten fruchtbar macht.

Die Mehrheit der Sozialgerontologen teilt diesen Standpunkt nicht und lehnt auch Eingriffe in Alternsprozesse nicht generell ab. Das gemeinsame Anliegen dieser Disziplin bleiben jedoch positive Altersbilder und die Kritik von negativen Altersstereotypen. Wie negative Aspekte des körperlichen Alterns angemessen bewertet werden sollen, ist daher eine allgemeine Problematik der Sozialgerontologie. Auch wenn der Begriff der sozialen Konstruktion beispielsweise in der deutschen Debatte nur eine untergeordnete Rolle spielt[464], kommt doch darin eine elementare Schwierigkeit zum Ausdruck, und zwar inwiefern negative Bedeutungen des Alterns nur von kulturellen Zuschreibungen abhängen, relativ sind und offen sind für Umdeutungen. Vincents Standpunkt ist deswegen von besonderem Interesse, weil er sehr deutlich am Ende eines Kontinuums möglicher Auffassung steht.[465] Demnach gibt es einen klaren Gegensatz von negativer naturwissenschaftlicher und positiver sozialgerontologischer Deutung des Alterns. Dieser Gegensatz soll überwunden werden, indem die Relativität der naturwissenschaftlichen Deutung aufgezeigt werden soll. Seine Position und ihre Grundlagen sollen daher in diesem und im nächsten Abschnitt im Kontext sozialgerontologischer Ansätze kurz eingeordnet und genauer analysiert werden.

Die Reduktion von Altersdiskriminierung leitet Vincents Arbeit als übergeordnetes, praktisches Ziel, vergleichbar mit dem Kampf gegen altersassoziierte Erkrankungen in der Biogerontologie. Diese praktische Zielsetzung teilt er mit vielen anderen Vertretern seiner Wissenschaft. Eine vergleichbare Kritik an negativen Altersbildern ist nicht nur für Vincent, sondern für viele andere Sozialgerontologen bestimmend für das Grundverständnis ihrer Disziplin. In der Einführung des *Handbook of Social Gerontologie* schreibt der Soziologe und Herausgeber Dale Dannefer, dass das zentrale Anliegen der Sozialgerontologie sei, negative Altersstereotype zu bekämpfen. Im Gegenzug gehe es auch darum, positive Modelle des Alterns zu entwickeln.[466]

Darin besteht die erwähnte zweite normative Komponente der Sozialgerontologie, die auf die eudaimonistische Ethik verweist, ohne dass dieser Zusammenhang bisher tatsächlich interdisziplinär bearbeitet worden ist. Im Mittelpunkt der Kritik an negativen Altersbildern und dem alternativen Vorschlag einer positiven Deutung stehen außerdem die Begriffe der Altersdiskriminierung bzw. des „Ageism" nach Robert Butler und Erdman Palmore.[467] Robert Butler prägte diesen Begriff analog zum Rassismus und Sexismus. Für die spätere Forschung hatte Butler damit einer grundlegende Orientierung geschaffen. Verstärkt wurde Butlers Einfluss noch durch seine bereits erwähnte Funktion als einer der Gründungsdirektoren des National Institutes of Aging und Mitbegründer der ersten geriatrischen Abtei-

---

464 Göckenjan 2000.
465 Vgl. Kap. 6.6.
466 Dannefer Settersten 2010.
467 Butler 1968, Palmore 2005.

lung in den USA am Mount Sinai Krankenhaus.[468] Als Ko-Autor der Vision der „longevity dividend" befürwortet Butler jedoch, anders als Vincent, Eingriffe in Alternsprozesse.

Für Vincent erstreckt sich die Bedeutung der Konzeption von „Ageism" interdisziplinär über alle Bereiche der Alternsforschung. Wie Rassismus und Sexismus bezeichnet dieser Begriff eine Praxis des Ausschlusses und der Diskriminierung aufgrund negativer Vorurteile gegen bestimmte Bevölkerungsgruppen, in diesem Fall die Gruppe alter Menschen.[469] Sozialgerontologie und Biogerontologie werden von Vincent vor allem durch ihre unterschiedliche Wertung der Lebensphase „Alter" kontrastiert. Die Sozialgerontologie will das dritte Alter oder die Lebensphase nach dem Austritt aus der Arbeitswelt aufwerten. Aus biogerontologischer Perspektive sei dagegen das Alter die Endphase eines Verfallsprozesses und daher ohne eigenen Wert.

John Vincents Kritik beruht darauf, dass die Biogerontologie negative Altersstereotype bereits in die Arbeitsdefinition des biologischen Alterns integriere, von der sie ausgehen würde. Dadurch werde dieses Forschungsunternehmen einseitig auf negative Aspekte des Alterns ausgerichtet und sei letztlich zirkulär. Die Biogerontologie bestätige lediglich die Sichtweise des Alterns, die von vornehrein vorausgesetzt war und nicht hinterfragt wurde. Da biologische Konzepte des Alterns wieder in die Gesellschaft zurückwirken, bekräftigten und verstärkten sie letztlich auch den kulturellen Kontext der Altersdiskriminierung und Altersstereotype, aus dem sie ursprünglich stammen.

Vincent beschränkt diese Kritik nicht nur auf die Biogerontologie, sondern erweitert sie auf Gruppierungen, die er unter dem Schlagwort „Anti-Aging" zusammenfasst. Neben der Biogerontologie zählt er auch die existierende Anti-Aging-Medizin und den Transhumanismus dazu. Diesen Gruppierungen sei es gemeinsam, dass sie körperliches Altern bekämpfen wollten, was auch immer im Einzelnen die Unterschiede seien. Da Vincent letztlich die Biomedikalisierung des Alters angreift, ist diese gebündelte Kritik nachvollziehbar. Dieser Aspekt seiner Arbeit entspricht damit auch einer Position des sozialgerontologischen Mainstreams.

Am Beispiel der Gerontologen Cole, Thompson und Butler stellt dies etwa die Soziologin Mone Spindler fest, die sowohl die Bewegung der Anti-Aging-Medizin als auch die gerontologische Reaktion darauf ausführlich untersucht hat. Diesen einflussreichen Autoren zufolge sei Anti-Aging „gegen die menschliche Natur und das emanzipatorische Grundanliegen der Gerontologie gerichtet".[470] Während die Stoßrichtung von Vincents Kritik also repräsentativ ist, besteht die methodische Grundlage in einer besonderen sozialgerontologischen Annahme, der sozial-konstruktivistischen Perspektive der kritischen Sozialgerontologie. Demnach sei biologisches Altern eine soziale Konstruktion. Eine These, die für die implizite ethische Position Vincents, der ebenfalls zur kritischen Sozialgerontologie zu zählen ist, von zentraler Bedeutung ist. Wie sich zeigen wird, bringt diese These jedoch auch methodische und theoretische Probleme mit sich.

---

468   Butler 2008.
469   Vincent 2009, 198.
470   Spindler 2012, 227.

VI.7 Kritische Sozialgerontologie

Carrol Estes fasst die Gemeinsamkeit der Gruppe kritischer Theorien der Sozialgerontologie in einer frühen Übersichtsarbeit von 1979 mit folgender These zusammen: Das Altern und die Probleme älterer Menschen seien sozial konstruiert. Sie sind das Resultat von gesellschaftlichen Deutungen des Alterns und der Lebensphase Alter, die den entsprechenden Konstruktionen zugrunde liegen. Die Kritik, die dieser Theoriengruppe ihren Namen gibt, kann man als immanente Kritik oder Ideologiekritik verstehen, die von den Voraussetzungen und prägenden kulturellen Vorstellungen her bestimmte gesellschaftliche Strukturen angreift.[471]

In einem Übersichtsartikel zählen Vern Bengtson und seine Koautoren diesen sozialkonstruktivistischen Standpunkt zur 3. Generation sozialgerontologischer Theorien, die seit den 1950er Jahren ungefähr in jedem Jahrzehnt einen solchen Generationswechsel vollziehe. Bengtson et al. untersuchten die expliziten theoretischen Grundlagen von insgesamt 645 Artikeln in 8 Hauptzeitschriften der Soziologie des Alterns. Davon benannten allerdings lediglich 18 % überhaupt eine ausformulierte theoretische Grundlage, 10 % nannten eine methodische Grundlage aus anderen Bereichen der Verhaltensforschung oder Sozialwissenschaften und 72 % erwähnten nichts dergleichen. Unter den Autoren, die eine theoretische Grundlage erwähnten, bezog sich immerhin die Mehrheit auf den sozial-konstruktivistischen Ansatz. Offensichtlich stellen sie damit immer noch eine Minderheit in der einschlägigen Forschung dar, aber unter den theoriebewussten Autoren dieses Fachbereichs sind sie offensichtlich stark vertreten.[472]

Wie zuvor Estes sehen auch Bengtson et al. die Grundannahme dieses Ansatzes darin, dass sowohl das individuelle als auch das gesellschaftliche Verständnis des Alterns und älterer Menschen und ihrer Eigenschaften sozial konstruiert sind. Dazu gehören Stereotype und Topoi wie die angebliche Asexualität oder Geiz als Laster älterer Menschen, die sich ans Materielle klammerten. Gegenstand der Untersuchungen sind die Diskurse, in denen solche Bedeutungen entstehen und wie sich diese Bedeutungen im gesellschaftlichen Wandel ändern.

Eine Fortführung der Arbeit von Bengtson ergibt ein etwas verändertes Bild. Mehr Autoren beziehen sich nun auf sozialgerontologische Theorien. Ihr Anteil ist insgesamt im Zeitraum von 2000 bis 2004 im Vergleich zu den 1990er Jahren um 12 % angestiegen. Der sozialkonstruktivistische Ansatz wird mittlerweile nicht mehr am häufigsten genannt. Zu den am meisten verwendeten Theorieansätzen gehören jetzt die Lebenslaufperspektive, Entwicklungstheorien und andere.[473] Nach Bengtsson ist der sozialkonstruktivistische Ansatz jedoch immer noch für eine ganze Gruppe unterschiedlicher Theorien ein wichtiger Einfluss. Zu diesen gehören feministische, kritische, hermeneutische, marxistische und postmoderne Positionen. Man kann den sozial-konstruktivistischen Ansatz von seinen eigenen methodischen Voraussetzungen her kritisieren, die häufig unklar sind und deren Implikationen nicht reflektiert werden. Bei vielen Theoretikern, die den Begriff der „sozialen Konstruktion" verwenden, sucht man vergebens nach einer genauen Begriffsdefinition.

---

471 Vgl. Höffe 2000, Mitchell Lee et al. 2012.
472 Bengtson Burgess et al. 1997.
473 Alley Putney et al. 2010.

Die fehlende Definition wird durch die Mehrdeutigkeit des theoretischen Grundbegriffs der sozialen Konstruktion in den vorliegenden Konzeptionen der Biomedikalisierung zu einem noch größeren Problem. Unklar ist, wer die Akteure dieser Konstruktionen sind, in welchen Prozessen sie abläuft und auf welche Weise, beispielsweise bewusst interessengeleitet oder unbewusst. Unklar ist ebenfalls, was das Resultat dieser sozialen Konstruktion ist und welches seine Bestandteile sind. Ist das Phänomen des Alterns selbst vollständig sozial konstruiert oder sind es lediglich die Erfahrung und die Bedeutung dieses Phänomens? Das erstere Verständnis lässt sich beispielsweise bei Estes in der oben zitierten Quelle nachweisen („aging is ... socially constructed")[474], das zweite in Bengtsons Definition der sozialkonstruktivistischen Theorieansätze (...social meanings of age and self-conceptions of age arise through negotiations and discourse")[475].

Diese Mehrdeutigkeit und die daraus resultierenden Probleme kann man insbesondere bei der grundlegenden Kritik Vincents an der Biogerontologie feststellen. Auch Vincents kritische Position beruht darauf, dass biologisches Altern ein Teil einer sozialen Konstruktion sei. Diese Kritik lautet: Die Perspektive der Naturwissenschaften sei ein einseitiges, gesellschaftlich-kulturelles Konstrukt und ethisch abzulehnen. In diesem Konflikt der Interpretationen ist eine interdisziplinäre Integration von natur- und sozialwissenschaftlichem Wissen nicht denkbar. Vincent lehnt zwar die naturwissenschaftliche Methode und Perspektive nicht generell ab. Aber seine Kritik ist gegen so grundlegende Konzeptionen gerichtet, dass schwer nachzuvollziehen ist, wie die Naturwissenschaft darauf antworten sollte. Denn er lehnt beispielsweise den Hinweis auf einen kausalen Zusammenhang zwischen Alternsprozessen und Krankheiten als einseitig negative Deutung des körperlichen Alterns ab. Ebenso allgemein lehnt der eine Medikalisierung des Alterns ab. Er befürwortet eine progressive politische Position, die von Einschränkungen durch Stereotype in Bezug auf Alter und Geschlecht befreit. Die Rolle der Naturwissenschaften dabei sieht er lediglich kritisch. Er wird nicht erkennbar, dass er die Möglichkeit zugesteht, dass durch Eingriffe in Alternsprozesse und eine Biomedikalisierung des Alterns auch Handlungsspielräume eröffnet werden könnten.[476]

Darin besteht eine weitere Herausforderung und Bedeutung dieses Konflikts: Können die Konzeptionen und die Ziele von Sozialgerontologie und Biogerontologie in einer gemeinsamen Perspektive auf das Altern vereint werden oder stehen sie in einem unversöhnlichen Gegensatz zueinander? Entscheidend dafür wird sein, ob eine naturwissenschaftliche Perspektive auf den Alternsprozess mit der sozialgerontologischen Auffassung verbunden werden kann, Altern und Alter seien soziale Konstruktionen. Denn auch wenn der Begriff der sozialen Konstruktion problematisch ist, so sind doch der Prozess der Biomedikalisierung und sein Einfluss auf Deutungen des Alterns empirisch gut belegt. Plausibel belegen kann Vincent ebenfalls die Annahme, dass kulturelle Deutungen des Alterns durch sprachliche Wendungen Eingang in die Naturwissenschaften finden und deren Untersuchungen beeinflussen.

---

474   Mitchell Lee et al. 2012.
475   Bengtson Burgess et al. 1997, 74.
476   Vincent 2009, 204.

VI.8   Die soziale Konstruktion des Alters durch die Biogerontologie

John Vincent sieht die Perspektiven der Sozial- und Biogerontologie als gegensätzlich und nur schwer vereinbar an. Der Begriff der sozialen Konstruktion steht dabei im Mittelpunkt einer fundamentalen Kritik an der naturwissenschaftlichen Perspektive auf das Altern. Ein entsprechendes Forschungsprogramm entwickelt er in mehreren Publikationen seit 2003.[477] Er warnt davor, dass die Kultur der Naturwissenschaften zu einem falschen Verständnis der Lebensphase Alter führe: „Science as culture misdirects the way in which old age is understood".[478] Dies sei kein anti-naturwissenschaftliches Vorurteil, sondern durch die negative Haltung der Biogerontologie zu Altern gut begründet. Diese Haltung münde in die Zielsetzung, es abzuschaffen, was für Vincent die letzte Konsequenz des „Ageism" sei, der die biogerontologische Forschung von Beginn an geleitet habe.

Er sieht daher eine unvermeidliche Konfrontation zwischen Sozial- und Naturwissenschaften. Die Schlüsselfrage der Gerontologie sei, ob jemand für oder gegen die kulturelle Neubewertung des Alterns sei. "The key issue for gerontology is not are you for or against science, but rather are you for or against ageing. Are you for a cultural revaluation of ageing or do you want to abolish it?"[479] Für Vincent sind die naturwissenschaftliche Betrachtung des Alterns und das Ziel, die Lebensspanne zu verlängern, Ausdruck von Ageism. Dadurch werde geleugnet, dass die Lebensphase Alter einen Sinn haben könne.[480]

Die Hauptschwierigkeit von Vincents Position hängt mit dem Verständnis der sozialen Konstruktion zusammen. Er verwendet diesen Begriff mehrdeutig und definiert ihn nie genau. Methodisch und theoretisch sieht er sich in der Tradition von Foucault und der Frankfurter Schule, ohne diese Bezüge genauer auszuführen und zu erklären, wie er sie für seine eigene Arbeit fruchtbar macht. Die Grundthese, dass Altern sozial konstruiert sei und die Biogerontologie deswegen keinen Anspruch auf wissenschaftliche Objektivität erheben könne, lässt sich dabei auf drei verschiedene Weisen interpretieren: ontologisch, erkenntnistheoretisch und erkenntniskritisch.

Die ontologische Interpretation dieser These lautet, dass biologisches Alter kein materielles, sondern ein soziales Phänomen ist. Die erkenntnistheoretische, dass die Biogerontologie ihr Verständnis des Alterns unzulässig auf Bereiche erweitert, die ihrer Methode prinzipiell nicht zugänglich sind. Die erkenntniskritische These lautet, dass die Biogerontologie durch ihre Methode eine einseitige Perspektive auf das Altern entwickelt, weil sie ihre Voraussetzungen nicht reflektiert, aufgrund derer sie dem biologischen Altern bestimmte Bedeutungen zuschreibt.

Dieser Unterscheidung entsprechend ist auch das Objekt dieser Konstruktion mehrdeutig. Was konstruiert wird, könnte sich dabei auf unterschiedliche Phänomene beziehen: ontologisch auf alternde Körper, erkenntnistheoretisch auf biologisches Wissen oder erkenntniskritisch auf eine umfangreiche kulturelle Sichtweise des Alterns, deren Teil das

---

477   U. a.: Vincent 2003, Vincent 2006, Vincent 2008, Vincent 2009.

478   Vincent 2006, 693.

479   Vincent 2008, 333.

480   Vincent 2003, 683.

biologische Wissen ist. Aus philosophischer und wissenschaftstheoretischer Perspektive beziehen die ontologische und die erkenntnistheoretische These eine radikalere Position und sind entsprechend begründungsbedürftig. Vincent geht auf diese Problematik allerdings nicht ein. Man muss eine solche Reflexion anhand seiner Formulierungen der These durchführen, die Biogerontologie bringe als soziale Praxis eine soziale Konstruktion des biologischen Alterns hervor.

Vincent ist der Meinung, dass die Biogerontologie von vorneherein in einer breit gesellschaftlich verankerten Kultur des „Ageism" entstünde, die sie übernehmen würde. Durch diese Kultur sei die Produktion des biogerontologischen Wissens einseitig negativ ausgerichtet und sei deswegen ein soziales Konstrukt. Ohne kritische Reflexion zeige dieses Wissen ein einseitiges und falsches Bild des alternden Körpers, der fälschlicherweise zu einem reinen Objekt degradiert werde. Schließlich finde das naturwissenschaftliche Wissen wieder Eingang in die bestehende, negativ ausgerichtete kulturelle Sicht des Alterns in der Gegenwart und bestärke diese. Vincent zufolge steuert also eine kulturell bedingte negative Sicht auf das Altern die biogerontologische Wissensproduktion und bewegt sich gleichzeitig mit deren Hilfe in einem abgeschotteten, sich selbst verstärkenden Zirkel.

Die Fundamentalkritik Vincents an der Biogerontologie ist dabei auf den unterschiedlichen Bedeutungen der sozialen Konstruktion aufgebaut. Diese Kritik attackiert die Biogerontologie aus drei Gründen: wegen der Wahl eines für ihre Methode ungeeigneten Gegenstands, einer fehlerhaften Methode und eines moralisch falschen, praktischen Ziels. Vincents Kritik lässt sich folglich erneut nach dem Schema ontologisch-erkenntnistheoretisch-erkenntniskritisch in drei Hauptthesen interpretieren: 1. Der alternde Körper ist kein angemessener Gegenstand für die Naturwissenschaft, weil er kein ausschließlich materielles Phänomen, sondern ein soziales Konstrukt ist.[481] 2. Die biogerontologische Methode ist fehlerhaft, weil sie auf unbegründeten Voraussetzungen beruht, die sie selbst nicht reflektieren kann.[482] 3. Das biogerontologische Wissen wird in eine reduktionistisch-einseitige und moralisch falsche Sicht des Alterns eingebunden, die Altersdiskriminierung und negative Altersstereotype verstärkt.[483]

Diese Grundthesen formuliert Vincent zwar nicht ausdrücklich als solche, aber alle drei in ihnen enthaltenen Annahmen lassen sich anhand von Zitaten gut belegen. Offensichtlich handelt es sich bei 1. und 2. um eine weitreichende, fundamentale methodische und theoretische Kritik. Sie stellen einen grundsätzlichen Angriff auf die Berechtigung einer naturwissenschaftlichen Erklärung des Alterns dar. These 3 ist dagegen weniger radikal. Soweit die darin enthaltene Kritik überzeugen kann, könnte sie die Grenzen der naturwissenschaftlichen Erklärung des menschlichen Alterns genauer bestimmen.

Ein möglicher Gewinn bei einer genauen Untersuchung von Vincents Kritik an der Biogerontologie besteht darin, dass deutlich wird, ob und wie sich die praktischen Zielsetzungen und Perspektiven auf das Alter und Altern von Sozial- und Biogerontologie mitei-

---

481 Vincent 2008, 334.
482 Vincent 2008, 338
483 Vincent 2009, 205.

nander vereinbaren lassen. Die praktischen Zielsetzungen beider können gute Gründe für sich geltend machen, weshalb sie aus ethischer Sicht berechtigt sind. Das gilt für die Prävention und Therapie altersassoziierter Erkrankungen ebenso, wie für eine verringerte Altersdiskriminierung. Umso wichtiger ist die Frage, ob die Biomedikalisierung und die mögliche Altersdiskriminierung das biogerontologische Ziel diskreditieren. Durch Vincents Fundamentalkritik wird auch in Frage gestellt, ob dieses Ziel generell legitim ist, weil es auf einer theoretisch falschen Perspektive des Alterns beruhen soll, die zu einem praktisch falschen Umgang mit ihm führe.

Falls eine angemessene Begründung dieser Fundamentalkritik fehlen sollte, lässt sich möglicherweise an den Grenzen dieser Kritik eine Lösung des vorliegenden Konflikts der Interpretationen finden. Da Vincent ein paradigmatischer und radikaler Kritiker der Biogerontologie aus sozialgerontologischer Perspektive ist, könnte eine solche Lösung den Umriss einer Integration von bio- und sozialgerontologischem Wissen aufzeigen. Seine kritische Position ist zwar stellvertretend für eine ganze Strömung, sie steht jedoch am Ende eines Spektrums von radikaler Kritik. An dieser Position lässt sich daher vielleicht zeigen, wie innerhalb dieses Spektrums eine gemeinsame Deutung des Alterns durch unterschiedliche Disziplinen durchgeführt werden kann. Möglicherweise können auch entgegen Vincents Annahmen die unterschiedlichen Ziele gemeinsam verfolgt werden. Daher soll in der Folge genauer untersucht werden, welche der drei oben genannten Thesen sich als gut begründet und haltbar erweisen.

VI.9 John Vincents Anti-Realismus

Die stärkeren Thesen 1 und 2 können wie erwähnt als Teile einer ontologischen und erkenntnistheoretischen Kritik aufgefasst werden. Die Biogerontologie hätte der ersten These zufolge einen naiv-realistischen Gegenstandsbezug, der alternden Körpern als sozialen Konstruktionen nicht gerecht wird. Der zweiten These zufolge erzeugt die naturwissenschaftliche Methode ein solches Konstrukt erst, ohne dabei die eigene Einseitigkeit zu berücksichtigen. Vincent übergeht diese möglichen Interpretationen seiner Position und ihre theoretischen Implikationen. Man kann allerdings seine teils vehemente Ablehnung der naturwissenschaftlichen Perspektive auf Altern kaum nachvollziehen, wenn man sie nicht im Licht solcher starker Annahmen versteht.

Eine Version der erste These lautet bei Vincent wie folgt: "Natural phenomena such as ageing bodies are social constructions".[484] Wenn man diese Formulierung wörtlich nimmt, dann sind ihr zufolge natürliche Phänomene im Grunde immer soziale Konstruktionen. Daher wäre der alternde Körper nicht als materiales Objekt zu verstehen, sondern als Symbolsystem in einem sozialen und kulturellen Kontext. Alternde Körper existierten dann nur als Erscheinungen, die durch die entsprechenden gesellschaftlichen Strukturen, Sprache und Kultur hervorgebracht werden. Die mögliche ontologische Implikation dieser These der sozialen Konstruktion wäre daher ein soziologischer Anti-Realismus. Der Geltungsanspruch

---

484 Vincent 2008, 334.

naturwissenschaftlicher Aussagen wäre fragwürdig. Konsequenterweise müsste man der Naturwissenschaft die Fähigkeit absprechen, ohne eine Hermeneutik der sozialen Konstruktion etwas über Naturphänomene aussagen zu können.

Aber nicht nur der Geltungsanspruch naturwissenschaftlicher Erkenntnisse wird dadurch in Frage gestellt. Auch die individuelle Erfahrung des körperlichen Alterns wird dadurch zweifelhaft, wenn man konsequent annimmt, dass sie ebenfalls durch eine soziale Konstruktion des Körpers fehlgeleitet werden kann. Das Bewusstsein des eigenen Alterns wird vollständig durch den sozialen Kontext generiert und ist trügerisch. Diese Position lässt sich im Grunde als Idealismus charakterisieren, bei dem die Gesellschaft an die Stelle eines gegenstandskonstituierenden Subjekts tritt. Die intersubjektive Gültigkeit der eigenen kritischen Perspektive wird deswegen für die Position Vincents zu einem Problem. Denn es ist ein Kriterium nötig, um mehrere soziale Konstruktionen eines Phänomens wie dem Altern zu beurteilen. Denn wie Vincent annimmt, sind manche von diesen Konstruktionen besser und sollten bevorzugt werden. Eine entsprechende theoretische Fundierung sucht man bei Vincent vergebens.

Vincent nennt seine eigene Methode „kulturelle Analyse" und stützt sich dabei auf so unterschiedliche Denker wie Michel Foucault, Jürgen Habermas und Clifford Geertz. Aber es wird nicht deutlich, wie er diese Theorien tatsächlich anwendet. Außerdem nennt er seine Vorgehensweise „Dekonstruieren", was er jedoch nicht weiter erläutert.[485] Im Grunde führt er eine hermeneutische Untersuchung lediglich zum Teil durch und stellt einen Zusammenhang zwischen Begriffen her, die zu einem ähnlichen Wortfeld gehören, wie etwa „Seneszenz", „Altern" oder „in Rente gehen". Es fehlt aber der Hinweis auf die gültigen Auslegungsregeln, die einerseits eine Kritik des falschen Konstrukts ermöglichen und andererseits den Weg zu einer „authentischen" Erfahrung eröffnen könnten. Seine Kritik beruht darauf, dass negative Altersstereotype diese Wortwahl steuern, wobei er versucht, die Negativität der biogerontologischen Begriffe herauszuarbeiten. Die Negativität gilt ihm dabei ohne weitere Begründung als Bestandteil einer altersdiskriminierenden Kultur.

VI.10   Erkenntnistheoretischer Relativismus und soziale Konstruktion

Die zweite These, mit der Vincents Fundamentalkritik gedeutet und wiedergegeben werden kann, lautet, dass die Methode der Biogerontologie fehlerhaft sei und für ihren Gegenstand unbrauchbar. Diese erkenntnistheoretische These ergänzt die ontologische des Anti-Realismus. Die Naturwissenschaft bezieht sich danach auf einen Gegenstand, den sie fälschlicherweise als ein unabhängig vom menschlichen Bewusstsein existierendes Objekt auffasst. Diesen Gegenstand rekonstruiert sie in einem Erkenntnisprozess, den sie ebenso irrtümlich für objektiv hält. Als Resultat wird die unbegründete, vorgefundene soziale Konstruktion lediglich in neuer Form mit dem Anschein naturwissenschaftlicher Objektivität reproduziert.

Dieser These zufolge wäre der alternde Körper nicht nur ein unangemessener Gegenstand für die Naturwissenschaft. Zusätzlich führt seine naturwissenschaftliche Beschreibung

---

485   Vgl. v. a. Vincent 2008.

noch mehr in die Irre. Der Versuch, alternde Körper als Naturphänomene zu betrachten, ist zum Scheitern verurteilt, denn sie sind soziale Konstruktionen. Diese kann man nicht unabhängig von einem historischen und gesellschaftlichen sprachlichen Bedeutungszusammenhang beschreiben, den es zu reflektieren gilt. Da die naturwissenschaftliche Methode dafür nicht geeignet sei, werden die entsprechenden Untersuchungen fehlgeleitet und reproduzieren ein einseitiges und problematisches Altersbild.

Vincent weist zwar zurecht darauf hin, wie umgangssprachliche Wendungen in die Naturwissenschaft Eingang finden und zu unpräzisen, suggestiven, bildlichen und missverständlichen Formulierungen führen. Allerdings ist das kaum ausreichend, um zu belegen, dass die naturwissenschaftliche und damit auch die biogerontologische Wissensproduktion insgesamt fehlerhaft sei. In einem grundlegenden Sinn ist die Naturwissenschaft an eine bestimmte Gesellschaft und Sprache gebunden. Allerdings entwickelt sie ebenso wie die Sozialgerontologie eigene Methoden zur Überprüfung und Kritik des Wissens, das sie unter diesen Bedingungen produziert. Vincent müsste genauer nachweisen, dass die Belege und die Überprüfung der einschlägigen naturwissenschaftlichen Erkenntnisse fehlerhaft sind. Aber er führt einen solchen Nachweis nicht und stellt damit lediglich zwei Perspektiven gegeneinander. Da man die These, Wissen sei ein soziales Konstrukt, ebenso auf seine eigene Position anwenden kann, führt sie auf diese Weise zu Relativismus. Auch diese implizite Konsequenz widerspricht Vincents eigentlichem Anliegen, einen angemessenen Umgang mit dem Altern zu fördern.

Seine Fundamentalkritik an der biogerontologischen Konzeption des körperlichen Alterns ist also vor allem deswegen nicht hinreichend begründet, weil ihr die eigene methodische Grundlegung fehlt. Dies gilt selbst dann, wenn man die wissenschaftstheoretische Debatte um Anti-Realismus und erkenntnistheoretischen Relativismus ausklammert, auf die er nicht eingeht.

Bei seiner methodischen Kritik übergeht Vincent auch die gängige Unterscheidung der analytischen Wissenschaftstheorie zwischen Entdeckungs- und Begründungszusammenhang („context of discovery", „context of justification"). Allein der Hinweis auf die soziale und kulturelle Bedingtheit der Entstehung wissenschaftlichen Wissens ist noch nicht ausreichend um seine Gültigkeit zu bestreiten. Weder Foucault noch Habermas, auf die er sich beruft, stellen grundsätzlich die Vorgehensweise der Naturwissenschaften zur empirischen Prüfung von Hypothesen infrage.[486]

Um seine These zu untermauern, naturwissenschaftliche Begriffe und Methoden seien einseitig und unzulänglich, müsste Vincent beispielsweise zeigen, wie empirische Daten ausgelassen oder Phänomene ignoriert werden, die nicht in das Erklärungsmuster passen, das die Grundausrichtung der Biogerontologie vorgibt. Solche Lücken zeigt er nicht auf, sondern er weist lediglich auf problematische Zielsetzungen und implizite falsche ethische Bewertungen hin. Solche Schwierigkeiten verlangen jedoch keine radikale Kritik. Sie können daraus resultieren, dass biogerontologischen Aussagen auf normative Bereiche erweitert werden, für deren Erklärung sie unzureichend sind, weil es sich um deskriptive Aussagen handelt.

---

486 Kammler Reinhardt-Becker 2008, 428

VI.11 Grenze der naturwissenschaftlichen Konzeption des Alters

Vincents Fundamentalkritik scheitert, weil sie problematische und selbstwidersprüchliche theoretische Implikationen hat und in dieser Hinsicht unzureichend begründet ist. Überzeugend sind jedoch seine Bedeutungsanalysen, bei denen er aufzeigt, wie negativ konnotierte Begriffe in die Biogerontologie Eingang finden. Diese Begriffe legen dann eine negative Bewertung des Alterns insgesamt nahe, wenn die biogerontologischen Konzeptionen nicht reflektiert werden und man annimmt, dass mit ihnen bereits alles über menschliches Altern gesagt sei. Nach dieser Interpretation von Vincents Kritik wären biogerontologische Aussagen nicht immer als solche falsch, sondern lediglich eine Sichtweise, die Altern auf ein rein biologisches Phänomen reduziert.

Der Standpunkt Vincents ist in dieser Hinsicht nicht konsistent. Einerseits greift er die naturwissenschaftliche Perspektive wie oben zitiert als insgesamt irreführend an. Andererseits stellt er fest, dass es nicht darum gehe, die Gültigkeit der Naturwissenschaft vollständig in Frage zu stellen. Das Ziel sei lediglich, die Naturwissenschaft von „ageism" zu befreien.[487] Seine Vorgehensweise offenbart jedoch, dass dieser Standpunkt dazu führt, die Gültigkeit naturwissenschaftlicher Aussagen von einem moralischen Standpunkt abhängig zu machen. Naturwissenschaftliche Konzeptionen, die zu einer negativen Sichtweise des Alterns führen können, werden zurückgewiesen. Andere, die dagegen in eine positive kulturelle Sicht des Alterns integriert werden können, werden begrüßt. Die moralisch geleitete Perspektive beruht darauf, dass negative Aussagen über alternde Körper generell unter „ageism"-Verdacht gestellt werden und damit falsch sein sollen.

Ein Beispiel, das diesen Aspekt von Vincents Kritik veranschaulichen kann, ist seine Analyse der biogerontologischen Begriffe der Seneszenz und der Apoptose. An diesen Begriffen versucht Vincent im Detail zu zeigen, wie die Biogerontologie eine negative soziale Konstruktion des hohen Alters bekräftigt oder hervorbringt bzw. sich in eine positive Sichtweise integrieren lässt. Er knüpft dabei nach eigener Aussage an die Arbeiten des kritischen Sozialgerontologen Stephen Katz an. Nach Katz gibt es einen besonderen Diskurs der Seneszenz, der Ende des 18. und Anfang des 19. Jahrhunderts von Frankreich ausgeht. In diesem Diskurs werde der alternde Körper als System von Bedeutungen aufgefasst, in dem eine „innere Unordnung" maskiert werde. Gleichzeitig komme der Gedanke auf, der alternde Körper weise eine eigene Pathologie vor und benötige eine entsprechende Therapie. Schließlich werde der alternde Körper als ein sterbender Körper verstanden.[488]

An die Bedeutungen, die von diesem Diskurs ausgehen, schließt nach Vincent die Biogerontologie an, vor allem indem sie das hohe Altern als Scheitern der körpereigenen Reparaturmechanismen auffasse. In der Biologie habe die Seneszenz einen Bedeutungswandel durchlaufen. Sie bezog sich zunächst auf den gesamten Organismus im Laufe seines körperlichen Niedergangs, dann auf einzelne Organe und mittlerweile auf einzelne Zellen. Inzwischen beschreibe die Seneszenz die Unfähigkeit einer Zelle sich zu teilen, die mit stark verkürzten Telomer-Enden erklärt werde. Da der Begriff historisch unterschiedliche und

---

487 Vincent 2008, 338.
488 Vincent 2006, 692.

weitreichende umgangssprachliche Bedeutungen besitzt, würde er zu einem mehrdeutigen Sprachgebrauch führen, den Vincent in Interviews mit Biogerontologen ausmacht. Der historisch-kulturelle Bedeutungszusammenhang lädt gleichzeitig zu zahlreichen Metaphern und Bildern ein. Zellen und Moleküle erscheinen als alte Personen mit deren unterstellten negativen Eigenschaften. Vincent zitiert zwei biogerontologische Fachzeitschriftenartikel, in denen Zellen „in Rente gehen" („retire") und Chaperon-Proteine „erschöpft" („exhausted") seien, weshalb sie ihre Funktion nicht mehr erfüllen könnten, die Telomer-Enden zu schützen.[489]

Für John Vincent sind die elementaren biogerontologischen Begriffe, die eine Definition des biologischen Alterns ausmachen, auf solchen negativen kulturellen Bedeutungen aufgebaut, vor allem diejenigen des Niedergangs und Verfalls, was eine negativ einseitige Grundbewertung bedinge. Vincent bezieht sich beispielsweise auf die Definition von Arking, der Altern als kumulative, fortschreitende, intrinsische und schädliche funktionale Veränderungen („cumulative, progressive, intrinsic, and deleterious functional changes") bestimmt.[490] Der Anspruch, dies sei unmittelbar einleuchtend und das Prädikat „schädlich", würden die kulturelle und normative Bedeutungskomponente verdeutlichen. Vincent hebt auch hervor, dass die Vorstellung eines biologischen Versagens oder Scheiterns eine zentrale Rolle bei der Abwertung des Alterns spiele. Die entsprechende These lautet: "The focus on biological failure sets up a cultural construction of old age which leads to the low esteem in which it is currently held."[491]

Anders als die Seneszenz begrüßt er den Begriff der „Apoptose" oder des „programmierten Zelltods" als Teil von Alternsprozessen. Denn dieser sei ein Kunstbegriff ohne kulturell aufgeladene Bedeutung. Außerdem ließe sich darauf die Überzeugung aufbauen, dass der Tod ein Teil des Lebens sei. Daher eröffne dieser Begriff der Apoptose den Sinngehalt eines „guten Todes": "However, apoptosis is clearly, in most cases, a good death. It is a vital part of life and ensures the continued health of the organism. Here is a model of good death."[492] Dieser Begriff zeige, dass biologische Begriffe auch positives kulturelles Potential hätten.

Die Anschlussmöglichkeit kultureller Bedeutungen an beide Begriffe würde zeigen, dass die Begriffe, Methoden und Theorien der Naturwissenschaften nicht „objektiv" seien. Im Fall der „Seneszenz" bedeute das, dass nach der Biogerontologie Altern per Definition „schlecht für" die alternde Person sei. Dagegen zeichne sich eine neue Biologie des Alterns in Begriffen wie der Apoptose ab, an die sich eine reiche und positive Bedeutung anschließen könne.[493] In dieser Feststellung zeigt sich Vincents grundlegendes Missverständnis der Naturwissenschaft am deutlichsten. Denn natürlich ist auch die Apoptose mit Niedergang und Dysfunktionalität verbunden und die Naturwissenschaft enthält auch keine Aussagen dazu, ob ein „natürlicher" Tod schlecht oder gut sei, sondern nur dass Alternsprozesse zum

---

489   Vincent 2008, 336.
490   Vincent 2008, vgl. Kap. 2.10.
491   Vincent 2006, 693.
492   Vincent 2008, 337.
493   Vincent 2008, 338.

Tod führen. Deswegen wird auch durch die Apoptose nicht die kulturelle Interpretation nahegelegt, dass es einen „guten" Tod gebe.

Vincent begeht damit denselben Sein-Sollen-Fehlschluss, den er den Naturwissenschaften ganz allgemein unterstellt. Aber weil biogerontologische bestimmte Wertungen nahelegen, steht noch nicht vollständig ihre Gültigkeit zur Debatte. Man muss lediglich versuchen, die wertende und symbolische Schicht von der beschreibenden Ebene zu treffen, wie z. B. „dysfunktional" von „schlecht für". Der umgekehrte Weg, naturwissenschaftliche Aussagen dann als gültig zu bezeichnen, wenn sie ein „gut für" ermöglichen, ist ebenso irreführend, wie unmittelbare Wertungen, die in naturwissenschaftlichen Begriffen enthalten sind. Vincents Perspektive zeigt hier eine generelle Schwierigkeit der Sozialgerontologie auf, wie mit negativen Aussagen zum körperlichen Altern umgegangen werden soll, einschließlich der naturwissenschaftlichen Aussagen, die eine solche Negativität nahelegen. Diese Schwierigkeit ergibt sich aus dem sozialgerontologischen Grundanliegen, „ageism" zu bekämpfen und dem Verdacht, dass negativ konnotierte Begriffe, die sich auf körperliches Altern beziehen, ein Ausdruck von „ageism" sind. In einem bescheideneren Sinn als eine Fundamentalkritik der Methode und Theorie kann eine empirische und hermeneutische Untersuchung wie diejenige Vincents dennoch einen Beitrag für eine ethische Analyse von biogerontologischen Begriffen leisten.

Mit solchen detaillierten sprachlichen Analysen und Deutungen kann die Plausibilität der dritten These begründet werden, die Vincents Konzeption der sozialen Konstruktion des körperlichen Alterns erkenntniskritisch deutet. Man kann in biogerontologischen Begriffen eine Schicht kultureller Bedeutungen herausarbeiten, die zwar nicht die Gültigkeit dieser Begriffe vollständig in Frage stellt, die aber dazu einlädt, sie unreflektiert und jenseits ihres eigentlichen Geltungsbereichs zu verwenden. Ein Beispiel für eine solche unzulässige Verwendungsweise wären moralische Urteile über das Altern.

Biogerontologische Begriffe werden erst problematisch, wenn sie zur ausschließlichen Grundlage einer reduktionistischen, umfassenderen Deutung des Alterns und der Lebensphase Alter werden. Die soziale Konstruktion wäre in diesem Fall eine reduktionistische und einseitig negative Sichtweise des Alternsprozesses und der Lebensphase Alter, die sich ausschließlich auf die biologischen Aspekte stützt. In Sein-Sollens-Fehlschlüssen werden dann aufgrund von biologischen Merkmalen, die als negativ gedeutet werden und die kulturell als schlecht konnotiert sind, negative Wertungen abgeleitet.

Eine auf diese Weise „sozial konstruierte" Sichtweise ist nicht notwendigerweise identisch mit der naturwissenschaftlichen Perspektive. Sie kann eine allgemeine Perspektive auf das Altern sein, die sich auch auf die Naturwissenschaften stützt. Aber anders als Vincents Fundamentalkritik nahelegt, muss nicht jede Deutung des Alterns, die naturwissenschaftliche Erkenntnisse integriert, entsprechende Fehlschlüsse vollziehen und zu solchen einseitig negativen Wertungen kommen.

Die Kritik an einer solchen sozialen Konstruktion greift nicht das naturwissenschaftliche Wissen selbst an, sondern vor allem wie dieses Wissen über die Grenzen der Naturerklärung hinaus angewendet und erweitert wird, also beispielsweise um soziale und ethische Phänomene zu erklären. Der Vorteil eines solchen Ansatzes besteht darin, dass er keine

Fundamentalkritik naturwissenschaftlicher Erkenntnis enthalten muss. Er muss auch keine strittigen ontologischen oder erkenntnistheoretischen Annahmen begründen und verteidigen, denn er kann die Gültigkeit der naturwissenschaftlichen Methode und ihren Gegenstandsbezug innerhalb der Erklärung biologischer Phänomene akzeptieren.

VI.12 Eine mögliche Integration von sozial- und biogerontologischen Perspektiven

Auf dieser Grundlage müssen sozialgerontologische Untersuchungen nicht in einen grundsätzlichen Gegensatz zu den Naturwissenschaften treten. Gleichzeitig können sie ihre kritische Position beibehalten. Von diesem Ansatz her kann ein Verständnis entwickelt werden, das sozial- und naturwissenschaftliche Erkenntnisse miteinander verknüpft, worauf unterschiedliche „soziale Konstruktionen" des Alters basieren können. Dafür ist jedoch eine Konzeption des Begriffs der „sozialen Konstruktion" nötig, die die Konsequenzen des Anti-Realismus und des Relativismus vermeidet und die Möglichkeit bewahrt, gesellschaftlich bedingte Sinndeutungen als solche zu verstehen. Ein entsprechendes Modell findet sich bei John Searle.

Der Sprachphilosoph John R. Searle hat eine Theorie für die soziale Konstruktion von sprachlichen Bedeutungen, gesellschaftlichen Funktionen und Institutionen vorgeschlagen, die grundsätzlich auch hier ein Modell liefern könnte. Searle stellt für seine eigene Untersuchung dafür, wie soziale Konstruktionen erzeugt werden, die Grundbedingung auf, dass naturwissenschaftliches Wissen zu respektieren sei. Dieses beschreibe die grundlegenden Tatsachen („basic facts") der Struktur des Universums. Searle nennt zwei Beispiele für Theorien solcher elementarer Tatsachen: die Teilchentheorie der Physik und die Evolutionstheorie der Biologie.[494] Werde diese Grundbedingung nicht erfüllt, führe dies zu metaphysisch fragwürdigen Positionen, wie Dualismus oder Trialismus. Solche Positionen nennt Searle ontologische Extravaganzen.[495] Als vergleichbare „Extravaganzen" haben sich weiter oben auch die impliziten Annahmen der Fundamentalkritik John Vincents gezeigt.

Searle vertritt keinen Reduktionismus, der sprachliche, mentale und soziale Phänomene auf elementare naturwissenschaftliche Erklärungen zurückführen will. Auf seine Theorie muss hier nicht im Einzelnen eingegangen werden. Es soll lediglich Searles Grundidee erläutert werden, um zu veranschaulichen, wie sie in diesem Zusammenhang angewendet werden könnte. Diese Grundidee besteht darin, dass soziale Statusfunktionen durch kollektive Sprechakte begründet werden, die er „Status Function Declarations" nennt. Ein Beispiel ist der Status der Präsidenten der USA und wie die Deklaration aussehen muss, damit eine bestimmte Person diesen Status erhält, ist in den entsprechenden rechtlichen Regeln enthalten. Diese rechtliche Regeln sind wiederum selbst soziale Konstruktionen in Form von Deklarationen.[496] Solche institutionell bedingten Phänomene sind nach Searle soziale Konstruktionen im engeren Sinn.

---

494 Searle 2010, 4.
495 Searle 2010, 4.
496 Searle 2010, 13, 99.

Für Searle ist ein Element der kollektiven Intentionalität notwendig, das diese Konstruktionen hervorbringt, während bei Vincent lediglich unterschwellige Mächte am Werk sind, die teils im Zuge der Biomedikalisierung ihre ökonomischen und machtorientierten Interessen verfolgen. Ohne die Annahme einer solchen Intentionalität, die auf gemeinsam geteilte Überzeugungen und Bedeutungen referiert, die in entsprechenden Handlungen umgesetzt werden, ist eine rechtliche Regelung von Altersdiskriminierung nicht denkbar. Eine solche rechtliche Regelung in Form einer Deklaration im Sinne Searles schließt ein, dass naturwissenschaftliche Erkenntnisse akzeptiert werden können, denn sie hat die naturwissenschaftlich beschriebenen „basic facts" zu respektieren. Die Intentionalität einer sozialen Konstruktion des Alterns schließt auch ein, dass eine bestimmte Form von Biomedikalisierung zumindest theoretisch als solche gewollt sein kann, weil sie im rationalen Interesse aller Beteiligten sein könnte. Bei Vincent sind auch hier diffuse Hintergrundinteressen am Werk, beispielsweise ökonomische, die diejenigen in der Gesellschaft steuern, die von den Möglichkeiten der Biomedikalisierung Gebrauch machen.

Wenn man untersucht, wie Sprachgemeinschaften soziale Funktionen und Institutionen in intentionalen Sprechakten und Deklarationen konstruieren, ist naturwissenschaftliches Wissen über fundamentale Tatsachen zu respektieren. Das bedeutet, dass die Lebensphase Alter durch staatliche Gesetze sozial konstruiert ist, die zum Beispiel Pflegebedürftigkeit und Gebrechlichkeit definieren, anhand des sozialen Umfelds, alltäglicher Tätigkeiten sowie der Fähigkeiten, diese auszuführen. Aber gleichzeitig stützt sich die Definition von Gebrechlichkeit auch auf eine davon unabhängige, naturwissenschaftlich beschreibbare körperliche Realität. An eine solche Definition schließt sich nach Searle eine sogenannte „deontische Macht" („deontic power") an, also Verpflichtungen, Autorisierungen, Verbote und Befugnisse[497], beispielsweise Ansprüche an das soziale Sicherungssystem. Auch Sozialgerontologen formulieren ein solches Verständnis der sozialen Konstruktion des Alters.[498] Im Anschluss daran kann man weitere Bedeutungen aus der Alltagssprache rekonstruieren, die der Lebensphase Alter zugewiesen werden, wie zum Beispiel die „jungen Alten", die aktiv sind, sich sozial engagieren, reisen, Freizeitaktivitäten nachgehen. Für Searle gehören solche Bedeutungen und entsprechende Bewertungen zum „Background" bzw. zum grundlegenden Einverständnis einer Gesellschaft, das zahlreiche Regeln von Alltagssprache und Alltagsmoral einschließt.[499]

Ein solches Verständnis der sozialen Konstruktion von Bedeutungen kann naturwissenschaftliches Wissen eingliedern, ohne den Gegenstand und die Methode der Naturwissenschaften grundsätzlich anzugreifen. An die Stelle der Fundamentalkritik, die bestreitet, dass die Methode und Theorie der Biogerontologie ihrem Gegenstand des körperlichen Alterns angemessen seien, sollte ein kritischer interdisziplinärer Dialog treten. Ein solcher Dialog kann sich Searles Modell der sozialen Konstruktion zu eigen machen und damit die

---

497 Searle 2010, 8, 145ff

498 Z. B. Die Konstitution der Lebensphase Alter durch Einführung des Ruhestands Backes Clemens
     2012, 13.

499 Searle 2010, 156.

grundsätzliche Gültigkeit naturwissenschaftlicher Erkenntnisse akzeptieren. Die Kritik innerhalb dieses Dialogs hätte dann vor allem zum Ziel, die Grenzen der naturwissenschaftlichen Erklärung aufzuzeigen. Vincents Analyse der impliziten, wertenden Bedeutungsschicht des Begriffs der „Seneszenz", die aus der Alltagssprache übernommen worden ist, ist ein Beispiel dafür, insofern sie zu einem Sein-Sollen-Fehlschluss einladen. Die naturwissenschaftliche Perspektive ist nach einem solchen kritischen Ansatz eine berechtigte Perspektive auf das körperliche Altern, aber sie kann weder die Bedeutung und Bewertung des körperlichen Alterns noch des Alterns und der Lebensphase Alter im Allgemeinen leisten.

Die Biogerontologie kann nach den Ursachen für abnehmende Funktionen auf allen Systemebenen des Organismus forschen und entsprechende Erklärungen formulieren. Sie kann dazu beitragen, Gebrechlichkeit und Einschränkungen bei den Aktivitäten des täglichen Lebens zu erklären. Möglicherweise wird sie in Zukunft auch dazu beitragen, beides medizinisch zu behandeln. Sie kann aber weder erklären, wie Betroffene diese Phänomene in einem bestimmten gesellschaftlichen Kontext erleben und bewerten, noch kann sie entscheiden, ob, wie und in welchen Fällen Gebrechlichkeit und Einschränkungen des täglichen Lebens mit medizinischen Mitteln auf Grundlage biogerontologischer Forschung behandelt oder verhindert werden sollten. Auch wenn gute Gründe dafür sprechen sollten, sind dies keine Gründe, die der biologischen Forschung als solcher zugänglich sind.

Vincents Kritik ist nur dann berechtigt, wenn sie sich darauf beschränkt, dass die Naturwissenschaften nicht alleine begründen können, welche praktischen Ziele man bei ihren Anwendungen verfolgen soll. Berechtigt sind sicherlich auch seine Vorbehalte gegenüber der Biomedikalisierung und den damit verknüpften kommerziellen, ökonomischen und machtorientierten Interessen. Solche Interessen können teilweise die programmatischen Publikationen, Zielsetzungen und Abgrenzungsbemühungen der Biogerontologie leiten. Deswegen sind sie kritisch zu hinterfragen. Aber auch hier handelt es sich teils um empirisch überprüfbare Aussagen, teils um den legitimen Hinweis darauf, dass die eigenen wissenschaftlichen Geltungsansprüche methodisch anders belegt und überprüft werden als diejenigen der Anti-Aging-Medizin oder des Transhumanismus. Eine pauschale Kritik ist also ebenso wenig angebracht, wie pauschales Vertrauen in die Ziele und Programmatik der praktischen Anwendung. Auch hier geht es darum, in einem kritischen, interdisziplinären Dialog die Geltungsansprüche naturwissenschaftlicher Aussagen zu prüfen und die normativen Zielsetzungen aus der Perspektive der Ethik zu hinterfragen.

Nach Vincent definiert die Biogerontologie Alternsprozesse als schädlich und im Anschluss daran als schlecht. Sie folgere daraus ferner, Altern und die Lebensphase Alter seien Übel, und dass alte Menschen dem allgemeinen Wohlergehen der Gesellschaft abträglich seien.[500] Wie bereits dargestellt, greift er bereits die biogerontologische Grunddefinition, Alternsprozesse seien eine Anhäufung von molekularen Schäden, als einseitige soziale Konstruktion an. Diese Kritik hat sich als problematisch erwiesen. Allerdings könnte Vincent mit weit größerer Überzeugungskraft sich darauf beschränken, die weiteren Schritte anzugreifen. Dysfunktionale Prozesse auf molekularer Ebene sind nicht selbstverständlich als

---

500 Vincent 2008, 338.

"schlecht" zu bewerten. Selbst wenn körperliche Aspekte des Alterns als „schlecht" bewertet werden, muss das nicht für das Phänomen des menschlichen Alterns und die Lebensphase Alter allgemein gelten. Auch wenn beides überwiegend negativ bewertet wird, muss daraus nicht eine negative Beurteilung von alten Menschen im Allgemeinen folgen. Fraglich ist allerdings, ob sich solche reduktionistischen Schlussfolgerungen tatsächlich in der Biogerontologie finden und ob sie notwendigerweise aufgrund der elementaren biogerontologischen Grundannahmen so ausfallen müssen.

VI.13   Biomedikalisierung, soziale Konstruktion und Altern als Übel

Es ist eine plausible Prognose, dass die Biogerontologie, ihre Ziele und ihre Anwendung zu einer Biomedikalisierung des Alterns führen werden, mit den Dimensionen, die Estes, Clarke und Kaufman beschreiben. Das Resultat und die Begleitumstände einer solchen Entwicklung lassen sich mit John Vincent als neue soziale Konstruktion des Alterns und der Lebensphase Alter verstehen. In deren Mittelpunkt werden die Möglichkeiten stehen, Aspekte des körperlichen Alterns in allen Erscheinungsformen zu verhindern. Dadurch sind institutionelle Zusammenhänge zu erwarten, in denen es um Zugang zu diesen medizinischen Maßnahmen und deren kommerzielle Nutzung geht. Vincents Diagnose, dass die Biogerontologie Altern durch Funktionseinschränkungen und molekulare Schäden definiert und dieses so von anderen Phänomenen abgegrenzt wird, ist ebenfalls korrekt. Nachvollziehbar ist auch dass im Anschluss daran, Altern als „schlecht" bewertet werden kann, was zu einer gesellschaftlichen Abwertung des Alterns und der Lebensphase insgesamt führen könnte. Zurückzuweisen ist jedoch seine Fundamentalkritik der naturwissenschaftlichen Perspektive auf Altern als theoretisch und praktisch falsche soziale Konstruktion.

Methodisch und empirisch kann die Biogerontologie darauf verweisen, dass ihre Definitionen und Abgrenzungskriterien für Alternsprozesse gut belegt sind. Auch wenn sie eine negative ethische Bewertung des Alterns nahe legen, so folgt diese noch nicht direkt daraus. Vincent hält wiederum eine negative Einschätzung von Aspekten des Alterns ausschließlich für das Resultat einer falschen sozialen Konstruktion. Er versteht sie als reinen Ausdruck von „ageism". Angesichts der langen Tradition von Altersklagen, die eng mit der Phänomenologie des Alterns verbunden sind, stellt sich jedoch die Frage, ob Vincent die negative Einschätzung des Alterns mit ausreichenden Gründen zurückweist. Die entsprechenden Hintergrundannahmen der kulturellen und gesellschaftlichen Bedeutung des Alterns und der Lebensphase Alter müssen in dieser Hinsicht einer moralphilosophischen Analyse und Reflexion unterzogen werden.

Vincent stellt im Rahmen seiner Kritik an Eingriffen in Alternsprozesse grundlegende, ethische Fragen und beantwortet sie auch selbst mit einigen Thesen zur Bedeutung des Alterns und der richtigen Einstellung dazu für ein gutes, gelungenes Leben. Es handelt sich um Fragen nach der fundamentalen Natur der *conditio humana*, nach dem Sinn des Lebens und welche Rolle Altern dabei spielt. Er hält fest, dass positive Altersbilder und die Wertschätzung alter Menschen beispielsweise durch ihre Nähe zu den Vorfahren möglich seien und Altern, Tod und Endlichkeit notwendige Bedingungen für ein menschliches Leben im vollen Sinn seien.[501] Die Naturwissenschaften seien ein falscher Weg, um das Problem des Todes zu lösen. Nach Lebensverlängerung zu streben, würde dazu führen, das hohe Alter als letzte Lebensphase zu verdrängen, anstatt sie angemessen wertzuschätzen. Die Abfolge von Generationen sei zudem für eine dynamische Gesellschaft unverzichtbar.[502]

Bei Vincents Thesen handelt es sich ausnahmslos um sehr weitreichende Annahmen, die er mehr oder weniger ohne systematische Begründungen vorbringt. Sie hängen mit den Fragen zusammen, ob der Tod ein Übel sei, welche Rolle Natürlichkeit bei ethischen Bewertungen spielen kann und wie ein gutes Leben zu definieren sei. Da er diese Behauptungen einfach unbegründet voraussetzt, bringt Vincent schlicht eine andere Deutung des Alterns und des Alters vor. Man kann diese ebenso als soziale Konstruktion auf der Grundlage von Hintergrundannahmen aus Alltagssprache und -moral betrachten.

Ein Befürworter von biogerontologischen Eingriffen ins Altern wie Colin Farrelly könnte diesem Standpunkt entgegenhalten, man sollte körperliches Altern als Resultat von kontingenten Evolutionsprozessen nicht einfach hinnehmen und seine negativen Begleiterscheinungen bekämpfen.[503]

Kritiker wie Vincent oder Estes unterstellen, dass eine soziale Konstruktion des Alterns, die das Resultat einer unreflektierten Biomedikalisierung wäre, als solche nicht von den Betroffenen gewollt werden kann. Sie wäre nicht im rationalen Interesse der Betroffenen und würde sie mit Zwängen konfrontieren, die ihre Freiheit einschränken würden. Dadurch würde ihnen ein negatives Verständnis des Alterns aufgedrängt, das einen sinnvollen Umgang mit der Lebensphase unmöglich mache.

Ein Befürworter von Eingriffen in Alternsprozesse wie Farrelly könnte jedoch die Biomedikalisierung mit guten Gründen bewusst begrüßen und in einem Akt der kollektiven Intentionalität als soziale Konstruktion herbeiführen wollen. Damit sind natürlich nicht alle Probleme obsolet, die mit ihr einhergehen könnten, wie Gerechtigkeitsfragen, die durch eine wachsende gesundheitliche Ungleichheit aufgeworfen werden. Aber aus dieser Perspektive wäre die Biomedikalisierung des Alterns zu bejahen, da sie aus dieser Sicht als schlecht eingeschätzte negative körperliche Begleiterscheinungen verhindert und Handlungsspielräume erweitert. Der negativen Einschätzung des Alterns kann diese Position die positive Einschätzung einer längeren Lebensspanne entgegenhalten. Ganz bewusst sollte nach dieser Auffassung die Bedeutung des Alterns mit Hilfe eines Prozesses seiner Biomedikalisierung neu sozial konstruiert werden.

Eine Konfrontation dieser gegensätzlichen Positionen zur Biomedikalisierung des Alterns und seiner sozialen Konstruktion ist nur durch eine moralphilosophische Reflexion lösbar. Diese muss bei der Frage ansetzen, ob Altern ein Übel sein könnte, die von den negativ konnotierten Aspekten des biologischen Alterns ausgehen sollte. Denn diese These haben sowohl Altersklagen als auch Befürworter von Eingriffen ins Altern wie Farrelly gemeinsam. Der positive Sinn des Alterns, den Sozialgerontologen, aber auch Bioethiker annehmen, muss

---

501   Z. B. Vincent 2006, 693.

502   Vincent 2009, 199.

503   Farrelly 2010.

sich angesichts einer gut begründeten Sichtweise der negativ einzuschätzenden Aspekte des körperlichen Alterns bewähren. Eine solche Sichtweise lediglich als einseitig und moralisch falsch zu diskreditieren reicht nicht aus. Die Möglichkeit, dass Aspekte des körperlichen Alterns, die von der Biogerontologie negativ konnotiert werden, sich aus ethischer Perspektive begründet als „schlecht für" einstufen lassen, muss ernsthaft erwogen werden. Nur eine ausführliche Diskussion der positiven und negativen Aspekte des Alterns sowie der jeweils vorgebrachten Argumente ist hinreichend, um eine legitime von einer illegitimen Biomedikalisierung des Alterns zu unterscheiden. Auf einer solchen Grundlage kann auch die naturwissenschaftliche Sichtweise in einer umfassenderen Perspektive auf das Altern und die Lebensphase Alter integriert werden.

VII. Altern als Übel

VII.1 „Das Altern wie eine Krankheit bekämpfen" – Der praktische Syllogismus der Biogerontologie

Im Mittelpunkt der dargestellten sozialgerontologischen Kritik steht die vorgeblich unangemessene Negativität der biogerontologischen Deutung des Alterns und der Lebensphase Alter. Den wertenden und praktischen Elementen der Biogerontologie sollen daher positive Alternativen entgegengestellt werden. In diesem Gegensatz möglicher praktischer Zielsetzungen kommt ein Konflikt der Interpretationen des Alters durch die Biogerontologie und die Sozialgerontologie zum Ausdruck. Dieser Konflikt beruht vor allem auf einer unterschiedlichen Sichtweise von körperlichen Alternsprozessen. Während die Biogerontologie Alternsprozesse als „dysfunktional" beschreibt und damit eine negative Wertung nahelegt, versucht die Sozialgerontologie aufgrund ihres Anliegens, negative Altersbilder zu bekämpfen und eine positive Sichtweise des Alters und des Alterns zu entwickeln. Dazu muss sich die entsprechende sozialgerontologische Position mit den negativen Aspekten des körperlichen Alterns auseinandersetzen. Im Zuge dieser und ähnlicher Auseinandersetzungen in der Ethik wird diese Negativität als konstruiert geleugnet, in Bezug auf den Sinn des Alterns insgesamt relativiert oder positiv umgedeutet. Dieser Umgang mit der Negativität des Alterns und des Alters soll in der Folge genauer untersucht werden. Allerdings muss zuvor noch die Beschreibung einer biologischen Dysfunktionalität von einer negativen ethischen Wertung als „schlecht" unterschieden werden. In der Biogerontologie selbst lässt sich eine solche Unterscheidung durchaus finden und sie muss keinen Sein-Sollen-Fehlschluss darstellen. In der Folge soll ein entsprechender praktischer Syllogismus der Biogerontologie formuliert werden.

Der erste Teil von Vincents Analyse der Biogerontologie trifft auf deren Grundbegriffe und die daraus abgeleitete Haltung zum Altern vollkommen zu. Die vergleichende Biologie des Alterns verwendet Begriffe wie „dysfunktional", „beschädigte Moleküle", „Mortalitätsrisiko", „Seneszenz" oder „Mutationsakkumulation" deskriptiv für unterschiedliche Arten von Organismen. Werden diese Begriffe aber auf das körperliche Altern des Menschen übertragen, so verbinden sie sich über die Phänomenologie des Alterns, die in Altersklagen enthalten ist, mit kulturellen Bedeutungen. „Mortalitätsrisiko", „Dysfunktion" und „Seneszenz" werden zu „Todesnähe", „Behinderung" und „Gebrechlichkeit". Anders als Vincent annimmt, werden jedoch die biologischen Begriffsdefinition und Erklärungen nicht deswegen ungültig, weil sie sich mit kulturellen Bedeutungen verbinden können. Die ethische Bewertung muss eigens begründet werden, aber auch ein ethisches Urteil, das biologische Alternsprozesse als „schlecht für" einstuft, darf nicht von vornherein als nicht zu rechtfertigen ausgeschlossen werden. Gerade die Verbindung zwischen alter und neuer Phänomenologie des Alterns, von Biogerontologie und Altersklage legt es nahe, ein solches negatives Urteil in Erwägung zu ziehen und es als Ausgangspunkt für die moralische Reflexion zu wählen. In der Sozialgerontologie mehren sich Stimmen, die sowohl einseitig positive Altersbilder als auch ihren negativen Gegenpart kritisieren.[504] Es fehlt jedoch eine ausführliche ethische Untersuchung der Aspekte des Alterns, die in Altersklagen, in Philosophie und Literatur als negativ eingeschätzt worden sind. Von einer solchen Untersuchung kann sowohl die Bio- als auch die Sozialgerontologie in ihrer jeweiligen praktischen Ausrichtung profitieren. Sie soll in diesem Kapitel unter der Fragestellung durchgeführt werden, inwiefern körperliches Altern und Altern als Übel eingestuft werden können.

Die praktische Grundhaltung der Biogerontologie beruht darauf, biologisches Altern als biologisch funktionslosen, degenerativen Prozess zu bestimmen. Das Element der Degeneration dient dabei als inhaltliches Abgrenzungskriterium zu anderen Phänomenen wie Wachstum, Entwicklung oder einer bloßen, unveränderten chronologischen Fortdauer. Die Funktionslosigkeit ergibt sich unter anderem aus dieser Grundannahme und aus dem evolutionstheoretischen Erklärungsrahmen. Anders als Vincent vermutet, sind dies nicht nur soziale Konstrukte, sondern empirisch gut belegte definitorische Abgrenzungen von anderen Phänomenen des Existierens in der Zeit, wie dem chronologischen Altern oder biologischem Wachstum.

Die praktische Grundargumentation der Biogerontologie lautet dann, dass biologisches Altern durch eine Abnahme von Körperfunktionen und ihrer Leistungsfähigkeit auf allen Ebenen des alternden Organismus gekennzeichnet ist. Diese Abnahme von organischen Funktionen führt einem Minimalkonsens zufolge zu einer erhöhten Anfälligkeit für Krankheiten und Verletzungen. Für viele Biogerontologen verursacht sie jedoch altersbedingte Erkrankungen direkt. Manche Biogerontologen verwenden in diesem Zusammenhang den Begriff des „failure" oder „Versagens", „Scheitern".[505] Altern führt zum Versagen sämtlicher Körperfunktionen und schließlich zum Versagen des gesamten Organismus, also zum Tod.

Auf der Grundlage dieser Eigenschaften des Alterns nimmt die Biogerontologie die Empfehlung Ciceros wörtlich, man solle das Alter bekämpfen wie eine Krankheit.[506] Wie zuvor dargelegt, sind die Gründe dafür nicht ausreichend, Altern insgesamt als Krankheit zu definieren.[507] Diese Frage ist auch in der Biogerontologie umstritten. Einig ist man sich jedoch, dass Alternsprozesse möglichst bekämpft werden sollten, um Altern zu verlangsam. Das Ziel solcher Eingriffe wäre die Prävention und die Therapie altersassoziierter Erkrankungen. Als Nebeneffekte würden voraussichtlich auch die durchschnittliche und die maximale Lebensspanne verlängert werden. Äußere Veränderungen und Funktionseinschränkungen, die mit dem Altern einhergehen, würden ebenfalls verzögert, im besten Fall verhindert, aber zumindest abgemildert.

---

504 Schmitt 2004.
505 Z. B. Carnes Olshansky et al. 2003, Rattan 2007 Rose 2009a.
506 Cicero 2001, 27.
507 Vgl. Kap. 4.9.

Eine solche Anwendung ist für viele Biogerontologen das selbstverständliche praktische Ziel ihrer Wissenschaft. Daher ist die Biogerontologie auf eine Kooperation mit der Medizin ausgerichtet. Die erste biogerontologische Botschaft an die Medizin lautet: Man *kann* Altern erfolgreich manipulieren. Die zweite Botschaft lautet: Man *soll* entsprechende Interventionen entwickeln und anwenden. Dieser Imperativ beruht in der Tat auf der aus biologischer Sicht funktionslosen und degenerativen Konzeption des Alterns, die in der Biogerontologie als Definition den empirischen Untersuchungen vorausgeht, deren Voraussetzung sie bildet.

Insbesondere die Gebrechlichkeit hat sich zuvor als Schlüsselelement für die Verbindung einer biologischen, medizinischen und wertenden Perspektive erwiesen. Da sie eine neudefinierte biomedizinische Konzeption mit deskriptiven und normativen Elementen zwischen Biogerontologie, Medizin und Ethik darstellt, verbindet sie molekulare, körperliche und existentielle Bedeutungsebenen. Sie veranschaulicht, wie molekulare Dysfunktion zu körperlicher Einschränkung führt, womit ein erhöhtes Sterberisiko und eine größere Anfälligkeit für Verletzungen und Krankheiten verbunden sind. Dass die Gebrechlichkeit medizinisch zu behandeln sei und die „health span" verlängert werden sollte, erscheint vielen als unmittelbar überzeugendes ethisches Urteil. Dieses Urteil beruht darauf, dass „Dysfunktion" und „erhöhtes Mortalitätsrisiko" auch „schlecht" für die betroffene Person sind.

Die biogerontologische Bewertung und praktische Grundhaltung beruht unbestreitbar auf der Konzeption des Alterns als degenerativem Prozess, der von nachlassenden Fähigkeiten und Verlusten geprägt ist. Man könnte nun vermuten, dass die Biogerontologie ausschließlich Sein-Sollen-Fehlschlüsse aufgrund fragwürdiger sozialer Konstruktionen vornimmt. Allerdings sind die Wertungen nicht immer nur implizit und Bestandteile einer fehlgeleiteten Mischung von deskriptiven und normativen Eigenschaften. Viele Biogerontologen beziehen sich auf explizite moralische Wertungen und einfache alltägliche ethische Intuitionen, die *prima facie* überzeugend sind. Dazu gehört beispielsweise, dass körperliches Leiden schlecht sei und Schmerzen vermieden werden sollen. Insofern sie auf körperliches Altern zurückgeführt werden können, sollte folglich dieses ebenfalls so weit als möglich bekämpft werden.[508]

Diese Wertungen lassen sich an einem einfachen praktischen Syllogismus zeigen, der die Annahmen der verbreiteten Zielsetzung der Biogerontologie verdeutlicht, altersassoziierte Erkrankungen zu verhindern oder zu therapieren, indem man in Alternsprozesse eingreift. Dieser praktische Syllogismus lautet wie folgt:

- Prämisse 1. Anfälligkeit für Verletzungen, Krankheit und Schmerzen, sowie die kausalen Faktoren, die sie verursachen, sind Übel, die verhindert werden sollten.

- Prämisse 2. Körperliches Altern gehört zu den kausalen Faktoren, die Anfälligkeit für Verletzungen, Krankheit und Schmerzen verursachen.

- Konklusion: Körperliches Altern ist ein Übel, das verhindert werden sollte.

Setzt man diese Prämissen voraus, kann man aus ihnen letztlich ableiten, dass man idealerweise körperliches Altern vollständig verhindern müsste, da es sich dabei aufgrund der an-

---

508 Z. B. Hayflick Moody 2003, Rose Burke et al. 2008, Arking 2006, 521.

genommenen, unmittelbar einleuchtenden Prämissen um ein Übel handele, das eine Vielzahl weiterer Übel mit sich bringe.

Da dieses Ziel im Moment nicht erreichbar ist, setzt der Mainstream der Biogerontologie gegenwärtig bescheidenere Zielvorgaben. Die Abschaffung des Alterns gehört gegenwärtig nicht zum Programm. Sie langfristig anzustreben wäre allerdings konsequent, sofern man sich nicht von den Überlegungen wie denjenigen Callahans oder Vincents überzeugen lassen will. Doch solche Vorschläge für eine Grenze im menschlichen Leben, ab der Altern und Tod in ihren jetzigen Formen prinzipiell und unabhängig von medizinischen Möglichkeiten zu akzeptieren seien, finden in der Biogerontologie derzeit keinen Anklang. Ein längeres Leben bei verbesserter Funktionsfähigkeit wird als Gut angesehen, was nicht weiter in Frage gestellt wird. Da einem langen Leben in Gesundheit über kulturelle Grenzen hinweg ein hoher Wert zugeschrieben wird, kann man davon ausgehen, dass die Beweislast bei den Gegnern dieser Haltung liegt.

Den Kritikern von Eingriffen in Alternsprozesse scheint es dabei aus unterschiedlichen Gründen schwer zu fallen, die negativen Seiten des körperlichen Alterns einzuräumen. Sie müssen dazu Prämisse 1 und die Konklusion des praktischen Syllogismus bestreiten, der das biogerontologische Handeln anleitet. Dafür sind unterschiedliche Strategien denkbar. Manche Autoren stützen sich dabei auf die stoische Ethik und fordern, im Einklang mit der „Weltvernunft" die „Grenzen des menschlichen Lebens" anzunehmen.[509] Dabei sollte man allerdings nicht übersehen, wie radikal diese Ethik war. Denn ihr zufolge sind nur Tugenden Güter und Laster Übel. Alles übrige, also auch körperliche Leiden, gehört zum Bereich des Gleichgültigen oder Adiaphora. Ebenso wie die damit verknüpften metaphysischen Lehren der Stoa ist dies keine Überzeugung, die von den Hauptströmungen der philosophischen Ethik noch geteilt wird.[510] Man könnte entsprechend bestreiten, dass Einschränkungen, Schmerzen und Krankheiten, die von Alternsprozessen mitverursacht werden, tatsächlich Übel sind, weil es beispielsweise nur auf die richtige Haltung zum Altern ankomme. Allerdings wäre das wenig überzeugend und würde auch viele andere Bemühungen der Medizin in Frage stellen. Im Bezug zur genannten stoischen Lehre zeigt sich jedoch bereits ein Grundproblem der Argumentation gegen die negativen Aspekte des Alterns: Sie werden in Bezug auf ein angenommenes Sinnganzes des menschlichen Lebens oder der Welt geleugnet, das aus metaphysischen oder religiösen Weltbildern stammt, die nicht mehr allgemein anerkannt werden und nicht mehr allgemeinverbindlich gemacht werden können.

Eine alternative Strategie besteht darin, die negativen Aspekte einzuräumen, sie jedoch entweder aus gesellschaftlicher oder aus individueller Sicht zu relativieren. Das Argument des Generationswechsels verfolgt eine solche Strategie. Demnach wäre es für eine Gesellschaft besser, wenn es eine Erneuerung dadurch gibt, dass ihre Mitglieder altern und sterben und jüngere Generationen ältere ersetzen. Diese Argumentation ist offensichtlich utilitaristisch. Peter Singer hat sie in einem älteren Aufsatz so ausgeführt, dass die Glückssumme niedriger

---

509   Kruse 2005, 274.
510   Vgl. z. B. Hossenfelder 1996, 63-72.

ist, wenn eine Gesellschaft einen größeren Anteil älterer Menschen aufweist.[511] Auf diesen utilitaristischen Gedankengang trifft die allgemeine Kritik an dieser ethischen Position zu, dass das Wohlergehen einzelner Personen für die Gemeinschaft geopfert werden soll. Außerdem setzt es problematische und unbewiesene Annahmen voraus, wie beispielsweise, dass die Kreativität Älterer nachlässt, was empirisch widerlegt werden kann und ein differenziertes Verständnis von Kreativität und den entsprechenden Rahmenbedingungen für sie erfordert.[512] Es gibt auch gute Belege dafür, dass ältere Menschen im Durchschnitt zufriedener sind, sowohl mit ihrer aktuellen Situation als auch mit ihrem Leben als Ganzem[513], so dass man annehmen kann, dass gerade dann die Glückssumme in der Gesellschaft steigt, wenn mehr ältere Menschen in ihr leben. Gerade darin, dass man glaubt, eine Gesellschaft, die einen größeren Anteil betagter Bevölkerungsgruppen besitzt, sei in irgendeiner Form schlechter, kommen negative Vorurteile gegenüber Älteren zum Ausdruck. Es gibt dafür weder Belege noch überzeugende Hinweise, auf die sich entsprechende Hypothesen stützen können.

Aufgrund dieser Schwierigkeit ist es vielversprechender, die negativen Aspekte des Alterns aus individueller Sicht zu relativieren als sie schlicht zu leugnen. Diese Strategie kann auf eine lange Tradition zurückgreifen. Ihr Ansatz besteht darin, einen positiven Sinn der Lebensphase Alter und der Endlichkeit der menschlichen Lebensspanne zu bestimmen. Im Hinblick auf diesen Sinn des Alters in seiner Gesamtheit betrachtet, fallen die negativen Aspekte von körperlichen Alternsprozessen nicht ins Gewicht und es komme nur darauf an, die richtige Einstellung zum Altern und zur Lebensphase Alter zu entwickeln.

Diese Kritik kann nur dann überzeugen, wenn sie den Leidensaspekt des körperlichen Alterns ernst nimmt. D. h. sie muss sich die Frage stellen, ob körperliches Altern ein Übel sei. Genau das widerspricht der Deutung und Bewertung des Alterns und des Alters durch Sozialgerontologen wie Vincent, der als praktisches Ziel seiner wissenschaftlichen Arbeit angibt, gegen negative Altersbilder und Altersdiskriminierung anzukämpfen. Vincent übergeht diese Negativität, hält sie von vornherein für eine soziale Konstruktion, die veränderbar sei und setzt sich daher kaum mit ihr auseinander. Insgesamt findet jedoch auch sonst keine differenzierte Auseinandersetzung mit der Negativität des Alterns statt. Das hängt mit einer Grundhaltung zum Übel oder zum Bösen insgesamt zusammen.[514] Der Ansatz, das Übel oder *malum* zu leugnen, zu relativieren und so als positiv umzudeuten, kann auf eine lange Tradition zurückblicken.

Odo Marquard nennt in seiner Übersicht für das *Historische Wörterbuch der Philosophie* unterschiedliche Formen einer Positivierung des *malum*.[515] Es werde ontologisch „veruneigentlicht", d. h. es wird als reiner Mangel definiert, womit ihm eine eigene Existenz abgesprochen wird. Aus religiöser Sicht werde es eschatologisch negiert, d. h. im Hinblick auf

511   Singer 1991. Singer hat allerdings mittlerweile seine Meinung geändert und unterstützt das Projekt einer radikalen Lebensverlängerung Aubrey de Greys: http://www.project-syndicate.org/commentary/the-ethics-of-anti-aging-by-peter-singer (aufgerufen am 03.07.2013).

512   Kruse Wahl 2010, 355-373.

513   Blanchflower Oswald 2008.

514   Vgl. dazu auch Ehni 2006.

515   Marquard 1980.

die Heilsgeschichte gewinnt es einen eigenen Sinn. In einem kosmischen Zusammenhang der Metaphysik werde es integriert und teleologisch funktionalisiert, d. h. es komme ihm eine naturgesetzliche Notwendigkeit zu und es habe ähnlich wie in der religiösen Perspektive eine notwendige Rolle beim historischen Fortschritt oder in der Ordnung des Kosmos. Schließlich komme es zu einer generellen Positivierung des *malums*, indem seine Grundform, das *malum metaphysicum* der Endlichkeit, umgewertet werde. Die Gemeinsamkeit dieser Denkfiguren, die ursprünglich aus der Theodizee stammen,[516] besteht darin, dass sie den negativen Charakter des Übels bestreiten, indem sie ihm einen positiven Sinn oder eine positive Funktion im Hinblick auf einen größeren Zusammenhang zuschreiben. Marquard verdeutlicht die offensichtliche Gefahr einer solchen Rechtfertigung des *malums*: Die negativen Aspekte der menschlichen Existenz gerieten aus dem Blick – er nennt passenderweise Gebrechlichkeit als Beispiel – und würden beschönigt werden.[517] Als praktische Konsequenz kann man über Marquards Thesen hinaus vermuten, dass entsprechende Gegenmaßnahmen durch diese Einstellungen verhindert werden. Vergleichbare Denkfiguren und die entsprechende Problematik finden sich ebenfalls in der Debatte um Eingriffe in Alternsprozesse.

Wenn man bestreiten will, dass körperliches Altern als Übel zu bewerten und zu verhindern sei, muss der Lebensphase Altern ein positiver Sinn zugeschrieben werden, der sich auch auf den körperlichen Aspekt ausweiten lässt. Die negativen Aspekte, das Altern und die Lebensphase Alter als *malum*, und der positive Sinn des Alterns stehen daher notwendigerweise im Mittelpunkt des Konflikts zwischen Sozial- und Biogerontologie um die Deutung des Alters, die sich dadurch an die Ethik des guten Lebens annähern.

Dabei darf man der Frage nicht ausweichen, inwiefern körperliches Altern ein Übel darstellen könnte. Möglicherweise erscheint jedoch bereits diese Frage für manche Opponenten in der Debatte als Ausdruck von „ageism". Der Biogerontologie wird dies jedenfalls, wie oben ausgeführt, von John Vincent vorgeworfen. Diese negative Einschätzung körperlichen Alterns muss man jedoch von einer unzulässigen Ausweitung der naturwissenschaftlichen Perspektive auf das Altern unterscheiden. Problematisch daran wäre der Anspruch, eine Sichtweise des Alters und des Alterns im Allgemeinen zu begründen, weil eine reduktionistische, naturwissenschaftliche Konzeption nicht alle Aspekte des Alters und des Alterns angemessen berücksichtigen kann. Umgekehrt müssen aber Sozialgerontologen und Ethiker, die sich Gedanken über den Sinn des Alterns machen, die Frage von Juengst und seinen Koautoren beantworten: „Is there anything *positive* about the biological process of aging?"[518] Die Betonung liegt hier nicht nur auf dem von den Autoren kursiv gesetzte „positive", sondern auch auf „biological". Es reicht nicht aus, dem Altern im Allgemeinen positive Aspekte zuzuschreiben. Wenn es um die Frage geht, ob biologisches Altern verhindert werden sollte, geht es darum, ob gerade dieser biologische Prozess selbst auch positive Aspekte hat oder zumindest für die Erfahrung der positiven Aspekte des Alterns im Allgemeinen notwendig ist. Denn es könnten die positiven Aspekte des menschlichen Alterns im

---

516 Ehni 2012.
517 Marquard 1980, 653.
518 Juengst 2003a, 26.

Allgemeinen auch dann erfahrbar sein, wenn man biologisch oder körperlich nicht altert. Hier nähert sich die Untersuchung der philosophischen Ethik an. Ohne sie kann diese Fragestellung nicht überzeugend beantwortet werden.

VII.2 Alter(n) in der philosophischen Tradition

Allerdings muss man zunächst festhalten, dass Altern und die Lebensphase Alter Randthemen der Philosophie und auch der philosophischen Ethik sind. Sie kommen in der Regel in philosophischen Wörterbüchern nicht vor, selbst das 13-bändige *Historische Wörterbuch der Philosophie* kann keinen entsprechenden Eintrag vorweisen. Lediglich unter „Lebensalter" finden sich einige knappe, unsystematische Bemerkungen zum Greisenalter, die sich auf Platon, Cicero und Augustinus beziehen.[519] Unter den über 1100 Titeln, die Franco Volpi in sein Lexikon der philosophische Werke aufgenommen hat, findet sich keine Abhandlung zum Alter.[520] Die beiden einflussreichen Texte von Philosophen zum Thema, Ciceros *De senectude* und Simone de Beauvoirs *La Veilleisse*, nennt Volpi nicht. Abgesehen von diesen beiden längeren Arbeiten, gibt es einige kürzere Essays zum Alter etwa von Schopenhauer[521] oder von Montaigne[522], aber immerhin zahlreiche einzelne Bemerkungen von Demokrit bis Nietzsche. Erst in der Gegenwart scheint wie in anderen Bereichen von Wissenschaft und Gesellschaft auch das Interesse von Philosophen am Thema Alter erwacht zu sein, z. B. bei Noberto Bobbio, Carl Friedrich Gethmann, Thomas Rentsch oder Otfried Höffe.[523]

Philosophen teilen dabei die kulturelle Ambiguität zum Altern, die der französische Historiker Georges Minois gemeinsam mit anderen Alternsforschern wie Gerd Göckenjan oder Andreas Kruse als eine der Grundproblematiken dieses Gebiets ansieht. Einerseits erfahren Ältere Wertschätzung für ihr Wissen und ihre Weisheit, andererseits fürchtet man vor allem die körperlichen Begleiterscheinungen des Alterns, was auch zur Ablehnung älterer Menschen führen könne.[524] Seit Cicero versuchen Philosophen, negativen Einschätzungen zu begegnen, indem sie das Alter und Altern in Apologien verteidigen. Es gibt jedoch auch andere Stimmen. Insbesondere Simone de Beauvoir hat sich intensiv und offen mit den negativen Aspekten des Alterns und des Alters auseinandergesetzt, von denen sie viele als gesellschaftlich bedingt ansieht, jedoch nicht alle. Sie hat sehr wenig für „Moralisten" übrig, die das Alter „aus ideologischen oder politischen Gründen" verteidigen, etwa mit dem Hinweis, dass man vergeistige.[525] Auch Norberto Bobbio hält das Alter für ein Übel und greift die entsprechenden Apologien scharf an, deren Genre Cicero begründet hat[526]. Doch die Ambiguität gegenüber dem Alter reicht auch in der philosophischen Tradition trotz einiger

---

519   Kranz Gründer et al. 2007, Eisler 1904, Kirchner 1886, Mittelstraß 2004
520   Volpi Nida-Rümelin et al. 1988.
521   Schopenhauer 1988a.
522   Montaigne 1998, Über das Alter, 163.
523   Bobbio 1997, Gethmann 2005, Rentsch Vollmann 2012, Höffe 2008.
524   Minois 1987, 27.
525   Beauvoir 2008, 407.
526   Bobbio 1997, 34.

bekannter Gegenbeispiele wie Platon weit zurück. In der Summe finden sich in philosophischen Klassikern sämtliche Topoi der Altersklage und der negativen Vorurteile gegen Altern wie auch in anderen literarischen Gattungen.

Viele Philosophen betrachten das Alter und insbesondere körperliches Altern dabei ganz selbstverständlich als Übel oder *malum*, ohne sich die Frage zu stellen, ob diese Sichtweise begründet sei. Dieses Urteil ist auch der Ausgangspunkt mancher Apologien, wie derjenigen Ciceros. Gerade die neueren philosophischen Abhandlungen, die das Alter wie ihre sozialgerontologischen Pendants verteidigen und einen positiven Sinn vermitteln wollen, haben den Umstand, dass mehrere Aspekte des Alterns und des Alters als Übel eingestuft werden, allerdings kaum zur Kenntnis genommen, systematisch analysiert und kritisch reflektiert. Dazu muss man zunächst die unterschiedlichen Formen des *malums* unterscheiden und welche Aspekte des Alterns ihnen zugeordnet werden könnten. Ob diese Bewertungen gerechtfertigt sind, ist zu untersuchen. Dann stellt sich aus ethischer Sicht die Frage, welche Konsequenzen aus dieser Einschätzung zu ziehen sind. Im vorliegenden Zusammenhang erfordert eine Antwort auf diese ethische Frage ein Vorgehen in zwei Schritten. In einem ersten Schritt muss man klären, wie auf individueller und gesellschaftlicher Ebene mit dieser Einschätzung des Alterns als *malum* umgegangen werden soll. Auf dieser Grundlage muss in einem zweiten Schritt beurteilt werden, was dies für Eingriffe in körperliche Alternsprozesse bedeutet. Als Grundlage für diese ethische Untersuchung muss zunächst der Begriff des Übels geklärt werden.

VII.3   Formen des malums

Die *Enzyklopädie Philosophie und Wissenschaftstheorie* bestimmt das Übel oder *malum* als Gegensatz des Guten in seinen unterschiedlichen Bedeutungen. Man kann eine subjektive von einer objektiven Auffassung des Schlechten unterscheiden, sowie seine klassischen Kategorien. Eine subjektive Form des Übels ist auf das Empfinden einer Person bezogen, auf Unwohlsein, Abscheu, das Unangenehme, wie auch auf dessen jeweilige Ursachen. Eine objektive Form bezieht sich auf das Normwidrige in einem handlungstheoretischen oder ethischen Sinn, entweder das Schädliche in Bezug auf bestimmte Ziele oder das Schlechte, Unmoralische oder Böse in Bezug auf moralische Normen. Man unterscheidet ferner bis heute nach Leibniz' Theodizee drei Grundformen des Übels.[527] Das körperliche Übel oder *malum physicum*, das moralische Übel oder *malum morale* und schließlich, als deren gemeinsame elementare Möglichkeitsbedingung, das metaphysische Übel der Endlichkeit, das *malum metaphysicum*. Mit Friedrich Kirchners etwas älterem *Wörterbuch der Philosophischen Grundbegriffe* kann man noch als vierte Kategorie das soziale Übel ergänzen, das man am besten im Zusammenhang mit dem *malum morale* betrachtet.[528]

Aspekte des Alterns und des hohen Alters werden in der philosophischen Tradition jeder dieser Kategorien zugeordnet, was bisher noch niemandem aufgefallen ist. Es han-

---

527   Leibniz 1968.
528   Eintrag zu „Übel": Kirchner 1886, 655-656.

delt sich also um ein vollständig übergangenes Thema. Dabei taucht das Alter regelmäßig in philosophischen Listen auf, die Beispiele für konkrete Formen des Übels aufzählen. So etwa in Kirchners *Wörterbuch* als Beispiel für physisches Übel, gemeinsam mit Schwäche und Krankheit. David Hume zählt das Alter in einer ähnlichen Liste sogar zu den Übeln, die das Leben zu einer so großen Last machen können, dass sie den Selbstmord als rational und legitim erscheinen ließen.[529]

Ebenso negativ sieht der Vorsokratiker Demokrit das Alter. Es sei eine Verstümmelung am ganzen Leib und es fehle ihm an allem.[530] Damit leitet er eine lange Geschichte der Einschätzung des Alters als *malum physicum* in der Philosophie ein. Bereits Herder hält fest, dass das körperliche Alter in der griechischen Antike immer beklagt und gering geachtet worden sei.[531] Diesem Urteil schließen sich in neueren Untersuchungen ebenfalls Georges Minois[532] und Simone de Beauvoir[533] an, wobei sie die Gerontokratie Spartas ausnehmen.

Auch Platon, der in seinem Spätwerk *Nomoi* selbst eine solche Gerontokratie als idealen Staat empfiehlt, vertritt in seinem früheren Werk *Politeia* noch eine etwas andere Haltung. Die Figur des Kephalos aus dem ersten Buch wird zwar häufig als Idealbild des alten Mannes zitiert, der wohlhabend und frei von Leidenschaften sein Alter akzeptiert und zufrieden damit lebt. Es ist jedoch auffällig, dass er sich aus der philosophischen Runde verabschiedet und nicht weiter einbezogen wird. Im späteren Dialog stellen dann die Gesprächspartner um Sokrates fest, dass der Höhepunkt der körperlichen und geistigen Fähigkeiten bei Frauen zwischen 20 und 40 Jahren und der bei Männern bis 55 Jahren liege. Sie diskutieren zwar zunächst das beste Alter, um Nachkommen für den Staat zu zeugen, aber offensichtlich geht es hier um einen Höhepunkt im menschlichen Leben, der gleichfalls angibt, wann ein Verfall der körperlichen und geistigen Kräfte einsetzt.[534] Manche Autoren zitieren eine Stelle aus der *Politeia*, dass die „Ältesten die Jüngeren regieren sollen".[535] Aber ein entsprechendes Zitat lässt sich nur in Bezug auf die Hierarchie des Wächterstandes finden, in dem die „Älteren" (!) die Jüngeren beaufsichtigen sollen.[536]

Bekanntlich sind nach Platon die Philosophen Herrscher in seinem idealen Staat, was zur Ansicht verleiten könnte, dass es sich dabei um die Ältesten handele, die ein langes Leben der Weisheit gewidmet haben. Man darf jedoch nicht übersehen, dass sich Platons ideale Herrscher nicht nur in den Wissenschaften hervorgetan haben, sondern auch im Krieg, körperlicher Tüchtigkeit, tugendhafter Lebensführung und praktischem Handeln.[537] Dementsprechend sieht die Ausbildung der Herrscher vor, dass die Kandidaten sich zuerst körperlich ertüchtigen und als Soldaten bewähren, bevor sie sich mit 30 Jahren dem 5-jährigen

---

529   Hume 1877, 155.
530   Diels 1912, Bd. 2, 121.
531   Herder 1908, 100.
532   Minois 1987, 69ff.
533   Beauvoir 2008, 120ff.
534   Plato 1988, Bd. V, Politeia, 460.
535   Z. B. Kruse Wahl 2010, 11.
536   Plato 1988, Bd. V, Politeia, 465.
537   Plato 1988, Bd. V, Politeia, 543.

Studium der Dialektik widmen. Ab 35 Jahren sollen sie für 15 Jahre mittlere Führungspositionen im Staat bekleiden, bevor sie mit 50 Jahren ihre Herrscherposition antreten – also genau in dem Alter, das zahlreiche andere Autoren der griechischen Antike und auch Platon als Höhepunkt der Reife eines Menschen angesehen haben. Danach sollen sie abwechselnd dem Staat als Herrscher oder ihren Mitbürgern dienen und sich ihrer eigenen philosophischen Bildung widmen. Mit der Zeit sollen sie einen Generationswechsel einleiten und Jüngeren ihre Herrscherposition überlassen.[538]

Dem Vorbild des Kephalos entsprechend sollen sie sich, wenn ihre Kräfte nachlassen, zurückziehen und sich dem Abschluss ihres eigenen Lebens widmen.[539] Platon sieht sicherlich nicht das hohe Alter in seiner Gesamtheit als *malum*, sondern als Zeit der persönlichen Vollendung und Vorbereitung auf den Tod, den derjenige, der ein gutes Leben geführt hat, nicht fürchten muss. Er sieht jedoch auch die negativen Seiten des Alters, zumindest wenn man die Dialogpartner in der *Politeia* als Sprachrohr seiner eigenen Meinung verstehen darf. Das hohe Alter kann mit Kränklichkeit verbunden sein, die bewirkt, dass man Aufgaben nicht mehr nachkommen kann und auch die Lernfähigkeit lässt nach. Bei manchen erlischt selbst die Fähigkeit zu philosophieren.[540] Den Höhepunkt des Lebens stellt nicht das Alter dar, sondern die mittlere Lebensphase. Danach beginnt in vielerlei Hinsicht ein Abstieg.

Die Reihe von Klassikern, die einen zumindest teilweisen, manchmal vollständig skeptischen Blick auf die Vorzüge des Alters werfen, lässt sich über sämtliche Epochen fortsetzen. Boethius nennt das Alter „die Zeit, welche den Schmerzen gehört" bevor er von der Philosophie Trost erhält.[541] In der mittelalterlichen christlichen Philosophie war die Vorstellung verbreitet, dass bei der Auferstehung das Alter Christi, also 30, das Ideal wäre. Rosenmayr zitiert Augustinus, demzufolge Christus das Vorbild „ewiger Jugend" sei. Das impliziert die Vorstellung, dass körperliches Altern von diesem Ideal abweicht und seine negativen Aspekte bei der Auferstehung beseitigt werden. Deutlich wird diese Vorstellung in einer Passage der *Summa Theologica* von Thomas von Aquin, die ebenfalls Rosenmayr zitiert. Thomas sieht das Alter als Mangel und Gott werde die menschliche Natur ohne solche Mängel wiederherstellen.[542]

Robert Burton, ein Oxforder Gelehrter der Frühen Neuzeit, hat in seiner berühmten *Anatomie der Melancholie* das Alter als eine der Ursachen düsterer Seelenstimmungen benannt. Er greift auf die antike Viersäftelehre zurück und nennt das Alter kalt und trocken, daher habe es dieselbe Beschaffenheit wie Melancholie. Gerade diejenigen, die aktiv und geschäftig seien und dies aufgeben müssten, seien dafür besonders anfällig. Burton nennt zahlreiche körperliche und geistige Übel, die mit dem Alter verknüpft sind. Zwischen diesen und der Melancholie des Alters besteht eine intensive Wechselwirkung: „Geplagt von

---

538   Plato 1988, Bd. V, Politeia, 540.
539   Plato 1988, Bd. V, Politeia, 498.
540   Plato 1988, Bd. V, Politeia, 498.
541   Boethius 1998.
542   Rosenmayr 1978, 45-46.

Schmerz, Sorge und Kummer, kindisch, verwirrt, benehmen sie [die Alten] sich überall daneben, führen Selbstgespräche, sind ärgerlich, reizbar, mit allem unzufrieden."[543]

Die Vorstellung des Alterns als körperlichem Abstieg deutet die Aufklärungsphilosophie neu auf der Grundlage der entstehenden neuzeitlichen Naturwissenschaft. Der Artikel „Verjüngung" in der *Encyclopédie* entwickelt die Vorstellung, dass die Lebensprozesse selbst zu Alterserscheinungen führen, weil sie den als Maschine verstandenen Körper beanspruchen und verschleißen. In einem Nachhall der antiken Vorstellung, das Alter sei kalt und trocken, führen Bewegungen dazu, dass die Körpersäfte durch Bewegungen aus den Gefäßen herausgedrückt werden, wodurch sie verkleben und erstarren würden. Diese Erstarrung und nachlassende Kräfte treffen ebenfalls auf den Geist zu.[544] Ähnlich denkt der materialistische Aufklärungsphilosoph La Mettrie, der glaubt, dass im Alter die äußeren Freuden versiegen und der Mensch mehr und mehr erstarre.[545]

Schopenhauer, der dem Alter vor dem Hintergrund seiner pessimistischen Philosophie durchaus einiges abgewinnen kann, sieht es dennoch primär als *malum physicum*. Es sei eine Zerstörung des Organismus und damit ein vergleichbares Übel wie Krankheit.[546] Man darf Schopenhauer trotz zahlreicher positiver Bemerkungen nicht als einfachen Lobredner des Alters missverstehen. Er kehrt keinesfalls eine positive Wertung der Jugend und die negative Wertung des Alters einfach um, wie etwa Rentsch und Vollmann schreiben.[547] Es gibt einige starke Vorzüge der Jugend, beispielsweise die Frische der Eindrücke: Zu Beginn des Lebens verhalte man sich erkennend und nicht wollend, worauf die „Glückseligkeit der Jugend" beruhe.[548] Danach beginne eine vergebliche Jagd nach Glück, auf die enttäuschte Hoffnungen und Unzufriedenheit folgen. Lebenskraft, Phantasie, die „größte Energie und Spannkraft der geistigen Kräfte" sind weitere Vorzüge der Jugend, die mit zunehmendem Alter nachlassen. „Urtheil, Penetration und Gründlichkeit" gleichen diese Verluste aus.[549] Die Zeit vergeht langsam und beim Anstieg zum Gipfel des Lebens sehe man den Tod noch nicht vor sich: „daher ist das erste Viertel unsers Lebens nicht nur das glücklichste, sondern auch das längste..."[550] Dieses Urteil gilt jedoch nicht für die gesamte erste Hälfte des Lebens: denn hier dominieren die Leidenschaften und deswegen die Unzufriedenheit.

Die Vorzüge des Alters gründen dagegen vor allem in seiner größeren emotionalen Ruhe. Das Alterslob von Schopenhauer ist vor dem Hintergrund seines Pessimismus zu lesen. Es ist ein zweifelhaftes, interpretationsbedürftiges Lob, weil es an seine Überzeugung gebunden ist, es sei generell unmöglich, auf Dauer glücklich zu sein. Denn das menschliche Leben pendelt zwischen den Polen von Schmerz und Langeweile. Nur weil mit den Leidenschaften und dem veränderten Zeitempfinden des Alters beides nachlässt, ist auch die „Last des Lebens"

---

543   Burton 1988, 161-162.
544   Selg Wieland et al. 2001, 417.
545   La Mettrie 1984, 14.
546   Schopenhauer 1988b, Band 2, Die Welt als Wille und Vorstellung, 543f.
547   Rentsch Vollmann 2012, 75.
548   Schopenhauer 1988a, 466ff.
549   Schopenhauer 1988a, 473 u. 478.
550   Schopenhauer 1988a, 480.

im Alter am geringsten.[551] Schopenhauer sieht dabei die negativen Seiten des körperlichen Alterns und erkennt sie als Quelle von Leiden an. Allerdings sieht er den körperlichen Verfall unter dem Topos des sanften Tods aus Altersschwäche als notwendig an. Die positiven Seiten der zweiten Hälfte des Lebens gelten längst nicht für jeden. Das Alter entfaltet seine Vorzüge nicht für Arme, nicht für diejenigen, die ihre Körperkräfte für den Erwerb brauchen und nicht für schlichte Gemüter. Für die Letzteren sei das Alter das *caput mortem* (das tote Haupt) des Lebens. Schopenhauers Idealbild des Greises ist der vermögende, selbstgenügsame, zu spätem Ruhm gekommene Gelehrte, der sich in Ruhe seiner Gesundheit erfreut und sich noch ästhetischen Genüssen wie Musik und Theater hingeben kann.[552] Der gealterte Pessimist, der schließlich desillusioniert doch seinen Lebensabend genießt, hält sich den Spiegel vor. Wenig überraschend, dass ältere Frauen in diesem Bild nicht auftauchen.

Der Verlust der Attraktivität und die Hässlichkeit des Alters haben Philosophen weniger interessiert als bildende Künstler und Literaten. In Umberto Ecos *Geschichte der Häßlichkeit* finden sich zahlreiche Beispiele, vor allem im Zusammenhang mit einer über fast alle Epochen hinweg für unsittlich gehaltenen Liebesbeziehung zwischen Älteren und jungen Frauen oder Männern. Eco hält fest, dass hässliche Frauen im Mittelalter vor allem als ältere Frauen dargestellt werden, die gleichzeitig physischen und moralischen Verfall symbolisierten.[553] Lediglich Simone de Beauvoir widmet diesem Thema aus philosophischer Perspektive einige Aufmerksamkeit. Sie glaubt, dass das Alter Abscheu und Ablehnung errege, wenn es mit Hässlichkeit verbunden sei. Diese Wirkung werde noch gesteigert, sobald das Sexualleben älterer Menschen zur Sprache komme.[554] De Beauvoir verdeutlicht hier, wie alle Formen des Übels miteinander verknüpft sind: Der Verlust der körperlichen Attraktivität und die Hässlichkeit (*malum physicum*) führen zum Eindruck eines altersbedingt unmoralischen Verhaltens (*malum morale*) und beides wiederum zur gesellschaftlichen Geringschätzung Älterer (*malum sociale*). Die Äußerlichkeiten symbolisieren dabei die allgemeinen existenziellen Themen Abstieg und Verfall (*malum metaphysicum*). Ähnliche Verknüpfungen finden sich bereits bei Aristoteles.

Aristoteles, von dem zahlreiche pessimistische Bemerkungen über das Alter und ältere Menschen stammen, stellt eine besonders eng geknüpfte Verbindung her zwischen dem *malum physicum* und den Formen des *malum morale* und *sociale*. In der *Nikomachischen Ethik* hält er fest, dass Alter Geiz verursachen würde.[555] In einer berühmten Passage in der *Rhetorik* empfiehlt er dem Redner, bei einer älteren Hörerschaft auf eine ganze Reihe von charakterlichen Fehlern gefasst zu sein. Alte Menschen hätten eine niedere Gesinnung, seien ängstlich, kleingeistig, egoistisch, nicht mehr zu einer selbstlosen Zuneigung fähig, und wenn sie Mitleid empfänden, dann nur aus dem Bewusstsein der eigenen Schwäche heraus. Das Alter und die körperliche Schwäche, die es mit sich bringe, seien jedoch nicht alleine

---

551   Schopenhauer 1988a, 481.
552   Schopenhauer 1988a, 481.
553   Eco 2007, 159.
554   Beauvoir 2008, 50.
555   Aristoteles 1985, 1121b

für diese Charaktermängel verantwortlich. Aristoteles wirft hier auch einen pessimistischen Blick auf das menschliche Leben im Allgemeinen und entschuldigt damit ein Stück weit die Charakterfehler des Alters. Denn die Bitterkeit und Kleingeistigkeit der Älteren kämen auch daher, dass Niederlagen und Enttäuschungen im Laufe des Lebens dem üblichen Lauf der Dinge entsprechen würden.[556]

Insbesondere mangelnde Mäßigung der Sexualität und Geiz als Charakterfehler des hohen Alters haben sich seit der Antike in Literatur und Philosophie als gängiger Topos gehalten. Dafür ließen sich zahlreiche Beispiele nennen. Stellvertretend für viele andere ähnliche Denker sei der Schriftsteller Jean La Bruyère genannt, der die Sitten des 17. Jahrhunderts in seinem berühmten Buch über die Charaktere festhält. La Bruyère hebt besonders Geiz und unangemessene Verliebtheit als Laster von älteren Menschen hervor. Ein verliebter Greis sei eine Abnormität der Natur. Dagegen sei der Geiz die natürliche Folge der typischen „Komplexion" der Älteren, der nachlassenden Fähigkeit jede andere Leidenschaft zu verfolgen.[557] Noch Georg Simmel stellt in seiner Philosophie des Geldes ganz ähnlich wie Aristoteles fest, dass im Alter Vitalität und Sinnesempfindung nachließen. Gleichzeitig bereiteten Enttäuschungen einer zynischen Haltung den Weg. Daher würden ältere Personen, wenn sie Gelegenheit dazu hätten, eine krankhafte Sucht nach Macht und Geiz an den Tag legen.[558]

Körperliches Alter und die Situation Älterer, durch die bedingt ist, dass andere Quellen für Glück und Zufriedenheit nachlassen, gehört nach der Einschätzung der genannten klassischen Autoren also zu den Ursachen für Geiz. Eine Überzeugung, die Aristoteles, La Bruyère und Simmel teilen. Ähnlich verhält es sich mit einem weiteren *malum morale*, das älteren Menschen in der philosophischen Tradition zugeschrieben wird, der geistigen Erstarrung und der dadurch bedingten Ablehnung von neuen Ideen sowie Griesgrämigkeit. Norberto Bobbio erzählt ausführlich, wie er an sich selbst Erstarrung und eine immer geringere Bereitschaft und Offenheit für neue Ideen wahrnimmt. Dies führe auch zu einer Entfremdung mit der Gegenwart[559] und damit zu einem sozialen Übel.

Zu diesen unterschiedlichen Erscheinungsformen des Alterns als physisches und moralisches Übel kommen noch die sozialen Übel hinzu. Dazu gehören zunächst vor allem der Verlust an gesellschaftlicher Bedeutung, die gesellschaftliche Ablehnung und Geringschätzung, die beispielsweise de Beauvoir aufzählt. In dieselbe Kategorie des *malums* gehören auch Einsamkeit und der Verlust von Nahestehenden. Schopenhauer erwähnt sie als Eigenschaft des Alters, die sich daraus ergibt, dass man für gesellige Unternehmungen immer weniger geeignet sei und zudem alte Freunde und nahestehende Verwandte sterben. Die überlebenden Älteren bleiben durch ihren Verlust einsam zurück.[560]

Sämtlichen Aspekten des Alterns als Übel liegt das *malum metaphysicum* der Endlichkeit in ihren unterschiedlichen Formen zugrunde. Denn in ihnen kommen die Grenzen und

---

556 Aristoteles 2007, II, 13.
557 La Bruyère 1960, 331-332.
558 Simmel 1907, 251.
559 Bobbio 1997, 32; 64ff.
560 Schopenhauer 1988c, 331.

die Unvollkommenheit der körperlichen und geistigen Fähigkeiten zum Ausdruck, sowie der Lebensspanne in der Nähe zum Tod. Auch wenn keiner der genannten Philosophen, die die Nachteile des Alterns untersucht haben, ausdrücklich die Endlichkeit als *malum metaphysicum* berücksichtigt, so werden diese Grundgedanken doch etwa bei Norberto Bobbio geäußert. Die verbleibende Lebenszeit wird kürzer, das offene Lebenswerk und die Zukunft rücken in unerreichbare Ferne und der Blick richtet sich ausschließlich in die Vergangenheit. Für Bobbio führt das zu einer melancholischen Grundhaltung gegenüber dem Alter. [561]

Diese knappe Übersicht von Autoren und Themen erhebt keinen Anspruch auf Vollständigkeit.[562] Allerdings gewährleistet gerade die systematische Orientierung an den Formen des *malums*, dass die wichtigsten Topoi der philosophischen Altersskepsis hier genannt sind. Wer eine Lobrede oder Verteidigung des Alters verfasst, muss diese unterschiedlichen Formen des Übels, denen Aspekte des Alters zugeordnet werden können, ernst nehmen. Sonst läuft man Gefahr, eine beschönigende Altersidylle zu zeichnen und den Schwierigkeiten auszuweichen, vor die das Altern manche Menschen stellt. Tatsächlich sind für manche Autoren solche Übel auch die Ausgangspunkte ihrer Lob- und Verteidigungsschriften. Daher bieten die Formen des *malums* auch eine gute Orientierung, wenn man Strategien und Argumente in Bezug auf die negativen und positiven Aspekte des Alterns analysieren und bewerten will.

Solche apologetischen Strategien können unterschiedliche Formen annehmen. Die erste Strategie besteht darin, die negativen Aspekte – auch wenn sie von philosophischen Klassikern stammen – als Fehleinschätzungen zu bestreiten. Philosophen haben schließlich ebenso wie andere Denker auch in anderen Bereichen die Vorurteile und Irrtümer ihrer Zeit geteilt, warum also nicht in Bezug auf das Altern. Wer die zweite Strategie verfolgt, versucht dagegen, die negativen Aspekte zu relativieren. Altern wäre nur ein subjektives Übel, jedoch kein objektives. Es würde dann nur auf die richtige subjektive Einstellung ankommen, beispielsweise die Vor- und die Nachteile des Alterns richtig gegeneinander zu gewichten. In einer verwandten, dritten Strategie kann man versuchen, die negativen Aspekte des Alterns umzuwerten, also zu positivieren. Man argumentiert dann, dass die negativen Aspekte des Alterns in einem größeren Zusammenhang gesehen, eine positive Bedeutung gewinnen würden.

Diese drei Strategien der Leugnung, Relativierung und Positivierung gehen ähnliche Risiken ein. Wenn sie ihrem Gegenstand nicht gerecht werden, können daraus falsche praktische Schlussfolgerungen gezogen werden. Solche praktischen Schlussfolgerungen haben dabei einen unterschiedlichen normativen Rang. Es kann sich dabei um Empfehlungen der Lebensklugheit einer eudaimonistischen Ethik handeln, oder um kategorische Pflichten und ethisch begründete Ansprüche von Älteren gegenüber der Gesellschaft und umgekehrt. Probleme werden möglicherweise übergangen, denen man Abhilfe schaffen sollte. Möglicherweise wird von älteren Menschen verlangt, Aspekte des Alterns zu akzeptieren, die sie mit guten Gründen nicht akzeptieren möchten. Solche praktischen Fehlurteile sind

---

561 Bobbio 1997, 37, 39, 42
562 Für weitere, jedoch ebenfalls unvollständige Textsammlungen und Übersichten vgl. Rentsch Vollmann 2012, Martens 2011 und Graf Lübbe 2010, sowie die darin enthaltenen Aufsätze, z. B. denjenigen von Otfried Höffe im Sammelband von Rentsch und Vollmann.

zu berücksichtigen, wenn man die Argumente von Apologien des Alters kritisch analysiert. Die Tradition dieser Apologien soll daher kurz dargestellt werden, bevor die unterschiedlichen Formen des Alterns und des Alters als *malum* aus zeitgenössischer Perspektive in den Blick genommen werden.

VII.4 Verteidigung der conditio humana

Es mag zunächst mit alltäglichen, kulturübergreifenden Wertevorstellungen übereinstimmen, dass eine längere Lebensspanne als Gut bewertet wird – das räumen auch die Apologeten des Alterns regelmäßig ein. Umgekehrt scheint es ebenso evident zu sein, dass zahlreiche Erscheinungsformen des körperlichen Alterns und der Tod häufig und ebenfalls kulturübergreifend als Übel dargestellt werden. Gegen beide Wertungen müssen also Apologeten argumentieren und sie können dabei auf einen großen historischen und kulturellen Bestand von Gründen und Topoi aus Unsterblichkeitserzählungen zurückgreifen.

Einen einleuchtenden Grund dafür, dass es diesen Bestand gibt, sieht Gerald Gruman darin, dass metaphysische und religiöse Denkmodelle, insbesondere solche die einen geordneten und sinnhaften Kosmos annehmen, durch die Existenz von „harsh realities" wie Altern und Tod generell herausgefordert werden. Daher versuchen die Wortführer und Anhänger dieser Denkmodelle durch entsprechende Erklärungen, solchen Realitäten Sinn und Notwendigkeit für die menschliche Existenz zuzuschreiben. Daraus folge, so Gruman, die Überzeugung, sie seien sowohl für einzelne Individuen als auch für die Menschheit insgesamt vorteilhaft.[563] Offensichtlich argumentieren heutige Apologeten immer noch auf derselben Grundlage, dass eine Verlängerung der menschlichen Lebensspanne über die „natürliche" hinaus und eine Abschaffung des Alterns keine erstrebenswerten Ziele seien. Solche Gedankengebäude finden sich in unterschiedlicher Form, in Mythen und Legenden ebenso wie in Religion, Literatur und Philosophie.

Apologetische Mythen gehören zu den ältesten überlieferten schriftlichen Zeugnissen der Menschheitsgeschichte. Das bereits erwähnte Gilgamesch-Epos, dessen Entstehung auf 1800 v.Chr. geschätzt wird, erzählt vom Scheitern des Halbgotts und Königs von Uruk Gilgamesch bei der Suche nach Unsterblichkeit. Gilgamesch wird zwar bei der Suche nach Mitteln zur Unsterblichkeit fündig, verliert sie aber durch menschliche Schwäche wieder. Das Kraut, das ihm zur ewigen Jugend verhelfen soll, frisst eine Schlange, während er eingeschlafen ist. Am Ende dieser Suche erkennt Gilgamesch ihre Vergeblichkeit und widmet sich nun mit ganzer Energie seinen irdischen Aufgaben. Das Epos, das Rilke „Epos der Todesfurcht" nannte, wird als Aufforderung interpretiert, sich mit der Endlichkeit des menschlichen Lebens abzufinden und die eigene Lebensführung entsprechend auszurichten.[564]

Apologeten führen neben dem Gilgamesch-Epos den Tithonus-Mythos aus der griechischen Antike häufig als Warnung vor dem Streben nach körperlicher Unsterblichkeit an. Tithonus, ein Geliebter der Göttin Eos, erhielt auf deren Wunsch von Zeus das Geschenk

---

563 Gruman 1966, 10.
564 Vgl. die Einleitung in: Maul 2005.

der Unsterblichkeit. Allerdings hatte sie nicht daran gedacht, auch um ewige Jugend zu bitten. Tithonus, der fortwährend altert, wird je nach Version des Mythos von der Göttin als hinfälliger Greis schlicht weggeschlossen oder in eine Zikade verwandelt. Die erwünschte Unsterblichkeit entpuppt sich als unerträglich.[565]

Religiöse Begründungen des Apologismus setzen nach Gruman allgemein bei der göttlichen Ordnung der Welt oder bei der religiösen Bedeutung der *conditio humana* in dieser Ordnung an. Häufig zitiert, z. B. von Daniel Callahan[566], wird bis in die Gegenwart die göttliche Festsetzung der menschlichen Lebensspanne auf „dreimal zwanzig Jahre und zehn" in den Psalmen (Ps. 90, 10). Allerdings gibt es in der Bibel auch andere Angaben wie 120 Jahre und die sprichwörtlich „biblische" Lebenszeit der Urväter angeführt von Methusalem. In diesem Gegensatz unterschiedlicher Aussage zur festgesetzten menschlichen Lebensspanne sieht der französische Historiker Georges Minois eine im Laufe der frühen Geschichte des Judentums abnehmende Wertschätzung des Alters, durch die mehr und mehr Grenzen und Verluste in den Blick gerückt werden.[567]

Im Christentum setzt sich nach Gruman schließlich die Vorstellung durch, dass das Streben nach körperlicher Unsterblichkeit und ewiger Jugend ein Ausdruck von menschlicher Hybris und von Anmaßung sei, die zum Sündenfall geführt hätten. Die kurze menschliche Lebensspanne und die körperliche Beschaffenheit des Menschen werden gleichzeitig auch als Folge des Sündenfalls interpretiert und der Versuch, in dieser Form körperliche Unsterblichkeit zu erreichen, kann aus religiöser Sicht nur als falscher Weg erscheinen, die Folgen der Erbsünde rückgängig zu machen. Es ist ein fehlgeleitetes Unternehmen, das die Erlösung von ihr verhindert.[568] Ähnliche Bedenken äußerte beispielsweise 2008 der Vorsitzende des Rats der Evangelischen Kirche, Bischof Wolfgang Huber, anlässlich der Verleihung des Körber-Preises an Maria Blasco für ihre Telomeraseforschung. Bei dieser Gelegenheit wurde die Telomerase als „Unsterblichkeitsenzym" bezeichnet, was entsprechende Bedenken hervorgerufen hat. Das wäre das Ende der jetzigen, zeitlichen Existenz des Menschen und damit würde die Aussicht zerstört werden, das ewige Leben „von Gott und bei Gott zu erwarten", so Huber.[569] Er wendet sich ebenfalls, bereits im Titel seiner Rede – „die Wissenschaft dient dem Leben" – gegen das Bacon'sche Ideal der wissenschaftlich-technischen Naturbeherrschung. Die Wissenschaft soll nach Huber dem Leben dienen, aber es nicht beherrschen, indem sie Grenzen achtet.[570]

Diese Perspektive kann für sich keine allgemeine Gültigkeit in einer pluralistischen Gesellschaft mehr beanspruchen. Sie kann lediglich an die Anhänger des entsprechenden Glaubens die Empfehlung oder das religiöse Gebot erteilen, auf Eingriffe in Alternsprozes-

---

565 Gruman 1966, 12-13.
566 Callahan 1977.
567 Minois 1987, 54.
568 Gruman 1966, 14.
569 Die Festrede Hubers ist hier zugänglich: http://www.koerber-stiftung.de/fileadmin/user_upload/ wissenschaft/forum_wissenschaft/pdf/Festrede-Huber.pdf (aufgerufen am 03.07.2013). Das Zitat findet sich auf S.4.
570 A.a.O., 9-11.

se zu verzichten. Wer aber mit der Biogerontologie Altern als den kontingenten Nebeneffekt von nicht zielgerichteten Evolutionsprozessen sieht, wird von solchen Einwänden kaum zu überzeugen sein. Es ist die Frage, ob sich in der philosophischen Tradition eine entsprechende Alternative als Grundlage für einen apologetischen Standpunkt findet, der sich für allgemeingültigere Empfehlungen eignet. Skepsis gegenüber philosophischen Versuchen, einen allgemeinen, umfassenden Sinn für das menschliche Leben und den Kosmos vorzubringen, ist dabei selbstverständlich ebenso angebracht wie bei anderen.

Bei jeder wertenden Grundhaltung zum Altern sollte der Ausgangspunkt die Möglichkeit sein, es als *malum* einzustufen. Das gilt für die philosophische Ethik, wenn sie eine neue Teildisziplin der Ethik des Alters oder der gerontologischen Ethik sein soll, ebenso wie für die Sozial- und Biogerontologie. Denn die entsprechenden praktischen Zielsetzungen werden nur verständlich, wenn gleichzeitig auch deutlich wird, weshalb die Lebensphase Alter eine besondere Herausforderung darstellt und welche negativen Aspekte zu bewältigen sind. Gerade die individualethische Fragestellung macht das besonders deutlich. Wenn vom erfolgreichen Altern und vom gelingenden oder guten Leben im Alter die Rede ist, muss man erklären, weshalb diese besondere Fragestellung notwendig ist und warum die Frage nach dem guten Leben im Alter nicht einfach mit der Frage nach dem guten Leben beantwortet ist. Man muss vor allem darlegen, welche Bedingungen für das gute Leben im Alter anders sind, als diejenigen für ein gutes Leben im Allgemeinen. Dazu gehören ohne Zweifel auch die Einschränkungen und negativen Aspekte, die in der langen Tradition der Altersklage aufgezählt worden sind.

Jede wissenschaftliche Disziplin, die das Alter auch als praktisches Problem betrachtet, steht vor dem Dilemma, negative Aspekte des Alterns und des Alters entweder ungerechtfertigt zu objektiveren oder unangemessen zu relativieren. Für die Biogerontologie bedeutet das, möglicherweise Aspekte des körperlichen Alterns bekämpfen zu wollen, die in einem größeren Zusammenhang zu den Bedingungen für eine positive Erfahrung des Alterns gehören und deswegen im Grunde keine Übel darstellen. Für die entsprechenden Positionen der Sozialgerontologie und andere, die das Altern verteidigen wollen, besteht die entgegengesetzte Gefahr darin, Negatives zu relativieren und so zu verharmlosen. Als Folge könnten Probleme, die tatsächlich vorhanden sind, nicht mehr wahrgenommen werden. Eine einfache Lösung dieses ethischen Dilemmas ist nicht zu erwarten, da ihm unterschiedliche Wertperspektiven auf das menschliche Leben zugrunde liegen, die sich nicht allgemein durchsetzen konnten. Indem man die einschlägigen Argumente aus der philosophischen Tradition und von gegenwärtigen Positionen untersucht, kann man jedoch möglicherweise voreilige Schlüsse und eine fehlende Verbindlichkeit aufgrund von einer falschen Objektivierung oder Relativierung leichter erkennen.

VII.5   Antike Grundmodelle philosophischer Apologetik: Cicero und Epikur

Wenn man bei der Frage ansetzt, ob Altern ein Übel sei, sind alle unterschiedlichen Formen des *malums* zu berücksichtigen. Das *malum metaphysicum* der Endlichkeit leitet dabei zu der Frage über, ob der Tod ein Übel sei. Noberto Bobbio merkt an, dass Apologien des Alters immer auch Apologien der Sterblichkeit seien.[571] Die einschlägigen medizinethischen und sozialgerontologischen Kritiker von Eingriffen in Alternsprozesse argumentieren, dass nur ein „frühzeitiger" Tod ein Übel sei und daher die jetzige durchschnittliche Lebensspanne nicht verlängert werden müsste. Die Frage, ob Altern ein Übel sei, wird dadurch für Apologien zu einer doppelten: Warum Altern kein Übel sei und warum der Tod kein Übel sei. Zwei antike Positionen sind bis heute die Grundmodelle für Antworten auf diese Frage: Ciceros Apologie des Alters aus seinem Dialog *Cato der Ältere*[572] und Epikurs Mittel gegen Todesfurcht aus seinem *Brief an Menoikeus*[573], fortgeführt in Lukretius' epikureischem Lehrgedicht *De rerum naturae*.[574]

Cicero hat das Genre der Apologie des Alters in der Philosophie begründet. Nach Helmut Kiesels literaturwissenschaftlicher Übersicht zum Thema Alter hat sich Ciceros Standpunkt zunächst nicht durchgesetzt, sei jedoch ab dem 18. Jahrhundert und dem 19. Jahrhundert immer einflussreicher geworden. So beruft sich etwa Jacob Grimm in seiner berühmten Rede über das Alter auf den römischen Philosophen.[575] Cicero beginnt in seinem fiktiven Dialog mit der Frage, warum das Alter und Altern für Übel gehalten werden könnten. Seine Gründe und Gegengründe lassen sich problemlos in die unterschiedlichen Kategorien des *malums* einordnen: Als *malum physicum* nennt er nachlassende körperliche Kräfte und Fähigkeiten, bei denen er besonders hervorhebt, dass fast jede Sinnesfreude abnimmt.[576] Wie Aristoteles zählt auch Cicero einige gängige negative Vorurteile gegen die Charaktereigenschaften Älterer als *malum morale* auf. Man werde durch das Alter mürrisch, verdrießlich, jähzornig und geizig.[577] Darauf beruht ein weiteres Übel, das *malum sociale*, dass alte Menschen gering geschätzt und verspottet werden würden.[578] Schließlich nennt Cicero auch die Nähe zum Tod, die das Alter erschweren könnte, womit das *malum metaphysicum* der Endlichkeit angesprochen wird.[579]

Die Argumente, die Cicero gegen solche Wertungen vorbringt, gehören teilweise immer noch zum Standardrepertoire von Apologien des Alters. Es komme im Alter nicht auf Kraft, Schnelligkeit und Behendigkeit, sondern auf andere Vorzüge an, vor allem auf geistige. Gebrechlichkeit lasse sich außerdem durch einen entsprechenden Lebensstil vermeiden.[580] Die nachlassende Sinnlichkeit und Leidenschaften sind selbst eigentlich Übel und verursachen weitere Übel. Die entsprechenden sinnlichen Freuden stünden niedriger als andere, die auch im Alter noch möglich sind. Geistige Freuden oder auch Gartenarbeit seien kulinarischen,

---

571 Bobbio 1997, 34.

572 Cicero 2001.

573 In: Hossenfelder 1996, 173-179.

574 Lucretius 1973.

575 Kiesel 2008, 174-175.

576 Cicero 2001, 27.

577 Cicero 2001, 39.

578 Cicero 2001, 12.

579 Cicero 2001, 36.

580 Cicero 2001, 27.

erotischen Vergnügungen oder der Spielleidenschaft überlegen.[581] Damit wiederholt Cicero den Topos des zurückgezogenen Alters, das von Leidenschaften frei und weise ist, dessen Vorbild Kephalos aus dem ersten Buch von Platons *Politeia* darstellt.

Die angeblich moralisch schlechten Charaktereigenschaften älterer Menschen weist Cicero entschieden zurück. Dafür sei nicht das Alter verantwortlich, sondern der Charakter, den jemand immer schon in jedem Lebensalter zeigen würde. Falsch sei auch die Überzeugung, dass Ältere nicht nützlich für die Gesellschaft seien und nichts Hervorragendes mehr leisten könnten. Es gebe Beispiele dafür, dass jüngere Staatsmänner Staaten erschüttert hätten, während ältere sie wieder ordneten.[582] Auch die größere Todesnähe des Alters bestreitet Cicero. Denn alle Menschen seien dem Tod gleich nah. Der Tod im Alter sei auch weniger zu fürchten, da er sanfter wäre.[583] Erst die Begrenztheit des menschlichen Lebens gebe ihm einen Sinn und eine Struktur, wie die Akte eines Theaterstücks.[584]

Wer altert, muss jedoch auch einen eigenen Beitrag leisten, damit das Alter kein Übel ist. Dafür schlägt Cicero einige Grundeinstellungen und Verhaltensweisen vor, die auch aus der Gegenwart stammen könnten. Im Grunde empfiehlt er nichts anderes als die einflussreiche SOK-These der aktuellen Gerontologie, die für Selektieren, Optimieren und Kompensieren steht. Cicero schlägt vor, aus den Tätigkeiten, diejenigen auszuwählen, die man auch altersbedingt noch durchführen kann (Selektieren). Die Tätigkeiten, die man noch ausführen kann, soll man an die eigenen Kräfte anpassen und einüben (Optimieren). Schließlich würden geistige Tätigkeit, politisches Engagement und Erziehung der Jugend für andere Aktivitäten entschädigen, die man nicht mehr durchführen könne (Kompensieren).[585]

Cicero räumt ein, dass das Alter eine Bürde sein kann, vor allem wenn man gezwungen sei, es in Armut zu verbringen. Deswegen müsse man es „wie eine Krankheit bekämpfen".[586] Diese Einstellung erfordert die Akzeptanz eigener Grenzen im Alter und Selbstdisziplin, das eigene Alter vorzubereiten und zu gestalten. Dazu würden besondere Alterstugenden gehören, wie etwa würdevoller Ernst, und allgemeine Tugenden, die im Alter besonders wichtig seien, wie Maßhalten und gesunde Lebensführung. Wissenschaftliche Bildung und die praktische Verwirklichung sittlicher Werte über ein ganzes Leben ermöglichen es letztlich, ein solches Ideal des Alters zu erreichen. Dieses Ideal ist in vielen Zügen heroisch und erfordert ein hohes Maß an Fähigkeiten und Selbstbeherrschung. Der französische Historiker Georges Minois gewinnt den Eindruck aus einigen anderen überlieferten Texten von Cicero, dass dieser selbst an seinem Altersideal gescheitert sei.[587] Auch wenn die Belege dafür etwas dünn sind, wäre es aufgrund der hohen Anforderungen wenig erstaunlich und ist ein interessanter Anknüpfungspunkt für eine Kritik vergleichbarer Altersideale aus der Gegenwart. Cicero kommt jedoch immerhin das Verdienst zu, dass er sich mit einer ausführ-

---

581 Cicero 2001, 35-36,
582 Cicero 2001, 19.
583 Cicero 2001, 36.
584 Cicero 2001, 25.
585 Baltes 2007.
586 Cicero 2001, 27.
587 Minois 1987, 162.

lichen Topik von Gründen auseinandergesetzt hat, die zusammen den negativen Charakter des Alters ausmachen sollen.

Epikur und Lukretius wollen anders als Cicero nicht primär das Alter verteidigen, sondern die Furcht vor dem Tod besiegen. Das primäre Ziel ihrer Argumentation ist daher, zu begründen, dass der Tod kein Übel sei. Um diese Argumentation zu stützen, versuchen sie zusätzlich zu begründen, dass ein längeres Leben kein Gut sei. Ein wesentliches Argument beruht darauf, dass ein Übel von einem Subjekt als solches erfahren werden müsse, was beim Tod nicht der Fall sei. Der Tod wird nicht vom Verstorbenen erlebt – als Materialisten setzen Epikur und Lukretius voraus, dass der Tod ein absolutes Ende darstellt – und daher ist er kein Übel. Zwei weitere Argumente sollen über den Blickwinkel der kurzen Lebensspanne hinausführen. Kein Mensch würde die unendliche Zeitspanne vor seiner Geburt als Zeitraum der Nicht-Existenz bedauern. Analog dazu solle man auch den Zeitraum nach dem eigenen Tod betrachten. Hinzu komme, dass selbst eine sehr viel längere individuelle Lebensspanne im Vergleich zum Zeitraum, in dem ein einzelner Mensch nicht existiert, kaum ins Gewicht fallen würde. Thomas Nagel hat diese Argumente in seinem einflussreichen Aufsatz „Death" als „No-Subject" und als „Symmetry-Argument" abgehandelt und damit eine längere Debatte in der analytischen Philosophie zu diesem Thema begonnen.[588] Erstens hat Nagel diese Argumente überzeugend widerlegt und zweitens sind sie nicht gegen die Verlängerung der Lebensspanne gerichtet, sondern gegen die Todesfurcht. Daher müssen sie in dieser Arbeit nicht ausführlich berücksichtigt werden.[589]

Eine zweite epikureische Argumentationsstrategie geht von einer bestimmten Konzeption der Lust aus. Es gibt für den Einzelnen sowohl eine qualitative als auch eine quantitative Begrenzung bei lustvollen Erfahrungen. Einem einzelnen Menschen stünden nur bestimmte Erfahrungen offen, die er überhaupt genießen kann. Solche lustvollen Erfahrungen lassen sich jedoch nicht beliebig oft wiederholen, ohne dass sie ihren Reiz verlieren würden. Daher ist eine deutlich verlängerte Lebensspanne kein Gut. Sie führt zwangsläufig zu Langeweile. Diesem Argument hat Bernard Williams einen Aufsatz gewidmet, der ebenso häufig kommentiert worden ist, wie derjenige Nagels.[590] Diese Argumente und damit auch die epikureische Position sind mittlerweile ebenfalls in der Debatte um Eingriffe in Alternsprozesse verwendet worden. Daher sind ihre Gültigkeit und die Aktualität von Cicero und Epikur auch im vorliegenden Kontext von Bedeutung. Entsprechend der unterschiedlichen Formen des Übels soll daher untersucht werden, wie die beiden Grundmodelle der Verteidigung des Alters fortgeführt worden sind. Danach lassen sich ethische Einwände gegen eine Manipulation des Alterns von Autoren wie Callahan, Vincent und anderen besser beurteilen.

---

588   Nagel 1970.
589   Für eine ausführliche Diskussion vgl. Ehni 2009.
590   Williams 1973.

VII.6 Altern als malum physicum

VII.6.1 Warum eine pauschale Wertung des körperlichen Alterns als malum physicum unbegründet ist

Wer das Altern und Alter als Übel einstuft, setzt in der Regel bei seinen körperlichen Erscheinungsformen an. Das gilt für die philosophische Tradition ebenso wie für Altersklagen im Allgemeinen. Die negativen körperlichen Veränderungen sollen die negativen moralischen Aspekte und die soziale Geringschätzung bedingen und vor allem die Endlichkeit tritt an ihnen in Erscheinung. Als Übel werden am körperlichen Altern häufig drei grundlegende Phänomene bewertet: Erstens der Verlust der körperlichen, jugendlichen Attraktivität und Schönheit, zweitens das Nachlassen sämtlicher körperlicher Funktionen und Fähigkeiten, sowie Gebrechlichkeit und drittens altersassoziierte Krankheiten, einschließlich nachlassender geistiger Fähigkeiten und Demenz. Um dieser Einschätzung zu widersprechen, bringen Kritiker aus unterschiedlichen Disziplinen sämtliche argumentative Varianten einer Positivierung des *malums* vor. Der negative Charakter dieser Aspekte des Alterns wird bestritten, relativiert und positiv umgedeutet. Dabei handelt es sich um genuin ethische Bewertungen, die sich auf Handlungsfähigkeit, Wohlbefinden und Schmerzen beziehen.

Die Gerontologie hat einige empirische Erkenntnisse gewonnen, die eine bestimmte Einschätzung des körperlichen Alterns als Übel zu Recht relativieren. Vor allem diejenige, dass die möglichen negativen Aspekte desselben älteren Menschen allgemein und pauschal zugeschrieben werden. Im Zuge der Verlängerung der menschlichen Lebenswartung verbesserte sich auch der Gesundheitszustand Älterer. Während frühere Epochen das Greisenalter bei 60 Jahren beginnen ließen, hat die neuere Altersforschung die Unterscheidung der „jungen Alten" und „alten Alten" eingeführt bzw. diejenigen eines „dritten" Alters von 65 bis 80 Jahren und eines „vierten" oder „hohen" Alters jenseits von 80 Jahren, in der einfachsten Einteilung der Lebensalter neben Kindheit und Erwachsenenalter.[591] Das „dritte" Alter der gegenwärtigen industrialisierten Gesellschaften zeichnet sich gerade dadurch aus, dass die Angehörigen dieser Altersgruppe kaum von den körperlichen Einschränkungen betroffen sind, die zur Kategorie des *malum physicum* gezählt werden könnten.

Eine weitere zentrale Erkenntnis der Gerontologie, einschließlich ihrer biologischen Subdisziplin, besteht in der Heterogenität und Individualität des Alterns und des Alters.[592] Funktionsverluste aufgrund von Alternsprozessen verlaufen keinesfalls immer nach denselben Mustern.[593] Das gilt auch für Hochbetagte. So sind viele Hundertjährige von Multimorbidität und altersassoziierten Erkrankungen verschont. Ein negatives Vorurteil ist auch die mehrheitliche Abhängigkeit und Pflegebedürftigkeit dieser Gruppe: Auch viele Hochbetagte sind in der Lage, Aktivitäten des täglichen Lebens wie Körperpflege, Zubereiten von Mahlzeiten oder Einkäufe ohne fremde Hilfe zu erledigen.[594]

---

591 Nühlen 1990, 22.
592 Vgl. z. B. Butler 2008, 14.
593 Vgl. Kap. 2.4.
594 Motel-Klingebiel Ziegelmann et al. 2013.

In dieses Bild fügt sich die positive Einschätzung des subjektiven Wohlbefindens („hedonic wellbeing") und der Zufriedenheit mit dem eigenen Leben im Allgemeinen („global wellbeing")[595]. Die einschlägige psychologische Forschung beschreibt eine „U-förmige" Kurve des Lebens.[596] Der Tiefpunkt an subjektivem Wohlbefinden und Zufriedenheit mit dem eigenen Leben sei im statistischen Durchschnitt in der mittleren Lebensphase bei ungefähr 45 Jahren erreicht. Bis dahin fällt die entsprechende Kurve und danach steigt sie bei zunehmendem Alter kontinuierlich wieder an, in manchen Studien bis zum Lebensende. Einige Aspekte des subjektiven Wohlbefindens, Lebensfreude („enjoyment") und Glück („happiness"), scheinen jedoch gegen Lebensende wieder zu sinken, jedoch nicht auf einen Wert, der in der Nähe des Tiefpunkts im mittleren Alter liegt. Auch wenn die Methodik mancher Studien angezweifelt wird, lassen sich die Resultate kulturübergreifend reproduzieren.[597] Negative Aspekte des Wohlbefindens zeigten ähnlich, wenn auch nicht vollständig korrespondierende Verlaufskurven. Stress und Wutempfinden („stress", „anger") nahmen über die gesamte untersuchte Lebensspanne von 18 bis 82 ab. Sorgen („worries") erreichten einen Höhepunkt im mittleren Alter und allgemeine Traurigkeit („sadness") zeigte eine gleichbleibende Kurve, bei jeweils ähnlichen Werten für Männer und Frauen. Selbst wenn die entsprechenden Studien möglicherweise kranke und gebrechliche Hochbetagte nicht genügend berücksichtigt haben sollten, können die Ergebnisse dennoch nachvollziehbar sein. Denn die Erklärung erscheint einleuchtend, dass bei zunehmender Lebensdauer die Akzeptanz für die eigene Situation ansteigt und sich die Ambitionen den Möglichkeiten anpassen können.

Dieser dreifache, berechtigte Vorbehalt der verbesserten Gesundheit, Heterogenität und positiven Einschätzung von subjektivem Wohlbefinden und Lebenszufriedenheit sollte verhindern, dass das körperliche Altern auf eine zu einfache und undifferenzierte Weise pauschal als *malum* bewertet wird. Aber auch wenn damit gute Gründe angeführt werden, um die negativen Aspekte des körperlichen Alters im Allgemeinen zu relativieren, kann die entsprechende Bewertung in Einzelfällen dennoch ihre Gültigkeit behalten. Denn das Risiko für Gebrechlichkeit, Demenz und altersassoziierte Erkrankungen steigt mit zunehmendem Alter kontinuierlich an. Selbst wenn dabei das subjektive Wohlbefinden und die Lebenszufriedenheit statistisch kaum sinken, schließt das nicht aus, dass in einzelnen Fällen Leiden durch körperliches Altern verursacht und als solches erlebt wird. Eine große psychische Anpassungsfähigkeit an schwierige Umstände schließt ebenfalls nicht aus, dass Aspekte dieser Umstände als Übel empfunden werden, die man nur akzeptiert, weil es keine Alternative dazu gibt. Neben den genannten Gründen, die eine Einstufung des körperlichen Alters im Allgemeinen relativieren, gibt es jedoch auch weiter reichende Argumente, die eine negative Bewertung ins Positive umdeuten sollen. Dass solche Argumentationen in ihrem Anspruch auf Allgemeingültigkeit scheitern, soll in der Folge gezeigt werden.

---

595   Stone Schwartz et al. 2010.
596   Blanchflower Oswald 2008.
597   Glenn 2009, Stone Schwartz et al. 2010.

VII.6.2   Der Verlust der jugendlichen Erscheinung

Die antike Dichterin Sappho beschreibt in etwa 2600 Jahre alten Versen, wie ihre Geliebte mit Hilfe von Salben versucht, ihre Haut zu glätten. In einem anderen Gedicht bedauert sie ihre faltige Haut und das weiße Haar, die den Verlust der jugendlichen Erscheinung und Attraktivität symbolisieren.[598] Die Altersklagen aller Epochen variieren diesen Topos wieder und wieder. Die Moralisten aller Epochen versuchen ihn in ebenso wiederkehrenden Variationen derselben topischen Argumentationen zu widerlegen. Der Grundtopos der einschlägigen Argumente besteht darin, dass äußere Schönheit keinen tatsächlichen Wert verkörpere oder nur einen oberflächlichen und unbedeutenden.

Immer noch sehr einflussreich ist in diesem Kontext Platons Figur des Kephalos aus der *Politeia I*. Kephalos berichtet, dass seine Altersgenossen über den Verlust der Jugendlichkeit und der entsprechenden Vergnügungen klagen würden. Für Kephalos ist dieser Verlust jedoch ein Gut, denn gleichzeitig würden auch sexuelle Bedürfnisse nachlassen und er sei von den körperlichen Leidenschaften befreit. Dies mache es möglich, sich höheren Dingen ungestört zu widmen. Auch in Ciceros *De Senectude* findet sich dieser Gedanke. Die erotischen und kulinarischen Freuden, die im Alter erschwert werden, sind ohnehin anderen unterlegen. Sinnlichkeit und Leidenschaften seien Übel, und dem Alter werde der Anlass zum Übel genommen.[599] Die jugendliche Attraktivität wäre also nur ein geringes Gut, weil sie nur mit niedrigen Freuden verknüpft sei. Sie ist zudem ambivalent zu sehen, weil sie von besseren Tätigkeiten abhalte und zu unmoralischen Handlungen verleite.

Die Sorgen um den Verlust ihrer jugendlichen Erscheinung treibt bekanntlich in der Gegenwart viele Patientinnen und Patienten in die Arme der Anti-Aging-Medizin. Problematisch sind dabei die falschen Versprechungen und potentiell schädlichen Mittel, um dieses Ziel zu erreichen. Bereits dieses Ziel selbst halten jedoch zahlreiche Kritiker aus Medizinethik, Geriatrie und Sozialgerontologie für äußerst bedenklich. Es anzustreben sei ein Ausdruck eines Fitnessimperativs und einseitigen jugendlichen Schönheitsideals, von mangelnder Akzeptanz des eigenen Alterns und von Jugendwahn in der Gesellschaft.[600] Die Motivation wird durch gesellschaftskritische Beobachtungen erklärt. Sie sei durch eine überzogen leistungsorientierte, konsumfixierte Gesellschaftsordnung bedingt, die sich im Jugendwahn befinde und das Altern verdrängen wolle. Das korrespondierende gesellschaftliche Schönheitsideal sei falsch und nicht authentisch.

Dies sind die dominierenden Argumente und Positionen in einer Debatte um die Verjüngung der eigenen Erscheinung, die im Kontext der umfangreicheren Thematik steht, was die ethische Bedeutung der äußeren Erscheinung, von Attraktivität und Schönheit ist. Die Popularität von Eingriffen, die das jugendliche Erscheinungsbild erhalten sollen, zeigt immerhin an, dass viele Menschen in ihren alltäglichen Werturteilen solche Eingriffe für gerechtfertigt und für ihr Wohlbefinden für wichtig halten. Dennoch gibt es erstaunlich wenige Experten, die solche Eingriffe verteidigen. Eine Ausnahme ist die niederländische

---

598   Schrott 1997, 125, 136.
599   Cicero 2001, 35.
600   Maio 2011b, 17-18; Gross 2011.

Bioethikerin Inez de Beaufort.[601] Sie diskutiert drei Argumente, die sich teilweise mit den oben genannten Einwänden überschneiden. Erstens sei der Wunsch jünger auszusehen unangebracht, weil es für jede Altersstufe eine angemessene äußere Erscheinungsform gebe. Zweitens sei die Vorstellung, jüngere Menschen seien attraktiver nur durch die gegenwärtige Gesellschaft geprägt und durch sozialen Druck vermittelt. Drittens gebe es wichtigere Probleme und der Wunsch Älterer, jugendlich auszusehen, sei eine Trivialität.

Sie diskutiert nicht den Einwand aus der philosophischen Tradition, die abnehmende Attraktivität im Alter sei Anlass, sich von sinnlichen Vergnügungen abzuwenden und sich anderen, besseren Tätigkeiten zuzuwenden. Obwohl dieser Einwand auch in der Gegenwart noch teilweise anklingt, hat gerade die neuere Gerontologie ein bei Älteren abnehmendes Interesse an Sexualität in den Bereich der Mythen verbannt.[602] Kunst, Film und Literatur haben sich ebenfalls dieses Themas angenommen und damit ein Tabu aufgehoben und eine Umwertung eingeleitet, nachdem die erotischen Bedürfnisse älterer Menschen jahrhundertelang in Komödien bloßgestellt und verspottet worden sind. Man kann also kaum noch ernsthaft behaupten, der Wunsch sexuell aktiv zu sein, sei nicht altersgemäß, weil man im fortgeschrittenen Alter sich besser geistigen Interessen oder Gartenarbeit zuwenden sollte.

Es ist trivial, dass man den Wert eines Menschen nicht nach dessen Äußerem beurteilen sollte. Aber ebenso trivial ist es, dass in allen Kulturen und über alle Epochen hinweg Menschen großen Wert auf ihre äußere Erscheinung gelegt haben. Diesem Wunsch entsprechend gestalten wohl alle Menschen ihr Äußeres mit Hilfe unterschiedlicher kultureller Techniken, wie Kleidung, Körperpflege und sportlicher Aktivität. Attraktivität hat immer auch zahlreiche andere Implikationen wie sozialen Status, Gesundheit oder körperliche Vitalität. Natürlich hängt sie nicht nur von der Physis ab, sondern auch von zahlreichen anderen Faktoren wie Persönlichkeit oder Charme. Aber auf die genauen Details kommt es im vorliegenden Zusammenhang nicht an. Man kann festhalten, dass der Körper der Persönlichkeit Ausdruck verleiht. Es ist nach de Beaufort ein Irrtum beides in diesem Zusammenhang strikt voneinander zu trennen. Außerdem kann man ergänzen, dass das Gefühl, attraktiv zu sein, offensichtlich einen positiven Einfluss auf Wohlbefinden und gesellschaftlichen Erfolg hat. Der Wunsch nach einer attraktiven, äußeren Erscheinung ist daher keinesfalls irrational.

Nun könnte man immer noch einwenden, ein solcher Wunsch sei bei älteren Menschen nicht authentisch, weil er der eigenen Identität widersprechen würde und durch ein kulturell bedingtes, falsches Schönheitsideal unserer Gesellschaft hervorgerufen werde, die sich im Jugendwahn befinde. Zum letzten Punkt kann man anmerken, dass natürlich Menschen jeden Alters ihre eigene Attraktivität und Schönheit haben können. Andererseits sind nicht alle Alterserscheinungen dieser Attraktivität zuträglich, wie man der Tradition der Altersklagen entnehmen kann. Diese Tradition spricht auch gegen eine reine kulturelle Bedingtheit. Von der römischen Komödie[603] über den *Roman de la rose*[604] bis zur modernen Literatur,

---

601   de Beaufort 2013.
602   Wylie Wood et al. 2013.
603   Minois 1987, 137ff.
604   Huizinga 2006, 156ff.

z. B. in den Romanen Balzacs[605], gibt es eine enge Verbindung von Jugend und Schönheit. Schönheitsideale variieren historisch und kulturell, aber diese Variation bewegt sich innerhalb eines gewissen, gleichbleibenden Rahmens.[606]

Der niederländische Medizinethiker Medard Hilhorst, ein Kollege de Beauforts und Mitarbeiter in einem gemeinsamen Forschungsprojekt, das dem Thema Schönheitschirurgie gewidmet war, erkennt die ethische Relevanz von physischer Schönheit an. Er glaubt auch, dass altersbedingte körperliche Veränderungen zum Verlust von äußerer Attraktivität führen und manchmal auch als hässlich empfunden werden können. Daher sollte man das körperliche Altern nicht romantisieren.[607] Dennoch wendet er sich gegen eine Verjüngung der äußeren Erscheinung einer Person, weil dies deren Identität widersprechen würde. Die Lebensgeschichte und die Lebensumstände zeichnen in Gesicht und Körper einer Person. Eine 80-jährige Frau, die durch technische Hilfsmittel aussehen würde wie 40, würde sich dennoch durch ihre Blicke, Gesten und Bewegungen verraten. Dieser Gegensatz zwischen dem tatsächlichen und dem scheinbaren Alter würde sicherlich dazu führen, dass manche Betrachter die Erscheinung der künstlich Verjüngten als geschmacklos und bedauernswert empfinden würden. Eine derartige Diskrepanz in der Erscheinung würde die eigene Identität und Lebensgeschichte verleugnen. Ebenso unheimlich oder sogar abstoßend wäre es, wenn Bauern oder Fischer, die jahrelang hart körperlich gearbeitet hätten und widrigen Witterungen ausgesetzt waren, wie makellose Models aussehen würden.[608]

An diesem Beispiel wird besonders deutlich, auf welcher eigenartigen Argumentation diese Position beruht, die keinen Einzelfall darstellt. Demnach würde es objektive Kriterien aus der Lebensgeschichte einer Person ergeben, wie diese aussehen sollte. Anhand dieser Kriterien, die zur festen, einheitlichen Identität dieser Person gehören sollen, ließe sich dann beurteilen, ob der Wunsch nach einer bestimmten äußeren Erscheinung angemessen und authentisch sei. Wenn ein unangemessener Wunsch sich durchsetzt, ruft das gesellschaftliche Sanktionen und Ablehnung hervor. Das zur Lebensgeschichte passende Aussehen ist dagegen zu akzeptieren. Traditionelle Trachten und Gildenkleidung entsprechen dieser Sichtweise, die ganz offensichtlich jeder Grundlage in einer pluralistischen Gesellschaft entbehrt. Warum sollte jemand in einer solchen Gesellschaft eine derart monolithische Identität entwickeln? Warum sollte es ein ganz bestimmtes Aussehen geben, das zu dieser Identität passen soll? Warum sollte irgendjemand zu Recht irritiert sein, wenn eine Person diesen Erwartungen widerspricht? Es gibt keine allgemeinverbindlichen ethischen Gründe, um auf diese Fragen zu antworten. Keine allgemeingültigen und sanktionsbewerten gesellschaftlichen Vorstellungen normieren wie eine Großmutter oder ein Großvater auszusehen haben. Wenn sich solche Vorstellungen hier und da halten, dann können sie keinen Anspruch mehr auf allgemeine Anerkennung erheben – was zu begrüßen ist.

---

605   Z. B. in *Albertus Savarus* oder in *Lys de la vallée*.
606   Marwick 2007.
607   Hilhorst 2002, 20.
608   Hilhorst 2002, 20.

Wenn manche Ergebnisse von Schönheitsoperationen von vielen für ästhetisch fragwürdig gehalten werden, geht es nicht um den Wunsch selbst, sondern um die Mittel sei-
ner Umsetzung. Der gesellschaftliche Druck, einer bestimmten Norm zu entsprechen, sollte
nicht verharmlost werden. Diversität und Differenz sind berechtigte Anliegen. Das eigene
Aussehen zu akzeptieren ist sicherlich oft ein angemessener Ratschlag der Lebensklugheit.
Aber es handelt sich lediglich um einen Rat, nicht um eine kategorische ethische Pflicht.
Wie auch Inez de Beaufort zurecht festhält, macht man es sich zu einfach, wenn man den
Wunsch, jünger auszusehen, nur durch sozialen Druck erklärt, aber nicht durch begründete
persönliche Interessen. Die Forderung, das eigene Aussehen als authentisch zu akzeptieren,
verkörpert im Übrigen ebenso eine Form des sozialen Drucks wie kommerzielle Schönheits-
ideale, die verlangen das Aussehen mit Hilfe von medizinischen Eingriffen zu verändern.
Toleranz ist notwendig, um individuelle Handlungsspielräume zu eröffnen.

Manche Sozialgerontologen haben in diesem Zusammenhang den Begriff einer „mask
of aging" geprägt.[609] Gemeint ist damit eine Diskrepanz zwischen der eigenen, gefühlten Jugendlichkeit und dem alternden Körper, die vom gesellschaftlichen Jugendwahn gefördert
werde. Dies führe zu einer Entfremdung und verhindere die Erfahrung der eigenen Reife.[610]
Es werden jedoch mit dieser These zwei problematische Voraussetzungen gemacht. Erstens
nimmt man an, dass eine bestimmte Erscheinungsform des Körpers zu einem bestimmten
chronologischen Alter gehört. Gerade das widerspricht der Annahme der Diversität und fehlenden Homogenität der individuellen Erscheinungsformen des Alters. Zweitens wird vorausgesetzt, dass eine bestimmte Erscheinungsform eine allgemeine und notwendige Bedingung für die Entwicklung einer angemessenen Identität sei. Eine notwendige Bedingung für
die Persönlichkeitsentwicklung festzuhalten, wäre ein anspruchsvolles moralphilosophisches
Unternehmen. Dafür fehlen jedoch jegliche Belege und ein entsprechender argumentativer
Nachweis, der nur mit empirischen Hinweisen nicht gelingen kann. Man müsste zusätzlich
annehmen, dass jemand, der sein Aussehen verjüngen möchte, notwendigerweise sein Alter verdrängt und nicht akzeptiert. Aber gerade das klare Bewusstsein des eigenen Alterns
könnte der Grund für eine reflektierte Entscheidung sein.

Es gibt keine allgemeinen Kriterien, wann jemand sein Aussehen akzeptieren muss, was
auch für den Wunsch nach jüngerem Aussehen gilt. Nicht jeder hat diesen Wunsch und
viele legen keinen Wert darauf. Wer aber auf ein bestimmtes Aussehen Wert legt oder sich
selbst in einer bestimmten Altersstufe gefällt, kann altersbedingte Veränderungen durchaus
als Verlust und negativen Aspekt des eigenen Alterns ansehen. Das zu bestreiten wäre ebenso ein Ausdruck von Intoleranz, wie der Standpunkt, nur Jüngere könnten gut aussehen.
Für manche ist der Verlust der jugendlichen Erscheinung überhaupt kein Übel, für manche keines, das weiter ins Gewicht fällt. Für andere dagegen wiegt dieser Verlust schwerer.
Man kann diese Einschätzung im Einzelfall hinterfragen und vielleicht für unberechtigt
oder unklug halten, aber prinzipiell ist sie als individuelles Werturteil zu respektieren. Am
vorliegenden Beispiel werden zwei allgemeine und wichtige Probleme der Thematik des kör-

---

609   Amrhein Backes 2008.
610   Katz 2010, 364.

perlichen Alterns als *malum* bereits deutlich: Die Schwierigkeit, eine allgemeine Grenze zu ziehen, wann Alterserscheinungen zu akzeptieren sind, wird unterschätzt. Die moralische Verbindlichkeit von Vorschlägen für solche Grenzen wird dagegen überschätzt.

VII.6.3 Gebrechlichkeit und Demenz

Man steht vor deutlich größeren Schwierigkeiten, wenn man die Negativität von Funktionsverlusten, die zu Gebrechlichkeit führen oder von altersassoziierten Erkrankungen, wie Demenz als neurodegenerativer Erkrankung bestreiten will. Während viele Ethiker die Attraktivität der äußeren Erscheinung, die Jugendlichkeit des Aussehens, als ambivalentes oder – offensichtlich im Widerspruch zu alltäglichen moralischen Intuitionen – als nicht besonders hoch einzustufendes Gut ansehen, geht es hier um elementare Güter bzw. um Schaden durch deren Verlust oder Einschränkung. Denn viele der nachlassenden körperlichen Funktionen beeinträchtigen notwendige Bedingungen für verschiedene Formen des Wohlbefindens und Komponenten der Handlungsfähigkeit. Wohlbefinden als Grundlage des Lustempfindens und Handlungsfähigkeit als Bedingung von Freiheit sind in zahlreichen Theorien der Ethik elementare Werte, auf die sich moralische Tugenden, Pflichten und Ziele beziehen. Gleichgültig ob man sich als Utilitarist, Deontologe oder Tugendethiker versteht, muss man also körperliche Einschränkungen, die für beide Grundwerte abträglich sind, *prima facie* als schlecht einstufen.

Die Strategie, dem *malum* in dieser Form zu begegnen, indem man wie beim Verlust der äußeren Attraktivität seine Negativität schlicht bestreitet, weil kein Gut beeinträchtigt werde, kann kaum überzeugen. Es bleiben die beiden anderen Strategien, die Negativität zu relativieren oder sie zu positivieren, in dem man dem vorliegenden Übel in einem übergeordneten Kontext einen positiven Sinn zuschreibt. Eine solche Positivierung von Funktionsverlusten und Gebrechlichkeit findet dadurch statt, dass man sie mit der Erfahrung der Endlichkeit in Verbindung bringt, die von manchen Ethikern, Medizinethikern und Gerontologen als Bedingung für ein gelingendes Leben gesehen wird. Dieses Thema erfordert eine eigene Untersuchung. Es bleibt im vorliegenden Zusammenhang zu analysieren, wie die Negativität von Funktionsverlusten relativiert wird und ob diese Strategie erfolgreich sein kann. Dabei lassen sich zwei unterschiedliche Argumentationen unterscheiden. Erstens kann der Verlust selbst relativiert werden, weil Fähigkeiten nicht vollständig verloren seien oder kompensiert werden könnten. Das ist eine Argumentation, die bereits von Cicero vorgebracht wurde. Zweitens kann man bestreiten, dass die Verluste durch körperliches Altern bedingt sind. Diese Position wird vor allem mit der These der sozialen Konstruktion des körperlichen Alterns gestützt.

Cicero hat wie erwähnt das Grundmodell einer Argumentation entwickelt, wie körperliche Funktionsverluste relativiert werden können. Man könne sie durch die Auswahl anderer Aktivitäten ausgleichen, die man trotz mancher Einschränkungen noch durchführen könnte, die gleichzeitig häufig auch sinnvoller seien als diejenigen, zu denen man nicht mehr in der Lage sei, wie etwa körperliche Ausschweifungen. Außerdem könne man körperlichen Einschränkungen durch ein maßvolles Training und einen entsprechenden Lebensstil so weit entgegenwirken, dass sie nicht zu einer völligen Einschränkung möglicher Aktivitäten werden. Ciceros Ratschläge erweisen sich als immer noch aktuell, allerdings stellt sich die Frage nach der Grenze ihrer Reichweite. Dass es solche Grenzen gibt, zeigt ein berühmtes Beispiel.

Eine misslungene Verteidigung von altersbedingten Funktionsverlusten ist Jacob Grimms Rede über das Alter von 1860, die allerdings bis in die Gegenwart ein zumindest in dieser Hinsicht fehlgeleitetes Lob erhält.[611] Wie Cicero leitet auch Grimm seine Verteidigung des Alters damit ein, dass er immerhin manche körperlichen Begleiterscheinungen als „unleugbare Übel" anerkennt. Aber umgehend macht er sich trotz dieser Einschätzung an die Relativierung dieser Übel. Allzu optimistisch glaubt er: „Jedes Übel und Leiden führt leicht im Stillen irgendeinen zugute kommenden Ersatz mit sich."[612]

Grimm versucht diese Aussage am Verlust von Sinneswahrnehmung zu erläutern. Dabei gleitet er in eine blauäugige Biedermeier-Idylle ab. Taubheit sei deswegen weniger schlimm, weil man nun bei den eigenen Arbeiten nicht mehr von „überflüssiger Rede" und „unnützem Geschwätz" gestört werde. Die Blindheit wiege schwerer, weil man grundsätzlich auf die Hilfe anderer angewiesen sei. Grimm nennt hier als Ausgleich eine größere Sensibilität des Tastsinns und eine „größere Kraft des Gedächtnisses durch innere Sammlung". Ein Verweis auf das Altertum zählt blinde Dichter auf. Blinde Greise seien die besten Bewahrer von Volksdichtung und „die von der Volkspoesie ... ausgehenden Strahlen" könnten nur in der „Stille der Seele" von Blinden gehegt werden.[613] Das Schicksal der meisten erblindeten oder tauben Älteren um 1860 hat Grimm damit wohl kaum angemessen dargestellt. Es ist offensichtlich, dass es sich bei der scheinbaren Kompensation kaum um einen angemessenen Ausgleich für verlorenes Seh- oder Hörvermögen handelt. Für viele Ältere galt sicherlich schon zu Grimms Zeiten, dass der Verlust dieser Sinnesvermögen Kommunikationsbarrieren erzeugt, die nicht durch eine „kompensatorische Eigenleistung" zu überwinden sind.[614] Anstatt das Bild des Gelehrten vor Augen zu führen, der seine Ruhe hat, weil er taub ist, sollten Grimm und seine Nachfolger vielmehr über die Gefahr der Isolation und eine entsprechende notwendige Unterstützung nachdenken.

VII.6.4   Die Relativierung von Gebrechlichkeit

Die Gebrechlichkeit wurde am Beginn dieser Arbeit als körperlicher Zustand beschrieben, bei dem sich ältere Altersdarstellungen und die molekulare Beschreibungsebene der Biogerontologie ergänzen.[615] Sie wird als ein komplexes Syndrom physiologischer Schwäche gesehen, das mehrere Funktionsverluste vereinigt. Daher kann es dazu dienen, einzelne Behandlungsziele zu bestimmen. Auf entsprechende mögliche Funktionsverluste bezieht sich ein geriatrisches Assessment, wie es z. B. der Geriater Ingo Füsgen beschreibt. Hier geht es vor

---

611   Z. B. Bloch 2012 oder Höffe 2010.
612   Grimm 2012, 99.
613   Grimm 2012, 102.
614   Fürstenberg 2013.
615   Vgl. Kap. 2.1.

allem um die Auswirkungen auf das tägliche Leben durch „geriatrische Syndrome": intellektueller Abbau, Immobilität, Instabilität, Inkontinenz und iatrogene Störungen.[616] Abgesehen von iatrogenen Störungen, die Folgen medizinischer Maßnahmen sind, gehören diese Syndrome teilweise zu einem möglichen Erscheinungsbild der Gebrechlichkeit, in der in einem fortgeschrittenen Stadium die Aktivitäten des täglichen Lebens stark eingeschränkt sind, wodurch die Betroffenen hilfs- und auch pflegebedürftig werden. Füsgen bezeichnet die Gebrechlichkeit auch als das Fehlen von Funktionsreserven, die zur Krankheitsbewältigung benötigt werden würden.[617]

Es scheint daher einleuchtend zu sein, die Gebrechlichkeit, sofern tatsächlich molekulare Dysfunktionen zu den kausalen Faktoren gehören, soweit möglich mit medizinischen Interventionen auf biogerontologischer Grundlage zu verhindern. Allerdings gibt es auch hier eine sozialgerontologische Kritik, die bestreitet, dass eine medizinisch-biologische Sicht auf die Gebrechlichkeit überhaupt angemessen ist. Diese sei ein sozial konstruiertes Problem, das unter anderem durch diese Sicht überhaupt erst als solches hervorgebracht wird. Erneut lautet die Argumentationsstrategie, dass Kompetenzen einerseits überbewertet werden, während sie andererseits überhaupt nicht in dem Maß verloren gingen, wie das eine medizinische Perspektive unterstellt. Ein Beispiel für diese Kritik ist Sharon Kaufmans These von der sozialen Konstruktion der Gebrechlichkeit.[618]

Kaufman sieht zwei wesentliche Paradigmen am Werk: Medikalisierung und Individualismus in Form von Autonomie, was Ausdruck einer gesellschaftlichen Grundhaltung sei. Sie weist auf den Erfolg von Beauchamp und Childress hin, die dieses Prinzip in der Medizinethik zur Geltung gebracht hätten. Gleichzeitig hält sie ein abstraktes Ideal von Autonomie für kontraproduktiv. Dies würde die Gesellschaft und ihre Mitglieder davon abhalten, ein angemessenes Modell für die Pflege zu entwickeln. Dagegen sei ein Modell zu favorisieren, das die Werte von wechselseitigem Aufeinanderangewiesensein, Kooperation und Gemeinschaft zugrunde legt. Zudem finden sich Medikalisierung und Autonomie in einem Spannungsfeld, denn die Medikalisierung führe dazu, dass ältere Personen im Namen ihrer Autonomie einer sozialen Kontrolle unterworfen werden würden.[619] Zu einem Problem werde die Gebrechlichkeit eines älteren Menschen überhaupt erst durch den medizinischen Blick, der eine Transformation zum Patienten bewirke. Der Kontext für die Artikulation von Gebrechlichkeit sei dann der Diskurs von Sicherheit, Überwachung und Pflege. Die gelebte Erfahrung werde dadurch von einer Erfahrung zu einem medizinischen Problem transformiert, einschließlich Diagnose, Behandlungsplan, Regeln und geprüfter Bereitschaft, sie einzuhalten.

Diese Sichtweise unterstellt, dass es eine „gelebte" Erfahrung der Gebrechlichkeit gebe, womit möglicherweise eine authentische, unverfälschte Erfahrung gemeint ist. Diese authentische und, wie Kaufman impliziert, auch unproblematische Erfahrung, wird erst als

---

616 Füsgen 2011, 72.
617 Füsgen 2011, 82.
618 Kaufman 1994.
619 Kaufman 1994, 56.

soziale Konstruktion, d. h. durch eine überzogene Wertschätzung von Autonomie und den Versuch, sie mit medizinischen Methoden zu erhalten, zur Erfahrung eines Problems. Auf dieser Grundlage kann man nur die Empfehlung aussprechen, eine bessere Akzeptanz für die Situation der Gebrechlichkeit zu schaffen, anstatt zu versuchen, sie mit neueren medizinischen Interventionen effektiver zu behandeln. Dazu müsste Abhängigkeit gesellschaftlich aufgewertet und ohne medizinische Hilfe erlebt werden.

Diese Sichtweise enthält mehrere fragwürdige Bewertungen. Sie setzt voraus, dass Betroffene, die unter Gebrechlichkeit leiden, tatsächlich nicht unter diesem Zustand leiden, sondern lediglich durch den sozialen Kontext. Sie berücksichtigt den ethischen Wert individueller Handlungsfähigkeit und Selbstbestimmung nicht und setzt den Wert von Autonomie mit einem möglicherweise überzogenen Individualismus gleich. Ethisch betrachtet ist die Frage, was an die Stelle der Wertschätzung der individuellen Selbstbestimmung treten sollte. Kaufman argumentiert nicht für einen Kollektivismus, der eine naheliegende Alternative wäre. Auf einer solchen Grundlage könnte man sich auch kaum gegen soziale Zwänge wenden, wie sie in Form einer Biomedikalisierung des Alterns von ihr kritisiert werden. Schließlich übergeht diese Sichtweise die Frage, ob und wann medizinische Hilfe in dieser Situation auch im Interesse der Betroffenen sein könnte, weil sie diese nur als Ausdruck einer als schlecht eingestuften Medikalisierung sieht. Es wird bestritten, dass der Wunsch, Alternsprozesse mit medizinischen Interventionen zu behandeln, das Resultat einer rationalen Entscheidung sein könnte. Wenn man aber glaubt, dass Einschränkungen durch Gebrechlichkeit lediglich vom sozialen Kontext abhängen, hebt man die Bedingung auf, „basic facts" der Naturwissenschaften zu akzeptieren. Denn die körperliche Schwäche, die mit Gebrechlichkeit verbunden ist, kann weder alleine durch gesellschaftliche Ursachen erklärt werden, noch lässt sie sich durch eine umgestaltete soziale Umgebung aufheben.

Es gibt jedoch andere sozialgerontologische Positionen zur Gebrechlichkeit, die exemplarisch zeigen, wie sich eine Kritik an gesellschaftlichen Bedingungen durchführen lässt, ohne dass die ethische Relevanz von Verlusten und naturwissenschaftliche Erkenntnisse relativiert werden. Die Gerontologin Meredith Minkler fordert in diesem Kontext ein differenzierteres Bild der Fähigkeiten älterer Menschen. Die Biogerontologie stelle Altern als nahezu linearen Niedergang dar, vor allem in Form von Kurven, die die Abnahme der physiologischen Kapazität wiedergeben. Sozialgerontologische Theorien hätten diese Perspektive letztlich übernommen. Niedergang und Verlust würden als „gegeben" und als „objektive Fakten" hingenommen, anstatt sie als soziale Artefakte anzusehen. Indem man Altern mit Funktionseinschränkung gleichsetze, fördere man negative Einstellungen zu Älteren und Ageism. Ein Standpunkt, der bereits am Beispiel von Vincent erläutert wurde.[620] Dagegen sei nach Minkler zu betonen, dass die meisten Älteren keine Einbußen an kognitiven Fähigkeiten erleiden würden. Außerdem würden die festgestellten Funktionsrückgänge kaum Einschränkungen im Alltag zur Folge haben.[621]

---

620 Vgl. Kap. 6.6.
621 Minkler 1990, 246.

Minkler zufolge werde auch zu wenig darauf geachtet, dass Gebrechlichkeit durch die soziale und physische Umgebung gefördert werde. Indem man soziale Faktoren untersuche, müsse man nicht die organische Einschränkung oder Schmerzen leugnen. Diese Einschränkungen gehen allerdings einher mit niedrigen Erwartungen von Älteren selbst, mit sozialen Strukturen, die Ältere ausschließen und isolieren und mit einer Homogenisierung und Entstimulation des Lebens betagter Menschen.[622]

Im Gegensatz zu Kaufman leugnet Minkler nicht die Negativität mancher Aspekte des körperlichen Alterns und auch nicht, dass sie biologische Ursachen haben können. Sie greift lediglich eine reduktionistische Sicht des körperlichen Alterns an, die soziale Faktoren vernachlässigt. Aber eine solche Sicht vertreten auch Biogerontologen häufig nicht. Die Komplexität des menschlichen Alterns als auch seine Diversität sind zentrale Grundlagen der biogerontologischen Konzeption.[623] Damit eröffnet sich die Möglichkeit einer Kooperation mit Biogerontologen in entsprechenden Longitudinal- bzw. Querschnittstudien, in denen die entsprechenden Faktoren kontrolliert werden. Indem man aber untersucht, wie biologische und soziale Faktoren gemeinsam zum Altern beitragen, wird auch eine Kombination von Interventionen aus beiden Bereichen denkbar.

Stephen Katz, der sich selbst zur kritischen Sozialgerontologie zählt, weist auf die Gefahren hin, die eine Leugnung der negativen Aspekte des Alterns mit sich bringt. In einer Übersichtsarbeit[624] über soziokulturelle Perspektiven zum alternden Körper hält er zunächst fest, dass alle Forschungen in der Gerontologie beim Körper ansetzen müssen. Wenn Körper nicht altern würden, so stellt Katz mit seinem Fachkollegen Mike Hepworth fest, wäre gerontologischen Abhandlungen ihre Grundlage entzogen. Allerdings habe gerade die These der sozialen Konstruktion und die Kampagne gegen biomedikalisierte und negative Charakterisierungen des alternden Körpers als dysfunktional und verfallend dazu geführt, dass die physische Realität des alternden Körpers vernachlässigt worden sei.

Katz, der selbst ausführliche Untersuchungen zur sozialen Konstruktion der Bedeutung von Alterserscheinungen durchgeführt hat[625], kritisiert auch „overly constructive theories". Diese hätten entweder die biologische Realität als vollständig außerhalb der sozialwissenschaftlichen Reichweite definiert. Oder aber sie sehen die biologische Sphäre als eine reine diskursive oder konstruktive Schöpfung einer Anti-Aging-Kultur an. Dadurch verliere die Sozialgerontologie die körperliche Realität älterer Menschen aus dem Blick und leugne möglicherweise auch deren eigene Perspektive auf körperliche Einschränkungen. In diesem Zusammenhang sieht er auch Konzepte wie das „successful aging" kritisch, das sich zwar gegen einseitig negative Sichtweisen des körperlichen Alterns wende, aber dadurch erst eine Dichotomie von „normalem" und „pathologischem" Altern verstärken würde. Eine solche Problematik sieht auch Minkler in ihrem oben zitierten Aufsatz.[626]

---

622   Minkler 1990, 247.
623   Vgl. II.10.
624   Katz 2010.
625   Z. B. Katz 1996, Katz Marshall 2003.
626   Minkler 1990, 247.

Der deutsche Gerontologe Ludwig Amrhein stellt in einem vergleichbaren Gedankengang wie Katz fest, dass der Diskurs über die Potenziale und Ressourcen des Alters dazu geführt hätte, dass das „eigentliche" Alter nun sowohl von älteren Menschen als auch teilweise von der gerontologischen Forschung als die „Hochaltrigkeit" gesehen werde. Man unterscheide die „jungen" Alten, d. h. die 65- bis 80-jährigen, die sich selbst nicht mehr alt fühlten, von den „älteren" Alten oder das „dritte" vom „vierten" Alter. Diesem „vierten" Alter werden nun entsprechend der Dichotomie von „aktiv" und „gebrechlich" alle negativen Charakteristika zugeschrieben, die zuvor die Stereotype des körperlichen Alters insgesamt ausgemacht haben.[627] Da außerdem bestritten wird, dass es einen Zusammenhang zwischen körperlichem Alter und altersassoziierten Erkrankungen gibt, werde im Sinne des „successful aging" die Verantwortung für Funktionsverluste und Gebrechlichkeit letztlich den Einzelnen übertragen.[628] Hier kann wiederum die Biogerontologie zu einer Entlastung beitragen, da die kausalen Faktoren und das stochastische Element von körperlichen Alternsprozessen eine belegbare Rolle für die Entstehungen von altersassoziierten Erkrankungen spielen, was auch durch einen vollkommen gesunden Lebensstil nicht vollständig verhindert werden kann. Bei den dargestellten Positionen von Minkler, Katz und Amrhein zeichnet sich ab, wie der Konflikt der Interpretationen des Alterns durch Bio- und Sozialgerontologie gelöst werden könnte. Eine solche gemeinsame Basis bietet sich ebenfalls für die moralphilosophische Reflexion des Alterns als *malum* an.

Man kann in der von Amrhein beschriebenen Bewertung der Hochaltrigkeit eine Dialektik der Leugnung des Alterns als *malum physicum* sehen. Da die negativen Aspekte zunächst vollständig bestritten werden, entsteht eine Trennung zwischen einem „erfolgreichen", aktiven Alter, das nur positiv zu werten sei. Aber im weiter fortgeschrittenen Alter werden die negativen Aspekte des körperlichen Alterns so deutlich, dass sie nicht weiter zu leugnen sind. Die Hochaltrigkeit wird nun zur Antithese des „normalen" und „gesunden" Alters. Alternativ müsste man nach Amrhein die Kontinuität anstatt eine künstliche Trennung herausarbeiten und die negativen wie positiven Aspekte des Alterns insgesamt anerkennen. In diesem Sinn fordert etwa Katz, dass die Sozialgerontologie, um ihre praktischen Ziele zu erreichen, wie z. B. die Lebenssituation und Anerkennung älterer Menschen zu verbessern, den Körper wieder als Gegenstand zurückgewinnen müsse.[629] Aber dabei stünde sie vor dem Dilemma, dass sie einerseits die Erfahrungen und Bedeutungen von altersbedingten Funktionsverlusten und Leiden anerkennen müsse, ohne aber andererseits negative oder auch positive Altersstereotype zu verstärken.[630]

Aspekte des körperlichen Alterns als mögliches Übel anzuerkennen wäre ein erster Schritt. Dazu gehört, dass die Gebrechlichkeit zu Einschränkungen der Selbstbestimmung sowie des subjektiven Wohlbefindens führt, die nicht nur den sozialen Umständen angelastet werden können. Wenn sich durch Verwirrung und eingeschränkte Mobilität die Gefahr von Stürzen

---

627   Amrhein 2013, 14.
628   Minkler 1990, 247.
629   Katz 2010, 364.
630   Katz 2010, 357.

erhöht, lässt sich dies nicht durch eine „sturzsichere" Umgebung ausgleichen, wie manche fordern. Denn eine solche Umgebung gibt es nicht, weil das Risiko von folgenreichen Stürzen nicht nur „sozial konstruiert" ist, sondern auf Einschränkungen körperlicher Fähigkeiten beruht. Wie negativ solche Einschränkungen empfunden werden, mag von Fall zu Fall verschieden sein, aber man kann nicht pauschal die Möglichkeit eines rationalen Interesses an einer medizinischen Intervention zurückweisen, die das Sturzrisiko senkt. Die direkte Relativierung von Funktionseinschränkungen als *malum* ist in diesem, wie auch im anderen besprochenen Fall, der Sinneswahrnehmung, gescheitert. Ein weiteres Beispiel für eine problematische Relativierung von negativen Aspekten des körperlichen Alterns ist die Demenz.

VII.6.5 Die Negativität von Demenz anerkennen

Wie schwer sich viele Ethiker und Gerontologen tun, negative Seiten des Alterns und des Alters als solche anzuerkennen, zeigt insbesondere das Beispiel der Demenz. Die ethischen Aspekte der Demenz angemessen zu behandeln, würde eine eigene Abhandlung erfordern, aber der Punkt, um den es hier geht, lässt sich in gebotener Kurze darlegen. Man kann neurodegenerative Erkrankungen, die unter dem Überbegriff Demenz zusammengefasst werden, ebenfalls als Aspekt des Alterns auffassen, der zum *malum physicum* gehört. Eine verbreitete Ansicht besagt, dass die Anhäufung physischer Schäden im Gehirn bei einer entsprechend langen Lebensdauer dazu führen würde, dass jeder Mensch Demenz entwickeln würde.[631] Die bekannteste und häufigste Form solcher Erkrankungen ist die Alzheimersche Demenz. Die Verluste, die durch solche Erkrankungen verursacht werden, sind noch einschneidender und weitreichender als diejenigen, die mit einer nachlassenden Sinneswahrnehmung verknüpft sind.

Wie scharf die Auseinandersetzung darum geführt wird, wie man die negativen Aspekte der Demenz und des Alterns im Allgemeinen angemessen einschätzen sollte, zeigt die kürzlich vom Deutschen Ethikrat veröffentlichte Stellungnahme zu *Demenz und Selbstbestimmung* und das darin enthaltene Sondervotum des Philosophen Volker Gerhardt.[632] Die Stellungnahme lässt Gerhardt daran zweifeln, ob der Ethikrat hier seinem Auftrag nachgekommen sei: „Ein Ethikrat hat auf ethische Problemlage aufmerksam zu machen, um aus ihrer durchdachten Bewertung Empfehlungen … herzuleiten". Für Gerhardt erfüllt offensichtlich die Stellungnahme diese Kriterien nicht, weil sie die eigentliche ethische Problematik der Demenz nicht anerkenne, sondern leugne.[633]

In dieser Stellungnahme geht es vor allem darum, die Situation demenzkranker Menschen und ihre Bedürfnisse besser zu verstehen, um auf dieser Grundlage Empfehlungen für Politik, Forschung und Pflege vorzubringen. Eine Schlüsselrolle spielt dabei ein besonderes Verständnis der Selbstbestimmung. Man kann an diesem Verständnis allgemeine Argumentationsmuster erkennen, wie sie in der Debatte um die negativen Aspekte des Alterns immer wieder verwendet werden. Erstens werden Verluste relativiert, indem ihre Bedeutung

---

631   Abbott 2012.
632   Deutscher Ethikrat 2012, Sondervotum 101-106.
633   Deutscher Ethikrat 2012, 102.

verringert wird. Zweitens wird im Sinne der These der sozialen Konstruktion die Perspektive der Gesellschaft für Defizite der Betroffenen verantwortlich gemacht.

In der Einleitung zur Stellungnahme schreibt die Bioethikerin Regine Kollek, dass die Demenz die Frage nach unserem Menschenbild aufwerfe. Diesem verbreiteten Menschenbild zufolge werde der Mensch mit seiner geistigen Leistung gleichgesetzt. Daher müsse Demenz als die Zerstörung des jeweiligen Menschen erscheinen.[634] Ähnlich äußert sie sich in einem Beitrag in der etwas älteren Tagungsdokumentation des Ethikrats zu Altersdemenz und Morbus Alzheimer. Aufgrund des hohen Werts, den unsere Gesellschaft der Rationalität und Produktivität eines Menschen zuweise, werde das Leben eines Demenzkranken als hoffnungs- und nutzlos angesehen.[635] In dieser Tagungsdokumentation bringt die Theologin Verena Wetzstein einen vergleichbaren Standpunkt vor, den sie auch an anderer Stelle entwickelt hat. Wetzstein sieht unsere Gesellschaft durch ein seit der Aufklärung vorherrschendes kognitives Paradigma geprägt, das einerseits eine hohe Wertschätzung kognitiver Leistungen zur Folge habe, andererseits kognitive Leistungsverluste in den Mittelpunkt medizinischer Bemühungen stelle.[636]

Bei beiden Positionen bleibt letztlich unklar, worin die ethische Fehleinschätzung kognitiver Fähigkeiten und Leistungen in unserer Gesellschaft genau bestehen soll. Genießen sie fälschlicherweise ein zu hohes Ansehen? Das wäre gerade in der Dokumentation einer Expertentagung im Kontext eines komplizierten deliberativen politischen Prozesses eine merkwürdige Ansicht. Oder genießen die Kompetenzen von dementen Menschen im Vergleich zu anderen kognitiven Fähigkeiten eine zu geringe Anerkennung? Wollte man die kognitiven Fähigkeiten von Dementen aufwerten, wären damit große Probleme verbunden, z. B. wäre unklar, warum sie nicht wie andere Versuchsteilnehmer durch ihre eigene Einwilligung an Forschungsvorhaben teilnehmen könnten. Tatsächlich spricht die Stellungnahme zu Selbstbestimmung und Demenz diesen Punkt an und stellt die eingeschränkte Einwilligungsfähigkeit von dementen Menschen fest. Auf diesen Punkt ist noch genauer einzugehen, weil die Selbstbestimmung von dementen Menschen den zweiten Teil der Argumentationsstrategie darstellt. Die bisher besprochenen Argumente können jedoch nicht begründen, worin die Fehleinschätzung kognitiver Leistungen und Fähigkeiten bestehen soll, die zu einem reduktiven Menschenbild und zur fehlenden Anerkennung von Dementen führen soll. Dazu müsste man genau untersuchen, womit die Wertschätzung kognitiver Kompetenz begründet wird und was daran nicht überzeugend ist. So wird nicht deutlich, weshalb sie angeblich mindestens im Verhältnis zu anderen Eigenschaften und Kompetenzen einseitig zu hoch eingeschätzt werden soll.

Die fehlende Klarheit dieses Standpunkts ist auch darin begründet, dass in diesem Zusammenhang zwei Arten von ethischen Bewertungen miteinander vermischt werden. Die erste besteht in der Anerkennung und Wertschätzung von einzelnen Eigenschaften und Leistungen, die zweite in der Achtung und dem Respekt vor Menschen als Individuen. Wetzstein kritisiert den reduktionstischen Personenbegriff in der Tradition Lockes, der den Personen-

---

634 Deutscher Ethikrat 2012, 11.
635 Nationaler Ethikrat 2006, 15.
636 Nationaler Ethikrat 2006, 43-44.

status an der Eigenschaft der Rationalität festmache.[637] Aber sie übernimmt wie auch Kollek den Gedankengang Lockes und wechselt lediglich die relevanten Eigenschaften, indem sie den Personenstatus an andere Eigenschaften wie Emotionalität oder Sozialität knüpfen will, anstatt an den juristischen Status eines Rechtssubjekts, der Grundrechte nicht von bestimmten Eigenschaften abhängig macht.

Auf solche Überlegungen baut ein gängiges, fehlerhaftes Argument in der Diskussion um die negativen Aspekte des Alterns auf, z. B. bei John Vincent. Man glaubt im Anschluss an diese Argumentation, dass alte Menschen diskriminiert werden, weil sie bestimmte Kompetenzen angeblich oder tatsächlich nicht haben und ihnen deswegen die gesellschaftliche Nützlichkeit abgesprochen wird. Daher argumentiert man, die entsprechenden Kompetenzen seien entweder nicht wichtig oder durch andere wettgemacht und ältere Mitbürger seien auf eine andere Art für die Gesellschaft nützlich oder könnten zumindest nützlich sein, wenn ihre Fähigkeiten richtig anerkannt werden würden. Anstatt auf die gesellschaftliche Nützlichkeit älterer Menschen hinzuweisen, sollte man daran erinnern, dass Schutz und Fürsorge aufgrund von Grundrechten nicht von der Nützlichkeit oder Kompetenz eines Menschen abhängen. Auch für Volker Gerhardt geht es seinen Kolleginnen und Kollegen im Deutschen Ethikrat in ihrer Stellungnahme eigentlich darum: Die Öffentlichkeit auf rechtliche und soziale Verpflichtungen aufmerksam zu machen. Das aber sei nicht die Aufgabe eines Ethikrats, sondern dafür gebe es andere gesellschaftliche Institutionen.[638]

Der zweite Teil von Gerhardt Kritik richtet sich gegen die Relativierung des Werts kognitiver Fähigkeiten, wie sie Kollek oder Wetzstein vornehmen, und den darauf aufbauenden, ausgeweiteten Begriff der Selbstbestimmung. Die Stellungnahme sieht die Selbstbestimmung als Ausdruck menschlicher Freiheit, und auf der Verwirklichung von Freiheit beruhe, die eigene Würde zu wahren. Diese Würde zu achten und „andere in Freiheit entscheiden zu lassen, ist die oberste Maxime des Menschen im Verhältnis zu seinesgleichen".[639] Auch hier wird die Würde an die tatsächliche Verwirklichung der Freiheit geknüpft. Um zu begründen, dass die Würde nicht mit dem Verlust der Freiheit in einem anspruchsvollen Sinn ebenfalls verloren geht, wird der Begriff der Freiheit als Selbstbestimmung modifiziert. Die Stellungnahme definiert Selbstbestimmung durch drei Elemente: Anders können, Gründe haben, Urheberschaft. Die so verstandene Selbstbestimmung sei ein graduelles Konzept und bleibe abgestuft auch in fortgeschrittenen Stadien der Demenz erhalten. „Anders können" äußere sich beispielsweise durch die Wahl zwischen Aktivitäten (Spazierengehen oder Zuhause-Bleiben) oder Raumbedingungen (Lüften oder Nicht-Lüften). „Gründe-haben" werde abgelöst durch „Bedürfnisse-oder-Neigungen-Haben". Die „Urheberschaft" sei noch in Form der basalen Wahrnehmung von Eigenaktivität vorhanden.[640]

Erstens gibt es also eine Tendenz, den Verlust von kognitiven Fähigkeiten zu relativieren, indem andere Fähigkeiten, wie das Empfindungsvermögen, aufgewertet werden. Zwei-

---

637   Nationaler Ethikrat 2006, 44.
638   Deutscher Ethikrat 2012, 101.
639   Deutscher Ethikrat 2012, 53.
640   Deutscher Ethikrat 2012, 58.

tens wird die Selbstbestimmung so gedeutet, dass man sie auch noch im fortgeschrittenen Stadium der Demenz erkennen könne. Gegen beides wendet sich vehement Volker Gerhardts Kritik. Die Forderungen, Wünsche von demenzkranken Menschen zu berücksichtigen und die Pflege zu verbessern, seien zu begrüßen. Aber Selbstbestimmung im eigentlichen Sinn sei die Fähigkeit, sich selbst und die Welt zu erkennen und auf dieser Grundlage Lebensziele zu entwickeln und in einer bewussten Entscheidung zu verwirklichen. Diese Kompetenz sei in fortgestrittenen Stadien der Demenz unbestreitbar verloren. Das zu leugnen, bedeute die „Tragödie" und die „biografische Katastrophe" nicht anzuerkennen, die die Demenz tatsächlich darstelle. Es bedeute auch, das Fundament des eigenen Daseins gering zu schätzen.[641]

Gerhardts Kritik ist hier vollkommen berechtigt. Die Stellungnahme der übrigen Mitglieder des Ethikrats nähert sich ihr sogar an einer Stelle an, indem sie sich auf das Kantische Verständnis der Autonomie als moralischer Selbstgesetzgebung bezieht. Eine Konzeption von Autonomie, die von der Stellungnahme als besonders ethisch gehaltvoll hervorgehoben wird, weil sie bereits in ihrer Grundkonzeption den Begriff der Würde enthalte. Dass diese Form der moralischen Autonomie verfalle, sei eine besondere Tragik der Demenz, womit sich die Mehrheitsposition dem Sondervotum Gerhardts annähert.[642] Allerdings entwickelt der darauffolgende Abschnitt das Konzept einer „Teilautonomie" und das dargestellte graduelle Verständnis der Selbstbestimmung. Dazu ist anzumerken, dass moralische Autonomie im Verständnis Kants nicht teilweise oder graduell vorhanden sein kann. Sie beruht auf der Fähigkeit aus Pflicht zu handeln, indem die eigenen Motive hinterfragt und Maximen auf ihre Verallgemeinerbarkeit hin geprüft und als konstante oberste Richtlinien des eigenen Handelns gewählt werden. Autonomie in diesem Sinn ist abhängig von praktischer Vernunft, deren Ausdruck sie ist. Wenn die Kompetenz der praktischen Vernunft wie in fortgeschrittenen Stadien der Demenz dauerhaft zerstört ist, dann kann es auch keine moralische Autonomie mehr geben. Verluste wie dieser sind anzuerkennen, wenn man das Leiden der Betroffenen ernst nehmen will. Das körperliche Altern als malum physicum ist anzuerkennen, gerade wenn man die Interessen derjenigen berücksichtigen will, die an Gebrechlichkeit oder Demenz leiden. Die Frage ist, ob dies möglich ist, ohne negative Altersstereotype zu verstärken.

Um diese Frage zu beantworten, ist ein weiterer Schritt notwendig, nachdem man negative Aspekte des körperlichen Alterns eingeräumt hat. Nämlich, wie man damit umgehen soll, dass eine negative Sichtweise des körperlichen Alterns zu negativen Altersstereotypen und „ageism" führen könnte. Eine differenziertere Betrachtung der Aspekte des Alterns, die als malum eingestuft werden können, kann auch hier einen wichtigen Beitrag leisten. Zahlreiche Sozialgerontologen wie Vincent, Kaufman, Minkler oder Katz meinen, dass negative Einstellungen und Meinungen zum körperlichen Altern zu negativen Einstellungen gegenüber älteren Menschen im Allgemeinen führen. Das ist auch eine empirische Frage.

Eine ethische Gegenstrategie, unabhängig davon, ob dieser Zusammenhang belegt werden kann oder nicht, besteht unter anderem darin, die Potenziale und Leistungsfähigkeit im Alter und im hohen Alter der Vorstellung des Alterns als körperlichem Niedergang

---

641 Deutscher Ethikrat 2012, 103-104.
642 Deutscher Ethikrat 2012, 47-48, 52.

entgegenzusetzen. Tatsächlich steht in Altersklagen das Alter als *malum physicum* im Mittelpunkt. Auch wenn die „alternde Gesellschaft" oder angebliche „Überalterung" der Gesellschaft als Probleme dargestellt wird, geht es primär darum, dass die gesundheitlichen Probleme Älterer gesellschaftliche Ressourcen im Übermaß beanspruchen könnten. Solche Darstellungen sind deswegen häufig stark zugespitzt und übertrieben, weil sie den deutlich besseren Gesundheitszustand älterer Altersgruppen im Vergleich zu den Mitgliedern derselben Generationen früherer Epochen schlicht übersehen.[643] Sofern der demographische Wandel übermäßig dramatisiert wird, indem ältere Menschen in der Mehrheit als pflegebedürftig und abhängig dargestellt werden, ist es vollkommen angemessen, einseitig negative Sichtweisen zu korrigieren. Allerdings darf das nicht dazu führen, dass negative Aspekte von körperlichen Alternsprozessen geleugnet oder relativiert werden.

Der Wunsch, ein defizitäres Altersbild zu vermeiden, ist keine überzeugende Begründung dafür, solche Verluste schlicht zu leugnen. Sie sind nicht nur von gesellschaftlichen Konstruktionen abhängig, sondern beziehen sich auf nicht mehr vorhandene und zu recht aus ethischer Sicht wertgeschätzte Fähigkeiten. Wer beides bestreitet und als gesellschaftliche Konstrukte bezeichnet, nähert sich, wie zuvor an Vincents Konzeption gezeigt worden ist, einem erkenntnistheoretischen und auch ethischen Relativismus, der die Gültigkeit der eigenen Position untergräbt. Negative Altersstereotype könnten jedoch aus anderen Quellen stammen, die einflussreicher sind als die negative Einschätzung altersbedingter körperlicher Veränderungen: Altern als *malum morale*, das negative Charaktereigenschaften hervorbringt und so deutlich mehr zum *malum sociale* der Geringschätzung beiträgt.

VII.7 Altern als malum morale und malum sociale

VII.7.1 „Difficilis, querulus, laudator temporis acti"[644]

Es ist erstaunlich, dass im sozialgerontologischen Kampf gegen negative Altersstereotype im Kontext von Eingriffen in Alternsprozesse körperliche Einschränkungen eine viel wichtigere Rolle spielen als negative Charaktereigenschaften und moralische Defizite, die älteren Menschen pauschal zugeschrieben werden. Dieses Thema wird, abgesehen von der Kritik am Stereotyp, dass Ältere nicht flexibel und kreativ sein könnten, mehr oder weniger übergangen. Dabei besitzen diese Stereotype eine ebenso lange kulturelle Tradition wie Altersklagen über körperliche Einschränkungen und den Verlust der Jugendlichkeit. Während Altersklagen häufig vom subjektiven Blickwinkel älterer Menschen aus formuliert sind, verwenden Jüngere das Thema der Charakterfehler des Alters als Anlass zum Altersspott oder Alterstadel. Negative Charaktereigenschaften und moralische Fehler können sehr viel leichter gegen ältere Menschen und ihre gesellschaftliche Wertschätzung geltend gemacht werden als körperliche Einschränkungen. Solche Einschränkungen sind kein überzeugender Grund, den Wert eines Menschen in Frage zu stellen. Ein zweifelhafter Charakter dagegen schon.

---

643 Vgl. dazu Sanderson Scherbov 2008, Gee Gutman 2000.
644 „eigensinnig und verdrießlich, ein Lobredner der vergangenen Zeit", Horatius Flaccus 1993, 550-551.

Die Beispiele für Altersspott und Alterstadel in unterschiedlichen literarischen Gattungen sind ebenso zahlreich wie Altersklagen. Die klassischen Topoi dieses Genres sind Geiz, der lüsterne Greis oder die lüsterne Greisin sowie die griesgrämigen, streitsüchtigen und nörgelnden Alten, die an der Gegenwart alles schlecht finden und ihre Jugendzeit idealisieren. Nach Georges Minois ist der lüsterne, greise Patriarch, der sich durch seine Liebe zu einer jungen Frau lächerlich macht, eines der elementaren Themen der römischen Komödie.[645] Wohlgemerkt in einer Gesellschaft, die sonst ältere Männer hoch geehrt und geschätzt hat und ihnen eine starke Machtposition einräumte.[646] Berühmt ist ebenfalls die Passage aus der *Ars poetica* von Horaz, aus der die Überschrift dieses Abschnitts stammt. Der römische Dichter hebt besonders den Geiz des Greises hervor, dessen Ursprung die Sorgen und die Ängstlichkeit sind, die das Alter mit sich bringe. Daraus entstünden Starrsinn und ein griesgrämiges, nörglerisches Temperament: „ein Sittenrichter und Tadler der Nachgeborenen".[647] Während ältere Männer damit noch einigermaßen geschont werden, verspottet Horaz ältere Frauen, die gefallen wollen, ausgesprochen bösartig:

> „Daß Du noch fragst, du abgelebte Vettel du,
> Warum bei dir mir nichts mehr geht!
> So frag doch deine schwarzen Zähne, deine Stirn
> Von grauem Alter längst durchfurcht,
> Dein Schandgesäß, das zwischen dürren Backen sich
> Gleich einer kranken Kuh nicht schließt!"[648]

Der Spott und die Verhöhnung richten sich nicht allein gegen das Aussehen der älteren Frau, sondern vor allem gegen ihr sexuelles Begehren, das das lyrische Ich des Gedichts als Zumutung empfindet. Für die Literaturwissenschaftlerin Hannelore Schlaffer schafft Horaz damit ein „Schreckbild der Weiblichkeit", das sie unter dem Topos der „unwürdigen Greisin" beschreibt.[649] Während der Altersunterschied bei der Konstellation älterer Mann – jüngere Frau mittlerweile akzeptiert sei, behalte diese Perspektive auf das Begehren der älteren Frau ihre Gültigkeit.[650] Horaz, der nach Schlaffer in Bezug auf ältere Frauen die Wahrheit – oder wenigstens das, was er dafür hielt, muss man ergänzen – aussprechen konnte, weil er nur männliche Leser hatte, verspottet im Übrigen auf ziemlich profane Weise auch die Kompensation des Verlusts körperlicher Freuden durch geistige und den Trost der Philosophie:

> „Tu nur gelehrt, laß stoische Traktätchen nur
> Auf deinen seidnen Kissen ruhn:
> Den schriftunkundigen Dingsda läßt das ziemlich kalt,
> Vor Bildung steht er dir nicht stramm!"[651]

---

645 Minois 1987, 137
646 Minois 1987, 124.
647 Horatius Flaccus 1993, 551.
648 Horatius Flaccus 1993, 233-234.
649 Schlaffer 2003, 97.
650 Schlaffer 2003, 98.
651 Horatius Flaccus 1993, 235.

Man könnte diese Passage so interpretieren, dass eben nicht jeder Charakter Altersweisheit hervorbringen könne, was außerdem auch eine gewisse Eigenverantwortung erfordere. Aber damit bestreitet man schlicht körperliche Bedürfnisse älterer Menschen, die mittlerweile nicht mehr tabuisiert werden, sondern anerkannt sind. Daher sollte man den Hinweis als Warnung lesen, Verluste, die durch das körperliche Altern als *malum physicum* hervorgebracht wurden, schlicht zu bestreiten. Wenn man die Alterstugend der Enthaltsamkeit bekräftigt und ein hohes Ideal des Alters zeichnet, dann hat sich in dieser Antithese ein Element dessen erhalten, was die These des Altersspotts im Stile von Horaz bedeutet.

Eine solche Altersmoral ist deswegen problematisch, weil sie einerseits bestimmte negative Aspekte des Alterns als *malum physicum* schlicht leugnet und dabei negative Stereotype integriert, die das Altern als *malum morale* darstellen. Wer die negativen Seiten des körperlichen Alterns als solche relativiert, indem er sie zum Gegenstand einer besonderen Altersmoral macht, durch die sie aufgehoben sein sollen, vertritt in diesem Kontext eine Haltung, die fordert, dass elementare körperliche Bedürfnisse nicht mehr erfüllt werden sollen. Zum Verlust kann durch eine besondere Altersmoral und die moralische Verurteilung, die sie begründet, noch das schlechte Gewissen hinzukommen, dass er überhaupt als solcher empfunden wird. Es ist klar, dass darin das Gegenteil einer Befreiung des Alters liegt, nach eigenen Bedürfnissen zu handeln, wie Bertolt Brecht unter dem Titel „die unwürdige Greisin" das zwanglose Handeln seiner Großmutter in ihren letzten Jahren beschrieben hat. Für die Literaturwissenschaftlerin Hannelore Schlaffer zog diese Greisin wieder ihr „Jugendkleid" an, indem sie nach dem Tod des Gatten begann, ein Boheme-Leben zu führen. Damit verstieß sie gerade gegen das, was die Altersmoral der Zeit – und immer noch von Teilen der Gegenwart – als „würdevolles" Altern bezeichnete.[652] Daher sind also sowohl Alterstugenden als auch Altersmoral kritisch zu hinterfragen, gerade wenn man die Perspektive und Bedürfnisse älterer Menschen ernst nimmt.

Neben den unangemessenen sexuellen Begierden und dem Geiz ist die mangelnde Nützlichkeit Älterer ein unterstelltes *malum morale,* zu dem Altern führen soll. Hier kann man ebenfalls dasselbe dialektische Verhältnis zwischen Altersstereotyp und Alterstugend festhalten, das auch für die Sexualität gilt. Die Negativität des Stereotyps bleibt gerade in der Antithese der Alterstugend erhalten. Das Grundmodell für einen solchen Zusammenhang liefert bereits Cicero. Demnach wäre eines der Übel des Alters, dass die gesellschaftliche Anerkennung fehle, weil man zu nichts Großem mehr fähig sei. Dagegen betont er, dass nachlassende körperliche Kräfte und Geschicklichkeit kein Grund seien, keinen wichtigen Beitrag für Staat und Gesellschaft zu leisten.[653] Gerade ältere Menschen seien aufgrund ihrer Tugenden der Weisheit und Besonnenheit dazu in der Lage. Dazu müsste man jedoch auch diszipliniert bei körperlichem und geistigem Training sein, um Gebrechlichkeit und Senilität zu bekämpfen. Denn senil werde nur, wer sich gehen lasse.[654] Dieser Gedankengang besagt, dass das Altersstereotyp falsch sei, Ältere könnten keinen nützlichen Beitrag

---

652 Schlaffer 2003, 102.
653 Cicero 2001, 19.
654 Cicero 2001, 29.

für die Gesellschaft und nichts Großes mehr leisten. Beides sei falsch, aber um das Vorurteil zu widerlegen, müsse man besondere Alterstugenden einüben: Altersweisheit, Besonnenheit, Selbstdisziplin und einen verantwortungsvollen Umgang mit der eigenen Gesundheit. Wer dennoch senil werde und damit nutzlos für die Gesellschaft, sei selbst daran schuld. Mit dieser Argumentation wird also das Altersstereotyp zurückgewiesen, aber auf äußerst fragwürdige Weise: Falls jemand sich im Alter doch als nutzloses, weil seniles Mitglied der Gesellschaft erweise, so liege das nicht am Altern, sondern an der fehlenden Tugendhaftigkeit des Einzelnen. Bei der großen Anerkennung und Beliebtheit, die sich Ciceros Schrift bis heute erfreut, ist es nicht weiter erstaunlich, dass ähnlich problematische Schlussfolgerungen immer noch in der Debatte um „gelingendes" Altern nahegelegt werden, wie im Zusammenhang mit der Diskussion um Potenziale des Alters genauer untersucht werden soll.

Es lässt sich nicht bestreiten, dass in den angeführten Beispielen Ältere wegen ihrer körperlichen Eigenschaften abgelehnt, verachtet und verspottet werden. Aber es ist aus ethischer Sicht widersprüchlich, die Negativität des Alterns als *malum* zu bestreiten und gleichzeitig eine Altersmoral zu propagieren, die dieser Einschätzung doch im Grunde recht gibt. Eine überzeugendere Alternative besteht darin, die Negativität des körperlichen Alterns einzuräumen und daran zu erinnern, dass der rechtliche Schutz und Fürsorgeanspruch eines Menschen als Menschen nicht von seinen körperlichen Eigenschaften und auch nicht von seiner Tugendhaftigkeit oder seinem gesellschaftlichem Nutzen abhängen. Gleichzeitig muss man das Problem angehen, dass älteren Menschen auch negative moralische Charaktereigenschaften zugeschrieben werden. Vorurteile wie Geiz und Lüsternheit können dabei in anderer Form weiterexistieren, wie beispielsweise in dem Gedanken, dass Ältere zu viele Ressourcen der sozialen Sicherungssysteme beanspruchen oder unverhältnismäßig große politische Macht an sich reißen würden, die ihnen der demographische Wandel verleiht. Für die Ökonomen Hans-Werner Sinn und Silke Uebelmesser werden die veränderten Mehrheiten von Altersgruppen in Deutschland ab 2023 zu einer Gerontokratie führen, in der die Älteren die Jüngeren ausbeuten. Nur die Furcht, dass die Jüngeren auswandern würden und bis zu einem gewissen Grad ein Altruismus gegenüber den eigenen Nachkommen seien dabei mögliche Hemmnisse.[655] Machtgier und Geiz beim Anhäufen von Besitz waren seit jeher die beiden Seiten des Klischees, dass sich Ältere aus Furcht und Verlustängsten zu sehr an materiellen Besitz klammerten.[656]

Man muss anerkennen, dass das *malum morale* des Alters mindestens ebenso wie das *malum physicum* des Alterns die Formen des *malum sociale* hervorbringen. Die Folgen sind, dass Ältere geringgeschätzt, verspottet, von gesellschaftlicher Teilhabe ausgegrenzt werden und auch aus diesen Gründen vereinsamen können. In der ebenso weit zurückreichenden Tradition des Alterslobs gab es daher eine doppelte Antwort auf das Altern als *malum morale*: Erstens hat man geleugnet, dass die negativen Charaktereigenschaften älterer Menschen zutreffen. Zweitens empfiehlt man Älteren bestimmte Alterstugenden und weist sie auf besondere Alterspflichten hin, die unter anderem den genannten Vorurteilen entgegenwirken

---

655   Sinn Uebelmesser 2001, 17.
656   Vgl. Kap.7.3.

sollen. Auch diese Tradition einer Moral, die sich besonders an Ältere richtet, besteht wie der Altersspott, der sich gegen unterstellte charakterliche Mängel richtet, immer noch fort. Da moralische Pflichten – bis auf manche Ausnahmen, die sich aus einer bestimmten Position oder Tätigkeit ergeben – einen universellen Geltungsanspruch besitzen, ist eine spezielle Moral der Lebensphase Alter begründungsbedürftig. Eine solche Begründung muss berücksichtigen, dass eine Altersmoral auch eine traditionelle Reaktion auf Altersspott darstellt. Sie kann sich dadurch wie oben erwähnt als ebenso ambivalent erweisen, wie die Bewertung des Alterns und der Lebensphase Alter in Altersklagen, Alterstadel und Alterslob. Denn möglicherweise gibt man negativen Altersstereotypen im Grunde recht, indem man Älteren nahelegt, sie müssten bestimmte Tugenden kultivieren, die man von anderen Altersstufen nicht erwartet.

VII.7.2 Eine gerontologische Altersmoral

Die Soziologen und Lebenslaufforscher Dale Dannefer und Richard Setterstein definieren Normen, die sich auf Lebensphasen beziehen als soziale Gebote oder Verbote, sich an altersbedingt „angemessenen" oder „unangemessenen" Aktivitäten zu beteiligen oder Rollen zu bekleiden („social prescriptions for or prescriptions against, involvement in ‚inappropriate' activities or roles at particular ages"). So gelten nach Dannefer und Setterstein beispielsweise unausgesprochene, aber weitgehend akzeptierte Regeln, wann man das Elternhaus verlassen oder sich verheiraten sollte.[657] Kritiker heben dagegen inzwischen die kulturelle und gesellschaftliche Relativität von altersangemessenem Verhalten hervor. Allgemeine und starre Muster von Lebensläufen würden mehr und mehr durch Globalisierung und Flexibilisierung zusammenbrechen.[658]

Dennoch werden in der Gerontologie allgemeine Verhaltensregeln und wertende Haltungen empfohlen, die zu einer Altersmoral gehören, wie sie bereits Cicero vorgeschlagen hat. Diese Altersmoral soll einen richtigen Umgang mit der Lebensphase Alter festlegen und ist sowohl an ältere Menschen als auch an die Gesellschaft adressiert. Sie erhebt den Anspruch, zu einem „erfolgreichen" bzw. „gelingenden" Alter anzuleiten. Nach den Psychologen John Rowe und Robert Kahn, die diesen Begriff mitgeprägt haben, wird unter „succesful aging" ein gesundes und zufriedenes Alter verstanden.[659] Gelingendes Alter verstehen etwa die Autoren des fünften und sechsten Altenberichts als gesundes, aktives Altern bei sozialer Teilhabe. Der sechste Altenbericht warnt jedoch auch vor allzu optimistischen Bildern des erfolgreichen Alterns, vor allem bei niedrigem Einkommen, Bildung und Einfluss.[660] Die entsprechenden Verhaltensregeln sind gesundheitsbewusstes, präventives Verhalten, Entwickeln des eigenen Potenzials und auch Akzeptanz des eigenen Alters. Regeln für den Umgang mit

---

657 Dannefer Settersten 2010, 9.

658 Dannefer Settersten 2010, 10.

659 Rowe Kahn 1998.

660 Sachverständigenkommission zur Erstellung des Fünften Altenberichts der Bundesregierung 2006, 370; Sachverständigenkommission zur Erstellung des Sechsten Altenberichts der Bundesregierung 2010, 103.

dem eigenen körperlichen Altern gehören ebenso dazu, wie das Verhältnis zu anderen Generationen. Entsprechende Konzeptionen, wie etwa diejenige von John Vincent, umfassen auch einen allgemeinen Sinn, den ältere Menschen der Lebensphase Alter zuschreiben sollten. Zu dieser Sinnfindung gehört für Vincent dazu, das eigene Alter zu akzeptieren und es daher nicht mit medizinischen Mitteln zu bekämpfen.[661] Dadurch kann aus der Altersmoral eine implizite Vorschrift abgeleitet werden, wie Eingriffe in Alternsprozesse anzuwenden sind. Allerdings erweist sie sich in dieser Hinsicht als ambivalent und interpretationsbedürftig, wie sich zeigen wird. Im Grunde besteht der Kern einer solchen Altersmoral in den Tugenden Maßhalten und Besonnenheit sowie der Pflicht, die eigene Vollkommenheit bzw. die eigenen Talente zu entwickeln. Hinzu kommt noch die Generationengerechtigkeit.

Ein exemplarischer Vorschlag einer entsprechenden gerontologischen Altersmoral stammt vom Heidelberger Psychologen Andreas Kruse, der auch der Kommission vorstand, von der die genannten Altenberichte der Bundesregierung stammen. Kruse setzt sich in mehreren Werken mit der Ethik des Alterns aus gerontologischer Perspektive auseinander. Wie er selbst schreibt, hat er dabei fünf „Kategorien" ins Zentrum gestellt: 1. Selbständigkeit, 2. Selbstverantwortung, 3. bewusst angenommene Abhängigkeit, 4. Mitverantwortung und 5. Selbstaktualisierung.[662]

„Selbständigkeit" definiert Kruse als die Fähigkeit ein weitgehend unabhängiges Leben zu führen, wenigstens in Kernbereichen, auch wenn man auf andere angewiesen sei. „Selbstverantwortung" kann man als Reflexion der eigenen Situation und Umsetzung der persönlichen Werte verstehen, beispielsweise als „Mitbestimmung von Patienten bei der Entscheidung über die Art der zu wählenden Intervention".[663] Die *conditio humana* bedinge, dass man verletzlich und auf die Hilfe und Unterstützung anderer angewiesen sei. Das zu verstehen und zu akzeptieren komme in der Fähigkeit der „bewusst angenommenen Abhängigkeit" zum Ausdruck. Diese Fähigkeit helfe dabei, Einschränkungen und Verluste in Teilen zu kompensieren oder deren Folgen zu verringern. „Mitverantwortung" bezeichne die Bereitschaft, sich in andere Menschen hineinzuversetzen, sich für sie zu engagieren und sich als Teil einer Gemeinschaft zu verstehen. Die „Selbstaktualisierung" beschreibt nach Kruse „die Verwirklichung von Werten, Fähigkeiten und Bedürfnissen und die in diesem Prozess erlebte Stimmigkeit der Situation (die auch verstanden werden kann als Sinnerleben des Menschen)".[664] Dabei kommen sehr unterschiedliche Qualitäten zum Ausdruck: kognitive, körperliche, emotionale, sozial-kommunikative, ästhetische und alltagspraktische.

Zu diesen fünf Kategorien kommen noch zwei weitere ethisch relevante Haltungen dazu: „Integrität", womit Kruse entwicklungspsychologisch nach Erik H. Erikson eine „anzustrebende Erfahrungsgestalt des höheren Lebensalters" bezeichnet: „Erikson zufolge gelingt es dabei, die gemachten Lebenserfahrungen miteinander in Einklang zu bringen, das Erreichte zu würdigen, das Nichterreichte zu akzeptieren und vor diesem Hintergrund auch die

---

661 Vgl. zu Vincent Kap.6.6.
662 Kruse 2005, die fünfte Kategorie der Selbstaktualisierung kommt hier dazu: Kruse 2012.
663 Kruse 2012, 245.
664 Kruse 2012; 245:

Grenze des Lebens anzunehmen. Hier verbindet sich Lebenssinn mit Lebenserfahrung."[665] Die unterschiedlichen Verben zeigen, dass es hier ebenfalls um eine normative Dimension des guten Lebens im Rahmen einer teleologischen Ethik geht: „anstreben", „würdigen" und „annehmen".

Die zweite Haltung wird durch einen weiteren entwicklungspsychologischen Begriff bezeichnet: „Generativität" als „Mitverantwortung und Fürsorge für nachfolgende Generationen". Im sechsten Altenbericht für die Bundesregierung lautet die entsprechende Erläuterung, die Generativität beziehe sich auf ein „Bedürfnis, einen über die Begrenztheit des eigenen Lebens hinausgehenden Beitrag zu leisten."[666] Während es bei der Integrität um das ethische Selbstverhältnis geht, bezieht sich die Generativität also auf das ethische Verhältnis zu anderen Generationen.

Wie auch andere, ähnliche Vorschläge aus der Gerontologie handelt es sich bei Kruses Vorschlag für ein gutes oder gelingendes Leben im Alter um eine Altersmoral, aber nicht um eine Ethik des Alterns. Als solche analysiert sie die Lage, in der sich viele ältere Menschen befinden, im Hinblick auf ihre moralischen Aspekte. Auf dieser Grundlage lassen sich zahlreiche wertvolle, fachlich relevante gerontologische Empfehlungen geben, wie der fünfte und sechste Altenbericht und auch andere Werke Kruses zeigen. Allerdings fehlt dieser Altersmoral die moralphilosophische Reflexion und Kritik, die Zusammenhänge mit zentralen Begriffen der ethischen Theorie rekonstruiert. Daher bleibt z. B. unklar, welche Verbindlichkeit sie besitzt und wie ihr Geltungsbereich begründet ist.

Das zeigt sich deutlich an Kruses Vorschlägen. Seine Kategorien sind in mehreren Hinsichten unbestimmt: Die „Selbstbestimmung" stellt eine Version einer weitgefassten Autonomie dar, die nicht nur die moralische Selbstgesetzgebung im Sinne Kants meint, sondern ganz allgemein die Verwirklichung der eigenen Freiheit. „Akzeptanz von Abhängigkeit" lässt sich *prima facie* als Tugend im Sinne der Besonnenheit oder des Maßhaltens deuten. „Selbst-" und „Mitverantwortung" geben lediglich allgemeine ethische Relationen an, die durch Pflichten mit Inhalten gefüllt werden müssen. „Selbstaktualisierung" legt die Interpretation der Selbstverwirklichung und Entwicklung der eigenen Persönlichkeit und Talente nahe. Letzteres ist eine klassische Pflicht gegen sich selbst. Dabei bleiben zahlreiche Frage offen: Handelt es sich bei diesen Kategorien um Tugenden oder um Pflichten oder um beides? Falls es sich um Pflichten handelt, sind es vollkommene oder unvollkommene Pflichten und wie sollen sie positiv wie negativ moralisch sanktioniert werden? Gelten sie für alle älteren Menschen oder nur für manche? Sind es lediglich Klugheitsratschläge, die voraussetzen, dass man bestimmte Ziele verfolgt, oder beziehen sie sich auf Aspekte des menschlichen Lebens, die für jeden relevant sind?

Weil sie solche Fragen offen lassen, besitzen diese und auch andere Versionen der gerontologischen Altersmoral vor allem zwei Mängel: Sie führen erstens nicht genügend aus, warum es überhaupt eine besondere Moral geben sollte, die für unterschiedliche Lebens-

---

665 Kruse Wahl 2010, 140.
666 Sachverständigenkommission zur Erstellung des Sechsten Altenberichts der Bundesregierung 2010, 265.

phasen und in diesem Fall für ältere Menschen gelten sollte. Man kann das als Problem der Geltung bezeichnen, weil unklar ist, weshalb sie auf eine bestimmte Gruppe eingeschränkt sein soll. Zweitens ziehen sie keine Grenzen für ihre Verbindlichkeit im Sinne einer philosophischen Kritik, die zeigt, ob es sich um eine strenge moralische Verbindlichkeit handelt oder nur um moralische Regeln, die zu erfüllen lediglich „verdienstlich" ist, oder um Klugheitsratschläge. Zumindest der zweite Mangel, der sich auf Verbindlichkeit bezieht, zeigte sich bereits als hauptsächliches Problem der medizinethischen Kritik an Eingriffen in Alternsprozesse. Das gilt nun auch für die gerontologische Altersmoral. Will man wie John Vincent solche Eingriffe als ethisch falschen Umgang mit dem Altern bewerten, muss man diese Mängel der fehlenden Geltung und Verbindlichkeit beheben. Ganz allgemein muss man danach fragen, welche Verbindlichkeit und Geltung Bestandteile einer Altersmoral besitzen, die einen bestimmten Umgang mit dem körperlichen Altern nahelegen. Dazu gehört, ob sie seine negative Qualität überzeugend relativieren und welche Rolle sie medizinischen Eingriffen zuschreiben können.

Eine kurze gerontologische Ethik, die diesen Namen verdient, stammt von Otfried Höffe. Er unterscheidet in zwölf Bausteinen personal- und sozialethische Ratschläge aus einer eudämonistischen Ethik von Pflichten der kategorischen Moral. Damit wird eine wichtige Unterscheidung vorgenommen, die in Bezug auf Akzeptanz des Alterns, Besonnenheit, Gelassenheit und präventive, gesundheitsbewusste Einstellungen in der Gerontologie häufig fehlt. Dabei kann es sich nur um Klugheitsratschläge, aber nicht um Pflichten handeln. Allerdings ist der kurze Text Höffes auf die Frage der sozialen Sicherungssysteme und darauf, wie ältere Menschen angemessen versorgt werden sollen, konzentriert. Diese Versorgung wird mit Tauschgerechtigkeit und die Pflichten werden mit einer „Goldenen Regel der Gerontologie" legitimiert: „Was du als Kind nicht willst, daß man dir tu, das füg auch keinem Älteren zu!"[667] Akzeptanz des Alterns, Besonnenheit, Maßhalten und Potenziale spielen zwar auch für Höffe eine Rolle, ihnen gilt jedoch nicht sein Hauptinteresse. Auch die Themen des „succesful aging" und der negativen Altersstereotype spricht die Abhandlung nicht an. Für den vorliegenden Zusammenhang sind jedoch dies die wichtigen Themen, wenn es darum geht, warum und mit welcher Verbindlichkeit Alterstugenden gerade für und gegenüber älteren Menschen gelten sollen.

Sucht man in der philosophischen Tradition nach einer Ethik des Alterns, die sich mit Verbindlichkeit und Geltung einer Altersmoral in Bezug auf körperliche Veränderungen und negative Altersstereotypen auseinandersetzt, kann man bei einem fast vergessenen Autor fündig werden. Georg Friedrich Meier ist ein Philosoph der deutschen Aufklärung, einer Epoche, der man gerne einen einseitigen Rationalismus unterstellt, der die Emotionen und den Körper aus dem Blick verloren habe.[668] Meiers Passage in seiner *Sittenlehre* über Pflichten in Abhängigkeit von der Lebensphase widerlegt dieses pauschale Urteil mit einer differenzierten Betrachtung, die eine gerontologische Altersmoral immer noch bereichern kann.

---

667 Höffe 2012, 230.
668 Rentsch 2012, 189.

VII.7.3 Alterstugenden, Alterspflichten:
Ein Vorbild aus der deutschen Aufklärungsphilosophie

Georg Friedrich Meier (1718-1777) war bis zu seinem Tod Philosophieprofessor an der Universität Halle und Anhänger der Leibniz-Wolffschen-Schule. Nach Michael Albrechts Einleitung zur Neuauflage von Meiers *Sittenlehre* basiert diese auf der *Ethica Philosophica* Alexander Gottlieb Baumgartens, nach der Meier auch seine Vorlesungen in Halle hielt. Meier übertrug die *Ethica* ins Deutsche und erläutert einzelne Passagen ausführlich. Er unterscheidet allgemeine und besondere sowie äußere und innerliche Pflichten voneinander. Eine Einteilung, die nach Albrecht auf Christian Wolffs *Deutsche Ethik* zurückgeht.[669] Die „innerlichen" Pflichten sollen im Gegensatz zu den „äußeren" nicht durch Zwang durchzusetzen sein, die „allgemeinen" richten sich an alle Menschen, die „besonderen" sind von einer bestimmten Lage oder einem bestimmten Zustand abhängig.

Die Pflichten, die für unterschiedliche Lebensalter gelten, nennt Meier „innerliche, natürliche Pflichten des Menschen in Absicht seines Körpers".[670] Diese Klassifikation erfüllt bereits zwei elementare Bedingungen einer Ethik des Alters: Sie begründet den besonderen Geltungsbereich und sie benennt den Grad der Verbindlichkeit. Meier erläutert, dass Pflichten des Menschen „in Absicht seines Körpers" sich nicht primär auf den Umgang mit dem eigenen Körper beziehen. Gemeint ist vielmehr, dass diese Kategorie von Pflichten „gewisse Hauptveränderungen des Körpers" voraussetzt, die auch von geistigen Veränderungen begleitet sind, und „solche Zustände des Menschen, welche auf diesen Veränderungen beruhen".[671] Was das genau bedeutet, lässt sich am besten an den einzelnen Pflichten selbst erläutern.

Die besondere Verbindlichkeit als zweiter Aspekt, den eine Ethik des Alters in Bezug auf besondere Alterspflichten oder dazu gehörende Tugenden zu klären hat, ist durch die Qualifikation „innerlich" angegeben. Es handelt sich also um Pflichten, die lediglich eine moralische Forderung darstellen, aus einer eigenen, inneren Überzeugung heraus zu handeln. Niemand soll durch äußere Sanktionen, seien es rechtliche oder moralische, gezwungen werden, solche Pflichten einzuhalten. Kant hat den Gedanken solcher Pflichten in der Systematik seiner Ethik, zuletzt in der *Metaphysik der Sitten*, weitergeführt. Pflichten, deren Einhaltung durch äußeren Zwang garantiert werden kann, sind Rechtspflichten. Solche Pflichten sind rein formal, und sind „apriori bestimmt: daß nämlich die Freiheit des Handelnden mit jedes anderen Freiheit nach einem allgemeinen Gesetz zusammenbestehen könne".[672]

Was Meier „innerliche" Pflichten nennt, sind bei Kant „Tugendpflichten". Tugendpflichten beziehen sich auf „Zwecke", die zugleich Pflichten sind. Solche Zwecke kann man nur selbst setzen. Äußerer Zwang zur Durchsetzung solcher Pflichten widerspricht dem Grundgedanken der Tugend. Derartige Zwecke sind der eigentliche Gegenstand der Ethik im Gegensatz zur Rechtsphilosophie. Grundsätzlich gibt es zwei Arten solcher Zwecke: die eigene

---

669 Albrecht 2007, 9.
670 Meier 2007, 249.
671 Meier 2007, 249.
672 Kant 1983, 511.

Vollkommenheit und die fremde Glückseligkeit.[673] Tugendpflichten sind in der Regel „weit"
oder „unvollkommen". Wenn man sie befolgt, gibt es dabei einen gewissen Spielraum: Wie
und in welchem Grad man ihnen nachkommt, bleibt der eigenen freien Entscheidung überlassen. Ihre Befolgung ist außerdem „verdienstlich". Wenn man sie übertritt, macht man
sich nicht schuldig, sondern erwirbt nur keinen entsprechenden moralischen Verdienst.[674]

Kant, der seine Vorlesung zur Ethik ebenfalls nach Baumgartens praktischer Philosophie gehalten hat, erwähnt auch in der Metaphysik der Sitten Pflichten in Abhängigkeit vom
Alter. Er führt sie allerdings nicht aus, da es sich um eine empirische Ergänzung handle, die
zwar zu einem vollständigen System gehöre, aber nicht in die „metaphysischen Anfangs-
gründe der Tugendlehre".[675] Die edierten Vorlesungsnachschriften von Kants Ethikvorlesung
enthalten zwar wie Meiers Sittenlehre einen Abschnitt „Von den Pflichten in Ansehung der
Verschiedenheit des Alters". Aber dort werden nur die Pflichten der Kindheit und Jugend
angeführt.[676] Wenn man nach Vorbildern einer Ethik des Alters sucht, muss man sich zunächst also an G.F. Meier halten. Wenn man die Verbindlichkeit entsprechender Pflichten
in einer einflussreicheren und elaborierteren Systematik interpretieren will, kann man auch
die Ethik Kants heranziehen.

Für Meier verläuft der menschliche Lebenslauf nach dem Muster einer ansteigenden
Kurve, die ein Plateau im mittleren Alter erreicht und dann wieder abfällt. Seele und Körper nehmen gleichzeitig an Vollkommenheit zu und wieder ab.[677] Dabei verwendet er das
gängige Bild der Lebensalter als Jahreszeiten. Entsprechend unterscheidet er drei größere
Lebensphasen: Jugend, Reife und Alter. Das Alter teilt er bereits in ein „rüstiges" und ein
„hohes" Alter ein, Herbst und Winter. Die Hochaltrigkeit ist also keine Entdeckung der
Gegenwart. Aus heutiger Sicht irritiert, dass er zwar vom menschlichen Alter schreibt, sich
aber dann ausschließlich auf Männer bezieht. Es gibt allerdings keinen Grund, warum diejenigen seiner Überlegungen, die auch in der Gegenwart noch erwägenswert sind – und das
sind erstaunlich viele –, nicht für beide Geschlechter gelten sollten.

Die besonderen Pflichten, die sich durch altersbedingte körperliche Veränderungen ergeben, teilt Meier in drei Gruppen. Die Grundlage dieser Einteilung sind die Lebensphasen
kurz vor dem Alter, des Alters selbst und des hohen Alters. Beim „Herannahen des Alters"[678]
sollte man vor allem Vorsorge betreiben und seine verbleibende Zeit gut einteilen. Man sollte für die eigene materielle Sicherheit sorgen und sich Laster abgewöhnen, die die eigene
Gesundheit unnötig schwächen. Die verbleibende Lebenszeit sollte man für Vorhaben, die
man noch verwirklichen möchte, realistisch einschätzen. Wichtige Pläne sollte man voll-
enden und nicht zu viel unternehmen, damit nichts unerledigt bleiben muss. Dies sind un-
spektakuläre Klugheitsratschläge, die man in allen Epochen finden kann.

673   Kant 1983, 515.
674   Kant 1983, 521.
675   Kant 1983, 607.
676   Kant 1991, 264.
677   Meier 2007, 250.
678   Meier 2007, 288.

Wenn die Kräfte im ersten Teil des Alters nachlassen, gelten generell dieselben Pflichten wie in anderen Lebensaltern auch. Vor allem sind das „unvollkommene" oder „weite" Pflichten gegen sich selbst, für die wie bei Kant auch nach Meier die eigene Vollkommenheit den Überbegriff darstellt. Darunter sind Pflichten zusammengefasst, die für jedes Lebensalter gelten, wie die eigenen Talente zu verbessern und am eigenen moralischen Charakter zu arbeiten. Für die Lebensphase des Alters nehmen diese Pflichten lediglich eine besondere Gestalt aufgrund von körperlichen Veränderungen an. Daher solle man darauf achten, dass man nicht aufgrund von Einschränkungen Charakterfehler entwickle, die dem Alter zugeschrieben werden, um selbst ein besseres Bild des Alters abzugeben. Vor allem aber soll man auf die eigene Zufriedenheit achten: „Ein beständiges Uebergewicht des Vergnügens über das Mißvergnügen..." sei nach Meier die „vornehmste Pflicht eines Greises".[679]

Besonders interessant sind Meiers Gedanken zum hohen Alter, das mit Gebrechlichkeit, dem Verlust der geistigen Fähigkeiten und des freien Willens einhergehen könne. Die wichtigste Pflicht des hohen Alters besteht darin, sich nicht selbst die Schuld für die Verminderung der eigenen Fähigkeiten zu geben: „Und wenn jemand auch noch so verständig seyn, und nach so tugendhaft gelebt haben solte, kommt er ins hohe Alter: so überfallen ihn auch die Schwachheiten desselben, auf eine natürlich nothwendige Art."[680] Man sollte sich das Abnehmen der Kräfte eingestehen und sich nicht zu viel zumuten. Nehmen die Kräfte und geistigen Fähigkeiten noch weiter ab, so sinkt auch die Verbindlichkeit, moralische Forderungen zu erfüllen, wenn jemand „keinen merklichen Gebrauch seines freyen Willens" mehr zeigt oder nur noch gelegentlich. Einen solchen Zustand könne sich nach Meier niemand vernünftigerweise wünschen und es sei Gott zu danken, dass nicht viele ihn erreichen. Während die Hochbetagten selbst also weniger Verpflichtungen haben, ist ihnen gegenüber Mitgefühl, Ehrerbietung und Achtung für ihre Lebensleistung geboten, denn sie zeigen den Weg an, den die Nachgeborenen erst noch auf sich zu nehmen haben.[681]

Für die Gegenwart enthält Meiers Ethik des Alters nach dieser kurzen Übersicht mehrere wertvolle Hinweise. Erstens eine Begründung der besonderen Pflichten für die Lebensphase Alter, zweitens eine Erläuterung der Verbindlichkeit dieser Pflichten, und drittens zeigt er, dass eine Anerkennung der Verluste, die mit dem Alter verbunden sind, nicht gleichzeitig zu einer Geringschätzung älterer Menschen führen muss.

Nach Meier gelten zunächst für und gegenüber älteren Menschen dieselben Pflichten wie für alle anderen auch. Das scheint zwar banal zu sein, wird aber im gegenwärtigen Diskurs um Altersmoral regelmäßig übergangen. Die eigenen Fähigkeiten zu entwickeln und sich für das Wohlergehen anderer zu engagieren gilt für alle Lebensalter als moralische Pflicht und zwar als weite und verdienstliche. In der Lebensphase Alter sind lediglich die besonderen Stärken und Möglichkeiten zu berücksichtigen, aber auch die Schwächen und Einschränkungen älterer Menschen, die für Meier eine wichtige Rolle spielen. Dafür ist nicht pauschal das Alter zu berücksichtigen, sondern die persönliche Situation und die eigene Ein-

---

679 Meier 2007, 296.
680 Meier 2007, 290.
681 Mcier 2007, 289.

schätzung. Die Pflichten, die Meier empfiehlt, tauchen dabei immer noch in der gerontologischen Moral des Alters regelmäßig auf: Akzeptanz des eigenen Alters und Entwicklung des eigenen Potenzials, was sich sowohl auf den Charakter als auch auf eigene Fähigkeiten bezieht. Nach Meier ist dabei wichtig, dass man als älterer Mensch selbst negative Vorurteile widerlegt, wie diejenigen, dass alte Menschen geizig, mürrisch oder rechthaberisch seien.

Zweitens vereinfacht die gegenwärtige Debatte über Altersmoral im Gegensatz zu Meiers Alterspflichten vor allem die Verbindlichkeit dieser Moral zu sehr. Wichtig ist der Hinweis, dass es sich primär um Pflichten gegen sich selbst und um Tugendpflichten handelt. Im Mittelpunkt steht daher vor allem das eigene Wohlergehen Älterer, das verbessert werden soll, wenn man sie befolgt. Höchste Pflicht im Alter nach Meier ist es, dafür zu sorgen, dass das „Mißvergnügen" nicht überwiegt. Als Tugendpflichten soll man sie nicht durch äußeren Zwang einhalten. Rechtliche und selbst moralische Sanktionen wären völlig unangemessen. Auf sie tritt das Verallgemeinerungskriterium Kants für unvollkommene Pflichten zu. Eine Maxime, die solchen Empfehlungen widerspricht, wäre nicht verallgemeinerbar. Eine Gesellschaft, in der niemand für das eigene Alter vorsorgt und die Fähigkeiten des Alters ungenutzt bleiben, wäre zwar denkbar, aber man kann sie nicht wollen. Sofern jedoch ältere Menschen selbst ihre Fähigkeiten entwickeln oder ihr Alter akzeptieren sollen, handelt es sich lediglich um „weite", verdienstliche Pflichten. In welchem Maß sie verfolgt werden und wie man sie umsetzt, bleibt jedem selbst nach der Einschätzung der eigenen Situation überlassen. Insofern handelt es sich um Ratschläge, nicht um Vorschriften.

Schließlich ist drittens auch Meiers Hinweis auf abnehmende Fähigkeiten im hohen Alter wichtig. Die Ethik des Alters sollte vorrangig dem Wohl älterer Menschen dienen, denn nur deshalb braucht es eine besondere Ethik für diese Lebensphase. Dazu gehört auch, dass sie einen realistischen Blick auf die Lage älterer und gerade auch hochbetagter Menschen wirft und sie von moralischen Verbindlichkeiten entlastet, die sie nicht mehr befolgen können. Die negative Qualität von Verlusten ist anzuerkennen, Ältere sollen weder von anderen noch von sich selbst mit moralischen Forderungen überlastet werden. Sie sollten auch nicht gedrängt werden, sich selbst für körperliche oder geistige Verluste verantwortlich zu machen, was gegenüber Ciceros unrealistischem Heroismus ein deutlicher Fortschritt ist. Die Bedürfnisse älterer Menschen sind ganz unabhängig davon zu respektieren. Diese Haltungen, die *von anderen gegenüber* älteren Menschen einzufordern sind, sind vollkommen unabhängig von der Erfüllung irgendwelcher moralischer Pflichten *durch* ältere Menschen selbst. Gerade darin zeigt sich Meiers besondere Humanität, die der Ambivalenz eines Diskurses über „Potenziale" und der Vorstellung, dass die „Akzeptanz" des eigenen Alters eine Pflicht gegen andere sei, deutlich überlegen ist. Gerade vor dem Hintergrund eines einseitig positiven Diskurses über „Potenziale" des Alters und über ein „gelingendes" Alter kann man mit Meier daran erinnern, dass es im hohen Alter nicht mehr auf Potenziale ankommt, die anderen nutzen, und dass niemand für Gebrechlichkeit und Demenz im hohen Alter verantwortlich gemacht werden darf oder sich selbst dafür verantwortlich halten sollte.

VII.7.4   Nützlichkeit und Potenziale des Alters

Wie schwer sich Gerontologen damit tun können, die negativen Seiten des Alterns anzuerkennen, wird wie schon bei Gebrechlichkeit und neurodegenerativen Erkrankungen beim Thema „Potenziale des Alters" besonders deutlich. Auch hier geht es um den Zusammenhang zwischen pauschal unterstellten negativen Charaktereigenschaften älterer Menschen und dem *malum sociale* ihrer Geringschätzung. Denn durch negative Stereotype wie diejenigen, dass alte Menschen unflexibel, nicht schöpferisch und nicht produktiv seien, würden Bedingungen geschaffen, die verhindern, dass sie sich gesellschaftlich einbringen könnten. Das wiederum führt aus dieser Perspektive dazu, dass der demographische Wandel als Bedrohung wahrgenommen wird und zu einer geringen Wertschätzung Älterer insgesamt. Dagegen heben etwa die einschlägigen Altenberichte der Bundesregierung die „Potenziale" des Alters hervor, was schon seit Cicero eine Antwort auf negative Bewertungen des Alters ist.

Tatsächlich zeigt der Blick auf unterschiedliche Gesellschaften, dass solche Bedenken in Bezug auf die Geringschätzung älterer Menschen durchaus gerechtfertigt sein könnten. Simone de Beauvoir hat in ihrer einflussreichen Studie zum Alter auch die ethnologische Forschung berücksichtigt und die historische Entwicklung in Europa untersucht. Sie kommt zu dem Schluss, dass in vielen Gesellschaften Ältere wenig geachtet werden würden, wobei es aber eine große Variationsbreite gebe. Die Spanne reiche vom Senizid bis zur Gerontokratie. Praktisches Wissen, Magie und Religion seien die Gründe, weshalb in manchen Naturvölkern Gerontokratien entstünden. Sie stellt jedoch fest: „Viele Gemeinschaften respektieren die alten Menschen, solange sie noch klar im Kopf und rüstig sind, entledigen sich ihrer jedoch, wenn sie hinfällig und kindisch werden."[682] Das bedeutet, ältere Menschen werden in vielen Gesellschaften wertgeschätzt, solange sie durch ihre Erfahrung, Erinnerung, Kenntnis von Ritualen oder spirituellem Wissen nützlich seien. Wenn sie jedoch aufgrund von körperlicher oder geistiger Schwäche diese Rolle nicht mehr erfüllen könnten, würden sie nicht immer, aber häufig vernachlässigt, zurückgelassen oder sogar umgebracht. Daran ändere sich auch bei „so genannten zivilisierten" Völkern nichts. Nur der Mord sei verboten.[683]

Diese Einschätzung de Beauvoirs bestätigt der Anthropologe und Geograph Jared Diamond in einem kürzlich erschienenen Werk über das „Vermächtnis" traditioneller Gesellschaften. Diamond bekräftigt die Einschätzung, es gebe eine große Bandbreite von Verhaltensweisen gegenüber Älteren: aufopfernde Fürsorge bis Mord. Er betont, die Nützlichkeit älterer Menschen sei die Bedingung für ihre Anerkennung in traditionellen Gesellschaften. Das gelte vor allem für solche, denen wenige Ressourcen zur Verfügung stehen. Diese Nützlichkeit bestünde in Erfahrung, Erinnerung, z. B. an für das Überleben relevante Situationen, und in einem Netzwerk von Beziehungen.[684] Aus unterschiedlichen Gründen sei in den westlichen, industrialisierten Gesellschaften die Wertschätzung älterer Menschen gesunken. Nach Diamond müsse man aus der Stellung alter Menschen in traditionellen Ge-

---

682   Beauvoir 2008, 65.
683   Hogerzeil 2006, 110.
684   Diamond 2012, 258.

sellschaften lernen, ihre Nützlichkeit und Stärken betonen und Wege finden, wie sie diese in die gegenwärtige Gesellschaft wieder besser einbringen könnten.[685]

Dieser Argumentation schließt sich im Allgemeinen die Kommission an, die den fünften Altenbericht der Bundesregierung erstellt hat, und auch die Bundesregierung selbst in ihrer darin enthaltenen Stellungnahme. Im Zuge des demographischen Wandels und im Kontext der Globalisierung müsse die Gesellschaft verstärkt die Potenziale älterer Menschen nutzen. Dafür muss man Altersbilder unterstützen, die die Fähigkeiten und Stärken älterer Menschen hervorheben. Hierfür gebe es fünf normative Leitbilder: 1. Mitverantwortung, 2. Alter als Motor für Innovation, 3. Nachhaltigkeit und Generationensolidarität, 4. lebenslanges Lernen und 5. Prävention. Im Einzelnen erkundet der Bericht Potenziale des Alters in den Bereichen: Familie, private Netzwerke, soziales Engagement, Konsum und selbständiges Leben. Besonders hervorgehoben wird die Bedeutung des Gesundheitszustands und es wird eine Beseitigung sämtlicher Risikofaktoren angestrebt.[686] Offensichtlich werden auch hier einige der bisher besprochenen Alterspflichten betont: Vor allem die Entwicklung der eigenen Talente und die Pflicht, Maß zu halten, wenn es um die eigene Gesundheit geht, aber auch die Pflicht gegen andere, einen nützlichen Beitrag für die Gesellschaft zu leisten.

Diese Thematik führt der sechste Altenbericht weiter, indem er untersucht, inwiefern negative Altersbilder verhindern, dass ältere Menschen ihre Potenziale in die Gesellschaft einbringen könnten. Auch hier gilt das „Leitbild des produktiven Alters: Produktivität, Innovationskraft, Kreativität". Ältere hätten das Recht sich einzubringen, aber auch die Pflicht das zu tun, nicht nur gegen sich selbst, sondern auch gegenüber der Gemeinschaft.[687] Da der Altenbericht also Produktivität und Aktivität stark hervorhebt, stellt sich die Frage, wie man mit dem Thema der abnehmenden körperlichen und geistigen Kräfte im hohen Alter umgeht.

Die Antwort des Altenberichts besteht in einer Neuinterpretation von Produktivität und Aktivität. Zunächst wird festgehalten, „neue Altersbilder, die sich auf Produktivität und Aktivität konzentrieren [...] können die Vulnerabilität des Alters nicht abschaffen".[688] Daraus wird jedoch nicht der Schluss gezogen, dass Produktivität und Aktivität durch Alternsprozesse stark abnehmen und manche ältere Menschen unproduktiv sein können und es auch sein dürfen. Stattdessen wird davor gewarnt, die „Menschen des vierten Lebensalters [...] ins Licht der Unproduktivität und damit eines negativen Altersbildes geraten zu lassen"[689]. Ein derartiges negatives Altersbild sei immer die nicht intendierte Kehrseite eines produktiven Altersbildes. Deswegen müsse man Produktivität und Aktivität neu interpretieren, um das vierte Alter angemessen zu würdigen. Dieses neue Verständnis besteht

685   Diamond 2012, 279.
686   Sachverständigenkommission zur Erstellung des Fünften Altenberichts der Bundesregierung 2006, 6.
687   Sachverständigenkommission zur Erstellung des Sechsten Altenberichts der Bundesregierung 2010, 21.
688   Sachverständigenkommission zur Erstellung des Sechsten Altenberichts der Bundesregierung 2010, 70.
689   Sachverständigenkommission zur Erstellung des Sechsten Altenberichts der Bundesregierung 2010, 70.

im Vorschlag, die Aktivität in diesem Alter als Auseinandersetzung mit dem eigenen Tod zu interpretieren: „ [...] sich als autonomer Mensch bis ans Ende des eigenen Lebens zu bewähren." Der Bericht fährt fort: „Auf diese Weise ist das Aktivitätsparadigma zu Ende gedacht, es ist nicht mehr nur halbiert und steht nicht mehr einseitig für einen unreflektierten und mitunter konzeptionslosen Aktionismus." Wenn Tod und Sterben ebenfalls als mögliche „Aktivität und Produktivität" verstanden werden würden, so könnten auch in diesen Kontexten Potenziale erschlossen werden. Solche Potenziale seien unter dem Einfluss einseitig positiver Altersbilder verdeckt.[690]

Diese Argumentation verdeutlicht, welche intellektuellen Verrenkungen in dieser Debatte zu finden sind, wenn man mit negativen Aspekten des Alterns angemessen umgehen will. Einerseits soll ein negatives Altersbild, das der Unproduktivität, zurückgewiesen werden. Andererseits will man auch ein einseitig positives Altersbild vermeiden, das beispielsweise die Einschränkungen des hohen Alters und den Tod ausklammert. Der Schluss, den man daraus zieht, besteht darin, dass man selbst noch den Sterbeprozess positiv umdeuten will, so dass er „aktiv" und „produktiv" sein soll. Wenn man nun diese Neudeutung im Kontext des Themas der Potenziale des Alters vornimmt, womit eine Art von gesellschaftlicher „Produktivität" impliziert ist, wird vollends unverständlich, was damit eigentlich gemeint sein soll. Man kann wie Meier in der philosophischen Tradition einer *ars moriendi* empfehlen, den Tod im hohen Alter nicht zu verdrängen und sich mit seiner Realität auseinanderzusetzen. Aber dadurch wird Sterben weder „aktiv" – ein Alterssuizid oder die ärztliche Beihilfe zum Suizid, die man als „aktiv" deuten könnte, werden im Altenbericht vehement abgelehnt[691] – noch „produktiv". Potenziale in der Gesellschaft implizieren außerdem, dass es Potenziale sind, die einen Ertrag auch für andere erbringen können. Sterben und Tod sollten aber weder unter dem Aspekt von Pflichten gegen andere gedacht werden, noch unter der Vorstellung, es gebe einen allgemeingültigen, für jeden Menschen gleichermaßen sinnvollen Umgang mit beidem.[692] Wenn man den Umgang mit dem Tod unter dem Aspekt des Potenzials Älterer betrachtet, der eng mit dem Gedanken der Nützlichkeit zusammenhängt, nähert man sich dem Gedanken eines für die Gesellschaft „nützlichen" Todes an. Gerade das ist eine Konsequenz, die der Altenbericht vermeiden will.

Die bessere Strategie besteht darin, von einer moralischen Verbindlichkeit auszugehen, die im hohen Alter mit den körperlichen und geistigen Fähigkeiten abnimmt. Die Achtung und Wertschätzung der Person, die ein langes Leben gelebt hat, und die Fürsorge, die jemand erfährt, dürfen weder bei Älteren noch bei anderen Menschen von ihrer Nützlichkeit, ihrem „Potenzial" oder ihrer „Produktivität" abhängen, gleichgültig wie sie definiert werden. Auch die Stellungnahme der Bundesregierung zum Kommissionsbericht begrüßt

---

690 Sachverständigenkommission zur Erstellung des Sechsten Altenberichts der Bundesregierung 2010, 71.

691 Sachverständigenkommission zur Erstellung des Sechsten Altenberichts der Bundesregierung 2010, 72.

692 Vgl. Kap. 7.8.2.

zwar die Idee des „succesful aging", nimmt jedoch den Hinweis auf, dass der Wert und die Würde nicht davon abhängen sollten.[693]

Ein weiterer Widerspruch der Empfehlungen zu Potenzialen des Alters und Altersbildern im sechsten Altenbericht zeigt sich beim Thema Gesundheit. Deutlich und zu Recht wird hervorgehoben, dass Gesundheit eine notwendige Bedingung sowohl für „gutes" Altern darstellt, als auch dafür, die eigenen Potenziale entfalten zu können. Daher sollen Prävention und ein entsprechender Lebensstil für gesundes Altern in den Mittelpunkt von Bemühungen der Politik gestellt werden.[694] Gleichzeitig befürchtet man aber, dass Alternsprozesse pathologisiert werden und übergeht vollständig den Zusammenhang zwischen Altern und Krankheit, den man ebenfalls als negatives Altersbild ansieht. Der Bericht greift eine „medikalisierte Alternssicht" der Anti-Aging-Medizin an, die er „als aktive Vorsorge, [...] Lebensstil" versteht.[695] Dadurch werde die Verantwortung der Lebensführung dem Individuum übertragen, wobei „Selbstdisziplin und Körperkontrolle" die wichtigsten wirksamen gesellschaftlichen Normen seien. Dies entspreche einer „Ethik der Geschäftigkeit von der die heutige Konsumgesellschaft durchdrungen" sei sowie den heute gültigen Konventionen, die „Aktivität, Gesundheit und Unabhängigkeit" verlangten. Die Argumentation ähnelt darin der im Zusammenhang mit der Biomedikalisierungskritik dargestellten Positionen Sharon Kaufmans oder John Vincents.[696]

Damit greift der sechste Altenbericht genau das an, was der fünfte und er selbst an anderer Stelle fordern: Aktives, unabhängiges, gesundes Altern, bei dem die Gesundheit dazu dient, dass ältere Menschen ihre Potenziale entfalten können, und zwar gerade auch als Konsumenten. Um dieses Ziel zu erreichen, wird ganz deutlich auch Eigenverantwortung dafür hervorgehoben, einen gesunden Lebensstil zu entwickeln und zu kultivieren. Es sieht so aus, als ob man dafür nur keine medizinischen Mittel verwenden möchte, weil man befürchtet, dass man so pathologisierte und negative Altersbilder befördert. Dabei scheitert der Balanceakt, einerseits ein gesundes Altern und andererseits die Akzeptanz von körperlichen Alterserscheinungen zu fordern, die man nicht medizinisch bekämpfen sollte, weil das angeblich negative Altersbilder erzeuge und verbreite.

Denn auch hier gibt es eine Dialektik, die dazu führt, dass die Verteidigung des Alters in ihr Gegenteil umschlagen kann, weil sich in ihr Bedeutungselemente des Standpunkts erhalten haben, den sie eigentlich ersetzen will. Gerade dadurch, dass man den Zusammenhang zwischen biologischen Alternsprozessen und altersassoziierten Krankheiten leugnet, entsteht ein falscher Eindruck davon, wo die Grenzen der Eigenverantwortung verlaufen. Besonders deutlich wird das an der Vorstellung, die im fünften Altersbericht in der Stellung-

---

693 Sachverständigenkommission zur Erstellung des Sechsten Altenberichts der Bundesregierung 2010, VI.

694 Sachverständigenkommission zur Erstellung des Fünften Altenberichts der Bundesregierung 2006, 23.

695 Sachverständigenkommission zur Erstellung des Sechsten Altenberichts der Bundesregierung 2010, 40.

696 Sachverständigenkommission zur Erstellung des Sechsten Altenberichts der Bundesregierung 2010, 47.

nahme der Bundesregierung geäußert wird, die Risikofaktoren für „ungesundes" Altern ließen sich durch einen entsprechenden Lebensstil vollständig beseitigen.[697] Genau das ist nicht möglich, wenn man biogerontologische Erkenntnisse hinzuzieht. Denn in der Biologie des Alterns ist man sich einig, dass Alternsprozesse die bedeutendsten Risikofaktoren für viele altersassoziierte Erkrankungen darstellen. Diesen Sachverhalt anzuerkennen, würde ältere Menschen auch von der vollständigen Verantwortung für ihre Gesundheit entlasten. Hier kann man ebenfalls an Meier erinnern, der gerade als höchste Pflicht gegen sich selbst im hohen Alter aufstellt, sich nicht selbst für gesundheitliche Einschränkungen verantwortlich zu machen. Denn diese könnten sich einstellen, auch wenn man noch so tugendhaft lebe.[698]

Eine ähnliche Ambivalenz kommt in der Forderung zum Ausdruck, ältere Menschen sollten ihr eigenes Altern akzeptieren und deswegen nicht versuchen, mit medizinischen Mitteln dagegen anzukämpfen. Zunächst ist es fraglich, ob man eine entsprechende Pflicht des Umgangs mit dem eigenen Altern überhaupt fordern kann und falls ja, um was für eine Pflicht es sich dabei handeln soll. Zweitens können auch hinter dieser Forderung problematische Altersbilder stehen, die nicht mit Altern als *malum physicum*, sondern mit Altern als *malum morale* und einer entsprechenden Reaktion darauf zusammenhängen.

VII.7.5 Alterstugenden und Eingriffe in körperliches Altern

Kaum jemand dürfte noch Geiz oder fehlende sexuelle Enthaltsamkeit als Charakterfehler des Alters anprangern. Dazu haben Studien wie diejenige Simone de Beauvoirs entscheidend beigetragen, die mit solchen Vorurteilen aufgeräumt haben. Eindringlich hat die französische Philosophin auf die unterschiedlichen Schicksale Älterer in Abhängigkeit von Vermögen und sozialem Status hingewiesen.[699] Entschieden greift sie auch die Vorstellungen einer im Alter nachlassenden Sexualität an und einer damit verknüpften „Läuterung" von sexuellen Trieben. Dabei stützt sie sich auf empirische Untersuchungen des berühmten Sexualforschers Alfred Charles Kinsey, die seither auch von anderen Forschern bestätigt worden sind.[700] Die Anerkennung von sexuellen Bedürfnissen und von Altersarmut als Gefahr dürfte die Regel sein. Dagegen spielt das Altersstereotyp des lüsternen, knausrigen, aber vermögenden Patriarchen wohl nicht einmal als literarisches Klischee noch eine Rolle.

Aber in den Vorstellungen, ältere Menschen würden zu viele gesellschaftliche Ressourcen verbrauchen, sollten nicht konsumorientiert sein und sich nicht zu sehr um ein jugendliches Erscheinungsbild kümmern, können solche Stereotype in anderer Form weiterexistieren. Die Akzeptanz des eigenen Alters als moralische Forderung beruht auch auf solchen Vorstellungen. Ausgerechnet John Vincent, dem die Bekämpfung negativer Altersstereotype ein großes Anliegen ist, argumentiert mit dem „Erhalt der gesellschaftlichen Dynamik" gegen Eingriffe in das Altern, also mit dem Generationsargument, das auf problematischen

---

697 Sachverständigenkommission zur Erstellung des Sechsten Altenberichts der Bundesregierung 2010, 23.

698 Vgl. Kap. 2.2 und 2.3.

699 Beauvoir 2008, 10–11.

700 Beauvoir 2008, 409ff. und 753f.

Annahmen beruht, wie etwa das Beispiel des Evolutionsbiologen August Weismann gezeigt hat.[701] Das impliziert auch, man sollte die entsprechenden medizinischen Ressourcen eher für die gesundheitlichen Probleme Jüngerer verwenden, die für eine entsprechende Dynamik sorgen können.

Eine analoge Argumentation gegen die Ziele einer medizinischen Lebensverlängerung stammt bereits aus dem 18. Jahrhundert. Den neuzeitlichen Wissenschaftsoptimismus Bacons hat Jonathan Swift in seinem 1726 erschienenen Buch *Gullivers Reisen* – in Teilen eine Anti-Utopie – mit dem Gelehrtenkönigtum und der absurden Akademie nach Bacon'schem Modell auf der fliegenden Insel Laputa karikiert. Im selben Teil des Romans trifft Gulliver im Königreich Luggnagg auf die als Laune der Natur hin und wieder dort so geborenen, körperlich unsterblichen Struldbrugs. Mit dieser aktualisierten Version des Tithonus-Mythos antwortet Swift auf Bacons und Descartes' prolongevitistischen Optimismus. Noch in der gegenwärtigen Debatte werden die Struldbrugs ebenso häufig wie Tithonus als Warnung vor einer verlängerten Lebensspanne angeführt, ohne dass man dabei auf Swifts Haltung zum Altern näher eingeht. Ein etwas genauerer Blick darauf lohnt sich jedoch, da Swifts Haltung verdeutlicht, dass gerade auch eine Ablehnung von Eingriffen in Alternsprozesse mit negativen Altersstereotypen verknüpft sein kann.[702]

Swift lässt Gulliver zunächst erstaunt feststellen, dass der König von Luggnagg keinen Struldbrug unter seine Ratgeber aufgenommen hat, da dieser doch aufgrund seines Alters und seiner Erfahrung alle anderen übertreffen müsste. Gulliver führt das auf mangelnden Respekt vor dem Alter zurück und äußert den Wunsch, seine gesamte Zeit mit den unsterblichen Struldbrugs verbringen zu dürfen. Dieser Wunsch löst bei seinen Gastgebern mitleidigen Spott aus. Um seinen Irrtum zu berichten, fordern sie ihn zunächst auf, zu schildern, wie er denn seinen Lebensplan gestalten würde, wenn er selbst zu diesen Unsterblichen gehörte. Gulliver malt sich aus, dass sein Vorsprung an Erfahrung es ihm zunächst ermöglichen würde, Reichtümer anzuhäufen. Außerdem würde er sich eine herausragende Gelehrsamkeit aneignen und sich als Zeithistoriker betätigen, wodurch er ganz sicher das „Orakel der Nation" werden müsse. Schließlich würde er sich philanthropischen Zielen widmen, einen Zirkel von gleichgesinnten Unsterblichen um sich scharen und wohlwollend das Schicksal der Sterblichen und den Fortschritt der Menschheit begleiten.

Sein Dolmetscher belehrt Gulliver eines Besseren. Der Irrtum liege darin, dass er sich die körperliche Unsterblichkeit in einem Zustand ewiger Jugend vorstelle. Das sei aber offensichtlich aufgrund von Naturgesetzen unmöglich. Vielmehr sei sie ein unendlich verlängertes Greisenalter. Da alle Menschen sich ein langes Leben wünschten und selbst Hochbetagte noch um jeden Tag kämpfen würden und den Tod für ein Übel hielten, sei dieser Irrtum verständlich. Dieser sei in allen Kulturen verbreitet, nur in Luggnagg nicht, wo die Gier nach einem längeren Leben abgemildert sei, da man das Beispiel der Struldbrugs ständig vor Augen habe. Diese Unglücklichen würden neben den üblichen „Torheiten und Schwächen" der Greise noch viele andere zeigen. Dazu zählten Eigensinn, Habgier, Neid sowohl

---

701   Vgl. Kap. 2.5.
702   Vgl. z. B. Swift 1991, 266-274.

auf die Freuden der Jugend als auch auf den Tod der Alten. Struldbrugs verlören jede Zuneigung, die über die Generation der Enkel hinausgeht. Außerdem hätten sie ein schlechtes Gedächtnis und Schwierigkeiten, die sich ändernde Sprache neuer Generationen zu verstehen, weshalb sie im Laufe ihres langen Lebens mehr und mehr isoliert würden. Nachlassende Sinneswahrnehmung und chronische Erkrankungen setzten ihnen zu. Im Alter von 80 Jahren – der maximalen Lebenserwartung der übrigen Bürger von Luggnagg – werden ihnen zudem noch fast alle bürgerlichen Rechte abgesprochen und lediglich ein Gnadenbrot zugestanden. Sie würden allgemein verabscheut und verachtet. Gulliver selbst berichtet vom „widerlichsten Anblick", der sich ihm jemals geboten habe, wobei die Frauen noch furchtbarer anzusehen seien als die Männer. Leider würden es die lokalen Gesetze nicht erlauben, sonst würde er einige Struldbrugs nach England mitnehmen, wodurch sich die allgemein verbreitete Todesfurcht sicherlich erfolgreich bekämpfen lasse.

Bei Swift findet sich eine zugespitzte Typologie der gängigen negativen Altersbilder: Abschätzige Wert- und Vorurteile gegen den moralischen Charakter, gegen die körperlichen und geistigen Fähigkeiten, gegen das Wohlbefinden und die Zufriedenheit, gegen das Aussehen sowie gegen die gesellschaftliche Wertschätzung und Relevanz alter Menschen. Eine lange Lebensspanne ist deswegen nicht wünschenswert, weil sie mit diesen Formen des Alterns als Übel erkauft werden müsste. Der Tod ist deswegen kein Übel, weil körperliches Altern unvermeidlich sei. Als veränderte Erscheinungsform des Geizes steht hinter dem Wunsch eines längeren Lebens die unangemessene Gier nach mehr Lebenszeit.

Unterstützung findet diese Auffassung an einer unerwarteten und bisher in der Diskussion um die Lebensverlängerung unbeachteten Stelle. Das Flaggschiff der französischen Aufklärung, die von Diderot und D'Alembert herausgegebene *Encyclopédie* vertritt in ihrem Eintrag „Rajeunissement" („Verjüngung") eine ganz ähnliche Argumentation wie Swift.[703] Darin werden unterschiedliche prolongevitistische Mythen der Verjüngung und der protowissenschaftliche Prolongevitismus der Alchemisten mit einer materialistischen und neuzeitlich-wissenschaftlichen Sichtweise des menschlichen Körpers als Maschine zurückgewiesen. Gerade indem die Körpermaschine ihre Funktion erfüllt und sich bewegt, altert sie. Verschleiß und Abnutzung sind durch Naturgesetze bedingt und nicht rückgängig zu machen. Körperliche und geistige Schwäche alter Menschen sind der natürliche Zustand ihrer gealterten „Maschine", beispielsweise der Fasern ihres Gehirns. Dazu passt, dass in der *Encyclopédie* an anderer Stelle – im Eintrag „Jugend und Alter" – der Vorzug, den manche Autoren dem Alter vor der Jugend geben würden, als Fehleinschätzung bezeichnet wird. „Denn die Schwächen des Alters sind gewiß zahlreicher & unverbesserlicher als die der Jugend." Das gelte vor allem auch für den Geist und Charakter der Älteren, die, so der Enzyklopädist Jaucourt mit Montaigne, bei zahlreichen Alten „säuerlich & modrig" riechen würden.[704] Dem Optimismus Bacons und Condorcets, dass sich mit Mitteln der Wissenschaft und Fortschritt die menschliche Natur verbessern lassen würde, wird mit der zeitgenössischen Naturwis-

703   Vgl. Z. B. die Übersetzung von „Verjüngung" in: Selg Wieland et al. 2001, 413-416.
704   Selg Wieland et al. 2001, 189.

senschaft eine Absage erteilt. Ein verlängertes Alter erscheint den Autoren der einschlägigen Einträge der *Encyclopédie* ohnehin – ebenso wenig wie für Swift – wünschenswert zu sein. Anstatt gegen das Altern anzukämpfen, solle man es akzeptieren. Insgesamt zeigen diese Argumentationen, dass auch die Forderung, ältere Menschen sollten ihr Alter und Alternsprozesse akzeptieren, eine Kehrseite hat, die auf negative Altersstereotype verweist. Diese Forderung gründet sich darauf, die eigene Endlichkeit zu akzeptieren. Dieser Gedanke dient dazu, auf einer existentiell-anthropologischen Ebene die negativen Aspekte des Alterns zu relativieren. Denn wer Alternsprozesse bekämpfen will, leugne und verdränge gleichzeitig das eigene Altern und Alter. Damit würde man gleichzeitig die eigene Endlichkeit leugnen und verdrängen, was einem gelingenden Leben entgegenstünde. Diese Argumentation übersieht jedoch, dass die Endlichkeit in der philosophischen Tradition als metaphysische Ursache der Existenz des Übels verstanden worden ist.

VII.8   Altern als malum metaphysicum

VII.8.1   Verteidigung der Endlichkeit

Die Erfahrung der Endlichkeit hebt für zahlreiche Autoren alle negativen Aspekte des Alterns auf. In dieser Erfahrung könne man den fundamentalen Sinn des Alterns und der Lebensphase Alter erkennen. Da Endlichkeit und Sterblichkeit notwendige Bedingungen für ein menschliches Leben im vollen Sinn sein sollen, gelte dies auch für Altern. Denn Altern sei eine notwendige Bedingung für die Erfahrung, dass das menschliche Leben endlich sei. Eingriffe in Alternsprozesse dagegen würden prinzipiell schon von ihrer Zielsetzung her diese Erfahrung verdrängen, verdecken oder vollständig verhindern. Wer Alternsprozesse manipulieren wolle, mache die Endlichkeit selbst zu einem medizinischen Problem. Dadurch werde es schwierig, wenn nicht sogar unmöglich, zu verstehen, welche Bedeutung Zeit, Alter und Veränderung für uns haben sollen. So lässt sich etwa die Argumentation des von George W. Bush eingesetzten President's Council on Bioethics in seinem vieldiskutierten Bericht *Beyond Therapy* zusammenfassen.[705] Obwohl diese Argumentation philosophisch äußerst fragwürdig ist, finden sich ähnliche Varianten bei zahlreichen Autoren aus unterschiedlichen Disziplinen: unter anderem bei den Gerontologen John Vincent[706] und Andreas Kruse[707] (der allerdings nicht auf dieser Basis gegen Eingriffe in Alternsprozesse argumentiert), beim Theologen Ulrich Feeser-Lichterfeld[708], beim Dresdner Philosophen Thomas Rentsch[709] und bei den Medizinethikern Leon Kass[710] (dem Vorsitzenden des President's Council) und Giovanni Maio[711].

---

705 Kass 2004, 80.
706 Vincent 2003.
707 Kruse 2005.
708 Feeser-Lichterfeld 2010.
709 Rentsch 2012.
710 Kass 2003.
711 Maio 2011b.

Diese Argumentation besteht aus zwei Teilen. Der erste Teil gehört zur philosophischen Anthropologie und ihren ethischen Implikationen. Der zweite Teil ist die Anwendung dieser anthropologischen Perspektive auf die individual-ethische Fragestellung, ob Eingriffe in Alternsprozesse ethisch erlaubt seien. Die anthropologischen Annahmen lauten, dass Endlichkeit die wesentliche Eigenschaft der menschlichen Existenz darstellt und dass man diese Eigenschaft bewusst erfahren und bejahen muss, um ein gelingendes menschliches Leben zu führen. Altern sei die Schlüsselerfahrung der Endlichkeit. Der zweite Teil des Arguments lautet, dass Eingriffe in Altersprozesse auf einer falschen Grundhaltung zur Endlichkeit beruhen, durch die sie nur verfälscht oder gar nicht erfahren werde.

Selbst wenn man den ersten Teil des Arguments zunächst akzeptiert, ist die Annahme nicht überzeugend, dass jede Art von Eingriffen in Alternsprozesse die Erfahrung des Alterns als Endlichkeit verdrängen oder verfälschen würde. Das gilt zumindest für die Möglichkeiten der Biogerontologie in näherer Zukunft. Wenn die Prognose von Butler und Olshansky zutrifft, dann würden Alternsprozesse möglicherweise um sieben Jahre verlangsamt werden. Ein langsameres und gesünderes Altern hebt jedoch die Erfahrungen von körperlichen Einschränkungen und zeitlicher Begrenztheit nicht auf, die als hauptsächliche Erscheinungsformen der Endlichkeit des menschlichen Lebens genannt werden.

Die Behauptung, dass die Biogerontologie und ihre Anwendung die Erfahrung der Endlichkeit verdrängen würden, ist ebenfalls unbegründet.[712] Denn zeitliche Begrenzungen von speziestypischen Lebensspannen spielen in der vergleichenden Biologie des Alterns eine zentrale Rolle. Wer die Begriffe der Biogerontologie genauer untersucht, kann zahlreiche andere Erscheinungsformen menschlicher Endlichkeit in ihnen finden. Dazu gehören die Grenze von körperlichen Fähigkeiten, wie beispielsweise von körpereigenen Reparaturmechanismen, die Begrenztheit von Ressourcen, die einem Lebewesen zur Verfügung stehen und auf die es angewiesen ist, die Kontingenz genetischer Eigenschaften und nach der Mutationsakkumulationsthese die Vererbung von Genen, die sich im Alter als Mängel auswirken. Autoren, die unterstellen, biogerontologische Konzeptionen würden als Teil einer „Anti-Aging"-Kultur zu einer Verdrängung der Endlichkeit führen, können dies nur, weil sie die entsprechenden Begriffe nicht kennen. Das Gegenteil trifft zu: Wenn man auf dieser Grundlage Alternsprozesse beeinflusst und die begrifflichen und theoretischen Grundlagen dabei zur Kenntnis nimmt, führt dies eher zu einem geschärften Bewusstsein der menschlichen Endlichkeit.

Der Grund dafür, dass dieser Zusammenhang übersehen wird, besteht außerdem in einem verkürzten Verständnis der Endlichkeit als begrenzter Lebenszeit und Sterblichkeit. Allerdings werden selbst die Themen des Tods und der Grenze der Lebensspanne von der Biogerontologie nicht verdrängt, sondern thematisiert.[713] Hinzu kommen weitere Aspekte der Endlichkeit, die unabhängig von begrenzter Zeit und Sterblichkeit zu verstehen sind. Eine weitere Form der Endlichkeit stellt die Geburt dar oder der Anfang des Lebens, ebenso wie der Tod das Ende darstellt, worauf etwa der französische Philosoph Paul Ricoeur hinge-

---

712 Z. B. bei: Bozarro 2011.
713 Vgl. Kap. 2.4.

wiesen hat.[714] Somit markiert die Geburt den Beginn einer endlichen Zeitspanne. Aber sie weist noch auf eine andere Form der Endlichkeit hin: Auf ein Erbe, das man nicht gewählt hat, von dem man abhängig ist und das den eigenen Werdegang mitbestimmt. Insbesondere gilt das für die Kontingenz des biologischen, genetischen Erbes, das nach Ricoeur einen endlichen Modus der Freiheit verkörpert.[715] Dieser endliche Modus markiert eine Grenze und eine Negation der Freiheit als Selbstbestimmung. Die Geburt als Form der Endlichkeit weist daher auf einen Gegensatz von Notwendigkeit und Freiheit hin. Dieser Gegensatz tritt gerade im Altern, das nach der Geburt und als Form des Geborenseins erfolgt, am deutlichsten zutage.[716] Auch diese Form der Endlichkeit als Kontingenz des biologischen Erbes, das Spielräume der Freiheit einengt, wird durch die Biogerontologie keinesfalls verdrängt. Im Gegenteil: Die Genetik des Alterns weist auf Grenzen der Eigenverantwortung für gesundes Altern hin, die durch die Kontingenz des genetischen Erbes bestimmt ist, etwa durch die Akkumulation von schädlichen Mutationen, die sich im fortgeschrittenen Lebensalter auswirken.

Für Simone de Beauvoir ändert die Verlängerung der Lebensspanne überhaupt nichts an der Endlichkeit und ihrem Bewusstsein. Die Kürze der Zeit, die im hohen Alter für Lebenspläne übrig bleibt, weist zwar auf eine Form der menschlichen Endlichkeit, die Sterblichkeit, hin. Aber die andere Form dieser Endlichkeit, die Bedingtheit durch das Gegebene, der Kontext des eigenen Lebens, in dem man geboren wird, wird dadurch nicht geändert. Man vereinzelt sich durch den Gebrauch der eigenen Freiheit, indem man sich für bestimmte Pläne, Lebensentwürfe und Werte entscheidet. Diese Form der Endlichkeit, die realisiert wird, indem man sich als Individuum absondert, würde selbst durch Unsterblichkeit nicht aufgehoben werden. Die Einschränkungen durch die Kürze der Lebensspanne als negativer Aspekt der Endlichkeit wären durch Verlängerung des Lebens und verlangsamtes Altern jedoch zumindest etwas gemildert, indem man sich selbst mit 100 Jahren noch unbekannte Bereiche erschließen könnte.[717]

Paul Ricoeur hat auch andere Erscheinungsformen der Endlichkeit ausführlich in seinen anthropologischen Werken untersucht. In *Finitude et Culpabilité* unterteilt Ricoeur das menschliche Bewusstsein nach der philosophischen Tradition in Denken, Wollen und Fühlen. Jedes dieser geistigen Vermögen besitzt einen gegebenen, endlichen Pol: Die Rezeptivität der Erkenntnis bei der Wahrnehmung, der endliche Charakter als individuelle, begrenzte Ausrichtung auf mögliche Vorlieben und Werte und schließlich die Emotionen.[718] Selbst wenn Altern völlig angehalten werden könnte – was eine reine Utopie ist –, wäre die menschliche Existenz immer noch eine endliche.

Nun könnte man argumentieren, dass zwar keine Verdrängung der Endlichkeit, aber eine falsch wertende, ablehnende Haltung ihr gegenüber zum Ausdruck komme, wenn man

---

714 Ricœur 1949, 407-416.
715 Ricœur 1949, 412.
716 Ricœur 1949, 424.
717 Beauvoir 2008, 491.
718 Ricœur 1960.

Altern manipulieren wolle. Denn die Erfahrung der Endlichkeit würde hier rein negativ gewertet werden, sie sei aber positive Erfahrung und notwendig, um ein gelungenes Leben zu führen. Ein entsprechendes Argument bringt beispielsweise Thomas Rentsch vor. Für Rentsch ermöglicht Altern das „Werden zu sich selbst", indem die „leiblich-zeitliche Grundsituation" des Menschen radikalisiert werde und die Sinnkonstitution des menschlichen Lebens zutage trete. „Ethisch ist die einmalige Ganzheit als zeitlich-endlicher Selbstwerdungsprozeß erst dann begriffen, wenn das Werden zu sich selbst als Endgültigwerden verstanden wird. Endgültigwerden heißt hier, daß ein Leben im Altern seine endgültige Gestalt gewinnt und seine ganze Zeit wird."[719]

Man kann mit Odo Marquard diesen Standpunkt als „Vollendungsillusion" kritisieren. Gerade die Endlichkeit und der Tod seien stärker als jede Finalität und die „tagtäglichen Teleologien" des menschlichen Lebens.[720] Aus dieser Perspektive lassen sich Endlichkeit und Tod nicht aneignen. Sie negieren genau das, was Rentsch als Ganzheit des Lebens ansieht. Eine zeitliche Gesamtheit des menschlichen Lebens gibt es nur von außen betrachtet. Der Tod ist keine Vollendung eines Lebenswerks, sondern seine Negation. Neurodegenerative Erkrankungen, zu denen Alternsprozesse des Gehirns führen können, lassen keine Reflexion der eigenen Endlichkeit zu, die dann als „Erfüllungsgestalt" am Ende eines Selbstwerdungsprozesses verstanden werden könnte.

Die verschiedenen Erscheinungsformen der Endlichkeit, die für Ricoeur den Gegensatz zwischen Notwendigkeit und Freiheit darstellen, können ihm zufolge zwar Gegenstand einer Reflexion über die Grenzen einer „nur menschlichen" Freiheit werden. Aber man kann in diese Grenzen und ihre negativen Erscheinungsformen, zu denen auch das Altern gehört, nicht vollständig einwilligen und sie sich aneignen: „la mort n'est pas moi comme la vie – comme aussi la souffrance, le viellissement et la contingence – elle reste toujours l'étrangère" („der Tod ist nicht wie das Leben ich selbst, er bleibt immer der Fremde, ebenso wie das Leiden, das Altern und die Kontingenz", Übers. H.-J. Ehni)[721]. Die eigentliche Reaktion der menschlichen Freiheit darauf ist die Ablehnung, auch wenn das eine Selbsttäuschung darstellt, die zu einer Philosophie der Verzweiflung führt.

Marquards Sichtweise steht in der Tradition von Leibniz, der die Endlichkeit der Geschöpfe als *malum metaphysicum* definiert hat, also als Quelle des Bösen und Ursache für Fehler und Defekte, die auf der Unvollkommenheit des Erschaffenen beruhen.[722] Diese Auffassung zeigt sich auch in Marquards Artikel für das *Historische Wörterbuch der Philosophie*, in dem er die Umwertung der Endlichkeit in der Moderne als konsequenteste Leugnung und Positivierung des *malums* versteht.[723]

Wohlwollender kann man die Position von Rentsch als ein mögliches Sinnangebot verstehen, das jedoch keinen Anspruch auf Allgemeingültigkeit erheben kann. Dabei kann man

---

719   Rentsch 2012.
720   Marquard 2012, 208.
721   Ricœur 1949, 434.
722   Leibniz 1968, 110.
723   Marquard 1980.

auf die Äußerungen von Künstlern und Philosophen im Alter hinweisen, die ihren Lebenslauf entsprechend als Vollendung in einer stetig bis zum Tod ansteigenden Kurve verstanden haben, wie beispielsweise Konfuzius oder Hokusai.[724] Aber es gibt auch Gegenbeispiele wie Norberto Bobbio, der in seinen Selbstbetrachtungen über das Alter pessimistisch feststellt, dass alle großen Fragen unbeantwortet geblieben sind und dass das Alter einen Rückgang seiner Fähigkeiten mit sich gebracht hat und eben keine Vollendung.[725]

Eine vollkommen andere Perspektive zur Bedeutung der Endlichkeit kann man einnehmen, wenn man eine große, alternative philosophische Tradition berücksichtigt. Für diese ist gerade die *conditio humana* durch die Möglichkeit gekennzeichnet, den endlichen Standpunkt zu überschreiten. Zu dieser Tradition gehören unter anderem Pico della Mirandolas berühmte Schrift „Über die Würde des Menschen"[726], Helmut Plessner, als einer der Begründer der modernen Anthropologie, mit seinem Begriff der „exzentrischen Positionalität" und der Transzendierung der Wirklichkeit durch den Geist,[727] und ebenfalls Paul Ricœur.[728] Für Wolfgang Welsch ist die „Versteifung der modernen Position auf die Endlichkeit" die „Leugnung des überzeitlichen Funkens in uns"[729]. Wolfgang Welsch bezeichnet den Tod als untrennbar vom Altern. Das Sterbenmüssen könne man akzeptieren, aber ebenso gut könne man es auch als Skandalon empfinden. Es geht also letztlich darum, ob man den Tod als Übel versteht. Dies führt zurück zur Frage nach dem „frühzeitigen" Tod, wie sie bereits im Zusammenhang mit den Zielen der Medizin aufgeworfen wurde.[730]

VII.8.2 Länge des Lebens und der Tod als Übel

Viele Autoren, denen zufolge die Endlichkeit des menschlichen Lebens eine positive Erfahrung sei, zu der man einen angemessenen Zugang nur über das Altern erhalte, lehnen deswegen die Verlängerung der maximalen menschlichen Lebensspanne ab. Das impliziert, dass der Tod nach einer gewissen Lebenszeit kein Übel mehr sei, selbst wenn man sich noch im Vollbesitz aller Fähigkeiten befinde. Um diese These zu stützen, wird ein zusätzliches Argument zur Endlichkeit des menschlichen Lebens eingeführt. Dieses Argument lautet, dass Lebenszeit, die länger ist als die jetzige durchschnittliche Lebensspanne, entweder wertlos[731] oder zumindest wertneutral[732] sei. Dafür werden drei unterschiedliche Gründe genannt: 1. Die zugewonnene Lebenszeit wird negativ erlebt, weil alle Tätigkeiten ihren Antrieb verlieren.[733] 2. Die gesamte Lebenszeit wird negativ erlebt, weil sie ihre jetzige Struktur in Lebens-

---

724   Philibert 1968, 108.
725   Bobbio 1997, 104.
726   Vgl. Bubner Otto 1992, 345.-349.
727   Plessner 1975, 346.
728   Ricœur 1960.
729   Welsch 2008, 205.
730   Vgl. Kap. 5.
731   Kass 2003.
732   Callahan 1977, Callahan 1995b.
733   Kass 2003.

phasen verliert.[734] 3. Die zugewonnene Lebenszeit ist wertlos, weil man in ihr keine wertvollen Erfahrungen mehr machen kann[735]. Bei näherer Analyse erweisen sich diese Gründe sehr schnell als haltlos.

Leon Kass meint etwa, eine deutlich verlängerte Lebensspanne sei zwar auf den ersten Blick ein Vorteil, weil man mehr Zeit zur Verfügung habe. Dieser Vorteil werde jedoch dadurch aufgehoben, dass Engagement, Dringlichkeit und Ehrgeiz stark nachlassen würden, wenn wir auf einmal viel mehr Lebenszeit zur Verfügung hätten. Denn nur die Knappheit der Zeit und die Begrenztheit unseres Lebens würden uns zur Tätigkeit antreiben. Diese Argumentation widerspricht grundlegenden Einsichten der teleologischen Ethik und Handlungstheorie seit Aristoteles. Nach dieser kann man Tätigkeiten in solche einteilen, die intrinsisch wertvoll sind und in solche, die man vollzieht, um Ziele zu erreichen, die entweder selbst einen intrinsischen Wert darstellen oder in einer Hierarchie der Ziele auf ein höheres verweisen.[736] Nur weil mehr Zeit zur Verfügung steht, schiebt man weder eine intrinsisch wertvolle Tätigkeit auf, noch verlegt man ein Ziel, das man erreichen möchte, in eine undefinierbare Zukunft.

Der zweite Grund, weshalb eine deutlich verlängerte Lebenszeit keinen Gewinn darstellen soll, besteht darin, dass die bekannte Struktur unserer Lebensphasen sich auflösen würde. Das Resultat wäre eine „einförmige Zeitlinie" anstatt des „Dramas von Kleinkind, Kindheit, Adoleszenz, Phase des Erwachsenwerdens, Erwachsenenalter, Elternschaft, Phase der Reife und des Verfalls". Das Leben drohe bedeutungslos zu werden.[737] Auch dieser Gedanke entbehrt jeder empirischen Grundlage, da sich bereits jetzt die traditionellen Lebensphasen auflösen. Es ist kaum nachvollziehbar, warum Lebenspläne, langfristige Projekte oder hedonistische Tätigkeiten, die nur ein kurzfristiges Vergnügen bringen, von dieser Struktur der Lebensphasen abhängig sein sollten. Eine bestimmte Abfolge von Lebensphasen wie die oben genannte, orientiert sich stark an Vorstellungen von besonderen Pflichten und Aufgaben nach Lebensaltern. Bereits jetzt haben sich diese normativen Vorgaben durch das „dritte Alter" aufgelöst. Lebensentwürfe sind längst nicht mehr vorrangig von einem bestimmten Alter abhängig und andere Wertvorstellungen und Lebensziele prägen die personale Identität. Man kann daher annehmen, dass mit einer längeren Lebenszeit vollkommen andere Strukturen in Lebensläufen entstehen können, die eine neue kulturelle Prägung bekommen. Bereits der gegenwärtige Lebenslauf ist nicht, wie der *President's Council* in einem naturalistischen Fehlschluss annimmt, das direkte Resultat der Evolution, das die Bedingung für ein sinnvolles Leben ist.

Man könne nichts Sinnvolles mit einer deutlich längeren Lebenszeit anfangen, lautet der dritte Grund, weshalb eine deutlich längere Lebensspanne nicht erstrebenswert sein soll. Der klassische Text, an den sich eine entsprechende Diskussion anschließt, stammt vom britischen Philosophen Bernard Williams. Er vertritt eine ähnliche Position wie Callahan, die

---

734 Kass 2004.

735 Stock Callahan 2004.

736 Vgl. Höffe 2009, 80.

737 Kass 2004, 188-192.

er jedoch philosophisch anspruchsvoller begründet. In seinem Aufsatz „The Makropoulos Case" setzt sich Williams vor allem mit der Frage auseinander, ob der Tod ein Übel sei. Es geht also auch hier um den Zusammenhang zwischen Lebenszeit und frühzeitigem Tod. Für Williams drückt sich das Ziel, am Leben zu bleiben, in besonderen Wünschen oder Begierden aus, sogenannten „categorical desires". Diese zeichnen sich dadurch aus, dass ihre Erfüllung für uns mehr oder weniger nicht gleichgültig ist. Daher begründen sie den Willen, am Leben zu bleiben. Williams geht davon aus, dass nach einer längeren Lebenszeit solche Wünsche erlöschen würden und dann der Tod kein Übel mehr sei.

Er veranschaulicht diesen Gedanken mit einer literarischen Figur, Elina Makropoulos, aus einem Theaterstück des tschechischen Autors Karel Capek. Elina Makropoulos nimmt Mitte des 17. Jahrhunderts als 42-Jährige ein Lebenselixier ein. Nachdem sie drei Jahrhunderte nicht altert, ist ihre Existenz leer und langweilig und sie selbst kühl und ohne jegliches Interesse am Leben. Williams interpretiert den Zustand dieser fiktiven Person so: „Everything that could happen and make sense to one particular human being of 42 had already happened to her. Or, rather, all the sorts of things that could make sense to one woman of a certain character."[738] Nach Williams führt eine lang andauernde menschliche Existenz entweder zu unerträglicher Langeweile und Antriebslosigkeit oder zu Identitätsverlust. Deswegen sei Unsterblichkeit in der jetzigen menschlichen Lebensform nicht erstrebenswert. Allerdings ist Williams Grundannahme nur ungenau ausgeführt und stellt eine ebenso unbegründete Voraussetzung dar, wie die anderen Gründe, die das Argument der begrenzten Lebenszeit stützen sollen. Der Grundgedanke besteht darin, dass es nur eine begrenzte Anzahl von qualitativ verschiedenen Erfahrungen gibt, die für eine bestimmte Person sinnvoll sind. Bedingt durch den eigenen, besonderen Charakter, kann man nur bestimmte Tätigkeiten genießen oder sie für sich selbst sinnvoll finden. Diese Tätigkeiten will man auch nicht beliebig oft wiederholen. Kurz: Man kann nur eine begrenzte Anzahl von Interessen entwickeln und diese Interessen verlieren mit der Zeit ihren Reiz. Dadurch verliert auch das Leben insgesamt seinen Reiz und der Tod ist nicht länger ein Übel.

Vor allem die Begründung von Williams ist ausgiebig in der bioethischen Debatte um Eingriffe in Alternsprozesse diskutiert worden, ebenso die Begründung von Kass, etwas weniger der „Lebenslaufstraditionalismus". Die meisten Autoren wie Christine Overall[739], John Harris[740] oder Steven Horrobin[741] weisen das Argument teils in sehr ausführlichen kritischen Stellungnahmen zurück, eine deutlich verlängerte Lebensspanne könne nicht sinnvoll genutzt werden und führe zu Identitätsverlust oder unerträglicher Langeweile. Das Argument der endlichen Lebensspanne spielt daher in dieser bioethischen Debatte eine wichtige Rolle. Eine unangemessen wichtige Rolle. Denn es entbehrt jeder empirischen Grundlage und ist rein spekulativ. Williams Text ist ein Gedankenexperiment, das ein Spiel mit der Idee der körperlichen Unsterblichkeit ist. Von dieser Perspektive her gedacht erscheinen Eingriffe in

---

738   Williams 1973, 33-
739   Overall 2003.
740   Harris 2004.
741   Horrobin 2006.

Alternsprozesse als utopische Zeitverschwendung, die im Erfolgsfall auch noch schädlich wären, weil sie auf einer unglaubwürdigen Zielsetzung und dem Streben nach Unsterblichkeit zu beruhen scheinen.

Wie im Fall der Verdrängung der Endlichkeit als Resultat eines radikal veränderten Alterns haben diese Zielsetzung und mögliche Probleme derselben jedoch rein gar nichts mit den Zielen und Möglichkeiten der Biogerontologie zu tun. Vorrangig geht es darum, altersassoziierte Erkrankungen und körperliche wie geistige Funktionseinschränkungen zu verhindern, also darum, Schaden wie Leiden und Schmerzen abzuwenden. Wenn dadurch Lebenszeit gewonnen wird, ist diese weit davon entfernt aus den genannten abstrakten Gründen unerträglich zu sein. Es gibt keine Anzeichen dafür, dass sich die menschliche Lebensspanne einer Grenze annähert, ab der ein längeres Leben eine Belastung sein wird, weil sich keine sinnvollen Tätigkeiten mehr finden lassen. Gegen solche Annahmen sprechen gerade die widerlegten Vorurteile einer nachlassenden Kreativität Älterer. Man kann Skeptikern, die gegen eine längere Lebensspanne argumentieren, Schopenhauers Gedanken entgegenhalten, dass dem „Klüger und Weiserwerden der Menschheit" die Kürze der Lebensspanne entgegenstehe: Alle dreißig Jahre müsse eine neue Generation von vorne anfangen.[742] Gerade wenn man an das Potenzial älterer Menschen glaubt, kann man davon ausgehen, dass ein verlangsamtes Altern vollkommen neue Möglichkeiten eröffnet, dieses Potenzial zu verwirklichen, wobei Alterswerke möglich wären, die die bisherigen überträfen.

Schwerer wiegt jedoch, dass nicht nachvollziehbar ist, warum das menschliche Leben nach der bisher beobachteten Lebensspanne seinen Wert verlieren sollte. Gerade aus der Perspektive von Positionen, die sonst seine Heiligkeit und absolute Schutzwürdigkeit betonen, müsste man eigentlich erwarten, dass Eingriffe in Alternsprozesse stark befürwortet werden würden. Betrachtet man den Tod von den tatsächlich möglichen biogerontologischen Interventionen her, die Lebensspanne künftig zu verlängern, wird er bis in die fernere Zukunft „frühzeitig" und ein Übel bleiben, auch wenn sich die Interventionen als wirksam und sicher erweisen sollten. Der Tod beraubt uns unserer Möglichkeiten, die unverwirklicht bleiben.[743] Mehr noch, der Tod negiert den Wert des Lebens, zerstört den Lebenszusammenhang. Nur so lässt sich ein absolutes Tötungsverbot nach Frances Kamm sinnvoll deuten.[744] Versteht man den Tod nicht nur als Deprivation, sondern als Negativität, die unseren elementaren Bestrebungen widerspricht, lässt er sich weder bejahen noch in irgendeiner Form als „Vollendung" des eigenen Lebens aneignen.[745] Solche Vorstellungen können sich lediglich auf die Idee des Tods als Übergang stützen, ansonsten bleibt die Vollendung lediglich ein Abschluss, ohne Subjekt, das seine Vollendung erreicht und in irgendeiner Form daraus einen Sinn gewinnen könnte. Religiöse Vorstellungen sind jedoch nur Sinnangebote und können keine allgemeine säkulare Begründung dafür liefern, dass der Tod kein Übel sei. Der Zeitpunkt der menschlichen Lebensspanne, ab dem der Tod nicht mehr frühzeitig ist,

---

742 Schopenhauer 2009, 94.
743 Nagel 1970.
744 Kamm 1998, 68.
745 Vgl. dazu auch Ehni 2009.

ist jedenfalls aus der Perspektive der zu erwartenden technischen Möglichkeiten, Alternsprozesse zu manipulieren, nicht erkennbar. Altern, insofern es zum Tod führt, bleibt Ausdruck der Endlichkeit als *malum metaphysicum*.

VII.8.3   Die Negativität des Alter(n)s

Der Geriater Robert Butler, der den Begriff des „ageism" geprägt und in die englische Sprache eingeführt hat, bezeichnet den globalen Anstieg der menschlichen Lebenserwartung
als „longevity revolution". Obwohl es sich dabei um einen alten Menschheitstraum handle, werde diese Langlebkeitsrevolution erstaunlicherweise nicht mit Enthusiasmus begrüßt,
sondern mit Skepsis und zahlreichen Bedenken. Diese haben dazu geführt, dass mittlerweile der Anstieg der Lebenserwartung in der Öffentlichkeit zu Furcht und Untergangsstim-
mung geführt hätten.[746]

Dieselbe Skepsis und Kritik, die man sowohl in der Sozialgerontologie als auch in der
Medizin- und Bioethik beobachten kann, richtet sich gegen mögliche Eingriffe in Alternsprozesse. Da es auch hier um einen Menschheitstraum und um ernsthafte Gesundheitspro-
bleme geht, kann man über die vehemente Ablehnung von Eingriffen in Alternsprozesse
ebenso erstaunt sein. Die bisherige Untersuchung und vor allem die Analyse und Reflexion
der Negativität des Alterns hat jedoch vier wesentliche Gründe für diese ablehnende Haltung ergeben.

Der erste Grund besteht darin, dass manche Autoren die Biogerontologie mit der existierenden „Anti-Aging"-Medizin verwechseln oder gleichsetzen. Die Forschung und Experimente der Biogerontologie erzeugen jedoch wissenschaftlich geprüfte und evidenzbasierte
Erkenntnisse. Solche Erkenntnisse verwenden weder die frühen proto-wissenschaftlichen
oder magischen Versuche, Altern zu beeinflussen, noch stützen sie sich auf die Pioniere zu
Beginn des 20. Jahrhunderts, noch die gegenwärtig existierende „Anti-Aging"-Medizin.

Eine traditionelle Altersmoral, die mit ähnlichen Befürchtungen verbunden wird, wie
die Kritik an der „longevity revolution", liefert den zweiten Grund. Einerseits werden Schre-
ckensszenarien wie die Existenz der Struldbrugs entworfen, etwa Fukuyamas „giant nursing
home", und eine Morbiditätsexpansion in Aussicht gestellt.[747] Andererseits fordert man auf
der Grundlage einer überkommenen Altersmoral, dass ältere Menschen ihren Platz in der
Gesellschaft Jüngeren überlassen sollten, sich um deren Bedürfnisse kümmern und nicht
nach mehr Lebenszeit gieren sollten, sondern sich auf den Tod vorbereiten. Hier kann man
deutlich die negativen Stereotype des Alterns als *malum morale* erkennen, so abwegig es auch
ist, älteren Menschen pauschal einen schlechten Charakter vorzuwerfen, wenn sie nicht bestimmte Alterstugenden entwickeln würden. Daniel Callahan ist ein Autor, der auf der Basis einer „calvinistischen Altersmoral" Lebensverlängerung und Eingriffe in Alternsprozesse
ablehnt: "old age as the completion of a pilgrimage, a time requiring gravity, vigilance, pa-
tience, and resignation, in every way a preparation for death, but also a time of service – by

---

746 Butler 2008. XI-XII.
747 Fukuyama 2003, 65ff.

virtue of that preparation – to family and community."[748] Positionen, wie diejenige Fukuyamas beruhen auf einer pauschalen Konzeption des Alterns als Gebrechlichkeit, die in dieser Form nicht zutrifft. Außerdem ist auch eine Morbiditätsexpansion durch biogerontologische Eingriffe weder angestrebt noch eine wahrscheinliche Folge. Callahans Altersmoral entbehrt dagegen in einer pluralistischen Gesellschaft jeglicher Grundlage. Weder gibt es gute Gründe, weshalb ältere Menschen mehr als andere selbstlos sein sollten, noch weshalb die hinzugewonnene Lebenszeit als Vorbereitung auf den Tod zu dienen habe.

Callahans Verteidigung der traditionellen Altersmoral, der „natürlichen" Lebensspanne und des „natürlichen" Tods leitet zum dritten Grund über, weshalb die Manipulation des Alterns abgelehnt wird. Das Alter und Alternsprozesse werden wie andere Formen des Übels relativiert und positiviert, um aus einer religiösen oder metaphysischen Weltsicht heraus den Sinn aller Aspekte des menschlichen Lebens zu gewährleisten. Umgekehrt werden solche Sinnkonstruktive ebenfalls durch die unterschiedlichen Formen des *malums* in Frage gestellt, wie die erneuten Debatten um die Theodizee zeigen. Es gibt jedoch kein übergeordnetes Sinnkonstrukt, das der menschlichen Endlichkeit oder ihrer Erfahrung eine allgemeingültige Bedeutung in einer pluralistischen Gesellschaft verleihen könnte. Apologien des Alterns sind lediglich Sinnangebote, aber keine Basis für Verbote von Eingriffen in den Alternsprozess.

Was in der Metaphysik die Apologie der *conditio humana* und die Theodizee darstellen, verkörpert in der Gerontologie die Verteidigung des Alterns vor vermuteten negativen Darstellungen. Mit dem selbstkritischen Gerontologen Harold Moody kann man diese Haltung „gerontological correctness" nennen. Moody stellt fest, dass er zwar als Gerontologe aufgrund seiner professionellen Haltung und Ausbildung den Wunsch einer Verjüngung intellektuell ablehnt. Aber diese Ablehnung steht im Gegensatz zu seiner eigenen emotionalen Haltung. Daraufhin geht er einige Argumente gegen Eingriffe in Alternsprozesse durch, aber keines scheint ihm überzeugend zu sein.[749] Moody definiert zwar die „gerontological correctness" nicht genauer, aber implizit geht aus seinem Gedankengang klar hervor, dass damit die Schwierigkeit gemeint ist, jugendliche Funktionsfähigkeit als besser einzustufen wie den altersbedingten Verlust bzw. ein längeres Leben durch verlangsamtes Altern besser zu finden im Vergleich zur jetzigen Lebensspanne. Auch die Schwierigkeit, Aspekte des Alterns als *malum* anzuerkennen, kann man dazu zählen.

Weder die Skepsis gegen „Anti-Aging"-Medizin, noch die traditionelle Altersmoral, noch die Apologie der *conditio humana*, noch die „gerontological correctness" können als Gründe gegen Eingriffe in Alternsprozesse überzeugen. Die Negativität des Alterns als *malum physicum* kann nicht vollständig geleugnet, relativiert oder positiviert werden. Zu leugnen, dass überhaupt Güter von Verlusten betroffen sind, kann kaum noch überzeugen. Auf das Scheitern der Positivierung durch die Erfahrung der Endlichkeit wurde bereits hingewiesen. Die Relativierung durch den Versuch, auf kompensatorische Gewinne oder die vorgebliche soziale Konstruiertheit hinzuweisen, zeigt sich selbst als ethisch problematisch. Sie

748 Callahan 1995a, 39.
749 Moody 2001.

riskiert den eigenen Anspruch auf Objektivität und ethische Verbindlichkeit zu untergraben, wenn naturwissenschaftliche Erkenntnisse und der Wert der individuellen Handlungsfähigkeit grundsätzlich in Frage gestellt werden.

Gleichzeitig wird auch die individuelle Perspektive auf Leiden angezweifelt, insofern sie angeblich gesellschaftlich bedingt sei. Norberto Bobbio hat deswegen Cicero und die Tradition der Apologien des Alters, die dieser begründet hat, scharf angegriffen. Sie würden von den wahren Problemen des Alters ablenken und sie beschönigen. Die Lobredner aller Zeiten würden den wahren Charakter des Alters nicht kennen und hätten ihm noch nicht ins Gesicht gesehen.[750] Der Bioethiker Andreas Kuhlmann, der selbst an einer spastischen Lähmung litt, bestand in der Debatte um die soziale Konstruktion von Behinderung ausdrücklich darauf, die Erfahrung einer Behinderung nicht als gesellschaftliches Konstrukt zu behandeln. Dies führe dazu, dass die Beeinträchtigungen nicht angemessen anerkannt werden würden. Die Folgen wären fatal, weil gerade dieser Standpunkt zu einer Ignoranz der Probleme und mangelnder gesellschaftlicher Unterstützung führen könnten.[751] Diese Argumentation ist ebenso für Einschränkungen aufgrund von Alternsprozessen gültig. Verluste von geistigen und körperlichen Fähigkeiten, die von den Betroffenen als solche empfunden werden, und das Leiden, das sie verursachen, sind als solche ernst zu nehmen. Demenz und Gebrechlichkeit können nicht alleine auf gesellschaftliche Umstände zurückgeführt werden oder durch soziale Bedingungen kompensiert werden.

Die Negativität des körperlichen Alters anzuerkennen, die auch dem praktischen Syllogismus der Biogerontologie zugrunde liegt, muss jedoch nicht in einem unversöhnlichen Gegensatz zu sozialgerontologischen Zielen stehen. Denn bereits Georg Friedrich Meier hat gezeigt, dass aus der negativen Einschätzung des körperlichen Alterns keine Geringschätzung für ältere Menschen folgen muss. Neuere empirische Untersuchungen bestätigen dies. Es erscheint dem Gerontologen Eric Schmitt danach nicht gerechtfertigt, „negative Einschätzungen physischer Attribute als Beleg für negative Altersstereotype oder gar eine altenfeindliche Gesellschaft zu werten."[752] Gleichzeitig warnt Schmitt gemeinsam mit seinem Fachkollegen Andreas Kruse an anderer Stelle vor „einseitig positiven Altersbildern". Denn diese könnten bei älteren Menschen zu Überforderung und dem Gefühl, ausgenutzt zu werden führen.[753]

Diese Beobachtungen eröffnen eine Möglichkeit, den Konflikt der Interpretationen des Alters und der darauf aufbauenden Zielsetzungen von Bio- und Sozialgerontologie zu lösen. Der Biogerontologie geht es primär darum, Aspekte des Alterns zu verändern, die als *malum* eingestuft werden können. Diese Einstufung kann nicht überzeugend relativiert oder positiviert werden. Anders als etwa John Vincent argumentiert muss sie jedoch nicht zu Altersdiskriminierung und umfassend negativen Altersstereotypen führen.

Gleichzeitig können biogerontologische Eingriffe in Alternsprozesse dabei helfen, sozialgerontologische Anliegen zu verwirklichen. Die verbesserte Handlungsfähigkeit und

---

750 Bobbio 1997, 60.
751 Kuhlmann 2003, 157.
752 Schmitt 2004.
753 Kruse Schmitt 2005, 58.

Gesundheit kann als Grundlage dafür dienen, die Potenziale des Alters besser zu nutzen. Die positiven Seiten des Alters sind nicht von der Erfahrung der negativen abhängig. Eine Ethik des Alterns auf der Grundlage körperlicher Veränderungen erweist sich dadurch als Basis von möglichen gemeinsamen bio- und sozialgerontologischen Interpretationen und Zielsetzungen. Solche Ziele wären: die Gesundheit zu erhalten, Potenziale zu entwickeln und zu akzeptieren, was sich als Veränderung der eigenen und der medizinischen Kontrolle entzieht. Die Verbindlichkeit dieser Ethik wäre diejenige von Pflichten gegen sich selbst, nicht gegen andere.

Wie es möglich ist, biogerontologische Konzeptionen in eine psycho- und sozialgerontologische Perspektive zu integrieren, zeigt eine Arbeit von Paul Baltes, einem der Begründer der deutschen Gerontologie und führenden Forscher der Berliner Altersstudie. Unter der Leitung von Baltes wurde am Max-Planck-Institut für Bildungsforschung die sogenannte SOK-These als „Theorie für effektives Lebensmanagement" entwickelt. Als Strategie sieht dies vor, bei altersbedingten Veränderungen Tätigkeiten auszuwählen (S für „selegieren"), die man noch beherrscht, diese zu optimieren (O) und dadurch als Effekt eine Kompensation zu erreichen. Baltes hebt die Heterogenität und Plastizität des Alters hervor, die sich auch aus biologischen Grundlagen ergebe. Manche kognitiven Fähigkeiten würden im Alter zunehmen (emotionale Intelligenz, Weisheit), was an der Meisterschaft von betagten Dichtern und Künstlern, Komponisten und Dirigenten erkennbar werde. Eine weitere Stärke bestünde darin das Selbstgefühl zu regulieren und Lebenszufriedenheit an die Möglichkeiten anzupassen.[754] Baltes Ethik des Alterns beruht auf der Anerkennung von individueller Vielfalt und Freiheit. Altern sei die „potentielle Höchstleistung eines individualisierten Lebens".[755]

Gleichzeitig erkennt Baltes jedoch auch die Negativität des vierten Alters an. Altern und Krankheit würden sich überlagern, Demenz sei eines der größten Probleme des vierten Alters als „allmählicher Verlust vieler Grundeigenschaften des Menschen wie Intentionalität, Selbstständigkeit, Identität und soziale Eingebundenheit." Daher sei „das vierte Alter: die radikalste Form biokultureller Unfertigkeit".[756] Baltes übernimmt hier die biogerontologische Konzeption einer Vernachlässigung des Alters durch die Evolution. Die biologische Plastizität nehme ab, daher seien auch kulturbasierte Interventionen weniger effektiv. Das hohe Alter sei insgesamt Ausdruck einer biokulturellen Konstruktionsschwäche und würde es auch auf absehbare Zeit bleiben. Ausdrücklich begrüßt er eine „Veränderung der altersunfreundlichen biogenetischen Architektur des Lebensverlaufs mit Molekularbiologie und Gentechnologie". Dadurch gebe es auch „bessere Angriffsmöglichkeiten für das Wirksamwerden kultureller und psychologischer Einflüsse".[757] Baltes Konzeption zeigt, dass die Anerkennung der Negativität des Alterns und seine Wertschätzung nicht im Gegensatz zueinander stehen müssen und dass biogerontologische und psycho- bzw. sozialgerontologische

---

754 Baltes 2007, 27.
755 Baltes 2007, 27.
756 Baltes 2007, 34.
757 Baltes 2007, 29.

Zielsetzungen sich durchaus ergänzen können. Lebensqualität und Erweiterung des Spielraums der menschlichen Freiheit im Alter sind Ziele beider Disziplinen.

Biogerontologische Konzeptionen, die wichtige Bestandteile einer Ethik des Alterns liefern können, sind die Anerkennung der negativen Aspekte des körperlichen Alterns, aber auch seine Heterogenität und Plastizität. Wichtig sind auch die Hinweise auf das stochastische Element von Alternsprozessen: Dadurch sind der Eigenverantwortung für gesundes Altern Grenzen gesetzt. Die Biogerontologie stützt Meiers oberste Pflicht im hohen Alter: Niemand sollte sich selbst als vollständig verantwortlich für körperliche und geistige Einschränkungen betrachten und sich deswegen Vorwürfe machen. Schließlich können eingestandene Grenzen von naturwissenschaftlichen Möglichkeiten auch Akzeptanz fördern. Das Eingeständnis solcher Grenzen ist in der Biogerontologie zu finden und keineswegs nur Ansätze, die zu einer Verdrängung des Alterns führen können. Umgekehrt ist eine Akzeptanz des Alterns aufgrund seiner Negativität als Einwilligung in die Notwendigkeit zu verstehen, nicht als Affirmation dessen, was man nicht ändern möchte, sofern möglich.

Seitens der Ethik des Alterns ist daher daran zu erinnern, dass sowohl die Nützlichkeit des Alters als auch die Akzeptanz ihre eigene Ambivalenz besitzen. Nützlichkeit darf keine Bedingung für Anerkennung und Fürsorge darstellen. Akzeptanz ist nicht als Pflicht gegenüber anderen zu fordern. Nicht jeder Verlust wird gleich empfunden und es gibt keine allgemeingültigen ethischen Vorschriften, was zu akzeptieren sei. Biogerontologische Eingriffe in Alternsprozesse können dazu beitragen, schwerwiegende Übel wie Gebrechlichkeit und Demenz zu vermeiden und bedeutende Güter wie eine längere Lebenszeit bei verbesserter Gesundheit und Handlungsfähigkeit hervorzubringen. Aus individueller Sicht können sie helfen, die Ziele einer auf die Interessen und Bedürfnisse älterer Menschen ausgerichteten Ethik des Alterns zu erreichen. Auf diese Weise lassen die Ziele der Biogerontologie durch eine ethische Reflexion sich problemlos mit Zielen der Sozialgerontologie vereinbaren. Wer auf der Grundlage einer Apologie der *conditio humana* oder einer traditionellen Altersmoral gegen solche Eingriffe argumentiert, begeht den Grundfehler aller Moralisten. Man verwechselt dabei die jeweiligen Adressaten der Zwecke, die Kant gleichzeitig als Pflichten bezeichnet hat: die *eigene* Vollkommenheit und die *fremde* Glückseligkeit zu befördern. Stattdessen verlangt man *fremde* Vollkommenheit als strenge Pflicht, und droht sogar mit der Konsequenz rechtlicher Sanktionen wie der Kürzung bestimmter Leistungen oder der Begrenzung zum Zugang zu medizinischen Interventionen.

Die Forderung der traditionellen und auch gerontologischen Altersmoral nach fremder Vollkommenheit verweist auf den Begriff der Plastizität des Alterns. Wären biologische Alternsprozesse nicht plastisch, könnte man nicht durch einen entsprechenden Lebensstil die eigenen Potentiale des Alters entwickeln. Die Konzeption des gelingenden Alterns enthält sowohl die Komponente der Plastizität als auch der Arbeit an der Vollkommenheit. Gerade „Plastizität" wird dadurch zum wichtigen Schlüsselbegriff, bei dem die unterschiedlichen gerontologischen Disziplinen ansetzen können, um gemeinsame Deutungen und Zielsetzungen von Interventionen in Alternsprozesse zu entwickeln. Andreas Kruse und Hans-Werner

Wahl lassen diesem Begriff in ihrem populären Überblick über die gegenwärtige Alternsforschung genau diese Bedeutung als übergreifendes Konstrukt zukommen.[758]

Aus der Perspektive der praktischen Anwendung ermöglicht die Plastizität von Alternsprozessen gelingendes Altern, das als aktiv und produktiv verstanden wird. Sie wird daher zur Grundlage der Prävention altersassoziierter Erkrankungen. Damit wird „Prävention" nach „Plastizität" zum zweiten Schlüsselbegriff, der die unterschiedlichen gerontologischen Disziplinen vereinigt. Prominente Biogerontologen empfehlen biogerontologische Interventionen und Konzeptionen als Modell der Präventionsmedizin für das 21. Jahrhundert.[759] Bei Kruse und Wahl spielt Prävention eine zentrale Rolle für die „gute Alternszukunft".[760] Durch die an Einfluss gewinnende theoretische Lebenslaufperspektive ist gelingendes Altern vor allem eine Frage der Prävention.

In dieser Hinsicht empfiehlt die auf Vervollkommnung ausgerichtete gerontologische Altersmoral vor allem Risikominimierung und Eigenverantwortung. Immer das eigene gesunde Alter im Hinterkopf sollen Risikofaktoren des eigenen Lebensstils möglichst von jungen Jahren an reduziert werden. Die ideale Lebensform der gerontologischen Altersmoral ist durch und durch asketisch. Diese Moral erweist sich in konsequent zugespitzter Form als dezidiert protestantische Ethik. Callahan, der ein vergleichbares Altersideal in der Medizinethik vertritt, bezieht sich explizit auf ein calvinistisches Ideal von Gemeinsinn, Aktivität, Tugendhaftigkeit und Vorbereitung auf den Tod, an dessen Stelle Autonomie und Jugendwahn getreten sei.[761] Der neueren gesundheitspolitischen Zielsetzung zufolge sind übermäßiger Alkoholkonsum, Rauchen, Übergewicht und Risikosportarten zu meiden. Um die eigene gesellschaftliche Nützlichkeit zu optimieren, sollen geistige und körperliche Fähigkeiten permanent trainiert werden. In ständiger Gewissensprüfung soll das Alter vorbereitet und der Lebensstil verbessert werden. Gleichzeitig ist das Alter, wenn man es erreicht hat, einschließlich seiner negativen Aspekte hinzunehmen und einem fehlgeleiteten Jugendwahn ist zu entsagen. Sterben und Tod bei erfüllten Pflichten werden zum letzten Schritt der eigenen Vollendung. Dieser Lebensentwurf verlangt eine maßvolle, risikoarme, behütete, rationale, emotional wohltemperierte und disziplinierte Lebensführung. Das Leben wird als Sinnganzes verstanden und die Lebensphase Alter als Vollendung und Höhepunkt. Verluste können kompensiert und sogar transzendiert werden, womit auch ein spiritueller Sinn impliziert ist.[762]

Die Biogerontologie bestätigt die Resultate eines solchen Lebensstils: Mönche oder die Mitglieder strenger Religionsgemeinschaften wie die Amischen in den USA weisen hervorragende physiologische Werte auf, was die Alternsprozesse angeht.[763] Interessanterweise weist auch die einzige Lebensform, die bisher aus Erkenntnissen der biologischen Alternsforschung entstanden ist, erstaunliche Gemeinsamkeiten auf. Die Mitglieder der Calorie-Restriction-Society unterwerfen sich einer äußerst strengen Disziplin bei der Kalorienzufuhr

---

758 Kruse Wahl 2010, 341.
759 Butler Miller et al. 2008.
760 Kruse Wahl 2010, 441.
761 Callahan 1995a, 39.
762 Kruse Wahl 2010, 337.
763 Mitchell Lee et al. 2012

und bei anderen Aspekten der Lebensführung, um so ein gesundes Alter und ein längeres Leben zu erreichen.[764]

Nicht viele werden das asketische Ideal der gerontologischen Alternsmoral oder die biogerontologisch begründete Alternative der Kalorienrestriktion attraktiv finden. Offensichtlich kann man auch bewusst andere Prioritäten setzen, als die gesamte Lebensführung dem gesunden Alter unterzuordnen. Solche Prioritäten sind aus ethischer Sicht vollkommen legitim. Die Kritik Kants an der Allgemeingültigkeit von Klugheitsregeln oder pragmatischen Imperativen bleibt überzeugend: Man kann zwar festhalten, dass jeder Mensch als endliches Vernunftwesen Glückseligkeit zum Ziel hat, aber die Unterschiede im Hinblick auf Neigungen und Bedürfnisse lassen keine verbindlichen, streng allgemeingültigen Urteile zu.[765] Das markiert auch die Grenze einer traditionellen, vorkantischen Altersmoral wie derjenigen Georg Friedrich Mayers.

Der britische Philosoph Thomas Hurka vergleicht in dieser Hinsicht zwei Lebensformen miteinander. Der erste, hedonistische Lebensstil bestünde darin, mit möglichst vielen wechselnden Sexualpartnern einzelne Momente von intensivem Glücksempfinden hervorzubringen. Es gibt kein übergeordnetes Sinnkonstrukt, dass dieses Leben zusammenhält, aber auch nicht notwendigerweise Bedauern oder Unzufriedenheit, wenn es zu Ende geht. Die Alternative, die Hurka damit vergleicht, ist ein asketischer Lebensstil, in dem das Leben der spirituellen Entwicklung untergeordnet ist und als Sinnganzes verstanden wird. Dieses Leben ist mit einigen weniger intensiv erlebten Glücksmomenten verbunden, geht aber mit einer erhöhten Zufriedenheit seinem Ende entgegen.[766] Zu Recht erinnert Hurka daran, dass es keinen allgemein akzeptierten, objektiven Maßstab dafür gibt, zu entscheiden, welches dieser beider Leben das bessere ist.

Außerdem ist daran zu erinnern, dass es unterschiedliche Bewertungen von Risiken gibt, ob es erstrebenswert oder möglich ist, sie zu vermeiden und dass Selbstverantwortung ebenfalls begrenzt ist. Nicht zuletzt die Biogerontologie kann hier einen wichtigen Beitrag leisten. Der stochastische Faktor bei der Entstehung molekularer Schäden darf nicht übersehen werden. Die Forschung der sozialen Determinanten der Gesundheit liefert weitere wichtige Erkenntnisse dazu, wo die Grenzen der Selbstverantwortung und der persönlichen Risikominimierung liegen. Beides zusammen eröffnet ein immenses Forschungsfeld. Diese Grenzen und die Errungenschaft der Toleranz unterschiedlicher Lebensstile sollten daran erinnern, dass die gerontologische Altersmoral lediglich Klugheitsratschläge enthält, jedoch keine strengen Pflichten, auf denen rechtliche Sanktionen zu begründen sind. Deshalb sollte eine Gesellschaft sehr unterschiedliche Lebensstile und -formen unterstützen, die alle ihre eigenen, kaum genau zu bestimmenden oder zu kontrollierenden Risiken mit sich bringen. Der Zugang zu Eingriffen in Alternsprozesse sollte daher weder mit Hinweisen auf eigenverantwortliche Risikoelimination noch durch Erklärungen auf einen verbindlichen positiven Sinn der Lebensphase Alter begrenzt werden.

---

764 Vgl. http://www.crsociety.org/ (aufgerufen am 03.07.2013).
765 Vgl. Höffe 2000, 181.
766 Vgl. Hurka 2011, 25-26.

VIII. Gesellschaftliche Folgen von Eingriffen in Alternsprozesse

VIII.1 Der mögliche gesellschaftliche Schaden durch radikale Lebensverlängerung

Selbst wenn aus individueller Perspektive die Resultate von Eingriffen in Alternsprozesse erstrebenswert sind, könnten sie auf gesellschaftlicher Ebene zahlreiche negative Folgen hervorbringen. Auch in diesem Zusammenhang werden häufig utopische Szenarien eher diskutiert als die Auswirkungen eines bescheideneren, aber realistischeren Erfolgs, wie ihn die Autoren der „Langlebigkeitsdividende" beschreiben. Es besteht kein Zweifel daran, dass sofort erhältliche Technologien, die zu einer radikalen Lebensverlängerung führen würden, einen zerstörerischen Effekt auf zahlreiche gesellschaftliche Strukturen hätten, wie ein Wissenschaftsreport US-amerikanischer Sicherheitsbehörden befürchtet.[767] Prognostiziert wird vor allem ein negativer Effekt auf die Kosten für soziale Sicherungssysteme. Zerstört oder zumindest stark beeinträchtigt werden könnten Familienstrukturen, Formen des intergenerationellen Zusammenlebens, Strukturen der Arbeitswelt und die Aufstiegschancen jüngerer Generationen. Durch unterschiedlichen Zugang zu den entsprechenden Interventionen könnte sich die Gesellschaft in unterschiedlich langlebige und schnell bzw. langsam alternde Gruppen aufspalten. Doch die Autoren sehen auch Chancen: etwa durch eine verbesserte Gesundheit im Alter, gesteigerte Produktivität älterer Bevölkerungsgruppen und älterer Angestellter, deren Erfahrung länger zur Verfügung steht.

Häufig wird auch globale Überbevölkerung als ein mögliches Szenario prognostiziert.[768] Das ist kein neues Bedenken gegenüber der Verlängerung der durchschnittlichen Lebensspanne und auch hier lohnt sich ein Blick auf den älteren Klassiker dieser Argumentation. Thomas R. Malthus' *Essay on the principle of population* von 1798 wendet sich bereits im Untertitel explizit gegen Condorcets Fortschrittsdenken und Prolongevitismus.[769] Malthus greift außerdem William Godwin an, der ein anarchistischer Prophet einer egalitären Gesellschaft war. Godwin verknüpft in seiner Utopie den gesellschaftlichen Fortschritt mit einer körperlichen Unsterblichkeit des Menschen in ferner Zukunft. Godwin und Condorcet vertreten eine organische, individuelle und eine gesellschaftliche Perfektibilität des Menschen. Sie entwerfen eine Zukunft, in der extrem langlebige Menschen ohne materielle Sorgen in einer egalitären Gesellschaft leben. Malthus stellt dieser Utopie eine pessimistische Aussicht gegenüber, deren Kern das sogenannte *„principle of population"* bildet. Dieses Prinzip lautet, dass ein ungehindertes Bevölkerungswachstum in einer geometrischen Kurve ver-

---

767 National Intelligence Council 2008.
768 Singer 1991.
769 Malthus 1999.

läuft, während die Nahrungsmittelproduktion nur arithmetisch steigen kann.[770] Elend und Laster wegen knappen Ressourcen sind die Folgen. Das *principle* ist Malthus' Hauptargument gegen die Perfektibilität und gegen die Lebensverlängerung, denn diese führen zu einem noch stärkeren Bevölkerungswachstum. Der Perfektibilität des Menschen steht seine schlechte, unverbesserliche moralische Natur entgegen.

Auch die gesellschaftlichen Bedingungen lassen sich aus demselben Grund nicht ändern. Die egalitäre und von allgemeinem Wohlergehen geprägte Gesellschaft, die Godwin entwirft, stößt im *principle* auf ein unüberwindbares Hindernis. Denn verbesserte Bedingungen und allgemeines Wohlergehen müssen aufgrund der mathematischen Gesetzmäßigkeit, die dieses Prinzip beschreiben soll, schnell an die Grenzen der Ressourcenknappheit stoßen und bringen letztlich ein noch größeres Elend hervor.

Das zweite Hauptargument besteht in den genannten katastrophalen gesellschaftlichen Konsequenzen, die eine Lebensverlängerung aufgrund des Bevölkerungszuwachses hätte. Einen angedeuteten Vorschlag Condorcets zur Geburtenkontrolle durch die Abschaffung der Ehe lehnt Malthus als unnatürlich ab. Auch dieser Vorschlag zur Verbesserung der menschlichen Gesellschaft würde schließlich in sein Gegenteil umschlagen, da er zwangsläufig zu einem Sittenverfall führe.[771] Malthus' Argumentation kombiniert also eine individuelle und eine gesellschaftliche Komponente, wobei er versucht, beides durch Naturgesetze, Natürlichkeit und die alltägliche Moral zu stützen, abgesehen von religiösen Gründen. Das Projekt einer Lebensverlängerung erweist sich aus dieser Perspektive nicht nur als unrealistisch, sondern auch als widernatürlich, unmoralisch und unchristlich.

Kurze Zeit nach Malthus' Tod im Jahr 1834 setzte bekanntlich die Entwicklung ein, die in den Industriestaaten zum bisher anhaltenden Anstieg der Bevölkerung und der Lebenserwartung bei zunehmendem Wohlstand geführt hat, ohne dass bisher die katastrophalen Folgen im vollen Umfang eingetreten wären, die Malthus vorhersagte. Allerdings ist es eine offene Frage, ob Malthus auch in Zukunft unrecht behalten wird.[772] Neuere Prognosen deuten auf einen Höhepunkt des Anstiegs der Weltbevölkerung um 2050 hin. Danach soll eine Stagnation oder Abnahme eintreten. Obwohl solche Prognosen unsicher sind, weisen sie zusammen mit dem Scheitern von Malthus Vorhersagen auf eines hin: Die Flexibilität der menschlichen Gesellschaften hat dazu geführt, dass sie sich an den bisherigen Anstieg der Lebenserwartung gut angepasst haben. Es gibt keine Belege oder Anzeichen dafür, dass ein zukünftiger Anstieg nicht ebenfalls durch entsprechende Anpassungen einen Gewinn darstellen kann. Das bedeutet nicht, dass er problemlos zu bewältigen wäre. Aber anstatt utopische Katastrophenszenarien heraufzubeschwören, um den Status quo zu verteidigen, sollten realistische Prognosen entworfen werden, um über ethische Probleme auf gesellschaftlicher Ebene nachzudenken, die im konkreten gegenwärtigen Kontext entstehen können. Eine entscheidende Rolle spielt dabei die Frage nach den Folgen von Interventionen in Alternsprozesse aus der Perspektive der Gerechtigkeit.

---

770 Malthus 1999, 13.
771 Malthus 1999, 66.
772 Stokstad 2005.

VIII.2 Formen der Gerechtigkeit und Eingriffe in Alternsprozesse

Eingriffe in Alternsprozesse und damit verbundene Maßnahmen erfordern gesellschaftliche und private Ressourcen und generieren Nutzen und Güter. Daher ist es naheliegend sie vor allem unter dem Gesichtspunkt der distributiven Gerechtigkeit zu betrachten. In einer umfangreichen empirischen Studie waren die Befragten sehr skeptisch, ob es einen gerechten Zugang und eine angemessene Berücksichtigung anderer Bedürfnisse geben würde, sollten Eingriffe in Alternsprozesse sich als prinzipiell wirksam und sicher erweisen.[773] Diese Fragen sollen auch in der Folge in den Mittelpunkt gestellt werden.

Allerdings soll kurz umrissen werden, dass auch andere Formen der Gerechtigkeit, die in der philosophischen Tradition unterschieden werden, relevante Fragestellungen aufwerfen, die teils von der Bewertung auf der Grundlage der distributiven Gerechtigkeit abhängen, teils umfangreiche empirische oder theoretische Studien verlangen, die den vorliegenden Rahmen sprengen würden. Die Relevanz unterschiedlicher Formen der Gerechtigkeit hat sich bereits in einer Ethik des Alterns gezeigt, die auf das Alter und Altern als *malum* eingeht. Die Anerkennung der Würde und des Werts älterer Menschen und die Verhinderung von Diskriminierung aufgrund von negativen Altersstereotypen ist in diesem Kontext ein zentrales Anliegen der Gerechtigkeit. Dieser Aspekt spielt im vorliegenden Zusammenhang eine Rolle, insofern Eingriffe in Alternsprozesse deswegen abgelehnt werden könnten, weil man aufgrund negativer Altersstereotype die durchschnittliche Lebensspanne nicht verlängern möchte. Als ungerecht hat sich auch erwiesen, Hochbetagten die alleinige Verantwortung für ihre gesundheitlichen Probleme zuzuschreiben. Für Otfried Höffe spielt die Tauschgerechtigkeit eine wesentliche Rolle im Zusammenleben der Generationen und der intergenerationellen Gerechtigkeit.[774] Sollte sich zeigen, dass der Nutzen und die Güter, die durch Eingriffe in Alternsprozesse erzeugt werden, gerechtigkeitsrelevant sind, spielt das auch für die als Tauschgerechtigkeit verstandene intergenerationelle Gerechtigkeit eine Rolle. Prinzipiell würden solche Technologien auch zukünftigen Generationen zugutekommen, deren Abfolge möglicherweise länger dauern würde. Es wäre jedoch darauf zu achten, dass im Sinne der Tauschgerechtigkeit die jüngeren Generationen, die Eingriffe in Alternsprozesse mitfinanzieren, tatsächlich auch Zugang zu ihnen erhalten.

Neben diesen Formen der Gerechtigkeit können auch andere eine Rolle spielen. Bereits Aristoteles unterscheidet verschiedene Formen der speziellen Gerechtigkeit, die sich auf äußere Güter im Rahmen von politischen Gemeinschaften beziehen.[775] Demnach sind Machtbeziehungen Gegenstand der politischen Gerechtigkeit. Die ordnende Gerechtigkeit, später nach Thomas von Aquin Tauschgerechtigkeit oder *iustitia commutativa*, regelt als erste Form der ausgleichenden Gerechtigkeit den fairen Tausch von Gütern etwa in Vertragsbeziehungen. Im vorliegenden Fall wäre eine relevante Frage, ob Versuchsteilnehmer, die an der entsprechenden Forschung teilnehmen, auch Zugang zu den daraus resultierenden Eingriffen in Alternsprozesse erhalten. Dabei spielt auch das Problem eine Rolle, was Versuchsteilneh-

---

773 Partridge Underwood et al. 2009, 75.
774 Höffe 2012.
775 Aristoteles 1985, Buch V; vgl. dazu: Höffe 1996, 237.

mern nach Beendigung von klinischen Studien zusteht, insbesondere bei internationalen Studien in Entwicklungsländern. Ein mögliches Szenario wäre, dass Eingriffe in Alterns- prozesse in Entwicklungsländern erforscht werden, dort jedoch aus Kostengründen nicht erhältlich sind und so die globale Ungleichheit in der Lebenserwartung weiter ansteigt.[776]

Die Strafgerechtigkeit oder *iustitia correctiva* bezieht sich als ausgleichende Gerechtig- keit darauf, wie Unrecht wieder gut gemacht werden soll. Ein Problem der ausgleichenden Gerechtigkeit könnte sein, wie benachteiligte Minderheiten – die bereits jetzt eine kürzere Lebenserwartung als die durchschnittliche in der jeweiligen Gesellschaft haben – bei der Forschung und beim Zugang zu altersmedizinischen Innovationen berücksichtigt werden. Gravierend sind beispielsweise die Unterschiede in der Lebenserwartung aufgrund der eth- nischen Zugehörigkeit in den USA. Auch andere unterstützende Maßnahmen müssten er- wogen werden, wie spezielle Förderung von schulischer Bildung.[777] Unterschiede in der ge- sunden Lebenserwartung zwischen Männern und Frauen müssen in diesem Zusammenhang ebenfalls thematisiert werden.[778]

Ein noch größeres Problem wirft die globale Gerechtigkeit auf, wenn die Differenz der Lebenserwartung zwischen Industriestaaten und Entwicklungsländern durch erfolgreich manipuliertes Altern noch größer wird, als sie es ohnehin ist.[779] Die Zunahme von älteren Bevölkerungsgruppen ist zudem ein globales Phänomen, was ebenfalls die Frage nach dem gerechten Zugang zu Interventionen aufwirft, durch die primär die Gesundheit im Alter verbessert werden soll.[780] Welche Pflichten aus der Idee einer globalen Gerechtigkeit abge- leitet werden können, ist jedoch umstritten, vor allem wenn es um Fragen der Verteilungs- gerechtigkeit geht. Zwei Hauptpositionen stehen sich hier gegenüber: der Kosmopolitismus und der Partikularismus, der bestreitet, dass Bürger eines Staats gegenüber denjenigen an- derer Staaten Pflichten haben, die aus der distributiven Gerechtigkeit abgeleitet werden kön- nen.[781] Diese Frage wurde in Bezug auf Interventionen in den Alternsprozess kaum behan- delt. John Harris etwa reißt sie nur sehr knapp an.[782] Es gibt zwar auf der Grundlage der Menschenrechte und von internationalen Abkommen über Sozialrechte wie des *Internatio- nal Covenant on Economic, Social and Cultural Rights* (*ICESCR*) gute Gründe, eine Anglei- chung der Lebensumstände aller Menschen zu fordern, egal wo sie leben. Aber den Streit zwischen Kosmopoliten und Partikularisten zu entscheiden und entsprechende institutio- nelle Lösungen vorzuschlagen, erfordert eine eigene Abhandlung. Eine Voraussetzung da- für – wie im Übrigen auch für Fragen der Tauschgerechtigkeit – sind jedoch Überlegungen zur distributiven Gerechtigkeit beim Zugang zu Eingriffen in Alternsprozesse.

Gesundheitliche Ungleichheiten im Alter und in der Lebenserwartung gibt es nicht nur zwischen Industriestaaten und Entwicklungsländern, sondern auch innerhalb der Industrie-

---

776 Vgl. dazu: Emanuel 2008, European Group on Ethics in Science and Technology 2003.
777 Olshansky Antonucci et al. 2012.
778 Overall 2003.
779 Benatar Brock 2011.
780 Kalache Barreto et al. 2005.
781 Broszies Hahn 2010.
782 Harris 2004.

staaten. Diese gesundheitliche Ungleichheit ist der Kontext, bei dem man ansetzen muss. Denn in ihr akkumulieren sich die Ungleichheit und die ungleichen Lebensbedingungen über den Lebenslauf hinweg. Ungleicher Zugang zu neuen Eingriffsmöglichkeiten in Alternsprozesse würde diesen Effekt noch verstärken. Was das aus der Perspektive der distributiven Gerechtigkeit bedeutet, soll in der Folge genauer bewertet werden.

VIII.3 Die Verschärfung der gesundheitlichen Ungleichheit im Alter

Jay Olshansky, Daniel Perry, Richard A. Miller und Robert N. Butler, eine Autorengruppe führender Alternsforscher, stellten 2006[783] und 2007[784] eine „Langlebigkeitsdividende" für Investitionen in biologische Grundlagenforschung in Aussicht. Diese Dividende ist mit einer von zahlreichen Kollegen unterstützten und vorsichtigen Prognose eines langsamen Fortschritts verknüpft und eignet sich daher besser als utopische Vorhersagen einer „Quasi-Unsterblichkeit", um konkrete, gegenwartsnahe gesellschaftliche Auswirkungen abzuschätzen. Olshansky et al. prognostizieren sieben zusätzliche Lebensjahre zur durchschnittlichen Lebenserwartung durch verlangsamtes Altern. Diese sieben Jahre würden ein längeres Berufsleben sowie eine verringerte Last an chronischen Erkrankungen ermöglichen. In dieser Form fällt der Gewinn, d. h. die „Langlebigkeitsdividende" der Forschung, an. Dieser Gewinn würde in den nächsten vier bis fünf Jahrzehnten erzielt werden, was in etwa dem Anstieg der durchschnittlichen Lebenserwartung entspricht, der unter den weltweit jeweils günstigsten Umständen bereits erreicht worden ist.

Es wären bei einer solchen Kontinuität also keine unmittelbar katastrophalen gesellschaftlichen Konsequenzen zu erwarten, wie sie etwa Malthus befürchtet hat, wenn die Lebenserwartung ansteigt. Eine solche Entwicklung würde die Erfolgsgeschichte des demographischen Wandels fortsetzen, die häufig übergangen wird. Was jetzt bereits im sogenannten dritten Alter als Zugewinn an aktiver und gesunder Lebenszeit zu verzeichnen ist, ließe sich mit neuen medizinischen Möglichkeiten bis weit in das vierte Alter ausdehnen. Gebrechlichkeit und neurodegenerative Erkrankungen könnten auf diese Weise im Idealfall entweder stark abgeschwächt oder aber auf einen sehr kurzen Zeitraum am Ende der Lebensspanne komprimiert werden. Eine offene Frage ist jedoch, ob der Zugewinn breiten Bevölkerungsschichten zu Gute käme oder ob die „Langlebigkeitsdividende" nur an wenige ausgezahlt werden wird. Die Lebenserwartung ist gegenwärtig in den Industriestaaten bereits stark vom sozialen Status abhängig, so dass auch jetzt nicht alle gleichermaßen von der „Langlebigkeitsrevolution" profitieren – ein Begriff, den ebenfalls Robert Butler mit dem Hinweis auf die damit verbundenen Errungenschaften geprägt hat.[785] Besondere Bemühungen werden daher notwendig sein, um die „Langlebigkeitsdividende" gerecht in der Gesellschaft zu verteilen.

---

783   Olshansky Perry et al. 2006.
784   Olshansky Perry et al. 2007.
785   Butler 2008.

Man könnte dagegen einwenden, dass es sogenannte „trickle down"-Effekte geben wird, sobald entsprechende Interventionen lange genug erhältlich sind und deswegen billiger werden würden. Die Idee einer „Langlebigkeitsdividende" spricht schließlich *prima facie* dafür, dass Eingriffe in Alternsprozesse möglichst vielen Mitgliedern einer Gesellschaft zugänglich gemacht werden sollen. Allerdings könnte eine solche Dividende nicht bei jeder Tätigkeit durch eine längere Lebensarbeitszeit anfallen, woran sich erneut ein Problem des Gedankens zeigt, die Potenziale des Alters zu nutzen, in dessen Umfeld schließlich auch dieses biogerontologische Thema gehört. Auch sind „trickle down"-Effekte nicht selbstverständlich, wenn man die Kombination von medizinischen Methoden betrachtet, um die es hier geht. Während Pharmazeutika billiger werden können, wenn etwa Lizenzen abgelaufen sind, muss dasselbe nicht gleichermaßen für medizinische Maßnahmen gelten, die aufwendige Technologien und Untersuchungen durch den Arzt erfordern. Denn selbst wenn der Preis für neue Technologien fallen würde, wie das etwa bei einem Scan des vollständigen individuellen Genoms bereits geschehen ist,[786] handelt es sich immer noch um eine zeitaufwendige und komplexe medizinische Maßnahme, die ausführliche Konsultationen und regelmäßige Arztbesuche verlangt.

Einige Autoren haben, wie zuvor bereits dargestellt, zwar einfache Interventionen wie Kalorienrestriktionsmimetika in Aussicht gestellt. Das Gesamtbild des Alterns, das die Biogerontologie entwirft, zeigt jedoch eine Vielzahl von Alternsprozessen, die von genetischen, stochastischen und sozialen Faktoren beeinflusst werden, die sich zudem in einem komplexen System von Wechselwirkungen miteinander befinden. Obwohl die Verfechter der Langlebigkeitsdividende nicht im Detail darauf eingehen, welche mögliche Kombination medizinischer Interventionen sie ihrer Prognose zugrundelegen, geben sie entsprechende Hinweise. Sie fordern Investitionen insbesondere in die Genetik des Alterns und in regenerative Medizin. Außerdem empfehlen sie klinische Studien, die die Interaktion von Pharmazeutika mit Lebensstiländerungen untersuchen sollen. Schließlich verlangen sie Forschungsmittel für Präventionsmedizin und die Untersuchung, wie soziale Bedingungen Alternsprozesse beeinflussen.

Berücksichtigt man diese Empfehlungen für Forschungsförderung zusammen mit dem Verständnis des menschlichen Alterns als interagierendem System multifaktorieller, individuell variabler und plastischer Prozesse, dann müsste eine Kombination von neuen medizinischen Eingriffen einem solchen System gerecht werden und dem individuellen Altern angepasst sein. Wie bereits zuvor dargelegt, werden die medizinischen Interventionen, die aus dieser Art Forschung resultieren werden, voraussichtlich aus personalisierten, komplexen und regelmäßigen Maßnahmen bestehen, z. B. Genomscans, Biomarkeranalysen, einzelne Eingriffe mit Pharmazeutika, Check-ups und Lebensstilinterventionen mit einer persönlichen Beratung über Ziele und Prioritäten. Regelmäßige Untersuchungen von bestimmten Geweben und Organen könnten ebenfalls zu Behandlungen führen, die an individuellen Veränderungen orientiert sind, etwa mit Stammzellen oder anderen regenerativen Technologien.[787]

---

786 Drmanac 2011.
787 Vgl. III.8.

Zum jetzigen Zeitpunkt kann man natürlich nur über die neue Art von Alternsmedizin spekulieren, die mit Hilfe der biogerontologischen Forschung konzipiert werden würde. Nur ein umfangreicher interdisziplinärer Dialog zwischen Geriatern, Biogerontologen und Gerontologen aus anderen Disziplinen könnte – und sollte – zu einer detaillierten Prognose führen. Aber der hier skizzierte Umriss entspricht allgemeinen Trends und ist zumindest nach Vorhersagen der einschlägigen Experten ein realistisches Szenario für die nahe Zukunft.[788]

Diese Interventionen würden Alternsprozesse und ihre Erscheinungsformen direkt verändern. Daher ist es voraussichtlich nicht immer möglich, eine altersassoziierte Erkrankung als Indikation zu benennen. Außerdem könnte es auch schwierig sein, vorauszusagen, ob solche Erkrankungen verhindert oder lediglich ihr Eintreten verzögert werden würde und ob eine Morbiditätskompression damit verknüpft sein wird oder nicht. Der Versuch, Altern als Krankheit zu definieren, wurde als unplausibel zurückgewiesen. Um zu entscheiden, wann behandelt werden soll und wann nicht, wäre eine solche Identifikation von Altern und Krankheit nicht hinreichend. Dasselbe gilt für das Problem, wann eine solche Behandlung indiziert wäre und von der öffentlichen Gesundheitsversorgung übernommen werden sollte.[789] Um die Frage zu beantworten, wie breit der Zugang zu einer solchen neuen Altersmedizin sein wird, muss man erstens strukturelle Hindernisse der sozialen Sicherungssysteme und zweitens individuelle Hindernisse berücksichtigen.

In vielen Ländern werden medizinische Interventionen ohne klaren Krankheitsbezug nicht durch das öffentliche Gesundheitswesen abgedeckt. In Deutschland verlangt das entsprechende Gesetz (§ 27 SGB V), dass die Kosten für medizinische Interventionen dann abgedeckt werden, wenn sie für die Prävention, Diagnose oder Behandlung einer Krankheit notwendig sind. Aber der klare Krankheitsbezug fehlt, wie oben dargelegt, wenn es primär darum geht, Altern zu verlangsamen. Aus dieser Perspektive könnten Eingriffe in Alternsprozesse tatsächlich zu einer Luxusmedizin gezählt werden, wie im Rahmen einer Biomedikalisierung des Alterns von manchen Autor/-innen prognostiziert wird.[790] Als solche wäre sie nach den allgemein akzeptierten Kriterien nicht Bestandteil einer solidarisch finanzierten und eventuell auch finanzierbaren öffentlichen Gesundheitsversorgung. Die Prävention altersassoziierter Erkrankungen könnte dabei ein wichtiges Argument für die öffentliche Finanzierung entsprechender Eingriffe in Alternsprozesse sein. Doch auch hier könnten ein fehlender Krankheitsbezug und die Möglichkeit einer Morbiditätsexpansion zu Zurückhaltung bei der Änderung von politischen und gesetzlichen Vorgaben führen. Bereits jetzt gibt es Streit um die Kostenübernahme von umfangreichen Präventionsmaßnahmen, und manche Experten argumentieren, dass Prävention zwar eine gesamtgesellschaftliche Aufgabe sei, aber die Kosten nicht von der gesetzlichen Krankenversicherung übernommen werden sollten.[791]

Außerdem verlangt das Wirtschaftlichkeitsgebot der gesetzlichen Krankenversicherung (§ 12 SGB V), dass Leistungen „ausreichend, zweckmäßig und wirtschaftlich" sein müssen

---

788   Hamburg Collins 2010, Micans 2005, Holsboer Schüler 2007.

789   Vgl. Kap. 7.10.

790   Vgl. Kap. 6.

791   Beske Drabinski 2005.

und das „Maß des Notwendigen" nicht überschreiten sollen. Aufgrund knapper Ressourcen und ansteigender Kosten im Gesundheitswesen, die auch auf den demographischen Wandel und technische Innovationen zurückgeführt werden[792], können gerade diese Kriterien dazu führen, dass komplexe, kostspielige und innovative Eingriffe in Alternsprozesse nicht öffentlich finanziert werden bzw. dass es Widerstände dagegen gibt. Der Zweck, die Angemessenheit und die Notwendigkeit von Eingriffen in Alternsprozesse könnten angezweifelt werden, wie es die unterschiedlichen Kritiker aus Medizinethik und Sozialgerontologie tun. Man könnte argumentieren, dass die bisherige Erfahrung des körperlichen Alterns zu akzeptieren sei und eine verlängerte Lebensspanne nicht notwendig sei, weil sie kein bedeutendes Gut darstelle. Nicht zuletzt negative Altersstereotype könnten ihren Teil dazu beitragen, dass man nicht auf diese Weise in die Gesundheitsversorgung angeblich unproduktiver älterer Menschen investieren will, weil dadurch ihr Anteil an der Gesamtbevölkerung möglicherweise weiter wachsen könnte. Auch irreführende Auffassungen, wie diejenigen, dass es bei Eingriffen in Alternsprozesse lediglich um den Wunsch nach jugendlichem Aussehen oder um eine radikale, utopische Lebensverlängerung geht, könnten dazu führen, dass sie nicht von der öffentlichen Gesundheitsversorgung abgedeckt werden.

Aus diesen unterschiedlichen Gründen könnten neue Eingriffe in Alternsprozesse nicht durch das öffentliche Gesundheitswesen zugänglich sein. Finanziell schlechter Gestellte wären nicht in der Lage, entsprechende kostspielige Interventionen aus eigener Tasche zu bezahlen. Ein zusätzliches Hindernis dafür, dass alle Mitglieder einer Gesellschaft gleichermaßen von Eingriffen in Alternsprozesse profitieren werden, können soziale Determinanten der Gesundheit sein.[793] Dazu gehören Arbeitswelt, Bildung, Lebensbedingungen wie Umwelt und Wohnen sowie Lebensstile, einschließlich Ernährungsgewohnheiten. Solche sozialen Determinanten und ihre Resultate können direkte Hindernisse sein, weshalb Lebensstilinterventionen oder auch andere politische Maßnahmen unwirksam bleiben.[794] Wie die Debatte um Risikofaktoren für ein gesundes Altern, die durch eigenverantwortliches Handeln zu eliminieren seien, zeigt, könnte auch ein falscher Eindruck von Selbstverantwortung dazu führen, dass Hürden den Zugang zu medizinischen Interventionen verhindern, wie höhere Selbstbeteiligungen bei riskantem Gesundheitsverhalten. Gerade die Forschung zu sozialen Determinanten der Gesundheit liefert hier ein wichtiges Korrektiv. Allerdings wird diese Forschung noch nicht immer angemessen zur Kenntnis genommen. Die zuvor besprochenen fünften und sechsten Altenberichte der Bundesregierung[795], zu deren Thematik Potenziale und Altersbilder gehören, einschließlich Selbstverantwortung und Risiken für die Gesundheit, berücksichtigen jedoch das Thema der sozialen Determinanten nicht: Das Stichwort taucht im Dokument nicht auf.

Ein zusätzliches Hindernis, von der „Langlebigkeitsdividende" zu profitieren, könnte im begrenzten Zugang zum Arbeitsmarkt in bestimmten Bereichen bestehen, was bei einer

---

792 Bodenheimer 2005a, Bodenheimer 2005b.
793 Marmot Wilkinson 2006.
794 Bambra Gibson et al. 2010.
795 Vgl. Kap. 7.7.4.

verlängerten Lebensspanne noch schwerer ins Gewicht fallen würde. Wer keine Gelegenheit zu einer gleichermaßen verlängerten Lebensarbeitszeit haben wird, könnte auch Schwierigkeiten bekommen, die Ressourcen für eine verlängerte Lebenszeit aufzubringen.

Skepsis ist also angebracht, wenn es darum geht, ob alle Mitglieder der Gesellschaft von einer möglichen „Langlebigkeitsdividende" profitieren würden. Hinzu kommt, dass genau diejenigen keinen Nutzen aus ihr ziehen könnten, die bereits jetzt durch unterschiedliche Bedingungen wie soziale Determinanten schlechter und am schlechtesten gestellt sind. Umfangreiche Forschungen haben bereits bestehende gesundheitliche Ungleichheiten in Relation zum sozio-ökonomischen Status hervorgehoben, z. B. der Marmot-Report für Großbritannien[796] und die Untersuchung, die Michael Marmot federführend für die WHO durchgeführt hat.[797] Für Großbritannien hat Marmot in Bezug auf die gesunde Lebenserwartung einen Unterschied von 18 Jahren zwischen denjenigen mit dem höchsten und denjenigen mit dem niedrigsten sozioökonomischen Status ermittelt. Bei der gesamten Lebenserwartung betrug dieser Unterschied 10 Jahre. Nimmt man an, dass die Prognose der „Langlebigkeitsdividende" zutrifft, wobei lediglich die Morbidität verschoben wird, dann würde dieser Unterschied auf 25 bzw. 17 Jahre anwachsen, wenn der Zugang zu Eingriffen in Alternsprozesse eingeschränkt wäre. Der Unterschied bei der gesunden Lebenserwartung würde noch weiter anwachsen, wenn durch solche Eingriffe gleichzeitig eine Morbiditätskompression erzielt werden könnte. Wenn nicht durch entsprechende gesundheitspolitische Maßnahmen einer solchen Entwicklung vorgebeugt wird, dann wird sich die relative Position derjenigen weiter verschlechtern, die bereits jetzt in Hinblick auf gesunde Lebenserwartung am schlechtesten gestellt sind.

VIII.4 Legitime Ungleichheit?

Es scheint offensichtlich zu sein, dass eine solche Entwicklung ungerecht ist. Wenn man neue Eingriffe in Alternsprozesse aus der Perspektive der Gerechtigkeit bewertet, kann man in einem ersten Schritt festhalten, dass der Zugang zu solchen Interventionen Nutzen und Güter erzeugt, die in Abhängigkeit vom sozialen Status ungleich in der Gesellschaft verteilt sein werden. In einem zweiten Schritt muss es dann darum gehen, ob diese ungleiche Verteilung auch tatsächlich als ungerecht zu bewerten ist, wie es *prima facie* der Fall zu sein scheint. Dabei muss man die Güter, um die es geht, von den Verteilungsprinzipien unterscheiden. John Rawls definiert in seiner Gerechtigkeitstheorie – der einflussreichsten der Gegenwart – die gerechtigkeitsrelevanten Güter als „Grundgüter" („primary goods"), die Mittel darstellen, um beliebige Zwecke zu erreichen und daher Voraussetzungen für jede Art von Lebensplan verkörpern. Die Verteilungsprinzipien legen bei Rawls fest, in welcher

---

796 Vgl. http://www.instituteofhealthequity.org/projects/fair-society-healthy-lives-the-marmot-review (aufgerufen am 03.07.2013).

797 Commission on the Social Determinants of Health 2008.

Hinsicht, die Bürger einer Gesellschaft gleich sein sollen und unter welchen Bedingungen Ungleichheit erlaubt ist.[798]

Die erlaubte Ungleichheit oder korrespondierend die Bereiche, in denen Gleichheit hergestellt werden soll und ihre Grenzen, hat Amartya Sen als eines der zentralen Probleme der Gerechtigkeitstheorie bezeichnet. Denn er hält fest, wir alle seien in einem allgemeinen Sinn Egalitaristen geworden. Es gebe niemanden mehr, der etwa in der Gerechtigkeitstheorie eine rechtliche Ungleichheit von Geburt an verteidigen würde. Entscheidend sei daher nicht die Frage, ob man Gleichheit wolle, sondern in Bezug auf was man sie wolle.[799] Zur Antwort auf diese Frage kann die Bewertung, inwiefern Eingriffe in Alternsprozesse gerechtigkeitsrelevant sind, einen wichtigen Beitrag leisten. Daher gibt es hier zwei Fragerichtungen: Von der Theorie der Gerechtigkeit zur Anwendung derselben auf diesen Bereich und umgekehrt, wie Implikationen dieses Bereichs auf die Theorie der Gerechtigkeit zurückwirken. Diese Implikationen sind deswegen für die Theorie der Gerechtigkeit wesentlich, weil die Lebenssituation und Ungleichheit im Alter, einschließlich der gesundheitlichen Ungleichheit, die Kumulation der im Lebenslauf erfahrenen Ungleichheit und ihrer Resultate darstellen. Wie bereits erläutert, werden die Bedingungen, die zur Ungleichheit im Alter führen, auch zu deren Verschärfung beitragen, wenn der Zugang zu neuen Eingriffen in Alternsprozesse eingeschränkt ist, wie ohne entsprechende Gegenmaßnahmen zu erwarten.

Allerdings lassen sich auch Einwände gegen die *prima facie* vermutete Gerechtigkeitsrelevanz einer verschärften gesundheitlichen Ungleichheit im Alter formulieren. Vier Hauptargumente können dazu angeführt werden. Zwei beziehen sich auf die Gerechtigkeitsrelevanz der entsprechenden Güter, zwei auf die Verteilungsprinzipien. Das erste Argument stuft die Güter und den Nutzen, um den es hier geht, als irrelevant für die Gerechtigkeit ein. Ein zweites Argument würde zwar eine solche Gerechtigkeitsrelevanz einräumen, aber den entsprechenden Gütern nur eine geringe Priorität zuweisen. Das dritte Argument stuft die Verteilung als gerecht ein, weil sie dem Gerechtigkeitsprinzip der Leistung und des Verdiensts entsprechen würde. Schließlich könnte man viertens argumentieren, dass die Verteilung zwar ungerecht sei, sie aber einen notwendigen Zwischenschritt zu einer gerechten Verteilung darstelle, in der die Position aller Mitglieder in der Gesellschaft angehoben und angeglichen wird. Diese Argumente sollen im Folgenden genauer erläutert werden. Dadurch wird ebenfalls deutlich werden, wie die Gerechtigkeitsrelevanz von Eingriffen in Alternsprozesse im Anschluss an diese Einwände begründet werden muss.

Das erste Argument lautet, es ginge hier nicht um Güter, die aus der Perspektive der Gerechtigkeit relevant seien. Denn für ein erfülltes oder gelingendes Leben seien die Resultate von Eingriffen in Alternsprozesse unbedeutend, insbesondere die Lebenszeit sei ab einer gewissen Lebensspanne gleichgültig. Ein Leben, das länger ist, als die jetzige durchschnittliche Lebenserwartung, wäre aus dieser Perspektive kein bedeutender Gewinn. Es wäre deswegen nicht ungerecht, wenn es sich manche nicht leisten könnten. Hier wird Callahans eudämonistisches Argument auf die Theorie der Gerechtigkeit übertragen. Aus der

---

798 Vgl. dazu Rawls 1979, Kap. 2, Die Grundsätze der Gerechtigkeit.
799 Sen 1992.

Gerechtigkeitsperspektive zeigt sich jedoch besonders deutlich, weshalb dieses Argument fehlerhaft ist. Bei einem Argument, das sich wie das von Callahan auf eine bestimmte, angeblich für ein gutes Leben hinreichende und notwendige Lebensspanne stützt, geht es primär um Lebenszeit, vor allem in Hinblick auf das Leben in seiner Gesamtheit betrachtet.

Sebastian Knell diskutiert dementsprechend, ob die Länge des Lebens überhaupt als „Gut" im eigentlichen Sinn eingestuft werden könnte und bestreitet das. Diese Einschätzung ist jedoch fragwürdig, denn Zeit wird als Arbeitszeit über Lohn in andere Werte konvertierbar, ist also insofern ein „Gut". Knells hauptsächliches Gegenargument besteht darin, dass man im Gegensatz zu anderen Grundgütern bei Lebenszeit prinzipiell nicht wissen könne, wie viel zur Verfügung stünde.[800] Denn das kann man aus vergleichbaren Gründen auch bei materiellem Vermögen nicht genau wissen. Wenn aber ein Grundeinkommen festgelegt wird, so ist das in Bezug auf die festgelegte Quantität nichts anderes als durchschnittliche Lebenserwartung, mit der man rechnen kann. Denn durch Zufälle kann sich sowohl das eine, wie das andere ändern. Knells Einwände, weshalb eine bestimmte Lebensspanne oder Lebenszeit keine Güter seien, würden sich analog auf die Selbstachtung übertragen lassen, die Rawls jedoch als das „vielleicht wichtigste Grundgut" auszeichnet.[801] Auch die Selbstachtung ist nicht quantifizierbar, nicht direkt verwendbar oder anzusparen, nicht materiell und nicht einmal einfach in andere Grundgüter konvertierbar. Dennoch ist sie eine notwendige Bedingung für das Gelingen von Lebensplänen.

Aber selbst wenn man einräumt, dass Lebenszeit selbst nicht zu den Grundgütern zählt, so ist sie doch eine notwendige Bedingung für deren Nutzung und Erwerb und daher indirekt relevant. Mehr Zeit zur Verfügung zu haben und ein langes Leben im Allgemeinen werden zudem kulturübergreifend als Güter angesehen und – wie etwa Georg Friedrich Meiers Beispiel ebenso wie Grumans historische Darstellung zeigen – als Leistungen und Errungenschaften anerkannt.[802]

Allerdings schätzt man Eingriffe in Alternsprozesse falsch ein, wenn man annimmt, bei ihnen ginge es vor allem um ein längeres Leben und dies sei die hauptsächliche Errungenschaft, die durch sie möglich werde. Denn vor allem geht es darum, Funktionseinschränkungen zu verhindern, ob sie nun als altersassoziierte Erkrankungen eingestuft werden oder nicht. Das vorrangige Ziel ist damit der Erhalt des Handlungsvermögens und des Wohlbefindens, das durch eigene Tätigkeit erreicht werden kann. Es ging den Befürwortern einer Lebensverlängerung nie um die Lebenszeit als solche oder um die Verlängerung des Lebens in einem gebrechlichen Zustand.[803] Indirekt wird damit auch Zeit gewonnen, und Lebenszeit ist ebenso die notwendige Bedingung für jede Art von Lebensplan. Aber als wesentliches Gut aus Gerechtigkeitsperspektive kann man die erhaltene Handlungsfähigkeit einstufen. Wie im Anschluss noch genauer dargelegt werden soll, geht es dabei um die Chancen und die Gelegenheit, die eigene Freiheit zu verwirklichen, die in den zeitgenössischen Ge-

---

800 Knell 2012, 29.
801 Rawls 1979, 479.
802 Gruman 1966, 6ff.
803 Gruman 1966, 7.

rechtigkeitstheorien mehr im Mittelpunkt steht, als eine bestimmte Art der Erfüllung oder Lebensform. Wer einen asketischen Lebensstil wählt, nimmt vielleicht zahlreiche Chancen oder Gelegenheiten nicht in Anspruch. Aus Gerechtigkeitsperspektive zählt jedoch, dass jemand sie gehabt hätte und aus eigenem Entschluss verzichtet hat. Es kommt weniger darauf an, ob man, wie Callahan seinen Freunden unterstellt, den Zugewinn an Handlungsvermögen im Alter dafür nutzt, um Golf zu spielen oder für ein bedeutendes Alterswerk. Entscheidend ist es, solche Wahlmöglichkeiten zu haben. Dass alle in diesem Fall Golf wählen würden oder sich in den Bereichen, in denen sie sich bisher ausgezeichnet haben, nicht weiterentwickeln würden, ist eine unplausible und unbegründete Annahme.

Das zweite auf Güter bezogene Argument verlangt dagegen andere Prioritäten. Aus der entsprechenden Sicht wäre der Zugang zu Eingriffen in Alternsprozesse zwar gerechtigkeitsrelevant, aber in einem geringeren Maß als andere Güter, beispielsweise Güter, die durch eine gerechte Gesundheitsversorgung bereitgestellt werden sollten. Eine „Langlebigkeitsdividende" könnte weniger bedeutend sein als andere Ziele und deswegen Ressourcen von diesen abziehen, die man besser einsetzen könnte. Solche Ziele könnten sehr unterschiedlich sein, von einem breiten Zugang zu frühkindlicher Bildung bis zur medizinischen Versorgung am Lebensende oder qualitativ hochwertiger Pflege für Hochbetagte, die gebrechlich sind. Im letzteren Fall, wie auch in anderen, könnten die notwendigen Ressourcen nicht einfach nur für anderes verwendet worden sein, sondern der Bedarf selbst wird durch den Fokus auf die Verlängerung der aktiven, gesunden Lebensspanne verschleiert. Das könnte geschehen, wenn die Vorstellung eines verlängerten produktiven dritten Alters dazu führt, dass die fortdauernden Einschränkungen des vierten, hochbetagten Alters zurückgewiesen und verdrängt werden.

In Anlehnung an Norman Daniels' „prudential lifespan account"[804] könnte man das Argument der Güterprioritäten ergänzen. Dieser Gedanke beruht auf der Vorstellung davon, wie eine rationale Person Gesundheitsausgaben über ihre Lebensspanne verteilen würde, woraus verallgemeinerbare Schlüsse für gerechte Prioritäten gezogen werden sollen. Entsprechend würde man argumentieren, dass eine allgemein akzeptierte, rationale Prioritätensetzung sich nur darauf beziehen würde, dass man ein bestimmtes Lebensalter erreicht.[805] Eine Verlängerung der durchschnittlichen Lebensspanne wäre jedoch keine Priorität der gerechten Gesundheitsversorgung, die mit knappen, begrenzten Ressourcen konfrontiert ist. Aber auch diese Ergänzung des Prioritätenarguments beruht auf unzureichend belegten Annahmen. Würden tatsächlich rational entscheidende Personen zu denselben Prioritäten kommen? Die Debatten um unterschiedliche Bewertungen des Alterns lassen daran zweifeln. Man kann etwa darauf hinweisen, welche Opfer zum Beispiel die Anhänger der Kalorienrestriktion zu bringen bereit sind, um ein gesundes hohes Alter zu erreichen. Solche Beispiele belegen eine offensichtlich sehr unterschiedliche Bereitschaft, in diesem Zusammenhang Prioritäten zu setzen. Unklar ist außerdem, inwiefern die Ziele, eine bestimmte Lebensspanne zu erreichen und die gesunde Lebensspanne zu verlängern, einander wider-

---

804   Daniels 2008, 171-181.
805   Brauer 2009.

sprechen. Ein solcher Widerspruch müsste erst nachgewiesen werden und er muss nicht in jedem Fall vorliegen. Er hängt sehr stark davon ab, wie letztlich biogerontologisches Wissen in die Medizin Eingang findet und in welcher Form die „Langlebigkeitsdividende" tatsächlich anfällt. Denn erstens könnte Prävention notwendig sein, die auch dann vorgenommen werden muss, wenn man eine bestimmte Lebensspanne erreichen will. Zweitens könnte eine erfolgreiche Investition in die „Langlebigkeitsdividende" auch das Budget für Gesundheitsleistungen erhöhen. Es wäre daher zu einfach, von einem fixen Budget für einen „prudential lifespan account" auszugehen, das in einer einmaligen Entscheidung über den Lebenslauf verteilt werden muss. Damit kann auch dieses Argument, das sich auf Güter bezieht, nicht überzeugen. Es zeichnet sich ab, dass die hier relevanten Güter sehr wohl aus der Perspektive der Gerechtigkeit eine hohe Priorität genießen können. Ein ähnliches Resultat ergibt sich, wenn man die Prinzipien der Gerechtigkeit heranzieht, wie ein drittes und viertes Argument zeigen.

Ein drittes Argument könnte sich auf ein libertäres Prinzip der Verteilungsgerechtigkeit berufen. Danach wäre der ungleiche Zugang zu Eingriffen in Alternsprozesse und eine vergrößerte gesundheitliche Ungleichheit im Alter nicht ungerecht, weil sie aus eigener Verantwortung und Leistung resultieren würde. Sich solche Technologien leisten zu können, könnte aus dieser Sicht als weitere Anreize für gesellschaftlichen und ökonomischen Erfolg betrachtet werden. Die verbesserte Gesundheit und Handlungsfähigkeit im Alter wären die Belohnung für einen rationalen und disziplinierten Lebensstil. Eine kürzere gesunde und aktive Lebensspanne könnte dagegen als das selbst zu verantwortende Resultat einer von schlechten gesundheitlichen Entscheidungen gesehen werden, deren Folgen sich über den Lebenslauf akkumulieren.

Die elementare Voraussetzung dieses Arguments besteht in der Eigenverantwortung für gesundheitsschädliche Entscheidungen und ihre Resultate. Unterschiedliche Forschungszweige stellen jedoch die Reichweite der Eigenverantwortung infrage. Die Lebenslaufforschung weist auf wichtige Einflüsse hin, die bis zur Schwangerschaft und Bedingungen bei der Geburt zurückreichen. Die Forschung zu sozialen Determinanten der Gesundheit zeigt auf, dass die Gesundheit durch nicht vom Einzelnen kontrollierbare gesellschaftliche Randbedingungen abhängt.[806] Das Ausmaß gesellschaftlicher Ungleichheit ist selbst mit schlechteren Ergebnissen in Bezug auf die aktive und gesunde Lebenserwartung korreliert. Das bedeutet, dass in Gesellschaften, in denen eine größere Ungleichheit zwischen den sozialen Schichten vorherrscht, Indikatoren und Resultate für die Gesundheit ihrer Bürger quer über alle Schichten schlechter sind. Das gilt für Gewalt, Drogenkonsum, Adipositas und die Lebenserwartung selbst. Ungleichheit selbst scheint schlecht für die menschliche Gesundheit zu sein, wofür die Epidemiologen Richard Wilkinson und Kate Pickett eine große Menge Daten als Belege gesammelt haben.[807] Schließlich hat auch die biogerontologische Forschung auf die Grenzen von Eigenverantwortung aufmerksam gemacht. Lebens-

---

806 Marmot Wilkinson 2006.

807 Wilkinson Pickett 2009, vgl. auch http://www.equalitytrust.org.uk/resources (aufgerufen am 03.07.2013).

stiländerungen und ein gesunder Lebensstil werden zwar auch von Biogerontologen als Intervention in Alternsprozesse befürwortet, aber biologisches Altern selbst bleibt ein durch Eigenverantwortung unkontrollierbarer Zufallsfaktor, wenn altersassoziierte Erkrankungen entstehen. Aufgrund der Komplexität der Zusammenhänge auf der Systemebene eines Organismus und der Schwierigkeiten, entsprechende Querschnitt- und Langschnittstudien miteinander zu kombinieren, sind die Grenzen von Eigenverantwortung nur sehr schwer, möglicherweise gar nicht zu bestimmen.[808]

Der zweite Teil dieses meritokratischen Arguments bezieht sich darauf, was als Privileg erworben werden darf. Zugang zu neuen Interventionen in Alternsprozesse könnte schlicht als Luxus und als Belohnung für Erfolg gesehen werden. Hier kommt es jedoch vor allem darauf an, wie man die korrespondierenden Güter einstuft. Gehören sie zum Bereich der gerechtigkeitsrelevanten Güter, dann können sie nicht beliebig erworben werden, ebenso wenig wie etwa Grundrechte.

Das vierte Argument ist mit diesem Gedankengang verknüpft. Denn wenn die erfolgreichsten Mitglieder einer Gesellschaft privilegierten Zugang zu Eingriffen in Alternsprozesse erhalten, würde das zum Vorteil aller beitragen. Wenn eine gesellschaftliche Elite in der Lage wäre, länger zu arbeiten und produktiv zu sein, könnten alle davon profitieren, so das Argument. Vom längeren Leben würden aus dieser Perspektive auch dann alle einen Nutzen ziehen und besser gestellt sein, wenn die eigentliche „Langlebigkeitsdividende" auf eine langlebige gesellschaftliche Elite begrenzt wäre.

Hinzu kämen sogenannte „trickle down"-Effekte und erweiterte Zugangsmöglichkeiten durch größere gesellschaftliche Akzeptanz entsprechender neuer Technologien. Deswegen wäre der privilegierte Zugang einer Elite nur ein Zwischenstadium. Während die Interventionen auf lange Sicht erschwinglicher werden würden, würde die gesteigerte Produktivität Anreize schaffen, sie breiteren Schichten zur Verfügung zu stellen. Allen Buchanan, der dieses Argument für Enhancement-Technologien im Allgemeinen verwendet, zitiert einen Anstieg der Produktivität in Höhe von 4 % für jedes Jahr, um das die Lebenserwartung einer Bevölkerung ansteigt.[809] Buchanan führt diese Zahl nicht genauer aus. Es ist fraglich, ob sie für alle Arbeitsbereiche gilt. Für manche niedrigqualifizierte Tätigkeiten könnte der Produktivitätszuwachs bei einer längeren Arbeitszeit geringer ausfallen und der Anreiz für eine „Langlebigkeitsdividende" auf gesellschaftlich breiter Basis könnte deutlich geringer sein als Buchanan annimmt. Anstatt nur Luxusgüter darzustellen oder einen breit gestreuten gesellschaftlichen Gewinn zu erzeugen, nach nur anfänglicher Vergrößerung von Ungleichheit, spricht einiges dafür, dass gesellschaftliche Hierarchien und damit verbundene Chancenungleichheit gefestigt werden und die soziale Mobilität geringer werden könnte. Eine solche Entwicklung wäre aus der Perspektive der Gerechtigkeit zu vermeiden. Diese These lässt sich mit den elementaren Annahmen einiger der dominierenden Theorien der Gerechtigkeit gut begründen.

---

808 Vgl. Kap. 2.8.
809 Buchanan 2011.

VIII.5 Gerechter Zugang zu Eingriffen in Alternsprozesse

Die angeführten Argumente sollen begründen, dass ein eingeschränkter Zugang zu Eingriffen in Alternsprozesse und eine vergrößerte gesundheitliche Ungleichheit im Alter, die daraus resultieren kann, nicht gerechtigkeitsrelevant sind. Sie beruhen darauf, wie man die Bedeutung der entsprechenden Güter und Verteilungsprinzipien aus Gerechtigkeitsperspektive einschätzt. In beiden Fällen nehmen die korrespondierenden Positionen keine oder nur eine eingeschränkte Relevanz an. Wenn man sich an Rawls' Theorie der Gerechtigkeit orientiert – aber auch an manchen ihrer Kritiker wie Amartya Sen oder Martha Nussbaum – lässt sich diese Einschätzung überzeugend zurückweisen.

Wie kann man nun die Güter einstufen, die durch Interventionen in Alternsprozesse erzeugt werden? Zunächst ist daran zu erinnern, dass sie eine hohe Relevanz dadurch erhalten, dass sie Formen des *malum physicum* verhindern können, wie zuvor bereits dargelegt wurde. Denn es gehört zu den Grundlagen der Moral, dass Übel vermieden werden sollen. Héctor Wittwer hat diesen Gedanken in die Debatte um die Lebensverlängerung eingeführt und stuft eine Verlängerung der Lebenszeit als ein „zusätzliches" Gut gegenüber „notwendigen" ein. Notwendige Güter sind wiederum dadurch definiert, dass sie für ein „erträgliches" Leben unabdingbar sind, das „ohne übermäßiges körperliches oder seelisches Leiden und dauerhafte starke Schmerzen und ohne ständige Demütigungen ist". Für Wittwer ist eine längere Lebenszeit keine Bedingung für ein „erträgliches" Leben in diesem Sinn. Sie ist zwar ein Gut, aber ein zusätzliches, das einem ohnehin schon guten und erträglichen Leben noch als eine Art Luxus hinzufügt wird.[810] Selbst wenn man diese – fragwürdige – Einschätzung eines Zugewinns an Lebenszeit teilt, befindet sich Wittwer doch mit vielen anderen im Irrtum, dass es bei Eingriffen in Alternsprozesse primär um Lebensverlängerung geht.

Gerade die Diskussion um Altern als *malum* zeigt das. Da Alternsprozesse entscheidende kausale Faktoren bei der Entstehung von Mobilitätseinschränkungen, neurodegenerativen Erkrankungen und Gebrechlichkeit sind, muss man sie durchaus daher auch als Ursache von Leiden einstufen. Die Verlängerung der Lebensspanne ist lediglich ein Nebeneffekt, der bei einer erfolgreichen Vermeidung solcher Leiden erzielt wird. John Harris hat zu Recht auf diesen Punkt hingewiesen und darauf, dass mit Hilfe solcher Technologien Leben gerettet werden kann, indem der Tod aufgeschoben wird, was aber im Grund jede medizinische Technologie auszeichne.[811] Es ist zwar richtig, dass es hier nur um Wahrscheinlichkeiten geht und nicht klar ist, wessen Leben um welchen Zeitraum verlängert wird. Aber dasselbe gilt auch für andere gesundheitspolitische Maßnahmen wie Vorsorgeuntersuchungen oder Rauchverbote. Auch dabei handelt es sich um lebensrettende Maßnahmen, selbst wenn nicht eine bestimmte Person aus einer unmittelbar lebensbedrohlichen Situation gerettet wird.

Deswegen kann man, anders als Wittwer, durchaus den Schluss ziehen, dass es eine Pflicht gibt, Eingriffe in Alternsprozesse zu entwickeln und zugänglich zu machen. Die moralische Pflicht, Schaden und Übel zu vermeiden, kann man dabei als unvollkommene Pflicht verstehen, deren konkrete Forderung von den kontextuellen Möglichkeiten und Ressourcen

---

810 Wittwer 2009, 217.
811 Harris 2004, 530.

genauer zu definieren ist. Offensichtlich wirft dies auch die Frage der Verteilungsgerechtigkeit und des Zugangs auf, die Harris zwar auch stellt, aber weitgehend offen lässt.[812] Die Vermeidung von Übeln kann man zunächst als Aspekt der negativen Freiheit verstehen, als Freiheit von Einschränkungen. Aber es geht hier auch um positive Freiheit, um Freiheit zu handeln und über die nötigen Ressourcen und Fähigkeiten dazu verfügen zu können. Dieser Aspekt hilft, die fehlenden Prinzipien der Verteilung näher zu bestimmen.

Die Übel, die vermieden werden, können deswegen als *malum* eingestuft werden, weil sie Güter beeinträchtigen, für deren Wertschätzung allgemeine und rationale Gründe bestehen. Vor allem sind solche Gründe unterschiedliche Aspekte des Handlungsvermögens und der Handlungsfreiheit. In den am meisten verbreiteten Gerechtigkeitstheorien, wie derjenigen von Rawls, Amartya Sen oder Martha Nussbaum spielen solche Güter die wesentliche Rolle, wenn es darum geht, die Gerechtigkeitsrelevanz von Gütern im Allgemeinen zu begründen. Die einzelnen Theorien bringen dabei unterschiedliche Maßstäbe für solche Güter vor, die als „primary goods" oder „capabilities" bezeichnet werden.

„Primary goods" sind Voraussetzungen für jede Art von Lebensplan und damit für Chancengleichheit. Aufgrund dieser Eigenschaft können sie als Kriterien dienen, um die Position eines Bürgers in einer Gesellschaft zu bestimmen. Unterschiedliche Verteilungen von „primary goods" dienen als einer der wesentlichen Maßstäbe für die Gerechtigkeit der Gesellschaft nach den entsprechenden Prinzipien, die im Anschluss erläutert werden. Solche „primary goods" sind die folgenden Güter: 1. Rechte, 2. Freizügigkeit und freie Berufswahl, 3. Befugnisse und Vorrechte, die mit Ämtern und verantwortlichen Positionen verbunden sind, 4. Einkommen und Vermögen und 5. die sozialen Grundlagen der Selbstachtung.[813] Eingriffe in Alternsprozesse, die Funktionsvermögen und Handlungsfähigkeit verbessern, haben dadurch Einfluss auf jede dieser Kategorien von Gütern, wie leicht nachvollziehbar ist. So könnte z. B. das Recht auf Mobilität durch nachlassendes Sehvermögen aufgrund einer Makuladegeneration eingeschränkt sein, was nicht der Fall ist, wenn die altersbedingte Degeneration aufgehalten wird. Attraktivität und Handlungsfähigkeit, die ebenfalls durch Eingriffe in Alternsprozesse erhalten werden können, sind wiederum für das Grundgut der Selbstachtung relevant.[814]

Im Bereich der gerechtigkeitsrelevanten Grundgüter, vor allem auch in Hinblick auf die Messung der Position in der Gesellschaft gewinnt der sogenannte „capability approach" zunehmend an Einfluss. Der Ökonom Amartya Sen und die Philosophin Martha Nussbaum haben diesen Ansatz ursprünglich gemeinsam entworfen und dann in etwas unterschiedlichen Fassungen weiterentwickelt. Das grundlegende Argument gegen die Konzeption der „primary goods" besagt, dass die bestehenden Handlungsspielräume und damit die Chancen eines bestimmten Mitglieds einer Gesellschaft nicht nur von den Ressourcen abhängen, die ihm zur Verfügung stehen. Nicht nur Güter sollen entscheidend sein, sondern das tatsächlich bestehende Handlungsvermögen („capability") einer Person, Güter in ein gutes

---

812   Harris 2004, 529.
813   Rawls 1979, 112ff, 479ff.
814   Rawls 1979, 483.

Leben zu konvertieren. Dafür können auch äußere Faktoren prägend sein. Sen benennt vier Arten solcher Faktoren: 1. Personale Heterogenität, z. B. körperliche Einschränkungen, 2. Unterschiede in der physischen Umwelt, wie das Klima, 3. das soziale Umfeld, etwa Kriminalität, 4. Unterschiede in relationalen Perspektiven, d. h. Verhaltensmuster in einer Gemeinschaft.[815] Wie Rawls' Theorie gehört auch diese zu denjenigen, die sogenannte „objektive Listen" von Gütern entwerfen. Sens Ansatz ist dabei jedoch offener. Er führt außerdem ein prozedurales Element ein, um einer bestimmten Gesellschaft eine Rolle bei der Definition der relevanten „capabilities" zu überlassen.[816]

Martha Nussbaum ist dagegen Neoaristotelikerin und schlägt eine universal gültige Liste vor, die zehn verschiedene „human functional capabilities" enthält, unter anderem „life", „bodily health", und „senses, imagination, and thought".[817] Auch hier wird schnell deutlich, dass Alternsprozesse sich negativ auf solche „functional capabilities" auswirken. Daher sind sie auch für diese Theorie als gerechtigkeitsrelevant einzustufen, ohne dass man auf die Diskussionen und Kritik im Detail eingehen muss, die zwischen den Anhängern der jeweiligen Position stattfinden. Von besonderem Interesse ist jedoch Sens Ansatz im Hinblick auf äußere Faktoren, die bei der Konvertierung von Ressourcen in ein gutes Leben eine Rolle spielen. Hindernisse beim Zugang zu Eingriffen in Alternsprozesse und soziale Determinanten der Gesundheit, die von den Lebensumständen abhängen, aber nicht vom Zugang zur Gesundheitsversorgung, können durch diesen Ansatz besser berücksichtigt werden.

Beide Theorien unterstreichen die fundamentale Relevanz eines gerechten Zugangs zu Eingriffen in Alternsprozesse. Die jeweiligen Güterkategorien veranschaulichen diese Relevanz und tragen dazu bei, sie im Einzelnen auszuarbeiten. Das Thema Altern zeigt auch, dass diese Ansätze sich mehr ergänzen als sich zu widersprechen. In der Theorie der gerechten Gesundheit hat Norman Daniels, der Rawls' Theorie auf diesen Bereich ausgeweitet hat und immer noch den Vorzug gibt, eine solche Nähe anerkannt.[818] Sofern eine bescheidenere Zielsetzung mit dem „capability approach" verknüpft sei, der auf ein „normales Funktionieren" beschränkt ist, gebe es eine Konvergenz.[819]

Daniels geht davon aus, dass Gesundheit als „normales speziestypisches Funktionieren" für die Chancengleichheit relevant ist. Gegen Daniels eigene Einschätzung kann man aufgrund der vorangegangen Überlegungen leicht zeigen, dass der Bereich von Möglichkeiten („opportunity range") entscheidend beeinflusst, ob man Zugang zu Interventionen hat, die Altern verlangsamen. Daniels stützt dabei seine eigene Theorie auf Boorses Begriff des „normal functioning", um überzogene Ansprüche zurückzuweisen und ein adäquates Mindestmaß als Ziel („adequacy or sufficiency") zu definieren.[820] Aber gerade diese Konzeption hat sich als widersprüchlich und theoretisch inadäquat in Bezug auf die evolutionäre Erklä-

---

815 Sen 2009, 255.
816 Sen 2009, 241ff.
817 Z. B. Nussbaum 1992.
818 Daniels 2008, 50f.
819 Daniels 2008, 70.
820 Daniels 2008, 70 und 38-39.

rung des Alterns gezeigt.[821] Nun erweist sie sich aus der Perspektive der Theorie der Gerechtigkeit als ebenso problematisch: Denn die „normal opportunity range" ist ebenso wie der „frühzeitige" Tod kein Resultat des „speziestypischen Funktionierens", sondern der technischen Möglichkeiten und kulturellen Errungenschaften einer Gesellschaft.

Diese Überlegungen lassen sich wie folgt zusammenfassen: Ein ungleicher Zugang zu Eingriffen in Alternsprozesse beeinflusst sehr stark die den jeweils einzelnen Mitgliedern in der Gesellschaft zur Verfügung stehenden Bündel von Grundgütern und „capabilities". Daher wirkt er sich ebenso stark auf den Spielraum an Möglichkeiten und Chancen („opportunity range") des Einzelnen aus. Hinzu kommt, dass die ohnehin bereits am schlechtesten Gestellten aufgrund der Bedingungen, die zu ihrer Position geführt haben, im Vergleich noch mehr verlieren werden.

Geht man von dieser Grundlage aus, lassen sich die bereits angesprochenen Verteilungsprinzipien ebenfalls leicht bestimmen. Der Zugang zu Eingriffen in Alternsprozesse sollte entweder gleich sein oder die bisher am schlechtesten Gestellten und die Lebensbedingungen, die zu ihrer Lage führen, sollten Priorität erhalten. Andernfalls können die über den Lebenslauf akkumulierten Ungleichheiten zu einer gefestigten gesellschaftlichen Hierarchie von Lebenschancen und Lebensqualität führen. Die unterschiedlichen Lebenschancen einer langlebigen, langsam alternden Elite würden sich stark von denjenigen anderer Schichten mit einer kürzeren aktiven und gesunden Lebensspanne unterscheiden. Eine solche erstarrte Hierarchie könnte letztlich dazu führen, dass auch die rechtliche Gleichheit untergraben wird, denn nicht alle Ämter und Position mit Einfluss in der Gesellschaft könnten allen gleichermaßen offen stehen.

John Harris spielt den Gedanken einer entsprechenden Ungleichheit bis zu seiner radikalsten Konsequenz: eine Gesellschaft, in der Sterbliche und Unsterbliche gleichzeitig existierten. Für Harris gibt es keine Gründe, aus der Perspektive der Gerechtigkeit etwas gegen eine Entwicklung zu unternehmen, die ein solches Resultat herbeiführen würde. Denn daraus, dass man ein Gut nicht allen zur Verfügung stellen könne, folge nicht, dass man es auch allen vorenthalten muss. Er weist darauf hin, dass die Menschheit mit entsprechenden Fiktionen schon seit ihren Anfängen vertraut sei, ohne aber weiter darauf einzugehen, wie solche Szenarien in der Dichtung aussehen.[822] George Bernard Shaw hat in seinem seltsamen Theaterstück „Back to Methuselah" eine plausible Entwicklung dargestellt. Die langlebigen Eliten und Gesellschaften dominieren aufgrund ihres Wissens und technologischen Könnens die kurzlebigen, die am Ende verschwinden.[823]

Selbst wenn man nur das Szenario der Langlebigkeitsdividende zugrunde legt und nicht wie Harris parallele Populationen Sterblicher und Unsterblicher, gibt es, anders als er glaubt, natürlich sehr gute Gründe aus der Perspektive der Gerechtigkeit gegen eine solche Ungleichheit. Zur Debatte stehen unterschiedliche Verteilungsprinzipien in Bezug auf den Zugang zu Eingriffen in Alternsprozesse. Die Gerechtigkeit verlangt, solche Prinzipien von

---

821   Vgl. Kap. 4.7.
822   Harris 2004.
823   Shaw 1921.

einem Standpunkt der Unparteilichkeit aus zu bewerten, was ein allgemein akzeptiertes Begriffselement von „gerecht" darstellt. Rawls' entscheidender Kunstgriff besteht darin, die Unparteilichkeit in einem Gedankenexperiment in den sogenannten „Schleier des Nichtwissens" umzuwandeln. Gerechtigkeit als Fairness verstanden verlangt demnach, dass sich die Mitglieder einer Gesellschaft in einem fiktiven Urzustand für die Prinzipien entscheiden, die Gleichheit und Ungleichheit in der jeweiligen Gesellschaft regeln. Entscheidend ist dabei, dass sie ihre spätere Position in dieser Gesellschaft nicht kennen. Das Resultat dieser gewissermaßen blinden Wahl besteht nach Rawls darin, dass aus Vorsicht ein Zustand gewählt wird, der Ungleichheit nur unter der Bedingung der Chancengleichheit und der Priorität der am schlechtesten Gestellten erlaubt.[824]

Rawls Gedanke, dass sich Menschen unter den Bedingungen des Schleiers des Nichtwissens für solche Bedingungen entscheiden würden, wurde mit dem Hinweis auf eine mögliche größere Risikobereitschaft kritisiert. Aber gerade das vorliegende Beispiel der vergrößerten gesundheitlichen Ungleichheit im Alter und des Unterschieds der Lebenserwartung lässt dies fragwürdig erscheinen. Die Entscheidung für eine Gesellschaft, in der man riskiert, zu einer Unterschicht mit kürzerer, ungesünderer Lebensspanne zu gehören, ist wenig plausibel. Die Wahl von anderen Prinzipien, die sich an einer möglichst hohen Gleichheit oder am Wohlergehen der am schlechtesten Gestellten orientiert, ist deutlich naheliegender.

Berücksichtigt man die möglichen Folgen für die eigene „opportunity range", würde man als Alternative kaum für eine Verteilung stimmen, die lediglich ein akzeptables Minimum (im Englischen „sufficientarian") garantiert, wie unterschiedliche Gerechtigkeitstheorien vorschlagen. Unter anderem zuletzt auch Martha Nussbaum, die ein solches Minimum als „threshold level of capability" bestimmt.[825] Man würde sich auch nicht auf langfristige „trickle down"-Effekte einlassen, sondern verlangen, dass der Zugang zu den entsprechenden Technologien und die resultierenden „Grundgüter" und „capabilities" so organisiert sind, dass Chancengleichheit gewahrt bleibt. Aus dieser Perspektive erscheint es als ebenso unwahrscheinlich, dass jemand von vorne herein auf die entsprechenden Chancen verzichtet, die ein längeres Leben bieten kann, selbst wenn nicht jeder diese Chancen tatsächlich in Anspruch nehmen sollte.

Die Theorie der Gerechtigkeit bekräftigt also den Gedanken, dass aus individueller Sicht langsameres Altern, bessere Funktionalität und ein längeres Leben gerechtigkeitsrelevante Güter verkörpern. Einen Zeitpunkt festzulegen, ab dem Chancen keine Rolle mehr spielen oder die eigene Handlungsfähigkeit keinen Gewinn mehr darstellt, erscheint auch hier als unlösbare, allerdings auch unnötige Aufgabe. Nicht unlösbar, aber schwierig stellt sich dann das Problem dar, die angenommene Pflicht in die Tat umzusetzen, die einen gerechten Zugang zu Eingriffen in Alternsprozesse und die Angleichung der gesundheitlichen Ungleichheit im Alter verlangt. Zum jetzigen Zeitpunkt ist es wesentlich, eine solche Pflicht hervorzuheben. Denn die Technologien sind gerade im Entstehen, wie zuvor dargelegt wurde. Zum Abschluss dieser Ethik der Biogerontologie soll daher kurz erläutert wer-

---

824   Rawls 1979, Kap. 2, Die Grundsätze der Gerechtigkeit, 81ff.
825   Nussbaum 2000, 75. Für eine Übersicht im Kontext s. Knell 2012, 30 ff.

den, wie diese Pflicht dadurch umgesetzt werden könnte, dass man bereits in der Forschung entsprechende Prioritäten setzt.

IX. Schluss: Die Ethik der Biogerontologie und die Zukunft des Alterns

Wissenschaft, Medien, Kunst und Literatur beschäftigen sich vor dem Hintergrund des demographischen Wandels intensiv mit Altern und Alter. Ohne die körperlichen Veränderungen, die Alternsprozesse bedingen, wäre diese Auseinandersetzung nicht denkbar und ein vollkommen andere. Die Themen einer möglicherweise nachlassenden Produktivität von „alternden" Gesellschaften, die Belastungen sozialer Sicherungssysteme und des Umgangs mit der Lebensphase der Hochaltrigkeit wären ohne körperliche Alternsprozesse kaum relevant. So stehen dem Gewinn an Lebensjahren unterschiedliche Sorgen und Befürchtungen gegenüber, nicht zuletzt die individuelle und gesellschaftliche Belastung durch die prognostizierte Zunahme von Demenz und neurodegenerativen Erkrankungen. Angetrieben von solchen Sorgen richten sich die Erwartungen vieler Entscheidungsträger und Experten an die biogerontologische Forschung, die mit entsprechenden Programmen und Fördermitteln in vielen Ländern unterstützt wird.

Man kann daher erwarten, dass die Biogerontologie noch mehr in den Mittelpunkt der forschungspolitischen und gesellschaftlichen Aufmerksamkeit rücken wird. Sollten sich tatsächlich Erfolge einstellen, wenn biogerontologische Methoden und Interventionen in klinischen Studien geprüft werden, wird das allgemeine Interesse an dieser Wissenschaft weiter stark zunehmen. Daher kann man auch erwarten, dass das biogerontologische Verständnis des körperlichen Alterns immer einflussreicher werden wird, auch dafür, wie man in Zukunft mit körperlichem Altern praktisch umgehen soll. Für ein solches zukünftiges Verständnis des körperlichen Alterns sind vor allem zwei biogerontologische Begriffe von elementarer, kaum zu überschätzender Bedeutung: Dysfunktionalität und Plastizität.

Aus biogerontologischer Perspektive ist biologisches Altern durch eine Zunahme von Dysfunktionalität auf allen Ebenen eines Organismus gekennzeichnet. Diese Dysfunktionalität resultiert aus der Anhäufung unterschiedlicher molekularer Schäden, während gleichzeitig zelluläre Reparaturmechanismen nachlassen. Dadurch lässt sich keine strenge Grenze mehr zwischen „normalem" bzw. „gesundem" und „pathologischem" Altern mehr ziehen. Die molekularen Veränderungen, die biologisches Altern charakterisieren, unterscheiden sich nur quantitativ, aber nicht qualitativ, von denjenigen, die sich bei altersassoziierten Erkrankungen feststellen lassen. Ältere Evolutionstheorien erklärten diese körperlichen Veränderungen, die die Überlebenschancen von Individuen reduzieren, mit evolutionären Vorteilen für die Art. Vor allem das Generationsargument hat auch Eingang in naturalistische ethische Sichtweisen des Alterns gefunden. Dieses Argument, dass der Generationswechsel durch alternde und sterbende Individuen der Grund für die evolutionäre Entstehung des Alterns ist, lässt sich nach der gegenwärtigen Biogerontologie nicht aufrecht erhalten. Ohnehin problematische naturalistische Positionen, dass Altern und Generationswechsel notwendig für den Erhalt der gesellschaftlichen Dynamik sind, können sich nicht länger auf die Biologie stützen. Altern ist ein kontingentes Nebenprodukt der Evolution, das nur in einer geschützten Umwelt auftaucht.

Diese These leitet zum Begriff der Plastizität über. Denn die vorherrschende Meinung unter Biologen war, dass Altern als direktes Resultat von evolutionären Selektionsprozessen genetisch programmiert sei. Diese Ansicht wird mittlerweile kaum noch vertreten. Ohne entsprechendes genetisches Programm erweist sich Altern als plastischer und leichter zu manipulieren als man ursprünglich angenommen hat. Die Alternsprozesse unterschiedlicher Arten weisen dabei eine große Variation vor und Evolutionsbiologen gehen davon aus, dass nicht-alternde Organismen prinzipiell möglich sind. Die Plastizität des Alterns eröffnet jedoch vor allem die Möglichkeit, individuelle Alternsprozesse durch Interventionen und durch eigenes Verhalten zu beeinflussen. Allerdings gibt dabei die zunehmende Dysfunktionalität von Zellen, Geweben und Organen auch Grenzen vor. Körperliches Altern lässt sich zwar formen, aber nicht vermeiden.

Dysfunktionalität und Plastizität geben auch das Spannungsfeld vor, in dem die praktische Ausrichtung der Biogerontologie konzipiert werden muss. Denn die Dysfunktionalität gibt zunächst einmal eine ganz allgemeine Begründungsstrategie vor, warum Alternsprozesse überhaupt mit biogerontologischen Methoden beeinflusst werden sollten. Die Plastizität erlaubt grundsätzlich, dass man das auch könnte, sofern man sich dazu entscheidet. Das wesentliche Resultat dieser Arbeit in Bezug auf diese praktische Anwendung besteht darin, dass es keine prinzipiellen ethischen Gründe gegen eine solche Entscheidung gibt, Alternsprozesse so weit als möglich mit biogerontologischen Methoden zu beeinflussen. Weder medizinethische noch individualethische Gründe sprechen dagegen. Die entsprechenden Ziele sind ohne weiteres mit legitimen Zielen der Medizin vereinbar und hinter ihnen steht weder ein gedankenloser Jugendwahn, noch eine Verdrängung der Endlichkeit oder Sterblichkeit. Im Gegensatz zu solchen Bedenken sprechen vor allem die negativen Aspekte des körperlichen Alterns für ethisch begründete Forderungen, biogerontologische Methoden zur Anwendung zu bringen.

Das erreichbare Ziel dieser Anwendung ist nach Auskunft der Experten ein gesünderes hohes Alter bei einer um einige Jahre verlängerten Lebensspanne. Diese Zielsetzung kann sich auf einen breiten Konsens berufen. Sie entspricht sowohl derjenigen des fünften und sechsten Altenberichts als auch den Empfehlungen Akademiengruppe.[826] Diese Kommissionen haben vor allem ein produktives und aktives Altern im Blick, ohne die negativen Begleiterscheinungen von Demenz und Gebrechlichkeit. Setzt man diese Zielsetzung konsequent fort, würde zunächst nicht das Alter verschwinden, sondern diese Erscheinungsformen der Hochaltrigkeit. Dies wäre ein Ziel, das bereits Simone de Beauvoir in ihrer klassischen Studie über das Alter als zu realisierendes Ideal empfiehlt. Für sie stellt Altern in seiner jetzigen Erscheinungsform keinen notwendigen Abschluss der menschlichen Existenz dar. Das menschliche Leben ist ohne Phase denkbar, die von körperlichem Funktionsverlust und

---

826 Kocka Staudinger 2009.

Gebrechlichkeit geprägt ist und das Ziel müsste sein, diese Phase so weit als möglich abzukürzen und zu verhindern.[827]

Es gibt keine Grundlage für eine Pflicht, körperliches Altern zu akzeptieren, etwa weil es für eine menschliche Existenz im vollen Sinn unabdingbar sei. Insofern körperliches Altern unvermeidlich ist, kann man eine solche Akzeptanz als pragmatischen Ratschlag empfehlen. Simone de Beauvoir hält auch das für eine Illusion. Das Altern ertragen sei keine Tätigkeit, sondern „wachsen, reifen, altern, sterben" sei ein Verhängnis.[828] Sie empfiehlt daher, nicht ans Alter zu denken, schöpferischen Tätigkeiten nachzugehen, aktiv Ziele zu verfolgen, sich sozial zu engagieren und – „im Gegensatz zu den Empfehlungen der Moralisten"[829] – starke Leidenschaften zu bewahren. Ein solches Altersideal hat auch gute vierzig Jahre nach dem Erscheinen von de Beauvoirs Werk seine Gültigkeit und Aktualität behalten. Würde es gesellschaftlich umgesetzt werden, würde das „Alter" für de Beauvoir nicht mehr existieren, jedenfalls nicht mehr in seinen negativen Erscheinungsformen der Gebrechlichkeit und des körperlichen wie geistigen Verfalls. Wie bereits die Privilegierten zu ihrer Zeit würden in einer in dieser Hinsicht idealen, zukünftigen Gesellschaft alte Menschen erst spät im Leben „durch Alterserscheinung unauffällig geschwächt werden und eines Tages einer Krankheit erliegen".[830] Erst dann wäre das Alter tatsächlich eine Lebensphase mit eigenem „Gleichgewicht" und eigenen Möglichkeiten.[831]

Auch diese Vision des Alters von de Beauvoir hat ihre Überzeugungskraft behalten. Sie eignet sich als allgemeine Zielsetzung für eine Ethik der Biogerontologie, die sich an realistische Prognosen anschließt, wie diejenigen, die im Zusammenhang mit der „longevity dividend" ausgesprochen werden. Allerdings enthält de Beauvoirs Blick auf die Zukunft des Alters auch eine Warnung: Die Gesellschaft kümmere sich nur um den Einzelnen, sofern er ihr auch etwas einbringe.[832] Diese Warnung verweist auf eine mögliche Kehrseite der „longevity dividend" und des Ideals eines aktiven, produktiven Alters, das seine Potenziale verwirklicht. Dadurch besteht die Gefahr, dass sich der Gegensatz zwischen der Erfahrung eines privilegierten und derjenigen eines vernachlässigten Alters weiter verschärft, den de Beauvoir durchweg in ihrem Werk anprangert. Durch einen eingeschränkten Zugang zu neuen Eingriffen in Alternsprozesse können diejenigen weiter benachteiligt werden, deren sozioökonomischer Status und deren Lebensumstände ohnehin schon zu einer deutlich kürzeren gesunden Lebensspanne führen. Es stellt sich daher die Frage, was dagegen unternommen werden kann.

Wenn man aus der Perspektive der Gerechtigkeit einen ungleichen Zugang zu neuen Interventionen in Alternsprozesse und eine daraus resultierende vergrößerte gesundheitliche Ungleichheit im Alter für ungerecht hält, gibt es drei mögliche Optionen für eine Regulierung: erstens ein Verbot, zweitens der Versuch, universellen Zugang zu schaffen und

---

827 Beauvoir 2008, 706.
828 Beauvoir 2008, 708.
829 Beauvoir 2008, 708.
830 Beauvoir 2008, 711.
831 Beauvoir 2008, 711.
832 Beauvoir 2008, 711.

dritten Prioritäten in der Forschung, die auf einen breiten Zugang abzielen, einschließlich ergänzender Maßnahmen, durch die die Position der am schlechtesten Gestellten verbessert werden soll.

Auf den ersten Blick könnte ein Verbot entsprechender Intervention als naheliegende und einfachste Wahl erscheinen. Begründen könnte man ein solches Verbot mit den negativen sozialen Folgen von wachsender Ungleichheit und sinkender Chancengleichheit im Alter. Gegen ein solches Verbot lassen sich allerdings zwei gewichtige Gründe anführen. Es gibt zwar ein gewissen Risikos für einen gesellschaftlichen Schaden durch einen Anstieg der entsprechenden Ungleichheit, aber es ist schwer vorherzusagen, wie groß dieser Schaden ist und wie am Ende das Risiko-Nutzen-Potential zu bestimmen sein wird. Aus ethischer Sicht problematisch ist wiederum der Schaden, den ein Verbot erst verursachen könnte. Unklar ist auch, ob die entstehende Ungerechtigkeit so groß ist, dass die individuelle Freiheit und auch die Freiheit der Forschung auf dieser Grundlage eingeschränkt werden sollten. Es könnte auch möglich sein, die entsprechende Ungerechtigkeit durch andere Methoden aufzuheben. Ein zweiter Grund gegen ein Verbot beruht auf der Schwierigkeit, es wirksam zu implementieren. Dazu müsste es wohl global gelten, um einen entsprechenden Medizintourismus zu vermeiden. Ein solches Verbot einer innovativen Technologie in internationalen Abkommen global durchzusetzen, erscheint ausgesprochen schwierig bis unmöglich.

Einem Verbot konsequent entgegengesetzt wäre die zweite Option: der Versuch, neue Interventionen in Alternsprozesse allgemein verfügbar zu machen. Dieser Gedanke liegt zumindest implizit der Programmatik der „Longevity Dividend" zugrunde. Die Autoren erwähnen jedenfalls die Problematik nicht, dass diese Dividende für manche nicht zugänglich sein könnte oder dass sie im Kontext gesundheitlicher Ungleichheit im Alter steht. Die Aussicht, dass ohne besondere Anstrengungen die gesamte Bandbreite möglicher Interventionen allgemein verfügbar sein würde, erscheint als unrealistisch. Wie bereits dargelegt stehen einem solchen universellen Zugang, obgleich er wünschenswert wäre, sehr wahrscheinlich die Kosten, begrenzte Ressourcen, rechtliche Regelungen und soziale Determinanten entgegen.[833]

Die dritte Option erscheint vielversprechender. Sie würde eine bewusste Prioritätensetzung bei der öffentlich geförderten Forschung und korrespondierende Anreize für die private Forschung einschließen. Diese Prioritätensetzung müsste von vornherein einschließen, dass man prüft, welche Interventionen sich voraussichtlich im gegenwärtigen öffentlichen Gesundheitswesen implementieren lassen, ohne einen scharfen Kostenstieg zu verursachen. Außerdem sollten biogerontologische und biomedizinische Forschungsvorhaben durch sozialwissenschaftliche Forschung ergänzt werden, die den Zusammenhang zwischen solchen Interventionen, gesundem Altern und sozialen Determinanten der Gesundheit untersuchen. Dazu würden systematische Forschungsvorhaben gehören, die das Ziel haben den Erfolg politischer Maßnahmen zu ermitteln. Solche Studien fehlen bisher.[834] Bei der Implementierung neuer Interventionen in Alternsprozesse müssen möglicherweise die gesetzlichen Bestimmungen angepasst werden, die den Zugang regeln. Geändert werden müsste

833   Vgl. Kap. 8.11.
834   Bambra Gibson et al. 2010.

etwa der Krankheitsbezug. Ferner gewinnt die Implementierung von Maßnahmen zur Erhöhung von allgemeiner Chancengleichheit an Bedeutung. Eine besonders wichtige Rolle spielen dabei Bildungschancen, da sie sich stark auf die im Lebenslauf kumulierte gesundheitliche Ungleichheit auswirken.[835]

Solche Prioritäten müssen in einem interdisziplinären Dialog zwischen Biogerontologen, Geriatern, Sozialgerontologen, Medizinethikern, Gesundheitsökonomen und anderen festgelegt werden. Eine kürzlich erschienene Veröffentlichung der britischen *Academy of Medical Sciences* hat einen Vorschlag unterbreitet, wie solche Prioritäten der Forschung und entsprechende flankierende politische Maßnahmen aussehen könnten.[836] Überlegungen zum gerechten Zugang und zum Ausgleich gesundheitlicher Ungleichheit im Alter fehlen jedoch hier. Die Prognose der „longevity dividend" wird jedoch um solche Fragestellungen ergänzt. Die Autoren dieses Vorschlags zur Prioritätensetzung von Forschung nennen Kosteneffizienz und gesellschaftliche Aspekte als Teil ihres Programms für die Alterungsforschung. Um eine detaillierte Agenda zu entwickeln, kann dieses Programm als Ansatzpunkt dienen. Ein entsprechendes Beispiel wäre Adipositas. Durch sie steigt das Risiko für unterschiedliche chronische Erkrankungen und es wurde kürzlich betont, dass ihr Anstieg zu schwerwiegenden Problemen in den Gesundheitssystemen verschiedener Länder zu führen kann.[837] Außerdem haben manche Forscher festgestellt, dass ein Anstieg von Adipositas den Trend einer verlängerten gesunden Lebenserwartung wieder umkehren könnte oder bereits umgekehrt hat.[838] Es gibt auch eine klare Verbindung zwischen Adipositas und sozialen Determinanten der Gesundheit.[839] Zusammen ergeben sich ausreichende Hinweise, dass das Problem der Adipositas die Gewinne gefährdet, die durch die „longevity dividend" anfallen könnten. Davon sind insbesondere diejenigen betroffen, die in Bezug auf die gesunde Lebensspanne bereits am schlechtesten gestellt sind.

Um eine entsprechende Agenda für die Prioritäten und Anreize bei der Forschung zu entwickeln, kann man von Debatten in anderen Bereichen profitieren. Ein Beispiel, wie ein prozeduraler Ansatz dabei aussehen könnte, ist der sogenannte „3D combined matrix approach", den das Global Forum for Health Research vorgeschlagen hat, um ein globales Ungleichgewicht bei den Ausgaben für Forschung in Relation zu den Gesundheitsproblemen von Entwicklungsländern zu verbessern. Die drei Dimensionen, die zu berücksichtigen sind, umfassen Public Health, den institutionellen Rahmen und die Gerechtigkeit.[840] Die entsprechenden Interventionen könnten mit Hilfe eines solchen Werkzeugs näher bestimmt und implementiert werden, beispielsweise in großen Forschungsförderungsprogrammen wie demjenigen der Europäischen Union. Das Ziel wäre, die Zukunft des Alterns mit Hilfe der Biogerontologie so zu gestalten, dass Simone de Beauvoirs Ideal des Alters sich realisieren lässt, ohne dass unterschiedliche negative Erfahrungen des Alterns und des Alters wieder zunehmen.

---

835   Kruse Wahl 2010, 215-218.

836   Academy of Medical Sciences 2009, 43 u. 55.

837   ten Have de Beaufort et al. 2011.

838   Olshansky Passaro et al. 2005.

839   Vgl. z. B. Cohen Rehkopf et al. 2013, Cheng 2012.

840   Ghaffar 2009.

Bibliographie

Aaron, Henry J. und Schwartz, William B. 2004. *Coping with Methuselah.* Washington, D.C: Brookings Institution Press.

Abbott, Alison. 2012. Cognition: The brain's decline. *Nature* 492 (7427): S4-5.

Abramson, John. 2004. *Overdosed America.* New York: Harper Collins.

Academy of Medical Sciences. 2009. *Rejuvenating Aging Research.* London.

Achenbaum, W. Andrew. 1995. *Crossing frontiers.* Cambridge: Cambridge Univ. Press.

Ahlert, Günter. 1999. Biogerontologie: Stand und aktuelle Entwicklungen. *Zeitschrift für Gerontologie und Geriatrie* 32 (2): 112-23.

Albrecht, Michael. „Einleitung." *In: Meier, Georg Friedrich: Philosophische Sittenlehre.* Hrsg. von Michael Albrecht. Hildesheim: Olms, 2007: 1-35.

Alley, Dawn E., Putney, Norella M., Rice, Melissa und Bengtson, Vern L. 2010. The increasing use of theory in social gerontology: 1990-2004. *The Journals of Gerontology Series B Psychological Sciences Social Sciences* 65 (5): 583-90.

Amrhein, Ludwig und Backes, Gertrud M. 2007. Alter(n)sbilder und Diskurse des Alter(n)s : Anmerkungen zum Stand der Forschung. *Zeitschrift für Gerontologie und Geriatrie* 40 (2): 104-11.

Amrhein, Ludwig und Backes, Gertrud. 2008. Alter (n) und Identitätsentwicklung: Formen des Umgangs mit dem eigenen Älterwerden. *Zeitschrift für Gerontologie und Geriatrie* 41 (5): 382-393.

Amrhein, Ludwig. 2013. Die soziale Konstruktion von ‚Hochaltrigkeit' in einer jungen Altersgesellschaft. *Zeitschrift für Gerontologie und Geriatrie* 46 (1): 10-5.

Angell, Marcia. 2005. *The truth about the drug companies.* New York: Random House Trade Paperbacks.

Anisimov, Vladimir N., Sikora, Ewa und Pawelec, Graham. 2009. Relationships between cancer and aging: a multilevel approach. *Biogerontology* 10 (4): 323-38.

Anonymous. 1946. Current Comment. *The Journal of Gerontology* 1 (1): 127-133.

Aristoteles. 1959. *Über die Zeugung der Geschöpfe.* Paderborn: Schöningh.

Aristoteles. 1985. *Nikomachische Ethik.* Hamburg: Meiner.

Aristoteles. 1997. *Kleine naturwissenschaftliche Schriften.* Stuttgart: Reclam.

Aristoteles. 2007. *Rhetorik.* Stuttgart: Reclam.

Arking, Robert. 2006. *The biology of aging: observations and principles.* New York: Oxford Univ. Press.

Arking, Robert. 2008. Is aging really a solved problem? *Gerontologist* 48 (4): 549-553.

Arras, John D. 2001. A Method in Search of a Purpose: The Internal Morality of Medicine. *Journal of Medicine and Philosophy* 26 (6): 643-662.

Austad, Steven N. 2004. Is aging programed? *Aging Cell* 3 (5): 249-51.

Austad, Steven N. und Kirkwood, Thomas B.L. „Evolutionary Theory in Aging Research." *In: Molecular biology of aging.* Hrsg. von Leonard P. Guarente, Linda Partridge und Douglas C. Wallace. Cold Spring Harbor: Cold Spring Harbor Laboratory Press, 2007: 95-111.

Backes, Gertrud und Clemens, Wolfgang. 2012. *Lebensphase Alter.* Weinheim: Juventa.

Baltes, Paul. „Alter(n) als Balanceakt." *In: Die Zukunft des Alterns. Die Antwort der Wissenschaft.* Hrsg. von Peter Gruss. München: C.H. Beck, 2007: 15-34.

Bambra, C., Gibson, M., Sowden, A., Wright, K., Whitehead, M. und Petticrew, M. 2010. Tackling the wider social determinants of health and health inequalities: evidence from systematic reviews. *Journal of Epidemiology and Community Health* 64 (4): 284-91.

Bartke, Andrzej. 2011. Single-gene mutations and healthy ageing in mammals. *Philosophical Transactions of the Royal Society B: Biological Sciences* 366 (1561): 28-34.

Baudisch, Annette. „Altern im Lichte der Evolution." *In: Die Zukunft des Alterns.* Hrsg. von Peter Gruss. München: C.H. Beck, 2007: 79-100.

Beauchamp, Tom L. 2001. Internal and External Standards for Medical Morality. *Journal of Medicine and Philosophy* 26 (6): 601-619.

Beauvoir, Simone de. 2008. *Das Alter (fr. La veillesse 1970).* Reinbek bei Hamburg: Rowohlt.

Behl, Christian und Hartl, F. Ulrich. „Molekulare Mechanismen des Alterns." *In: Die Zukunft des Alterns.* Hrsg. von Peter Gruss. München: C.H. Beck, 2007: 101-136.

Benatar, Solomon und Brock, Gillian. 2011. *Global health and global health ethics.* Cambridge: Cambridge Univ. Press.

Bengtson, Vern L., Burgess, E. O. und Parrott, T. M. 1997. Theory, explanation, and a third generation of theoretical development in social gerontology. *The Journals of Gerontology Series B Psychological Sciences Social Sciences* 52 (2): S72-88.

Bengtson, Vern L., Putney, Norella M. und Johnson, Malcom L. „The Problem of Theory in Gerontology." *In: The Cambridge handbook of age and ageing.* Hrsg. von Malcolm Lewis Johnson. Cambridge: Cambridge Univ. Press, 2005: 3-20.

Berryman, Darlene E., Christiansen, Jens Sandahl, Johannsson, Gudmundur, Thorner, Michael O. und Kopchick, John J. 2008. Role of the GH/IGF-1 axis in lifespan and healthspan: lessons from animal models. *Growth Hormone and IGF Research* 18 (6): 455-71.

Beske, Fritz und Drabinski, Thomas. 2005. *Prävention.* Kiel: Schmidt & Klaunig.

Binstock, Robert H. 2003. The war on 'anti-aging medicine'. *Gerontologist* 43 (1): 4-14.

Binstock, Robert H. 2004. Anti-Aging Medicine: The History Anti-Aging Medicine and Research: A Realm of Conflict and Profound Societal Implications. *Journals of Gerontology Series A: Biological and Medical Sciences* 59 (6): 523-533.

Binstock, Robert H., Fishman, Jennifer R. und Juengst, Eric T. 2006. Boundaries and labels: anti-aging medicine and science. *Rejuvenation Research* 9 (4): 433-5.

Bischoff, Claus, Petersen, Hans Christian, Graakjaer, Jesper, Andersen-Ranberg, Karen, Vaupel, James W., Bohr, Vilhelm A., Kolvraa, Steen und Christensen, Kaare. 2006. No association between telomere length and survival among the elderly and oldest old. *Epidemiology* 17 (2): 190-4.

Bjelakovic, Goran, Nikolova, Dimitrinka, Gluud, Lise Lotte, Simonetti, Rosa G. und Gluud, Christian. 2008. Antioxidant supplements for prevention of mortality in healthy participants and patients with various diseases. *Cochrane Database Systematic Reviews* 16 (2): CD007176.

Blanchflower, David G. und Oswald, Andrew J. 2008. Is well-being U-shaped over the life cycle? *Social Science and Medicine* 66 (8): 1733-49.

Bloch, Ernst. „Was im Alter zu wünschen übrig bleibt." *In: Gutes Leben im Alter – die philosophischen Grundlagen.* Hrsg. von Thomas Rentsch und Morris Vollmann. Stuttgart: Reclam, 2012: 132-140.

Blumenthal, Herman T. 2003. The Aging-Disease Dichotomy: True or False? *Journals of Gerontology Series A: Biological and Medical Sciences* 58A (2): 138-145.

Bobbio, Norberto. 1997. *Vom Alter.* Berlin: Wagenbach.

Bodenheimer, Thomas. 2005a. High and rising health care costs. Part 1: seeking an explanation. *Annals of Internal Medicine* 142 (10): 847-54.

Bodenheimer, Thomas. 2005b. High and rising health care costs. Part 2: technologic innovation. *Annals of Internal Medicine* 142 (11): 932-7.

Böhm, Karin, Tesch-Römer, Clemens und Ziese, Thomas. 2009. *Gesundheit und Krankheit im Alter.* Berlin: Robert Koch-Institut.

Boethius, Anicius Manlius Severinus. 1998. *Trost der Philosophie.* Darmstadt: Wissenschaftliche Buchgesellschaft.

Boorse, Christopher. „A rebuttal on health." *In: What is disease?.* Hrsg. von James M. Humber und Robert F. Almeder. Totowa: Humana, 1997: 1-134.

Boorse, Christopher. „Gesundheit als theoretischer Begriff." *In: Krankheitstheorien.* Hrsg. von Thomas Schramme. Berlin: Suhrkamp, 2012: 63-110.

Bostrom, Nick. 2005a. A history of transhumanist thought. *Journal of Evolution and Technology* 14 (1): 1-25.

Bostrom, Nick. 2005b. The fable of the dragon tyrant. *Journal of Medical Ethics* 31 (5): 273-7.

Bourzac, Katherine. 2012. Interventions: Live long and prosper. *Nature* 492 (7427): S18-20.

Bozarro, Claudia. „Der Traum ewiger Jugend." *In: Altwerden ohne alt zu sein?: Ethische Grenzen der Anti-Aging-Medizin.* Hrsg. von Giovanni Maio. Freiburg: Alber, 2011: 219-248.

Brassington, Iain. 2009. Enhancing Evolution and Enhancing Evolution. *Bioethics* 24 (8): 395-402.

Brauer, Susanne. 2009. Age rationing and prudential lifespan account in Norman Daniels' Just health. *Journal of Medical Ethics* 35 (1): 27-31.

Bredesen, Dale E. 2004. Rebuttal to Austad: 'Is aging programmed?'. *Aging Cell* 3 (5): 261-2.

Broszies, Christoph und Hahn, Henning. 2010. *Globale Gerechtigkeit.* Berlin: Suhrkamp.

Bubner, Rüdiger und Otto, Stephan. 1992. *Renaissance und frühe Neuzeit.* Stuttgart: Reclam.

Buchanan, Allen E. 2011. *Beyond humanity?.* Oxford: Oxford Univ. Press.

Burton, Robert. 1988. *Anatomie der Melancholie.* Zürich: Artemis.

Butler, Robert N. 1968. Age-ism. *Gerontologist* 9 (4): 243-246.

Butler, Robert N. 2008. *The longevity revolution.* New York: PublicAffairs.

Butler, Robert N., Miller, Richard A., Perry, Daniel, Carnes, Bruce A., Williams, T. Franklin, Cassel, Christine, Brody, Jacob, Bernard, Marie A., Partridge, Linda, Kirkwood, Thomas, Martin, George M. und Olshansky, S. Jay. 2008. New model of health promotion and disease prevention for the 21st century. *British Medical Journal* 337 (7662): a399.

Cabreiro, Filipe und Gems, David. 2010. Treating aging: progress toward dietary restriction mimetics. *F1000 Biology Reports* 2: 76.

Callahan, Daniel. „Aging and the life cycle." *In: A world growing old.* Hrsg. von Daniel Callahan; Ruud H. J. Ter Meulen; Eva Topinková. Washington: Georgetown Univ. Press, 1995b: 20-27.

Callahan, Daniel. 1977. On defining a 'natural death'. *The Hastings Center Report* 7 (3): 32-37.

Callahan, Daniel. 1988. Aging and the ends of medicine. *Annals of the New York Academy of Sciences* 530: 125-32.

Callahan, Daniel. 1995a. *Setting Limits.* Washington, D.C.: Georgetown University Press.

Callahan, Daniel. 1998. *False hopes.* New York: Simon & Schuster.

Caplan, Arthur L. "The 'Unnaturalness' of Aging – A Sickness Unto Death." *In: Concepts of health and disease – interdisciplinary perspectives.* Hrsg. von Arthur L. Caplan, H. Tristram Engelhardt und James J. McCartney. Reading: Addison-Wesley, Advanced Book Program/World Science Division, 1981: 725-738.

Caplan, Arthur L. 2005. Death as an unnatural process. *EMBO reports* 6: S72-S75.

Caplan, Arthur L., McCartney, James J. und Sisti, Dominic A. 2004. *Health, disease, and illness: concepts in medicine.* Washington, D.C: Georgetown University Press.

Carey, James R. 2003. Life Span: A Conceptual Overview. *Population and Development Review* 29: 1-18.

Carnes, Bruce A. 2007. Senescence viewed through the lens of comparative biology. *Annals of the New York Academy of Sciences* 1114: 14-22.

Carnes, Bruce A. 2008. Does senescence give rise to disease? *Mechanisms of Ageing and Development* 129 (12): 693-699.

Carnes, Bruce A., Olshansky, S. Jay und Grahn, Douglas. 2003. Biological evidence for limits to the duration of life. *Biogerontology* 4 (1): 31-45.

Carnes, Bruce, Nakasato, Yuri R. und Olshansky, S. Jay. 2005. Medawar Revisited. *Ageing Horizons* 3: 22-27.

Cawthon, Richard M., Smith, Ken R., O'Brien, Elizabeth, Sivatchenko, Anna und Kerber, Richard A. 2003. Association between telomere length in blood and mortality in people aged 60 years or older. *Lancet* 361 (9355): 393-5.

Charville, Gregory W. und Rando, Thomas A. 2011. Stem cell ageing and non-random chromosome segregation. *Philosophical Transactions of the Royal Society B: Biological Sciences* 366 (1561): 85-93.

Cheng, Jennifer K. 2012. Confronting the social determinants of health – obesity, neglect, and inequity. *New England Journal of Medicine* 367 (21): 1976-7.

Cherkas, Lynn F., Aviv, Abraham, Valdes, Ana M., Hunkin, Janice L., Gardner, Jack P., Surdulescu, Gabriela L., Kimura, Masayuki und Spector, Tim D. 2006. The effects of social status on biological aging as measured by white-blood-cell telomere length. *Aging Cell* 5 (5): 361-5.

Cholbi, Michael. 2010. The duty to die and the burdensomeness of living. *Bioethics* 24 (8): 412-420.

Christensen, Kaare und Murray, Jeffrey C. 2007. What genome-wide association studies can do for medicine. *New England Journal of Medicine* 356 (11): 1094-7.

Christensen, Kaare, Doblhammer, Gabriele, Rau, Roland und Vaupel, James W. 2009. Ageing populations: the challenges ahead. *Lancet* 374 (9696): 1196-208.

Christensen, Kaare, Johnson, Thomas E. und Vaupel, James W. 2006. The quest for genetic determinants of human longevity: challenges and insights. *Nature Reviews Genetics* 7 (6): 436-48.

Christensen, Kaare, Thinggaard, Mikael, McGue, Matt, Rexbye, Helle, Hjelmborg, Jacob V. B., Aviv, Abraham, Gunn, David, van der Ouderaa, Frans und Vaupel, James W. 2009. Perceived age as clinically useful biomarker of ageing: cohort study. *British Medical Journal* 339: b5262.

Cicero, Marcus Tullius. 2001. *Cato der Ältere*. Zürich: Artemis&Winkler.

Clarke, Adele E., Shim, Janet K., Mamo, Laura, Fosket, Jennifer R. und Fishman, Jennifer R. 2003. Biomedicalization: Technoscientific transformations of health, illness, and US biomedicine. *American Sociological Review* 68 (2): 161-194.

Cohen, Alison K., Rehkopf, David H., Deardorff, Julianna und Abrams, Barbara. 2013. Education and obesity at age 40 among American adults. *Social science medicine (1982)* 78: 34-41.

Coles, L. Stephen. 2004. Demography of human supercentenarians. *Journals of Gerontology Series A: Biological and Medical Sciences* 59 (6): B579-86.

Commission on the Social Determinants of Health. 2008. *Closing the Gap in a Generation: Health Equity through Action on the Social Determinants of Health*. Geneva: World Health Organisation.

Condic, Maureen L. und Rao, Mahendra. 2010. Alternative sources of pluripotent stem cells: ethical and scientific issues revisited. *Stem Cells and Development* 19 (8): 1121-9.

Conrad, Peter. 1992. Medicalization and social control. *Annual review of Sociology* 18: 209-232.

Cornaro, Luigi. 1997. *Vom massvollen Leben oder die Kunst, gesund alt zu werden (1558)*. Heidelberg: Manutius Verlag.

Cuhls, Kerstin, Ganz, Walter und Warnke, Philine. 2009. *Foresight Prozess im Auftrag des BMBF*. Karlsruhe/Stuttgart: Fraunhofer ISI und IAO.

Daniels, Norman. 2008. *Just health*. Cambridge: Cambridge University Press.

Dannefer, Dale und Settersten, Richard A. „The study of the life course: implications for social gerontology." In: *The SAGE handbook of social gerontology*. London: Sage, 2010: 3-19.

de Beaufort, Ines. "Will you… when I'm sixty four?" In: *Ethics, Health Policy and (Anti-) Aging: Mixed Blessings*. Hrsg. von Maartje Schermer und Wim Pinxten. Dordrecht: Springer, 2013: 197-208.

de Grey, Aubrey D. N. J. 2005. Resistance to debate on how to postpone ageing is delaying progress and costing lives. Open discussions in the biogerontology community would attract public interest and influence funding policy. *EMBO reports* 6 Spec No: S49-53.

de Grey, Aubrey D. N. J. und Rae, Michael. 2007. *Ending aging: the rejuvenation breakthroughs that could reverse human aging in our lifetime*. New York: St. Martin's Press.

de Grey, Aubrey D. N. J. und Rae, Michael. 2010. *Niemals alt!: So lässt sich das Altern umkehren*. Bielefeld: transcript Verlag.

de Grey, Aubrey D. N. J., Ames, Bruce N., Andersen, Julie K., Bartke, Andrzej, Campisi, Judith, Heward, Christopher B., McCarter, Roger J. M. und Stock, Gregory. 2002. Time to talk SENS: critiquing the immutability of human aging. *Annals of the New York Academy of Science* 959: 452-62; discussion 463-5.

Deretic, Vojo und Klionsky, Daniel J. 2008. How cells clean house. *Scientific American* 298 (5): 74-81.

Deutscher Ethikrat. 2012. *Demenz und Selbstbestimmung*. Berlin: Dt. Ethikrat.

Diamond, Jared. 2012. *Vermächtnis*. Frankfurt am Main: Fischer.

Diels, Hermann. 1912. *Die Fragmente der Vorsokratiker.* Berlin: Weidmann.

Dillin, Andrew und Cohen, Ehud. 2011. Ageing and protein aggregation-mediated disorders: from inverte-brates to mammals. *Philosophical Transactions of the Royal Society B: Biological Sciences* 366 (1561): 94-8.

Doblhammer, G. und Kreft, D. 2011. Länger leben, länger leiden? Trends in der Lebenserwartung und Gesundheit. *Bundesgesundheitsblatt Gesundheitsforschung Gesundheitsschutz* 54 (8): 907-14.

Donate, Luis E. und Blasco, Maria A. 2011. Telomeres in cancer and ageing. *Philosophical Transactions of the Royal Society B: Biological Sciences* 366 (1561): 76-84.

Drmanac, Radoje. 2011. The advent of personal genome sequencing. *Genetics in medicine: official journal of the American College of Medical Genetics* 13 (3): 188-90.

Eco, Umberto. 2007. *Die Geschichte der Hässlichkeit.* München: Hanser.

Ehni, Hans-Jörg. „Evil, Problem of." *In: Encyclopedia of Applied Ethics.* Hrsg. von Ruth Chadwick. San Diego: Academic Press, 2012: 226-233.

Ehni, Hans-Jörg. 2006. *Das moralisch Böse.* Freiburg: Alber.

Ehni, Hans-Jörg. 2009. Kann man sich Elina Makropoulos als glücklichen Menschen vorstellen? *Jahr-buch für Wissenschaft und Ethik* 14: 47-93.

Eichinger, Tobias. „Jenseits von gesund und krank: Ethische Einwände gegen Anti-Aging als Medizin." *In: Pro-Age oder Anti-Aging? Altern im Fokus der modernen Medizin.* Hrsg. von Silke Schicktanz und Mark Schweda. Frankfurt am Main: Campus, 2011: 309-325.

Eisler, Rudolf. 1904. *Wörterbuch der philosophischen Begriffe.* Berlin: ES Mittler und Sohn.

Emanuel, Ezekiel J. „Benefits to Host Countries." *In: The Oxford textbook of clinical research ethics.* Hrsg. von Ezekiel J. Emanuel. Oxford: Oxford University Press, 2008: 719-728.

Engelhardt, H. Tristram. „Is Aging a Disease?" *In: Life span – values and life-extending technologies.* Hrsg. von Robert M. Veatch. San Francisco: Harper and Row, 1979: 184-194.

Epel, Elissa S., Blackburn, Elizabeth H., Lin, Jue, Dhabhar, Firdaus S., Adler, Nancy E., Morrow, Jason D. und Cawthon, Richard M. 2004. Accelerated telomere shortening in response to life stress. *Pro-ceedings of the National Academy of Science* 101 (49): 17312-5.

Estes, Carroll L. und Binney, Elizabeth A. 1989. The biomedicalization of aging: dangers and dilemmas. *Gerontologist* 29 (5): 587-96.

European Group on Ethics in Science and Technology. 2003. *Opinion on the ethical aspects of clinical research in developing countries.* Luxembourg: Office for Official Publications of the European Communities.

Evert, Jessica, Lawler, Elizabeth, Bogan, Hazel und Perls, Thomas. 2003. Morbidity profiles of centenar-ians: survivors, delayers, and escapers. *Journals of Gerontology Series A: Biological and Medical Sci-ences* 58 (3): 232-7.

Ezhkova, Elena und Fuchs, Elaine. 2010. Regenerative medicine: An eye to treating blindness. *Nature* 466 (7306): 567-8.

Farrelly, Colin. 2009. Towards a more inclusive vision of the medical sciences. *Quarterly Journal of Med-icine (Association of Physicians)* 102 (8): 579-82.

Farrelly, Colin. 2010. Equality and the duty to retard human ageing. *Bioethics* 24 (8): 384-94.

Feeser-Lichterfeld, Ulrich. 2010. Biogerontologie und molekulare Medizin. *Zeitschrift für medizinische Ethik* 56 (4): 351-360.

Finkel, Toren, Serrano, Manuel und Blasco, Maria A. 2007. The common biology of cancer and ageing. *Nature* 448 (7155): 767-774.

Fishman, Jennifer R., Binstock, Robert H. und Lambrix, Marcie A. 2008. Anti-aging science: The emer-gence, maintenance, and enhancement of a discipline. *Journal of Aging Studies* 22 (4): 295-303.

Fitzgerald, James T., Wray, Linda A., Halter, Jeffrey B., Williams, Brent C. und Supiano, Mark A. 2003. Relating medical students' knowledge, attitudes, and experience to an interest in geriatric medicine. *Gerontologist* 43 (6): 849-55.

Flatt, Thomas und Schmidt, Paul S. 2009. Integrating evolutionary and molecular genetics of aging. *Bio-chimica et Biophysica Acta* 1790 (10): 951-62.

Fontana, Luigi, Partridge, Linda und Longo, Valter D. 2010. Extending healthy life span – from yeast to humans. *Science* 328 (5976): 321-6.

Fontana, Luigi. 2009. Modulating human aging and age-associated diseases. *Biochimica et Biophysica Acta* 1790 (10): 1133-8.

Franceschi, Claudio, Bezrukov, Vladyslav, Blanche, Helene, Bolund, Lars, Christensen, Kaare, de Benedictis, Giovanna, Deiana, Luca, Gonos, Efsthatios, Hervonen, Antti, Yang, Huanning, Jeune, Bernard, Kirkwood, Tom B. L., Kristensen, Peter, Leon, Alberta. 2007. Genetics of healthy aging in Europe: the EU-integrated project GEHA (Genetics of Healthy Aging). *Annals of the New York Acad of Sciences* 1100: 21-45.

Freitas, Robert A. Jr. 2005. Nanotechnology, nanomedicine and nanosurgery. *International Journal of Surgery* 3 (4): 243-6.

Freitas, Robert A. Jr. 2009. Welcome to the future of medicine. *Studies in health technology and informatics* 149 (2): 251-6.

Fried, Linda P., Tangen, Catherine M., Walston, Jeremy, Newman, Anne B., Hirsch, Calvin, Gottdiener, John, Seeman, Teresa, Tracy, Russell, Kop, Willem J., Burke, Gregory und McBurnie, Mary A. 2001. Frailty in older adults: evidence for a phenotype. *Journals of Gerontology Series A: Biological and Medical Sciences* 56 (3): M146-56.

Fries, James F. 1980. Aging, Natural Death, and the Compression of Morbidity. *New England Journal of Medicine* 303 (3): 130-135.

Fürstenberg, Friedrich. 2013. Hochaltrigkeit als Akzeptanzproblem : Ein Thesenpapier. *Zeitschrift fur Gerontologie und Geriatrie* 46 (1): 16-20.

Füsgen, Ingo. „Umgang der Medizin mit Alter und Alter." *In: Alter und Altern als Herausforderung.* Hrsg. von Karl Gabriel und Johannes Dichgans. Freiburg: Alber, 2011: 59-90.

Fukuyama, Francis. 2003. *Our posthuman future: consequences of the biotechnology revolution.* London: Profile Books.

Fulop, T., Larbi, A., Witkowski, J. M., McElhaney, J., Loeb, M., Mitnitski, A. und Pawelec, G. 2010. Aging, frailty and age-related diseases. *Biogerontology* 11 (5): 547-63.

Garber, Ken. 2008. A mid-life crisis for aging theory. *Nature Biotechnology* 26 (4): 371-4.

Gee, Ellen M. und Gutman, Gloria. 2000. *The overselling of population aging.* Don Mills, Ontario: Oxford University Press.

Gems, David. „Eine Revolution des Alterns." *In: Laenger leben?.* Hrsg. von Sebastian Knell und Marcel Weber. Frankfurt am Main: Suhrkamp, 2008: 25-44.

Gems, David. 2003. Is More Life Always Better? *Hastings Center Report* 33 (4): 31-39.

Gems, David. 2011. Tragedy and delight: the ethics of decelerated ageing. *Philosophical Transactions of the Royal Society B: Biological Sciences* 366 (1561): 108-12.

Gethmann, Carl Friedrich. 2005. Visionen vom Altern. *Politische Meinung* (427): 33-41.

Ghaffar, Abdul. 2009. Setting research priorities by applying the combined approach matrix. *Indian Journal of Medical Research* 129 (4): 368-75.

Giordano, Roberta, Bonelli, Lorenza, Marinazzo, Elisa, Ghigo, Ezio und Arvat, Emanuela. 2008. Growth hormone treatment in human ageing: benefits and risks. *Hormones (Athens)* 7 (2): 133-9.

Glenn, Norval. 2009. Is the apparent U-shape of well-being over the life course a result of inappropriate use of control variables? A commentary on Blanchflower and Oswald (66: 8, 2008, 1733-1749). *Social Science and Medicine* 69 (4): 481-5; discussion 486-88.

Göckenjan, Gerd. 2000. *Das Alter würdigen.* Frankfurt am Main: Suhrkamp.

Golden, Tamara R., Hinerfeld, Douglas A. und Melov, Simon. 2002. Oxidative stress and aging: beyond correlation. *Aging Cell* 1 (2): 117-23.

Gordijn, Bert. 2004. *Medizinische Utopien.* Göttingen: Vandenhoeck & Ruprecht.

Graf, Friedrich Wilhelm und Lübbe, Hermann. 2010. *Über Glück und Unglück des Alters.* München: Beck.

Grimm, Jacob. „Rede über das Alter." *In: Gutes Leben im Alter – die philosophischen Grundlagen.* Hrsg. von Thomas Rentsch und Morris Vollmann. Stuttgart: Reclam, 2012: 96-133.

Gross, Peter. „Altersakzeptanz versus Jugendwahn." *In: Altwerden ohne alt zu sein?: Ethische Grenzen der Anti-Aging-Medizin.* Hrsg. von Giovanni Maio. Freiburg: Alber, 2011: 21-33.

Gruman, Gerald J. 1966. *A History of Ideas about the prolongation of life*. Philadelphia: The American Philosophical Society.

Gunn, David A., Murray, Peter G., Tomlin, Cyrena C., Rexbye, Helle, Christensen, Kaare und Mayes, Andrew E. 2008. Perceived age as a biomarker of ageing: a clinical methodology. *Biogerontology* 9 (5): 357-64.

Hadley, E. C., Lakatta, E. G., Morrison-Bogorad, M., Warner, H. R. und Hodes, R. J. 2005. The Future of Aging Therapies. *Cell* 120 (4): 557-567.

Halaschek-Wiener, Julius, Vulto, Irma, Fornika, Dan, Collins, Jennifer, Connors, Joseph M., Le, Nhu D., Lansdorp, Peter M. und Brooks-Wilson, Angela. 2008. Reduced telomere length variation in healthy oldest old. *Mechanisms of Ageing and Development* 129 (11): 638-41.

Hall, Stephen S. 2003. *Merchants of immortality*. Boston: Houghton Mifflin.

Hamburg, Margaret A. und Collins, Francis S. 2010. The Path to Personalized Medicine. *New England Journal of Medicine* 363: 301-304.

Hamerman, David. 2010. Can biogerontologists and geriatricians unite to apply aging science to health care in the decade ahead? *Journals of Gerontology Series A: Biological and Medical Sciences* 65 (11): 1193-7.

Hamilton, William D. 1966. The moulding of senescence by natural selection. *Journal of Theoretical Biology* 12 (1): 12-45.

Harley, Calvin B., Futcher, A. Bruce und Greider, Carol W. 1990. Telomeres shorten during ageing of human fibroblasts. *Nature* 345 (6274): 458-60.

Harman, Denham. 2009. Origin and evolution of the free radical theory of aging: a brief personal history, 1954-2009. *Biogerontology* 10: 773-78.

Harris, John und Holm, Soren. 2002. Extending Human Lifespan and the Precautionary Paradox. *Journal of Medicine and Philosophy* 27 (3): 355-368.

Harris, John. 2004. Immortal Ethics. *Annals of the New York Academy of Sciences* 1019: 527-534.

Harris, John. 2007. *Enhancing Evolution*. Princeton and Oxford: Princeton University Press.

Hayflick, Leonard und Moody, Harry R. 2003. *Has anyone ever died of old age*. New York: International Longevity Center.

Hayflick, Leonard. 2004. The not-so-close relationship between biological aging and age-associated pathologies in humans. *Journals of Gerontology Series A: Biological and Medical Sciences* 59 (6): B547-50; discussion 551-3.

Hayflick, Leonard. 2007a. Biological aging is no longer an unsolved problem. *Annals of the New York Academy Sciences* 1100: 1-13.

Hayflick, Leonard. 2007b. Entropy explains aging, genetic determinism explains longevity, and undefined terminology explains misunderstanding both. *PLOS Genetics* 3 (12): e220.

Hempel, Carl Gustav. 1977. *Aspekte wissenschaftlicher Erklärung*. Berlin: de Gruyter.

Herder, Johann Gottfried von. 1908. *Ideen und Philosophien der Geschichte der Menschheit, 3*. Berlin: Bong.

Hilhorst, Medard T. 2002. Physical beauty: only skin deep? *Medicine, health care, and philosophy* 5 (1): 11-21.

Höffe, Otfried. „Bilder des Alters und des Alterns im Wandel." *In: Was ist Alter(n)?: Neue Antworten auf eine scheinbar einfache Frage*. Hrsg. von Ursula M. Staudinger und Heinz Häfner. Heidelberg: Springer, 2008: 189-198.

Höffe, Otfried. „Cicero, Jacob Grimm, Ernst Bloch." *In: Altern gestalten*. Hrsg. von Heinz Häfner, Konrad Beyreuther und Wolfgang Schlicht. Berlin/Heidelberg: Springer, 2010: 169 – 175.

Höffe, Otfried. „Gerontologische Ethik." *In: Gutes Leben im Alter – die philosophischen Grundlagen*. Hrsg. von Thomas Rentsch und Morris Vollmann. Stuttgart: Reclam, 2012: 212-232.

Höffe, Otfried. 1996. *Aristoteles*. München: Beck.

Höffe, Otfried. 2000. *Immanuel Kant*. München: Beck.

Höffe, Otfried. 2009. *Lebenskunst und Moral*. München: Beck.

Hofmann, Bjorn. 2002. On the triad disease, illness and sickness. *Journal of Medicine and Philosophy* 27 (6): 651-73.

Hogerzeil, Hans V., Samson, Melanie, Casanovas, Jaume Vidal, Rahmani-Ocora, Ladan. 2006. Is access to essential medicines as part of the fulfilment of the right to health enforcable through the courts? *The Lancet* (368): 305-311.

Holliday, R. 2006. Aging is no longer an unsolved problem in biology. *Annals of the New York Academy Sciences* 1067 (1): 1.

Holliday, Robin. 2004. The close relationship between biological aging and age-associated pathologies in humans. *Journals of Gerontology Series A: Biological and Medical Sciences* 59 (6): B543-6.

Holliday, Robin. 2007. *Aging.* Dordrecht: Springer.

Holsboer, Florian und Schüler, Hans. „Therapiewege der Zukunft." *In: Die Zukunft des Alterns – die Antwort der Wissenschaft.* Hrsg. von Peter Gruss. München: Beck, 2007: 192-219.

Horatius Flaccus, Quintus. 1993. *Sämtliche Werke.* München: Artemis und Winkler.

Horrobin, Steven. 2006. Immortality, Human Nature, the Value of Life and the Value of Life Extension. *Bioethics* 20 (6): 279-292.

Hossenfelder, Malte. 1996. *Antike Glückslehren.* Stuttgart: Kröner.

House of Lords Science and Technology Committee. 2010. *Setting priorities in publicly funded research.* London: Stationery Office.

Hucklenbroich, Peter. „Die Wissenschaftstheorie des Krankheitsbegriffs." *In: Krankheitstheorien.* Hrsg. von Thomas Schramme. Berlin: Suhrkamp, 2012: 135-158.

Huizinga, Johan. 2006. *Herbst des Mittelalters.* Stuttgart: Kröner.

Hume, David. 1877. *Dialoge über natürliche Religion.* Leipzig: Erich Koschny.

Hurka, Thomas. 2011. *The best things in life.* Oxford [u. a.]: Oxford University Press.

Illich, Ivan. 1975. *Medical nemesis.* London: Calder and Boyars.

Ingram, Donald K., Nakamura, E., Smucny, Darlene A., Roth, George S. und Lane, Mark A. 2001. Strategy for identifying biomarkers of aging in long-lived species. *Experimental Gerontology* 36 (7): 1025-34.

Ingram, Donald K., Zhu, Min, Mamczarz, Jacek, Zou, Sige, Lane, Mark A., Roth, George S. und deCabo, Rafael. 2006. Calorie restriction mimetics: an emerging research field. *Aging Cell* 5 (2): 97-108.

International Project of the Hastings Center – Group leaders. 1996. The goals of medicine. Setting new priorities. *Hastings Center Report* 26 (6): S1-27.

Irvine, G. Brent, El-Agnaf, Omar M., Shankar, Ganesh M. und Walsh, Dominic M. 2008. Protein aggregation in the brain: the molecular basis for Alzheimer's and Parkinson's diseases. *Molecular Medicine* 14 (7-8): 451-64.

Jonas, Hans. 1992. The burden and blessing of mortality. *Hastings Center Report* 22 (1): 34-40.

Juengst, Eric T. „Anti-Aging Research and the Limits of Medicine." *In: The fountain of youth – cultural, scientific, and ethical perspectives on a biomedical goal.* Hrsg. von Stephen Garrard Post und Robert H. Binstock. Oxford: Oxford University Press, 2004: 321-339.

Juengst, Eric T., Binstock, Robert H., Mehlmann, Maxwell J., Post, Stephen G. 2003b. Antiaging Research and the Need for Public Dialogue. *Science* 299 (5611): 1323.

Juengst, Eric T., Binstock, Robert H., Mehlmann, Maxwell J., Post, Stephen G., and Peter Whitehouse. 2003a. Biogerontology, 'Anti-aging Medicine', and the Challenges of Human Enhancement. *Hastings Center Report* 33 (4): 21-30.

Kalache, Alexandre, Barreto, Sandhi Maria Barretto und Keller, Ingrid. „Global Ageing." *In: The Cambridge Handbook of Age and Ageing.* Hrsg. von Vern L. Bengtson, Peter G. Coleman und Thomas B. L. Kirkwood. Cambridge: Cambridge University Press, 2005: 30-46.

Kamm, Frances Myrna. 1998. *Death and whom to save from it.* New York: Oxford Univ. Press.

Kammler, Clemens und Reinhardt-Becker, Elke. 2008. *Foucault-Handbuch.* Stuttgart: Metzler.

Kant, Immanuel. 1983. *Schriften zur Ethik und Religionsphilosophie.* Darmstadt: Wissenschaftliche Buchgesellschaft.

Kant, Immanuel. 1991. *Eine Vorlesung über Ethik.* Frankfurt am Main: Fischer Taschenbuchverlag.

Kass, Leon R. 1983. The case for mortality. *American Scholar* 52 (2): 173-91.

Kass, Leon R. 2003. Ageless Bodies, Happy Souls. *The New Atlantis* 1 (1): 9-28.

Kass, Leon. 2004. *Beyond therapy.* Washington, D.C: President's Council on Bioethics.

Katz, Stephen und Marshall, Barbara. 2003. New sex for old: Lifestyle, consumerism, and the ethics of aging well. *Journal of Aging Studies* 17 (1): 3-16.

Katz, Stephen. „Sociocultural perspectives on ageing bodies." *In: The SAGE handbook of social gerontology.* London: Sage, 2010: 357-366.

Katz, Stephen. 1996. *Disciplining Old Age.* Charlottesville: University Press of Virginia.

Kaufman, Sharon R. 1994. The social construction of frailty. *Journal of aging studies* 8 (1): 45-58.

Kaufman, Sharon R., Shim, Janet K. und Russ, Ann J. 2004. Revisiting the biomedicalization of aging: clinical trends and ethical challenges. *Gerontologist* 44 (6): 731-8.

Kenyon, Cynthia. 2005. The plasticity of aging: insights from long-lived mutants. *Cell* 120 (4): 449-60.

Kenyon, Cynthia. 2010. The genetics of ageing. *Nature* 464 (7288): 504-12.

Kenyon, Cynthia. 2011. The first long-lived mutants: discovery of the insulin/IGF-1 pathway for ageing. *Philosophical Transactions of the Royal Society B: Biological Sciences* 366 (1561): 9-16.

Khaw, Kay-Tee, Wareham, Nicolas, Bingham, Sheila, Welch, Ailsa, Luben, Robert und Day, Nicholas. 2008. Combined Impact of Health Behaviours and Mortality in Men and Women. *PLoS Medicine* 5 (1): e12.

Khrapko, Konstantin und Vijg, Jan. 2009. Mitochondrial DNA mutations and aging: devils in the details? *Trends in Genetics* 25 (2): 91-8.

Kiesel, Helmuth. „Das Alter in der Literatur." *In: Was ist Alter(n)?.* Hrsg. von Ursula M. Staudinger und Heinz Häfner. Heidelberg: Springer, 2008: 173-188.

Kirchner, Friedrich. 1886. *Wörterbuch der philosophischen Grundbegriffe.* Heidelberg: Weiss.

Kirkwood, Thomas und Holliday, Robin. 1979. The evolution of ageing and longevity. *Proceedings of the Royal Society B: Biological Sciences* 205 (1161): 531-46.

Kirkwood, Thomas und Shanley, Daryl P. 2010. The connections between general and reproductive senescence and the evolutionary basis of menopause. *Annals of the New York Academy of Sciences* 1204: 21-9.

Kirkwood, Thomas. „The Biological Science of Human Ageing." *In: The Cambridge handbook of age and ageing.* Hrsg. von Malcolm Lewis Johnson. Cambridge: Cambridge Univ. Press, 2005a: 72-81.

Kirkwood, Thomas. 2005b. Understanding the Odd Science of Aging. *Cell* 120 (4): 437-447.

Kirkwood, Thomas. 2008. Understanding ageing from an evolutionary perspective. *Journal of Internal Medicine* 263 (2): 117-27.

Kirkwood, Thomas. 2011. Systems biology of ageing and longevity. *Philosophical Transactions of the Royal Society B: Biological Sciences* 366 (1561): 64-70.

Knell, Sebastian und Weber, Marcel. 2009. *Menschliches Leben.* Berlin: de Gruyter.

Knell, Sebastian. 2012. Anti-Aging, Leben-Retten und Gerechtigkeit. *Jahrbuch für Wissenschaft und Ethik* 16: 5-40.

Kocka, Jürgen und Staudinger, Ursula M. 2009. *Gewonnene Jahre: Empfehlungen der Akademiengruppe Altern in Deutschland.* Stuttgart: Wissenschaftliche Verlagsgesellschaft.

Kondratowitz, Hans-Joachim. „Die Medikalisierung des höheren Lebensalters." *In: Medizinische Deutungsmacht im sozialen Wandel des 19. und frühen 20. Jahrhunderts.* Hrsg. von Alfons Labisch und Reinhard Spree. Bonn: Psychiatrie-Verlag, 1989: 207-222.

Kondratowitz, Hans-Joachim. „Sozialgerontologie in Europa." *In: Sozial- und verhaltenswissenschaftliche Gerontologie.* Hrsg. von Fred Karl. Weinheim: Beltz, 2003: 111-128.

Kranz, Margarita, Gründer, Karlfried, Gabriel, Gottfried, Eisler, Rudolf und Bien, Günther. 2007. *Historisches Wörterbuch der Philosophie.* Basel: Schwabe.

Kruse, Andreas und Schmitt, Eric. 2005. Ist in der heutigen Gesellschaft eine Diskriminierung des Alters erkennbar? *Zeitschrift für Gerontologie und Geriatrie* 38 (Suppl 1): 56-64.

Kruse, Andreas und Wahl, Hans-Werner. 2010. *Zukunft Altern.* Heidelberg: Spektrum Akademischer Verlag.

Kruse, Andreas. „Menschbild und Menschenwürde als grundlegende Kategorien der Lebensqualität demenzkranker Menschen." *In: Gutes Leben im Alter.* Hrsg. von Thomas Rentsch und Morris Vollmann. Stuttgart: Reclam, 2012: 233-251.

Kruse, Andreas. 2005. Selbständigkeit, bewusst angenommene Abhängigkeit, Selbstverantwortung als zentrale Kategorien einer ethischen Betrachtung des Alters. *Zeitschrift für Gerontologie und Geriatrie* 38 (4): 273-287.

Kuh, Diana. 2006. A life course perspective on telomere length and social inequalities in aging. *Aging Cell* 5 (6): 579-80.

Kuhlmann, Andreas. 2003. Therapie als Affront. 15 (3): 151-160.

La Bruyère, Jean de. 1960. *Les caractères ou les moeurs de ce siècle.* Paris: Garnier.

La Mettrie, Julien Offray de. 1984. *Der Mensch eine Maschine.* Leipzig: Reclam.

Lavu, S., Boss, O., Elliott, P. J. und Lambert, P. D. 2008. Sirtuins – novel therapeutic targets to treat age-associated diseases. *Nature Reviews Drug Discovery* 7 (10): 841-853.

Law, Jacky. 2007. *Big Pharma.* Düsseldorf: Patmos.

Leibniz, Gottfried Wilhelm. 1968. *Die Theodizee (1710).* Hamburg: Meiner.

Leslie, Mitch. 2011. Cell biology. Are telomere tests ready for prime time? *Science* 332 (6028): 414-5.

Lichtenberg, Frank R. 2005. The Impact of New Drug Launches on Longevity: Evidence from Longitudinal, Disease-Level Data from 52 Countries, 1982-2001. *International Journal of Health Care Finance and Economics* 5 (1): 47-73.

Lindner, Ariel B. und Demarez, Alice. 2009. Protein aggregation as a paradigm of aging. *Biochimica et Biophysica Acta* 1790 (10): 980-96.

Ljubuncic, Predrag und Reznick, Abraham Z. 2009. The evolutionary theories of aging revisited – a mini-review. *Gerontology* 55 (2): 205-16.

Lock, Margaret. „Medicalization: Cultural Concerns." *In: International Encyclopedia of the Social & Behavioral Sciences.* Hrsg. von Neil J. Smelser und Paul B. Baltes. 2001: 9534-9539.

Lucretius, Carus Titus. 1973. *De rerum natura.* Stuttgart: Reclam.

MacIntyre, Alasdair C. 2007. *After virtue: a study in moral theory.* Notre Dame: Univ. of Notre Dame Press.

Maio, Giovanni. „Vom Sinn des Alterns." *In: Altwerden ohne alt zu sein?: Ethische Grenzen der Anti-Aging-Medizin.* Hrsg. von Giovanni Maio. Freiburg: Alber, 2011b: 11-19.

Maio, Giovanni. 2006. Die Präferenzorientierung der modernen Medizin als ethisches Problem. *Zeitschrift für medizinische Ethik* 52: 339-354.

Maio, Giovanni. 2011a. *Altwerden ohne alt zu sein?: Ethische Grenzen der Anti-Aging-Medizin.* Freiburg: Alber.

Maio, Giovanni. 2012. *Mittelpunkt Mensch: Ethik in der Medizin.* Stuttgart: Schattauer.

Malthus, Thomas Robert. 1999. *An essay on the principle of population.* Oxford: Oxford University Press.

Marmot, Michael G. und Wilkinson, Richard G. 2006. *Social determinants of health.* Oxford: Oxford University Press.

Marquard, Odo. „Malum." *In: Historisches Wörterbuch der Philosophie.* Hrsg. von Joachim Ritter und Karlfried Gründer. 1980: 652-656.

Marquard, Odo. „Theoriefähigkeit des Alters." *In: Gutes Leben im Alter – die philosophischen Grundlagen.* Hrsg. von Thomas Rentsch und Morris Vollmann. Stuttgart: Reclam, 2012: 207-211.

Martens, Ekkehard. 2011. *Lob des Alters.* Mannheim: Artemis & Winkler.

Martin, George M. „Modalities of Gene Action Predicted by the Classical Evolutionary Biology Theory of Aging." *In: Biogerontology – mechanisms and interventions.* Hrsg. von Suresh I. S. Rattan und Serif Akman. Boston, Mass: Blackwell Pub. on behalf of the New York Academy of Sciences, 2007: 14-20.

Martin, George M., Bergman, Aviv und Barzilai, Nir. 2007. Genetic determinants of human health span and life span: progress and new opportunities. *PLoS Genetics* 3 (7): e125.

Martin-Ruiz, Carmen M., Gussekloo, Jacobijn, van Heemst, Diana, von Zglinicki, Thomas und Westendorp, Rudi G. J. 2005. Telomere length in white blood cells is not associated with morbidity or mortality in the oldest old: a population-based study. *Aging Cell* 4 (6): 287-90.

Marwick, Arthur. 2007. *History of Human Beauty.* London: Continuum International Publishing.

Masoro, Edward J. 2005. Overview of caloric restriction and ageing. *Mechanisms of Ageing and Development* 126 (9): 913-22.

Mattison, Julie A., Roth, George S., Beasley, T. Mark, Tilmont, Edward M., Handy, April M., Herbert, Richard L., Longo, Dan L., Allison, David B., Young, Jennifer E., Bryant, Mark, Barnard, Dennis,

Ward, Walter F., Qi, Wenbo, Ingram, Donald K. und de Cabo,. 2012. Impact of caloric restriction on health and survival in rhesus monkeys from the NIA study. *Nature* 489 (7415): 318-21.

Maul, Stefan M. 2005. *Das Gilgamesch-Epos.* München: Beck.

Mayr, Ernst. 2005. *Das ist Evolution.* München: Goldmann.

McCay, CM, Crowell, MF und Maynard, LA. 1935. The effect of retarded growth upon the length of life and upon the ultimate body size. *Journal of Nutrition* 10: 63-79.

Medawar, Peter B. 1952. *An unsolved problem of biology.* London: Lewis.

Medvedev, Zhores A. 1990. An attempt at a rational classification of theories of ageing. *Biological Reviews of the Cambridge Philosophical Society* 65 (3): 375.

Meier, Georg Friedrich. 2007. *Philosophische Sittenlehre.* Hildesheim: Olms.

Micans, Philip. 2005. The need for anti-aging medicine: the challenges faced to incorporate preventative medicine into the clinic and into society. *Annals of the New York Academy of Sciences* 1057: 545-62.

Miller, Franklin G. und Brody, Howard. 2001. The internal morality of medicine: an evolutionary perspective. *Journal of Medicine and Philosophy* 26 (6): 581-99.

Mimeault, Murielle und Batra, Surinder K. 2009. Recent insights into the molecular mechanisms involved in aging and the malignant transformation of adult stem/progenitor cells and their therapeutic implications. *Ageing Research Reviews* 8 (2): 94-112.

Minkler, Meredith. 1990. Aging and disability. *Journal of aging studies* 4 (3): 245-260.

Minois, Georges. 1987. *Histoire de la vieillesse en occident.* Paris: Fayard.

Mitchell, Braxton D., Lee, Woei-Jyh, Tolea, Magdalena I., Shields, Kelsey, Ashktorab, Zahra, Magder, Laurence S., Ryan, Kathleen A., Pollin, Toni I., McArdle, Patrick F., Shuldiner, Alan R. und Schaffer, Alejandro A. 2012. Living the good life? Mortality and hospital utilization patterns in the Old Order Amish. *PloS one* 7 (12): e51560.

Mittelstraß, Jürgen. 2004. *Enzyklopädie Philosophie und Wissenschaftstheorie 4.* Stuttgart: Metzler.

Montaigne, Michel de. 1998. *Essais.* Frankfurt am Main: Eichborn.

Moody, Harry R. 2001. Who's afraid of life extension. *Generations* 25 (4): 33-37.

Motel-Klingebiel, Andreas, Ziegelmann, Jochen P. und Wiest, Maja. 2013. Hochaltrigkeit in der Gesellschaft des langen Lebens : Theoretische Herausforderung, empirisches Problem und sozialpolitische Aufgabe. *Zeitschrift für Gerontologie und Geriatrie* 46 (1): 5-9.

Mouchiroud, Laurent, Molin, Laurent, Dalliere, Nicolas und Solari, Florence. 2010. Life span extension by resveratrol, rapamycin, and metformin: The promise of dietary restriction mimetics for an healthy aging. *Biofactors* 36 (5): 377-82.

Muller, Florian L., Lustgarten, Michael S., Jang, Youngmok, Richardson, Arlan und Van Remmen, Holly. 2007. Trends in oxidative aging theories. *Free Radical Biology and Medicine* 43 (4): 477-503.

Mykytyn, Courtney E. 2006. Anti-aging medicine: A patient/practitioner movement to redefine aging. *Social Science and Medicine* 62 (3): 643-653.

Nagel, Thomas. 1970. Death. *Nous* 4: 73-80.

National Intelligence Council. 2008. *Disruptive Civil Technologies.* Washington, D.C.

Nationaler Ethikrat. 2006. *Altersdemenz und Morbus Alzheimer: medizinische, gesellschaftliche und ethische Herausforderungen : Vorträge der Jahrestagung des Nationalen Ethikrates 2005.* Berlin.

Nebel, Almut, Kleindorp, Rabea, Caliebe, Amke, Nothnagel, Michael, Blanche, Helene, Junge, Olaf, Wittig, Michael, Ellinghaus, David, Flachsbart, Friederike, Wichmann, Heinz-Erich, Meitinger, Thomas, Nikolaus, Susanna, Franke, Andre, Krawczak, Michael und La,. 2011. A genome-wide association study confirms APOE as the major gene influencing survival in long-lived individuals. *Mechanisms of Ageing and Development* 132 (6-7): 324-30.

Njajou, Omer T., Hsueh, Wen-Chi, Blackburn, Elizabeth H., Newman, Anne B., Wu, Shih-Hsuan, Li, Rongling, Simonsick, Eleanor M., Harris, Tamara M., Cummings, Steve R. und Cawthon, Richard M. 2009. Association between telomere length, specific causes of death, and years of healthy life in health, aging, and body composition, a population-based cohort study. *Journals of Gerontology Series A: Biological and Medical Sciences* 64 (8): 860-4.

Nordenfelt, Lennart. 1987. *On the nature of health: an action-theoretic approach.* Dordrecht: Reidel.

Nühlen, Maria. 1990. *Philosophische Grundlagen der Gerontologie*. Heidelberg: Quelle & Meyer.

Nussbaum, Martha C. 1992. Human Functioning and Social Justice: In Defense of Aristotelian Essentalism. *Political Theory* 20 (2): 202-246.

Nussbaum, Martha C. 2000. *Women and human development*. Cambridge: Cambridge University Press.

Olshansky, S. J., Hayflick, L. und Perls, T. T. 2004a. Introduction: Anti-Aging Medicine: The Hype and the Reality-Part I. *Journals of Gerontology Series A: Biological and Medical Sciences* 59 (6): B513.

Olshansky, S. J., Hayflick, L. und Perls, T. T. 2004b. Introduction: Anti-Aging Medicine: The Hype and the Reality-Part II. *Journals of Gerontology Series A: Biological and Medical Sciences* 59 (7): 649-651.

Olshansky, S. Jay, Antonucci, Toni, Berkman, Lisa, Binstock, Robert H., Boersch-Supan, Axel, Cacioppo, John T., Carnes, Bruce A., Carstensen, Laura L., Fried, Linda P., Goldman, Dana P., Jackson, James, Kohli, Martin, Rother, John, Zheng, Yuhui und Rowe, John. 2012. Differences in life expectancy due to race and educational differences are widening, and many may not catch up. *Health affairs (Project Hope)* 31 (8): 1803-13.

Olshansky, S. Jay, Hayflick, Leonard und Carnes, Bruce A. 2002a. No truth to the fountain of youth. *Scientific American* 286 (6): 92-95.

Olshansky, S. Jay, Hayflick, Leonard und Carnes, Bruce A. 2002b. Position statement on human aging. *Journals of Gerontology Series A: Biological and Medical Sciences* 57 (8): B292-7.

Olshansky, S. Jay, Passaro, Douglas J., Hershow, Ronald C., Layden, Jennifer, Carnes, Bruce A., Brody, Jacob, Hayflick, Leonard, Butler, Robert N., Allison, David B. und Ludwig, David S. 2005. A potential decline in life expectancy in the United States in the 21st century. *New England Journal of Medicine* 352 (11): 1138-45.

Olshansky, S. Jay, Perry, Daniel, Miller, Richard A. und Butler, Robert N. 2006. In pursuit of the longevity dividend. *The Scientist* 20 (3): 28-36.

Olshansky, S. Jay, Perry, Daniel, Miller, Richard A. und Butler, Robert N. 2007. Pursuing the longevity dividend: scientific goals for an aging world. *Annals of the New York Academy of Sciences* 1114: 11-3.

Overall, Christine. 2003. *Aging, Death, And Human Longevity*. Berkeley and Los Angeles: University of California Press.

Palmore, Erdman. 2005. Three decades of research on ageism. *Generations* 29 (3): 87-90.

Parens, Erik. 2013. On good and bad forms of medicalization. *Bioethics* 27 (1): 28-35.

Paris, Barbara E. C., Gold, Gabriel, Taylor, Bian, Fields, Suzanne D., Mulvihill, Michael N., Capello, Carol und Debeer, Katharine. 1997. First Year Medical Student Attitudes Toward the Elderly. *Gerontology and Geriatrics Education* 18 (1): 13-22.

Park, Hyung Wook. 2010. Longevity, aging, and caloric restriction: Clive Maine McCay and the construction of a multidisciplinary research program. *Historical Studies in the Natural Sciences* 40 (1): 79-124.

Parsons, Talcott. „Definitions of Health and Illness in the Light of American Values and Social Structure." *In: Concepts of health and disease. Interdisciplinary perspectives*. Hrsg. von Arthur L. Caplan, H. Tristram Engelhardt und James J. McCartney. Reading: Addison-Wesley, Advanced Book Program/World Science Division, 1981: 57-82.

Parsons, Talcott. 1951. *The social system*. Glencoe: Free Press.

Partridge, Brad, Underwood, Mair, Lucke, Jayne, Bartlett, Helen und Hall, Wayne. 2009. Ethical concerns in the community about technologies to extend human life span. *American Journal of Bioethics* 9 (12): 68-76.

Partridge, Linda und Gems, David. 2002. Mechanisms of ageing: public or private? *Nature Reviews Genetics* 3 (3): 165-75.

Partridge, Linda und Gems, David. 2006. Beyond the evolutionary theory of ageing, from functional genomics to evo-gero. *Trends in Ecology and Evolution* 21 (6): 334-40.

Pawelec, Graham und Solana, Rafael. 2008. Are cancer and ageing different sides of the same coin? Conference on Cancer and Ageing. *EMBO reports* 9 (3): 234-8.

Philibert, Michel. 1968. *L'échelle des âges*. Paris: Ed. du Seuil.

Plato. 1988. *Sämtliche Dialoge*. Hamburg: Meiner.

Plessner, Helmuth. 1975. *Die Stufen des Organischen und der Mensch (1928)*. Berlin: de Gruyter.

Rama, Paolo, Matuska, Stanislav, Paganoni, Giorgio, Spinelli, Alessandra, De Luca, Michele und Pellegrini, Graziella. 2010. Limbal stem-cell therapy and long-term corneal regeneration. *New England Journal of Medicine* 363 (2): 147-55.

Rattan, Suresh I. S. 2007. The science of healthy aging: genes, milieu, and chance. *Annals of the New York Academy of Sciences* 1114: 1-10.

Rawls, John. 1979. *Eine Theorie der Gerechtigkeit.* Frankfurt am Main: Suhrkamp.

Rentsch, Thomas und Vollmann, Morris. 2012. *Gutes Leben im Alter.* Stuttgart: Reclam.

Rentsch, Thomas. „Altern als Werden zu sich selbst." *In: Gutes Leben im Alter – die philosophischen Grundlagen.* Hrsg. von Thomas Rentsch und Morris Vollmann. Stuttgart: Reclam, 2012: 189-206.

Ricœur, Paul. 1960. *Philosophie de la volonté 1: L'homme faillible.* Paris: Aubier.

Ricœur, Paul. 1949. *Le volontaire et l'involontaire.* Paris: Aubier.

Rockwood, Kenneth, Fox, Roy A., Stolee, Paul, Robertson, Duncan und Beattie, B. Lynn. 1994. Frailty in elderly people: an evolving concept. *Canadian Medical Association Journal* 150 (4): 489-95.

Rose, Michael R. „Realismus in Sachen Anti-Aging." *In: Länger leben? – Philosophische und biowissenschaftliche Perspektiven.* Hrsg. von Sebastian Knell und Marcel Weber. Frankfurt am Main: Suhrkamp, 2009b: 46-62.

Rose, Michael R. 2009a. Adaptation, aging, and genomic information. *Aging* 1 (5): 444-50.

Rose, Michael R., Burke, Molly K., Shahrestani, Parvin und Mueller, Laurence D. 2008. Evolution of ageing since Darwin. *Journal of Genetics* 87 (4): 363-71.

Rose, Michael R., Rauser, Casandra L., Mueller, Laurence D. und Benford, Gregory. 2006. A revolution for aging research. *Biogerontology* 7 (4): 269-77.

Rosenmayr, Leopold (Hrsg.). 1978. *Die menschlichen Lebensalter: Kontinuität und Krisen.* München: Piper.

Rowe, John W. und Kahn, Robert Louis. 1998. *Successful aging.* New York: Pantheon Books.

Sachverständigenkommission zur Erstellung des Fünften Altenberichts der Bundesregierung. 2006. *Fünfter Bericht zur Lage der älteren Generation in der Bundesrepublik Deutschland.* Berlin: Deutscher Bundestag.

Sachverständigenkommission zur Erstellung des Sechsten Altenberichts der Bundesregierung. 2010. *Sechster Bericht zur Lage der älteren Generation in der Bundesrepublik Deutschland.* Berlin: Deutscher Bundestag.

Sanderson, Warren und Scherbov, Sergei. 2008. *Rethinking age and aging.* Washington, DC: Population Reference Bureau.

Schäfer, Daniel. „De senectude." *In: Gesundheit – Krankheit.* Hrsg. von Florian Steger und Kay Peter Jankrift. Köln, Weimar, Wien: Böhlau, 2004b: 219-236.

Schäfer, Daniel. „Krankheit Alter?" *In: Handbuch Geriatrie – Lehrbuch für Praxis und Klinik.* Hrsg. von Arnold M. Raem, Arnold M. Raem, H. Fenger, G. F. Kolb und T. Nikolaus. Düsseldorf: Deutsche Krankenhaus Verlagsgesellschaft, 2005: 47-61.

Schäfer, Daniel. „Medikalisierung des Alterns in der Frühen Neuzeit?" *In: Pro-Age oder Anti-Aging?: Altern im Fokus der modernen Medizin.* Hrsg. von Silke Schicktanz und Mark Schweda. Frankfurt am Main: Campus, 2011: 289-308.

Schäfer, Daniel. 2002. 'That senescence itself is an illness': a transitional medical concept of age and ageing in the eighteenth century. *Medical History* 46 (4): 525-48.

Schäfer, Daniel. 2004a. *Alter und Krankheit in der Frühen Neuzeit: der ärztliche Blick auf die letzte Lebensphase.* Frankfurt am Main: Campus Verlag.

Schicktanz, Silke und Schweda, Mark. 2011. *Pro-Age oder Anti-Aging?: Altern im Fokus der modernen Medizin.* Frankfurt am Main: Campus.

Schlaffer, Hannelore. 2003. *Das Alter.* Frankfurt a. M: Suhrkamp.

Schmitt, Eric. „Altersbild – Begriff, Befunde und politische Implikationen." *In: Enzyklopädie der Gerontologie: Alternsprozesse in multidisziplinärer Sicht.* Hrsg. von Andreas Kruse und Mike Martin. Bern: Huber, 2004: 135-147.

Schöne-Seifert, B. 2009. Induzierte pluripotente Stammzellen: Ruhe an der Ethikfront? *Ethik in der Medizin* 21 (4): 271-273.

Schopenhauer, Arthur. „Aphorismen zur Lebensweisheit." *In: Parerga und Paralipomena I.* Hrsg. von Ludger Lütkehaus. Zürich: Haffmans, 1988c: 311-482.

Schopenhauer, Arthur. „Vom Unterschiede der Lebensalter." In: Parerga und Paralipomena I. Hrsg. von Ludger Lütkehaus. Zürich: Haffmans, 1988a: 467-483.

Schopenhauer, Arthur. 1988b. Arthur Schopenhauers Werke. Zürich: Haffmans.

Schopenhauer, Arthur. 2009. Die Kunst, alt zu werden oder Senilia. München: Beck.

Schramme, Thomas. „Ist Altern eine Krankheit?" In: Länger leben? – Philosophische und biowissenschaftliche Perspektiven. Hrsg. von Sebastian Knell und Marcel Weber. Frankfurt am Main: Suhrkamp, 2009: 235-263.

Schramme, Thomas. 2007a. A qualified defence of a naturalist theory of health. Medicine, Health Care and Philosophy 10 (1): 11-7; discussion 29-32.

Schramme, Thomas. 2007b. Lennart Nordenfelt's theory of health: Introduction to the theme. Medicine, Health Care and Philosophy 10 (1): 3-4.

Schrott, Raoul. 1997. Die Erfindung der Poesie. Frankfurt am Main: Eichborn.

Searle, John R. 2010. Making the social world. Oxford [u. a.]: Oxford Univ. Press.

Sebastiani, Paola, Solovieff, Nadia, Dewan, Andrew T., Walsh, Kyle M., Puca, Annibale, Hartley, Stephen W., Melista, Efthymia, Andersen, Stacy, Dworkis, Daniel A., Wilk, Jemma B., Myers, Richard H., Steinberg, Martin H., Montano, Monty und Baldwin, Clinton. 2012. Genetic signatures of exceptional longevity in humans. PLoS One 7 (1): e29848.

Sebastiani, Paola, Solovieff, Nadia, Puca, Annibale, Hartley, Stephen W., Melista, Efthymia, Andersen, Stacy, Dworkis, Daniel A., Wilk, Jemma B., Myers, Richard H., Steinberg, Martin H., Montano, Monty, Baldwin, Clinton T. und Perls, Thomas T. 2010. Genetic signatures of exceptional longevity in humans. Science 2010.

Selg, Anette, Wieland, Rainer und Fock, Holger. 2001. Die Welt der Encyclopédie. Frankfurt am Main: Eichborn.

Sell, Christian, Lorenzini, Antonello und Brown-Borg, Holly M. 2009. Life-span extension. New York: Humana Press.

Selman, Colin und Withers, Dominic J. 2011. Mammalian models of extended healthy lifespan. Philosophical Transactions of the Royal Society B: Biological Sciences 366 (1561): 99-107.

Semba, Richard D., Nicklett, Emily J. und Ferrucci, Luigi. 2010. Does accumulation of advanced glycation end products contribute to the aging phenotype? Journals of Gerontology Series A: Biological and Medical Sciences 65 (9): 963-75.

Sen, Amartya. 1992. Inequality reexamined. New York: Russell Sage Foundation.

Sen, Amartya. 2009. The idea of justice. Cambridge: Belknap Press of Harvard University Press.

Seneca, Lucius Annaeus. „Briefe an Lucilius." In: Philosophische Schriften. Hamburg: Meiner, 1993:.

Shaw, Bernard. 1921. Back to Methuselah. London: Constable and company.

Shay, Jerry W und Wright, Wooodring E. „Telomeres and Telomerase in Aging and Cancer." In: Molecular biology of aging. Hrsg. von Leonard P. Guarente, Linda Partiridge und Douglas C. Wallace. Cold Spring Harbor: Cold Spring Harbor Laboratory Press, 2008: 575-597.

Shiels, Paul G. 2010. Improving precision in investigating aging: why telomeres can cause problems. Journals of Gerontology Series A: Biological and Medical Sciences 65 (8): 789-91.

Sierra, Felipe, Hadley, Evan, Suzman, Richard und Hodes, Richard. 2009. Prospects for life span extension. Annual Review of Medicine 60: 457-69.

Simmel, Georg. 1907. Philosophie des Geldes. Leipzig: Duncker & Humblot.

Singer, Peter. „Research into aging: should it be guided by the interests of present individuals, future individuals, or the species?" In: Life Span Extension: Consequences and Open Questions. Hrsg. von Frédéric C. Ludwig. New York: Springer, 1991: 132-145.

Sinn, Hans-Werner und Uebelmesser, Silke. 2001. When will the Germans get trapped in their pension system?. Cambridge: National Bureau of Economic Research.

Slagboom, P. E., Beekman, M., Passtoors, W. M., Deelen, J., Vaarhorst, A. A. M., Boer, J. M., van den Akker, E. B., van Heemst, D., de Craen, A. J. M., Maier, A. B., Rozing, M., Mooijaart, S. P., Heijmans, B. T. und Westendorp, R. G. J. 2011. Genomics of human longevity. Philosophical Transactions of the Royal Society B: Biological Sciences 366 (1561): 35-42.

Smith, Daniel L. Jr, Nagy, Tim R. und Allison, David B. 2010. Calorie restriction: what recent results suggest for the future of ageing research. *European Journal of Clinical Investigation* 40 (5): 440-50.

Solbakk, Jan Helge und Holm, Soren. 2008. The ethics of stem cell research: can the disagreements be resolved? *Journal of Medical Ethics* 34 (12): 831-2.

Stock, Gregory und Callahan, Daniel. 2004. Point-Counterpoint. *Journals of Gerontology Series A: Biological and Medical Sciences* 59 (6): 554-559.

Stoecker, Ralf. „Krankheit – ein gebrechlicher Begriff." *In: Krankheitsdeutung in der postsäkularen Gesellschaft – theologische Ansätze im interdisziplinären Gespräch.* Hrsg. von Günter Thomas und Isolde Karle. Stuttgart: Kohlhammer, 2009: 36-46.

Stokstad, Erik. 2005. Will Malthus continue to be wrong? *Science* 309 (5731): 102.

Stone, Arthur A., Schwartz, Joseph E., Broderick, Joan E. und Deaton, Angus. 2010. A snapshot of the age distribution of psychological well-being in the United States. *Proceedings of the National Academy of Science* 107 (22): 9985-90.

Swift, Jonathan. 1991. *Reisen in verschiedene ferngelegene Länder der Erde von Lemuel Gulliver, erst Wundarzt, später Kapitän mehrerer Schiffe.* Berlin: Rütten und Loening.

ten Have, Marieke, de Beaufort, Inez D., Teixeira, Paulo J., Mackenbach, Johan P. und van der Heide, Agnes. 2011. Ethics and prevention of overweight and obesity: an inventory. *Obesity Reviews* 12 (9): 669-79.

Thomas, Dylan. 1952. *In country sleep, and other poems.* New York: New Directions.

United States. 2001. *Health products for seniors.* Washington, DC: G.A.O.

van Dyk, Silke und Graefe, Stefanie. „Prävention ohne Ende? Eine soziologische Bestandsaufnahme neuer Alter(n)spolitiken." *In: Pro-Age oder Anti-Aging? Altern im Fokus der modernen Medizin.* Hrsg. von Silke Schicktanz und Mark Schweda. Frankfurt am Main: Campus, 2011: 69-85.

Vaupel, James W. 2010. Biodemography of human ageing. *Nature* 464 (7288): 536-42.

Vaupel, James W. und Gowan, Ann E. 1986. Passage to Methuselah: some demographic consequences of continued progress against mortality. *American Journal of Public Health* 76 (4): 430-3.

Veatch, Robert M. 1979. *Life span.* San Francisco: Harper and Row.

Vijg, Jan und Campisi, Judith. 2008. Puzzles, promises and a cure for ageing. *Nature* 454 (7208): 1065-71.

Vincent, John A. 2003. What is at stake in the 'War on Anti-Ageing Medicine'? *Ageing and Society* 23 (5): 675-684.

Vincent, John A. 2006. Ageing contested: anti-ageing science and the cultural construction of old age. *Sociology* 40 (4): 681.

Vincent, John A. 2008. The cultural construction old age as a biological phenomenon: Science and anti-ageing technologies. *Journal of Aging Studies* : 331-339.

Vincent, John A. 2009. Ageing, Anti-ageing, and Anti-anti-ageing: Who are the Progressives in the Debate on the Future of Human Biological Ageing? *Medicine Studies* 1 (3): 197-208.

Volpi, Franco, Nida-Rümelin, Julian, Koettnitz, Maria und Olechnowitz, Harry. 1988. *Lexikon der philosophischen Werke.* Stuttgart: Kröner.

Wallace, Douglas C. 2010. Mitochondrial DNA mutations in disease and aging. *Environmental and Molecular Mutagenesis* 51 (5): 440-50.

Warner, Huber, Anderson, Julie, Austad, Steven, Bergamini, Ettore, Bredesen, Dale, Butler, Robert, Carnes, Bruce A., Clark, Brian F. C., Cristofalo, Vincent, Faulkner, John, Guarente, Leonard, Harrison, David E., Kirkwood, Tom, Lithgow, Gordon und Martin, George. 2005. Science fact and the SENS agenda. What can we reasonably expect from ageing research? *EMBO Reports* 6 (11): 1006-8.

Weismann, August. 2006a. *Ueber die Dauer des Lebens.* Saarbrücken: VDM Verlag Dr. Müller.

Weismann, August. 2006b. *Neue Gedanken zur Vererbungsfrage.* Saarbrücken: VDM Verlag Dr. Müller.

Welsch, Wolfgang. „Neuigkeiten über das Alter?" *In: Was ist Alter(n)? – Neue Antworten auf eine scheinbar einfache Frage.* Hrsg. von Ursula M. Staudinger, Heinz Häfner und Ort. Heidelberg: Springer, 2008: 199-216.

Wheeler, Heather E. und Kim, Stuart K. 2011. Genetics and genomics of human ageing. *Philosophical Transactions of the Royal Society B: Biological Sciences* 366 (1561): 43-50.

Whitehouse, Peter J. und George, Daniel. 2008. *The myth of Alzheimer's.* New York: St. Martin's Press.

Whitehouse, Peter J. und George, Daniel. 2009. *Mythos Alzheimer: was Sie schon immer über Alzheimer wissen wollten, Ihnen aber nicht gesagt wurde.* Bern: Huber.

Wieland, Wolfgang. 2004. *Diagnose.* Warendorf: Hoof.

Wiesing, Urban und Marckmann, Georg. 2009. *Freiheit und Ethos des Arztes.* Freiburg: Alber.

Wiesing, Urban. 1995. *Zur Verantwortung des Arztes.* Stuttgart – Bad Cannstatt: Frommann-Holzboog.

Wiesing, Urban. 1998. Kann die Medizin als praktische Wissenschaft auf eine allgemeine Definition von Krankheit verzichten. *Zeitschrift für medizinische Ethik* 44: 83-97.

Wilkinson, Richard und Pickett, Kate. 2009. *The spirit level.* London: Allen Lane.

Williams, Bernard. „The Makropulos case: reflections on the tedium of immortality." In: *The Problems of the Self.* Cambridge: Cambridge University Press, 1973: 82-100.

Williams, George C. 1957. Pleiotropy, natural selection, and the evolution of senescence. *Evolution* 11: 398-411.

Wittwer, Héctor. „Warum die direkte technische Lebensverlängerung nicht moralisch geboten ist." In: *Länger leben? – Philosophische und biowissenschaftliche Perspektiven.* Hrsg. von Sebastian Knell und Marcel Weber. Frankfurt am Main: Suhrkamp, 2009: 210-232.

Wolinsky, Howard. 2011. Testing time for telomeres. Telomere length can tell us something about disease susceptibility and ageing, but are commercial tests ready for prime time? *EMBO reports* 12 (9): 897-900.

Wylie, K. R., Wood, A. und McManus, R. 2013. Sexuality and old age. *Bundesgesundheitsblatt, Gesundheitsforschung, Gesundheitsschutz* 56 (2): 223-30.

Zola, Irving K. 1972. Medicine as an institution of social control. *The Sociological Review* 20 (4): 487-504.

Zusammenfassung

Hans-Jörg Ehni, Ethik der Biogerontologie

Im Unterschied zur Geriatrie, die sich mit den besonderen medizinischen Bedürfnissen und Eigenschaften älterer Menschen beschäftigt, führt die Gerontologie Grundlagenforschung über Alternsprozesse und die Lebensphase Alter durch. Allerdings gibt es auch in Gerontologie praktische Zielsetzungen, wie diejenige, aktives Altern zu fördern oder Altersdiskriminierung zu bekämpfen. Methoden, um solche Ziele zu erreichen, werden aufgrund der Herausforderungen des demographischen Wandels auch verstärkt von Politik und Gesellschaft nachgefragt. Die wichtigsten wissenschaftlichen Disziplinen, die dazu in die Gerontologie einen Beitrag leisten, sind die Soziologie, Psychologie und die Biologie. Für den biologischen Zweig der Gerontologie hat sich seit kurzem der Ausdruck „Biogerontologie" etabliert.

Die Biogerontologie teilt sich wiederum in unterschiedliche theoretische Gebiete auf: so etwa die Erforschung von molekularen Mechanismen des Alterns, die vergleichende Alternsforschung bei unterschiedlichen Organismen oder evolutionstheoretische Aspekte des Alterns. Diese gerontologische Disziplin konnte in den letzten Jahrzehnten entscheidende Fortschritte erzielen. Sie hat einen evolutionstheoretischen Erklärungsrahmen für körperliches Altern von Organismen entwickelt. Biogerontologen ist es außerdem gelungen, Alternsprozesse zahlreicher unterschiedlicher Labororganismen zu manipulieren und so deren Lebensspanne zu verlängern.

Dabei verfolgt man praktische Ziele, die sich mit denjenigen anderer gerontologischer Disziplinen und auch mit denen der Geriatrie überschneiden. Genannt werden gesundes Altern, Interventionen und Präventionsstrategien gegen altersassoziierte Erkrankungen oder eine Morbiditätskompression durch eine verlängerte gesunde Lebensspanne. Solche Ziele machen die Biogerontologie zu einem interessanten Forschungsfeld der Zukunft bzw. werden von Biogerontologen auch deswegen formuliert, um die staatliche Forschungsförderung auf das eigene Gebiet und seinen möglichen gesellschaftlichen Nutzen aufmerksam zu machen. So stellt man als Gewinn, wenn die Gesellschaft bereit ist, in die entsprechende Forschung zu investieren, eine „Langlebigkeitsdividende" in Aussicht. Diese Art der Dividende soll dadurch anfallen, dass die möglichen Folgen des demographischen Wandels abgemildert werden, etwa durch geringere Pflegebedürftigkeit, niedrigere Belastungen für das Gesundheitswesen und längere Lebensarbeitszeit, also größere Produktivität und niedrigere Belastung der Rentenkassen.

Man ist überzeugt, dass sich die Erklärung von Alternsprozessen und die Interventionen, um sie zu beeinflussen, prinzipiell auch auf den Menschen übertragen lassen. Biogerontologische Methoden stehen damit einen Schritt vor der Forschung am Menschen oder dieser Schritt wurde teilweise bereits vollzogen. Die Forscher selbst propagieren ihre Herangehensweise als Modell der Präventionsmedizin des 21. Jahrhunderts. In einigen europäischen Ländern, zu denen auch Deutschland gehört, befinden sich jedoch die institutionellen Strukturen der Biogerontologie immer noch in der Entstehungsphase. Europaweit gibt es im Vergleich zu den USA nach wie vor keine vergleichbar umfangreiche und systematische Forschungsförderung zum Thema „Altern". Das Budget des National Institute on Aging betrug 2012 1.129.987.000 US-$. In diesem fallen 166.231.000 US-$ der extramuralen Forschungsförderung auf die Erforschung der Biologie des Alterns, ca. die dreifache Summe in diesem Budget ist den Neurowissenschaften bzw. der Erforschung von neurodegenerativen Erkrankungen gewidmet. In der Rechtfertigung dieses Budgets wird auf den demographischen Wandel verwiesen und auf die Herausforderung durch altersassoziierte Erkrankungen. Diese Forschung könne zur Entwicklung von medizinischen Interventionen beitragen, durch welche die menschliche Lebensspanne bei einer besseren Lebensqualität verlängert werden könnte. Deutlich wird hier der Übergang von der Grundlagenforschung zur klinischen Forschung empfohlen und vollzogen, wobei auch einige aussichtsreiche Interventionen einzeln genannt werden.

Der Zeitpunkt ist in diesem Kontext und angesichts des Stands der biogerontologischen Forschung noch günstig und angemessen, sich mit den ethischen Implikationen dieser Forschung und ihrer Anwendung auseinanderzusetzen. Denn einerseits ist die Technologie, die ethisch reflektiert und bewertet werden soll, nicht so utopisch, dass ein solches Unterfangen als rein spekulativ erscheinen muss. Andererseits ist der Entwicklungsstand in einem Stadium, in dem sich der weitere Fortschritt noch durch Forschungspolitik steuern lassen könnte. Auf diese Weise ließen sich unerwünschte Entwicklungen möglicherweise vermeiden. Ebenso wäre Fehl- und Vorurteilen gegenüber der biogerontologischen Forschung rechtzeitig zu begegnen. Diese könnten unter anderem eine mangelhafte gesellschaftliche Unterstützung zur Folge haben und verhindern, dass das Nutzenpotential dieser wissenschaftlichen Disziplin voll ausgeschöpft werden kann. Die Hoffnung auf dieses Nutzenpotential spiegelt sich auch im Anstieg der Forschungsförderung dieses Bereichs und ihrer Institutionalisierung wider, die ebenfalls wichtige Gründe liefern, sich mit der Ethik der Biogerontologie zum jetzigen Zeitpunkt auseinanderzusetzen.

Zwar wurden in Medizin- und Bioethik die bereits angebotene Anti-Aging-Medizin und utopische Zielsetzungen wie ewige Jugend reflektiert und kritisch bewertet, jedoch nicht die konkreten Begriffe, Konzeptionen und Interventionen, die von der Biogerontologie verwendet und vorgeschlagen werden. Das Interesse an der Lebensphase Alter ist im Zuge des demographischen Wandels ebenfalls in der Ethik gewachsen. Zahlreiche Publikationen setzen sich mit der Ethik des Alterns, des Anti-Aging oder dem transhumanistischen Streben nach Unsterblichkeit auseinander. Die entsprechenden Autoren übergehen dabei in der Regel die Biogerontologie, ihre theoretischen Ansätze, Begriffe und Methoden. Die Öffentlichkeit, die Medien und auch die angewandte Ethik ignorieren dieses Fachgebiet ebenfalls weitgehend. Man wirft es in allen genannten Bereichen mit dubiosen Praktiken, umstrittenen Experten und utopischen Zielsetzungen in einen Topf. So erhält der in Cambridge niedergelassene ehemalige Computerwissenschaftler und jetzige Alternsforscher Aubrey de

Grey mit seinem SENS-Ansatz, der für „Strategy for Neglible Senescence" steht, deutlich mehr Aufmerksamkeit in den Medien als die Fachwissenschaft, auf die er seine utopischen Prognosen stützt. In der Biogerontologie selbst regt sich dagegen ein heftiger Widerspruch, der von zahlreichen prominenten Vertretern des Fachs unterstützt wird. Es ist daher bedauerlich und irreführend, dass in der Bioethik der Strategie de Greys und der Frage, ob ewige Jugend und körperliche Unsterblichkeit erstrebenswert seien, ebenfalls große Aufmerksamkeit geschenkt werden.

Irreführend ist diese Aufmerksamkeit in dieser Hinsicht vor allem deswegen, weil sie von den eigentlichen ethischen Problemen ablenkt, die durch die Anwendung der Biogerontologie entstehen können. Dasselbe gilt vom Fokus auf die Anti-Aging-Medizin, wie sie im Moment angeboten wird. Bei möglichen Interventionen auf biogerontologischer Basis ist das Ziel, bessere Möglichkeiten zur Prävention und Therapie altersassoziierter Erkrankungen zu erhalten, indem man die elementaren Prozesse manipuliert, die entscheidend zu ihrer Entstehung beitragen. Es geht weder primär um die Verlängerung der menschlichen Lebensspanne noch um den Erhalt von jugendlichem Aussehen. Vor allem geht es darum, die Gesundheit im Alter deutlich zu verbessern und dadurch die gesunde, aktive Lebensspanne zu verlängern.

Die vorliegende Arbeit nimmt eine systematische, kritische ethische Bewertung vor, die sich an der Biogerontologie als Wissenschaft orientiert. Sie schließt dabei eine Lücke in der medizin- und bioethischen Forschung, indem sie von den biogerontologischen Konzeptionen ausgeht und auch die möglichen Ziele, die von Biogerontologen als realistisch dargestellt werden, von utopischen Zielen unterscheidet. Die Anwendung der Biogerontologie wirft auch mit ihrer konkreten und bescheideneren Zielsetzung zahlreiche ethische Probleme auf.

So stellt sich die Frage nach dem Verhältnis von Altern zu Krankheit, das nach Ansicht mancher Biogerontologen neu definiert werden muss, mit den entsprechenden ethischen Implikationen der Forschungsfinanzierung und der medizinisch indizierten, öffentlich finanzierten Behandlung. Zudem bestreiten manche Medizinethiker, dass Eingriffe in Alternsprozesse generell mit den ethischen Zielen der Medizin übereinstimmen können. Von sozialgerontologischer Seite wird befürchtet, dass durch solche Eingriffe auf biogerontologischer Basis eine Biomedikalisierung und Pathologisierung des Alters herbeigeführt wird, die einen angemessenen Umgang mit der Lebensphase Alter verhindert. Gleichzeitig gibt es einen Streit um die Deutung des Alterns und des Alters zwischen den biologischen und den soziologischen Disziplinen der Gerontologie. Die Sozialgerontologie greift dabei ein einseitig negatives Altersbild der Biogerontologie an, das in der Gesellschaft zu einer Verstärkung von negativen Altersstereotypen und von Diskriminierung führen soll. Bei diesem Streit geht es auch um die angemessene Bewertung negativer Aspekte des Alterns und wie mit ihnen aus der individuellen Perspektive des guten Lebens umgegangen werden soll. Die zentrale individualethische Frage lautet, ob körperliches Altern zurecht negativ, also als Übel, eingestuft wird und was daraus für den Umgang mit Altern folgt. Auf gesellschaftlicher Ebene schließt sich daran die Bewertung aus der Perspektive der Gerechtigkeit an.

Die ethische Reflexion und Bewertung untersucht dementsprechend zunächst medizinethische Probleme wie die Frage, ob Altern als Krankheit eingestuft werden sollte, wie manche Biogerontologen fordern. Daran schließt sich eine Untersuchung an, ob Eingriffe in Alternsprozesse überhaupt mit den ethisch legitimen Zielen der Medizin vereinbar sind. Diese Frage wird bejaht, allerdings weist sie über die interne Moral der Medizin, zu der solche Ziele gehören hinaus. Entscheidend ist die Frage, ob aus individueller Sicht, Altern zu vermeiden überhaupt als erstrebenswert eingestuft werden kann. Entgegen mancher Positionen aus der Gerontologie wird auch diese Frage bejaht. Als ethisches Kernproblem werden schließlich eine Verschärfung der gesundheitlichen Ungleichheit im Alter umrissen und abschließend werden Lösungsmöglichkeiten diskutiert und vorgeschlagen. Vorrangig werden hierzu Prioritätensetzungen bei der öffentlichen Forschungsförderung empfohlen.

Im Kontext des demographischen Wandels darf man das bedeutende individuelle und gesellschaftliche Nutzenpotential der Biogerontologie nicht übergehen, indem man sie gemeinsam mit Konzeptionen und Zielsetzungen bewertet, die mit ihr wenig gemeinsam haben. Die Biogerontologie wird in den nächsten Jahren das Verständnis des körperlichen Alterns weiter verändern und dadurch auch den Umgang mit Altern und der Lebensphase Alter. Es erschließen sich neue Möglichkeiten, das Alter zu gestalten. Die zentrale Frage ist, wie man diese Möglichkeiten aus ethischer Sicht nutzen soll. Zur Antwort auf diese Frage will die vorliegende Arbeit einen grundlegenden Beitrag leisten.

Danksagung

Die vorliegende Arbeit ist das Resultat eines Projekts, das vom Bundesministerium für Bildung und Forschung als Partner des Netzwerks ERA-AGE gefördert worden ist (FLARE-Post-Doc-Fellowship). Die ursprüngliche Projektidee habe ich ausführlich und sehr gewinnbringend mit Georg Marckmann diskutiert. Der Rahmen des Post-Doc-Fellowships erwies sich für die Forschungsarbeit als sehr hilfreich, unter anderem durch zahlreiche Kontakte, Reisen und den Austausch mit zahlreichen anderen Wissenschaftlerinnen und Wissenschaftlern. Den Mitarbeiter/-innen des BMBF und von ERA-AGE, die diesen Rahmen ermöglichten, sei ebenfalls an dieser Stelle herzlich gedankt. Insbesondere ein Auslandsaufenthalt in Sheffield am Sheffield Institute for Biotechnological Law and Ethics hat mir die Möglichkeit gegeben, meine Arbeit mit zahlreichen Kolleg/-innen zu besprechen. Für ihre Unterstützung, Anregungen und Kritik möchte ich Alan Walker, Tony Warnes, Aurora Plomer und Jessica Wright danken. David Gems dafür, dass er mir einen Einblick in sein biogerontologisches Labor an der UCL gegeben hat und für seine Offenheit und sein Interesse, ethische Fragen zu diskutieren.

Eine interdisziplinäre Arbeit wie diese ist außerdem auf fachlichen Rat und kritische Lektüre durch einschlägige Expertinnen und Experten angewiesen. Dafür sei der Philosophin Diana Aurenque, dem Biogerontologen Wilfried Briest und der Soziologin Mone Spindler gedankt. Mone Spindler, Julia Geisler und Verena Romer haben mich als Mitarbeiterinnen hervorragend unterstützt. Urban Wiesing möchte ich für seine zahlreichen Anregungen und für seine hilfreiche Kritik danken, durch die diese Arbeit und ihre Schlussfolgerungen sehr viel klarer geworden sind. Franziska Remeika hat sachkundig und akribisch das Manuskript in druckfertige und leserfreundlichere Form gebracht. Für die Aufnahme ins Verlagsprogramm und die anschließende Betreuung sei Herrn Frank Schindler und Frau Stefanie Loyal vom Springer-Verlag gedankt.